Taschenbuch Klinikpraktikum

Klinische Ausbildung für den Rettungsdienst

Anmerkungen des Verlags

Die Autoren und der Verlag haben höchste Sorgfalt hinsichtlich der Angaben von Therapie-Richtlinien, Medikamentenanwendungen und -dosierungen aufgewendet. Für versehentliche falsche Angaben übernehmen sie keine Haftung. Da die gesetzlichen Bestimmungen und wissenschaftlich begründeten Empfehlungen einer ständigen Veränderung unterworfen sind, ist der Benutzer aufgefordert, die aktuell gültigen Richtlinien anhand der Literatur und der medizinischen Fachinformationen zu überprüfen und sich entsprechend zu verhalten. Die Angaben von Handelsnamen, Warenbezeichnungen etc. ohne die besondere Kennzeichnung ®/™/© bedeuten keinesfalls, dass diese im Sinne des Gesetzgebers als frei anzusehen wären und entsprechend benutzt werden könnten. Der Text und/oder das Literaturverzeichnis enthalten Links zu externen Webseiten Dritter, auf deren Inhalt der Verlag keinen Einfluss hat. Deshalb kann er für diese fremden Inhalte auch keine Gewähr übernehmen. Für die Inhalte der verlinkten Seiten ist stets der jeweilige Anbieter oder Betreiber der Seite verantwortlich.
Aus Gründen der Lesbarkeit ist in diesem Buch meist die männliche Sprachform gewählt worden. Alle personenbezogenen Aussagen gelten stets für Personen beliebigen Geschlechts gleichermaßen.

Bibliografische Information der Deutschen Nationalbibliothek
Die Deutsche Nationalbibliothek verzeichnet diese Publikation in der Deutschen Nationalbibliografie; detaillierte bibliografische Daten sind im Internet über http://dnb.dnb.de abrufbar.

Umschlagfoto: Christian Bernhard, Ansbach
Satz: Bürger Verlag GmbH & Co. KG, Edewecht
Druck: mediaprintsolutions GmbH, 33100 Paderborn

ISBN 978-3-96461-022-5

Taschenbuch Klinikpraktikum

Klinische Ausbildung für den Rettungsdienst

Rolando Rossi

Wolfgang Ziegler

Christian Bernhard

S+K

Verlagsgesellschaft Stumpf + Kossendey mbH, Edewecht 2020

Inhalt

Abkürzungsverzeichnis

°	Grad
°C	Grad Celsius
4H	Hypoxie – Hypovolämie – Hyper-/Hypokaliämie – Hypothermie
A	Aortenklappe
A.	Arteria (lat., Arterie)
Abb.	Abbildung
Abs.	Absatz
ACCD	Automatic Chest Compression Device
ACS	Acute Coronary Syndrome (Akutes Koronarsyndrom)
AED	Automated External Defibrillator
AF	Atemfrequenz
AICD	Automatic Implantable Cardioverter Defibrillator
ÄLRD	Ärztlicher Leiter Rettungsdienst
Amp.	Ampulle
AMV	Atemminutenvolumen
AN	Anästhesie
Anm. d.	Anmerkung der
ANP	atriales natriuretisches Peptid
APGAR	Aussehen – Puls – Grimassen – Aktivität – Respiration, auch: Atmung – Puls – Grundtonus – Aussehen – Reflexe
ArbSchG	Arbeitsschutzgesetz
ArbZG	Arbeitszeitgesetz
art.	arteriell
ASA	American Society of Anesthesiologists
ASB	Assisted Spontaneous Breathing
ASS	Acetylsalicylsäure
ATLS®	Advanced Trauma Life Support
Aufl.	Auflage
AVPU	Alert – Voice/Verbal Response – Pain/Painful Stimuli – Unresponsive
AWMF	Arbeitsgemeinschaft der wissenschaftlich Medizinischen Fachgesellschaften e. V.

AZV	Atemzugvolumen
BayRettSanV	Bayrische Rettungssanitäterverordnung
BE	Base Excess
BetrVG	Betriebsverfassungsgesetz
BFD	Bundesfreiwilligendienst
BG	Berufsgenossenschaft
BGA	Blutgasanalyse
BGB	Bürgerliches Gesetzbuch
BioStoffV	Biostoffverordnung
BiPAP	Biphasic Positive Airway Pressure
BNP	Brain Natriuretic Peptide
BP	Blood Pressure
BtG	Betreuungsgesetz
BtM	Betäubungsmittel
BtMG	Betäubungsmittelgesetz
BURP	Backward – Upward – Rightward – Pressure
BV ÄLRD	Bundesverband der Ärztlichen Leiter Rettungsdienst Deutschland e. V.
BWS	Brustwirbelsäule
bzgl.	bezüglich
bzw.	beziehungsweise
<c>ABCDE	Critical Bleeding – Airway – Breathing – Circulation – Disability – Exposure/Environment
Ca^{++}	Kalzium
ca.	circa
CAC	Cardiac Arrest Center
CCT	Cranial Computer Tomography (Röntgen-Schichtuntersuchung des Schädels)
Ch	Charrière (Maß für Durchmesser)
CK	Creatinkinase
cm	Zentimeter
cmH_2O	Zentimeter Wassersäule
CO	Kohlenstoffmonoxid
CO_2	Kohlenstoffdioxid
COPD	Chronic Obstructive Pulmonary Disease
CoV / Covid	Corona Virus/Corona Virus Disease

CPAP	Continuous Positive Airway Pressure
CPR	Cardiopulmonary Resuscitation
CRB	Confusion – Respiration – Blood Pressure
CRM	Crew Resource Management
CT	Computertomografie
CTG	Cardiotocography (Aufzeichnung von Wehentätigkeit und kindlicher Herzfrequenz)
D	Desinfektionsmittel
D-Arzt	Durchgangsarzt
DGU	Deutsche Gesellschaft für Unfallchirurgie e. V.
dia	diastolisch
Dipl.	Diplom
DIVI	Deutsche Interdisziplinäre Vereinigung für Intensiv- und Notfallmedizin e. V.
DK	Dauerkatheter
dl	Deziliter
DLRG	Deutsche Lebensrettungs-Gesellschaft e. V.
DMS	Durchblutung – Motorik – Sensibilität
DOAK	Direkte orale Antikoagulanzien (gerinnungshemmende Medikamente)
DSGVO	Datenschutz-Grundverordnung
E	Erb'scher Punkt
E. coli	Escherichia coli
ECLA	Extracorporeal Lung Assist (maschineller Gasaustausch)
ECMO	Extracorporeal Membrane Oxygenation
eCPR	Extracorporeal Cardiopulmonary Resuscitation
EDV	Elektronische Datenverarbeitung
eFAST	Extended Focused Assessment with Sonography for Trauma (Notfallsonografie)
einschl.	einschließlich
EK	Erythrozytenkonzentrat
EKG	Elektrokardiogramm
EMD	Electromechanical Dissociation (elektro-mechanische Entkoppelung des Herzens)
ERC	European Resuscitation Council

ESI	Emergency-Severity-Index (Triageinstrument)
et al.	et alii (und andere)
ETC®	European Trauma Course
$etCO_2$	End-tidal CO_2-Concentration (CO_2-Konzentration in der Atemluft am Ende des Ausatemvorgangs)
e.V.	eingetragener Verein
evtl.	eventuell
f	Frequenz
f.	folgende
FAST	Face – Arms – Speech – Time (Symptombeurteilung bei Schlaganfallverdacht); Focussed Assessment with Sonography for Trauma (Notfallsonografie)
FFP	Fresh Frozen Plasma (gefrorenes Frischplasma)
Fig.	Figur (z.B. Skalpellklinge)
FiO_2	Fraction of Inspired Oxygen (inspiratorische Sauerstoffkonzentration)
FOWI	fiberoptische Wachintubation
frakt.	fraktioniert
FSJ	Freiwilliges Soziales Jahr
g	Gramm
G	Gauge (Maß für den Durchmesser)
GAU	größter anzunehmender Unfall
GCS	Glasgow Coma Scale (neurologische Statuserhebung)
GefStoffV	Gefahrstoffverordnung
ggf.	gegebenenfalls
GI	gastrointestinal
Gr.	Größe
h	Stunde (hora)
H	Hydrogenium (Wasserstoff)
H_2O	Wasser
Hb	Hämoglobin
HCO_3	Hydrogencarbonat
HEMS TC	Helicopter Emergency Medical Services Technical Crew Member (Notfallsanitäter in der Luftrettung)
HF	Höhere Fachhochschule

HITS	Herzbeuteltamponade – Intoxikation – Thromboembolie – Spannungspneumothorax
HIV	Human Immunodeficiency Virus (AIDS-Erreger)
Hk	Hämatokrit
HNO	Hals-Nasen-Ohren-Heilkunde
HWS	Halswirbelsäule
Hz	Hertz
IABP	Intraaortic Balloon Pump (invasive Kreislaufunterstützung)
IAP	instabile Angina pectoris
ICP	Intracranial Pressure
ICR	Interkostalraum
ID / I.D.	Innendurchmesser
i.d.R.	in der Regel
I.E.	Internationale Einheit
I:E	Inspirations-/Exspirationsverhältnis bei der Beatmung
IfSG	Infektionsschutzgesetz
ILA	Interventional Lung Assist (maschineller Gasaustausch)
i.m.	intramuskulär
inkl.	inklusive
INR	International Normalized Ratio (= Thromboplastinzeit [Quick])
i.o.	intraossär
IPAP	Inspektion – Palpation – Auskultation – Perkussion
iSoBAR	Identifizierung – Situation – Observation – Background – Aufgaben – Rückfragen
ITS	Intensivtherapiestation/Intensivstation
i.v.	intravenös
IVENA	Interdisziplinärer Versorgungsnachweis
J	Joule
JArbSchG	Jugendarbeitsschutzgesetz
JuSchG	Jugendschutzgesetz
Kap.	Kapitel
kcal	Kilokalorie

KCl	Kaliumchlorid
kg	Kilogramm
kgKG	Kilogramm Körpergewicht
KIS	Krankenhausinformationssystem
KOF	Körperoberfläche
Konzentr.	Konzentration
kPa	Kilopascal
KTW	Krankentransportwagen
KUSS	Kindliche Unbehagens- und Schmerzskala
l	Liter
LCA	Left Coronary Artery (linke Koronararterie)
LED	Light-Emitting Diode (Leuchtdiode)
LPN	Lehrbuch für präklinische Notfallmedizin
LPN-San	Lehrbuch für Rettungssanitäter, Betriebssanitäter und Rettungshelfer
lt.	laut
LTZ	lokales Traumazentrum
LWS	Lendenwirbelsäule
µ-	Mikro-
M	Magen; Mitralklappe
M.	Morbus (Krankheit, lat.)
m^2	Quadratmeter
mA	Milliampere
MAC	minimale alveoläre Konzentration
MANV/E	Massenanfall von Verletzten/Erkrankten
max.	maximal
mbar	Millibar
MBU	Mikroblutuntersuchung
mCPR	Mechanical Cardiopulmonary Resuscitation (CPR mit ACCD)
med.	medizinisch
mg	Milligramm
MHz	Megahertz
min	Minute
min.	minimal
mind.	mindestens

MKG	Mund-Kiefer-Gesicht-Heilkunde
ml	Milliliter
mm	Millimeter
mm^3	Kubikmillimeter
mmHg	Millimeter Quecksilbersäule (lat. Hydrargyrum)
mmol	Millimol
MPBetreibV	Medizinprodukte-Betreiberverordnung
MPG	Medizinproduktegesetz
MPSV	Medizinprodukte-Sicherheitsplanverordnung
MPV	Medizinprodukte-Verordnung
MR	rechter Mittellappen (Lunge)
MRGN	multiresistente gramnegative Bakterien, z. B. E. coli
MRSA	Methicillin-resistenter Staphylococcus aureus
MRT	Magnetresonanztomografie (Kernspintomografie)
mSv	Millisievert
MTRA	medizinisch-technische/-r Radiologieassistent/-in
MTS	Manchester-Triage-System
MuSchArbV	Verordnung zum Schutze der Mütter am Arbeitsplatz
MuSchG	Mutterschutzgesetz
mV	Millivolt
mval	Millival
N-STEMI	Non-ST-Segment Elevation Myocardial Infarction (Nicht-ST-Hebungsinfarkt)
N.	Nervus
N_2O	Distickstoffmonoxid/Stickoxydul (Lachgas)
NA	Notarzt/Notärztin; Noradrenalin
NaCl	Natriumchlorid (Kochsalz)
NAW	Notarztwagen
nCPAP	nasal Continuous Positive Airway Pressure (Atemunterstützung im Kindesalter)
NEF	Notarzteinsatzfahrzeug
NEWS	National Early Warning Score (Einschätzung der Vitalfunktionen)
NfTB	Notfall-Taschenbuch
NIBP	Non-Invasive Blood Pressure
NIV	Non-Invasive Ventilation

nm	Nanometer
NNR	Nebennierenrinde
NOAK	neue orale Antikoagulanzien (gerinnungshemmende Medikamente)
NotSan	Notfallsanitäter
NotSan-APrV	Ausbildungs- und Prüfungsverordnung für Notfallsanitäterinnen und Notfallsanitäter
NotSanG	Notfallsanitätergesetz
Nr.	Nummer
NRS	Numeric Rating Scale (Schmerzmessung)
NYHA	New York Heart Association
o. Ä.	oder Ähnliches
O.D.	Outside Diameter (Außendurchmesser)
O_2	Oxygenium (Sauerstoff)
OELM	Optimal External Laryngeal Manipulation (Handgriff)
OL	linker Oberlappen (Lunge)
OP	Operation/Operationssaal/Operationsbereich
ÖPNV	öffentlicher Personennahverkehr
OPQRST	Onset – Provocation – Quality – Radiation – Severity – Time (Schmerzanamnese)
OR	rechter Oberlappen (Lunge)
p	Pressure (Druck)
P	Pulmonalklappe
p. inh.	per inhalationem
p.o.	peroral
$paCO_2$	Kohlendioxidpartialdruck im arteriellen Blut
paO_2	Sauerstoffpartialdruck im arteriellen Blut
P_{aw}	Airway Pressure
PCI	Percutaneous Coronary Intervention („Herzkatheter“)
pCO_2	Kohlendioxidpartialdruck
PEEP	Positive Endexpiratory Pressure (positiver Druck in den Atemwegen am Ende der Ausatmung)
PEG	Percutaneous Endoscopic Gastrostomy (Ernährungssonde durch die Bauchhaut)
$petCO_2$	endexspiratorischer Kohlendioxidpartialdruck

PflAPrV	Pflege-Ausbildungs- und Prüfungsverordnung
pH	lat. Potentia hydrogenii (Maß der Wasserstoffionenkonzentration)
PiCCO	Pulse Contour Cardiac Output (Messung der Pumpleistung des Herzens)
Pkw	Personenkraftwagen
pO_2	Sauerstoffpartialdruck
PONV	Postoperative Nausea and Vomiting (Übelkeit und Erbrechen nach Operationen)
P_{supp}	Pressure Support
PsychKG	Psychisch-Kranken-Gesetz
PTT	Partial Thromboplastin Time
PTZ	Plasmathrombinzeit
qSOFA	quick Sepsis-Related/Sequential Organ Failure Assessment (Beurteilung bei Sepsisverdacht)
RASS	Richmond Agitation Sedation Scale (Beurteilung der Bewusstseinslage)
RCA	Right Coronary Artery (rechte Koronararterie)
RCX	Ramus circumflexus (Ast der linken Koronararterie)
RD	Rettungsdienst
RDG	Reinigungs- und Desinfektionsgerät
Rep.	Repetition
ret.	retard (verzögerte Freisetzung)
RettAss	Rettungsassistent/-in
RettAssG	Rettungsassistentengesetz
RettH	Rettungs(-dienst-)helfer
RettSan	Rettungssanitäter/-in
RettSan-APrV	Musterverordnung über die Ausbildung und Prüfung von Rettungssanitäterinnen und Rettungssanitätern
RIVA	Ramus interventricularis anterior (Ast der linken Korornararterie)
ROSC	Return of Spontaneous Circulation
RR	Blutdruck(-messung nach Riva-Rocci)
RSI	Rapid Sequence Induction (Narkoseschnelleinleitung)
RTH	Rettungshubschrauber

RTW	Rettungswagen
RTZ	regionales Traumazentrum
S-VAV	spezialisierte Verletztenartenverfahren
S.	Seite
s.	siehe
s. a.	siehe auch
s. c.	subcutan (unter die Haut)
s. l.	sublingual (unter die Zunge)
s. o.	siehe oben
s. u.	siehe unten
SAMPLER(S)	Symptome – Allergien – Medikamente – Patientengeschichte – Letzte Mahlzeit – Ereignis – Risiken – Schwangerschaft
SaO_2	arterielle Sauerstoffsättigung
SAPS	Simplified Acute Physiology Score (Statuserhebung bei Intensivpatienten)
SARS	Severe Acute Respiratory Syndrome
$S_{cv}O_2$	Saturation Central Venous O_2 (Messung der O_2-Sättigung bei Blutgasanalyse)
sec	Sekunde
SGA	supraglottische Atemwegshilfe
SGB	Sozialgesetzbuch
SHT	Schädel-Hirn-Trauma
SIRS	Systemic Inflammatory Response Syndrome (septisches Organversagen)
SOFA	Sepsis-Related/Sequential Organ Failure Assessment (Statuserhebung bei Sepsis)
sog.	sogenannt
SOP	Standard Operation Procedure
SpO_2	pulsoxymetrisch bestimmte Sauerstoffsättigung
SS	Schwangerschaft
SSW	Schwangerschaftswoche
STEMI	ST-Evaluation Myocardial Infarction (ST-Hebungsinfarkt)
StGB	Strafgesetzbuch
STIKO	Ständige Impfkommission (am Robert Koch-Institut)

StrlSchG	Strahlenschutzgesetz
StrlSchV	Strahlenschutzverordnung
stv.	stellvertretend
StZ	Stillzeit
SU	Stroke-Unit
supp. / Supp.	Suppositorium
SVT	supraventrikuläre Tachykardie
sys	systolisch
T	Trikuspidalklappe
Tab.	Tabelle
Tbc	Tuberkulose
TEE	Transesophageal Echocardiography
TEP	Totalendoprothese
T_{exsp}	Exspirationszeit
tgl.	täglich
TIA	transitorische ischämische Attacke
T_{insp}	Inspirationszeit
TISS	Therapeutic Intervention Score System (Pflege- und Behandlungsaufwand bei Intensivpatienten)
TIVA	total intravenöse Anästhesie
TK	Thrombozytenkonzentrat
TrB	Trauma-Buch
TRM	Team Resource Management
u. a.	unter anderem
u. U.	unter Umständen
UKG	Ultraschallkardiogramm
UL	linker Unterlappen (Lunge)
Upg	Notfallsanitäter upgrade (Buch)
UR	rechter Unterlappen (Lunge)
usw.	und so weiter
ÜR-SU	überregionale Stroke-Unit
ÜTZ	überregionales Traumazentrum
V.	Vena (lat., Vene)
V. a.	Verdacht auf
VAS	Visuelle Analogskala (Schmerzmessung)
VAV	Verletztenartenverfahren

VEF	Verlegungsarzteinsatzfahrzeug
VEL	Vollelektrolytlösung
vKOF	verbrannte Körperoberfläche
Vol.	Volumen
Vol%	Volumenprozent
VRE	Vancomycin-resistente Erreger
vs.	versus
Vt	Volume tidal (Tidalvolumen/Atemzugvolumen)
VVK	Venenverweilkanüle
WD	Wirkdauer
WE	Wirkeintritt
WHO	World Health Organization
z. B.	zum Beispiel
z. T.	zum Teil
ZMK	Zahn-Mund-Kiefer-Heilkunde
ZSVA	Zentrale Sterilgutversorgungsabteilung
ZVD	zentraler Venendruck
ZVK	zentraler Venenkatheter
zzt.	zurzeit

Vorwort

Aufgaben und Qualifikationen der Mitarbeiter im Rettungsdienst sind in Deutschland, vor allem wegen der föderalen Gesetzgebung für die öffentlichen Aufgaben, regional unterschiedlich geregelt und zudem in ständigem Umbruch. Aber nicht nur innerhalb Deutschlands lassen sich die Gegebenheiten kaum vergleichen. In den deutschsprachigen Ländern unterscheiden sich zusätzlich die verschiedenen Berufsbezeichnungen mit den jeweiligen Kompetenzen z.T. erheblich. Aufgaben und Fertigkeiten von Rettungssanitätern in Deutschland sind völlig anders definiert als in Österreich oder den einzelnen Kantonen der Schweiz. Entsprechend ist die Ausbildung überall auf den verschiedenen Kompetenzstufen unübersichtlich und in jeglicher Hinsicht uneinheitlich.

Die letzte große Veränderung im Rettungsdienst erfolgte in Deutschland zum 1. Januar 2014 durch die Schaffung des Berufes der Notfallsanitäterin bzw. des Notfallsanitäters (NotSan) mit dem Inkrafttreten des Notfallsanitätergesetzes (NotSanG) und der zugehörigen Ausbildungs- und Prüfungsverordnung (NotSan-APrV). Damit ist ein regulärer Ausbildungsberuf mit einer bundesweit einheitlich geregelten, dreijährigen dualen Ausbildung fixiert worden, der aber länderspezifisch durch die federführenden Behörden (z.B. Kultus-, Sozial- oder Innenministerien) unterschiedlich ausgeformt ist. Die Ausbildung vor Ort liegt in der Verantwortung der jeweiligen Berufsfachschule. Der Theorieunterricht erfolgt dort, die praktische Schulung auf einer Lehrrettungswache und in „geeigneten" Krankenhäusern bzw. Einrichtungen. Die NotSan-Auszubildenden werden – auch während der klinischen Phase – als (Berufs-)Schüler bezeichnet. Demgegenüber werden Rettungs(-dienst-)helfer (RettH) und Rettungssanitäter (RettSan) während ihrer länderspezifisch definierten Ausbildung für ihre zukünftige Tätigkeit, die kein regulärer Beruf ist, als Praktikanten bezeichnet.

In Österreich wurden landeseinheitliche Ausbildungsgänge für Rettungssanitäter und Notfallsanitäter, in der Schweiz für Transportsanitäter und Dipl. Rettungssanitäter HF (diplomierte Rettungssanitäter Höhere Fachschule) definiert, aber auch diese sind in der Ausgestaltung durchaus unterschiedlich.

In fast allen Ausbildungsverordnungen für eine Tätigkeit im Rettungsdienst ist eine klinische Schulung enthalten. Sie reicht in Deutschland von einer z. T. regional auch für RettH vorgeschriebenen kurzen klinischen Phase über das derzeit (noch) vierwöchige **Klinikpraktikum** der RettSan bis hin zur detailliert festgelegten 720 Stunden umfassenden **klinischen Ausbildung** in mehreren Klinikabteilungen für NotSan. Auch Rettungsassistenten (RettAss) mit weniger als fünf Jahren Berufstätigkeit absolvieren im Rahmen der ergänzenden Ausbildung zum NotSan eine bis zu 180-stündige Schulungsphase in der Klinik.

Ziele und Inhalte der klinischen Ausbildung der RettH/RettSan bzw. NotSan sind zum Teil gar nicht oder nur unscharf beschrieben und lassen Praktikanten/Schüler in großer Unsicherheit, was sie in den Kliniken theoretisch und praktisch lernen und durchführen sollen bzw. dürfen. Ein mitgegebenes „Testatheft" allein sorgt kaum für Klarheit und ist im Ausbildungsalltag als Curriculum wenig hilfreich. So bleibt der praktische Lernerfolg oft Zufällen überlassen. Die Erlebnisse reichen deshalb von lehrreichen Tagen mit wertvollen, bleibenden Erfahrungen für die zukünftige Arbeit im Rettungsdienst bis hin zu tagelangem, langweiligem Herumstehen.

Aber auch für die **pflegerischen Praxisanleiter** und die **ärztlichen Ausbilder**, die vor Ort die klinische Schulung organisieren und durchführen sollen, bleibt oft unklar, welche Ausbildungsziele und theoretischen sowie praktischen Lerninhalte den Praktikanten und Schülern vermittelt werden sollen. Auch die inhaltliche Tiefe und der Umfang sowie die Verantwortung für deren praktische Tätigkeit sind oft nicht ausreichend herausgestellt und sorgen für Verwirrung und Defizite in der klinischen Ausbildung.

An dieser Stelle setzt das vorliegende **Taschenbuch Klinikpraktikum** an und will **Hilfestellung** geben. Es bietet, neben den Hinweisen zu den zu beachtenden gesetzlichen Grundlagen, vor allem Hilfe zur Organisation und Durchführung eines optimalen Einstiegs und Fortgangs der klinischen Schulung. Der Schwerpunkt liegt in der Darstellung der praktischen Maßnahmen, die erlernt und bis zur Routine geübt werden sollen. Angehende **RettH, RettSan, RettAss** während ihrer Ergänzungsausbildung und **NotSan** finden die spezifisch auf ihre jeweiligen Ausbildungsziele ausgerichteten Informationen für eine interessante und lehrreiche Ausbildung in den verschiedenen Klinikbereichen. Praxisanleitern dienen die Erläuterungen als Handreichung, worauf sie während der Einführung und im Laufe der Ausbildung zu achten haben.

Die Autoren verfügen über jahrzehntelange Erfahrungen in der Organisation und Begleitung von Auszubildenden an verschiedenen Kliniken und in unterschiedlichen Klinikbereichen. Dies schlägt sich in der Vielzahl der an der Praxis orientierten Hinweise für typische, während der klinischen Ausbildung zu erlernenden und zu übenden Maßnahmen nieder. Sie sollen eine vorausgehende, optimale Vorbereitung zu Hause und in der Berufsfachschule ermöglichen und bei der Ausbildung in der Klinik vor Ort unterstützen. Die Autoren möchten mit diesem Buch auch den Dialog zwischen den Berufsfachschulen mit den dort tätigen Lehrern und Praxisbegleitern und den in den Kliniken tätigen Praxisanleitern fördern und Grundlagen für eine intensivierte inhaltliche und organisatorische Zusammenarbeit liefern.

Unser **Taschenbuch Klinikpraktikum** ist **kein Lehrbuch der Notfallmedizin**. Grundlagenwissen, Kenntnisse der Elementarmaßnahmen und wissenschaftliche Hintergründe können in einem „Taschenbuch" nicht im Detail dargestellt werden. Dies ist Aufgabe viel umfangreicherer Werke und des theoretischen Unterrichts in der Berufsfachschule. Unser Taschenbuch soll im Klinikalltag helfen – im Sinne einer Checkliste –, systematisch und abgestuft die für die Arbeit im Rettungsdienst von RettH/RettSan bzw. NotSan erforderlichen und hilfreichen Kenntnisse und Fertigkeiten während der klinischen Ausbildung zu erwerben.

Praxisanleiter in der Klinik finden die für ihre Vorbereitung und die praktische Durchführung der Ausbildung von RettH/RettSan und NotSan erforderlichen Informationen. Sie finden viele praktische Anregungen, z.B. für die innerklinische Organisation und Absprachen, die Gestaltung des „ersten Tages" und die Begleitung der Praktikanten und Schüler.

Wir danken dem Verlag Stumpf + Kossendey, insbesondere Frau Sandra Reker und Herrn Dr. Robert Beyer, für die jederzeit aktive Unterstützung unseres Projektes. Gleichzeitig bitten wir unsere Leser um Kommentare und Vorschläge für weitere Verbesserungen unseres Buches, damit wir uns auch zukünftig an den Wünschen, aktuellen Bedürfnissen und Erfahrungen der Auszubildenden und Ausbilder orientieren können.

Herrieden, im Juli 2020

Die Autoren
Rolando Rossi, Wolfgang Ziegler, Christian Bernhard

Einleitung – Gebrauchsanweisung

Ausbildung in der Klinik

Die klinische Schulung bzw. ein entsprechendes Praktikum sind grundlegende Bestandteile der Ausbildung für die meisten Tätigkeiten im Rettungsdienst. Diese klinischen Ausbildungsphasen bilden das Gegenstück zum theoretischen Unterricht in der Berufsfachschule und ergänzen die praktische Ausbildung auf der Rettungswache. Ziel der klinischen Ausbildung ist es, die erforderlichen Kompetenzen für die berufliche Tätigkeit zu erlangen. Im Vordergrund steht, das erworbene Wissen und die praktischen Fähigkeiten zur Untersuchung und Versorgung von Patienten weiter zu festigen, zu vertiefen und zu reflektieren.

Lernziele in verschiedenen Klinikbereichen sind:

- räumliche Besonderheiten und Abläufe
- Grundregeln der Hygiene und des Infektionsschutzes
- Patientenaufnahme und -übergabe, einschließlich der erforderlichen Dokumentation
- Krankenbeobachtung und Patientenüberwachung (mit und ohne Geräte)
- klinische Untersuchung und Behandlung in den verschiedenen Fachgebieten
- Umgang mit Medikamenten.

Dabei soll der Auszubildende schrittweise zur Mitwirkung und ggf. zur selbstständigen bzw. assistierenden Durchführung befähigt werden.

Die Lehrbücher für den Rettungsdienst sparen den klinischen Teil der Schulung und Ausbildung der verschiedenen Stufen der Rettungsdienstausbildung nahezu aus. Dies mag daran liegen, dass hierfür verbindliche und ins Detail gehende Lehrpläne bisher weitgehend fehlen. Auch die Ausbildungsbedingungen in den einzelnen Bundesländern, an den jeweiligen Schulen und an den einzelnen Kliniken und deren Abteilungen fallen äußerst unterschiedlich aus. Genauso wird die Vorbereitung zum „Klinikpraktikum“ für die einzelnen Qualifikationen und in den einzelnen Rettungsdienstschulen sehr unterschiedlich gestaltet. Häufig erschöpft sie sich im kargen Aushändigen eines „Testatheftes“, in dem die erforderlichen Nachweise über die abgeleistete Zeit und summarisch über ausgeführte Tätigkeiten zu dokumentieren sind. Im besten Fall werden die zukünftigen RettH, RettSan und NotSan innerhalb einer Einführungsveranstaltung in der Schule von einem in der klinischen Ausbildung erfahrenen Praxisanleiter/Dozenten systematisch und umfassend auf alle juristischen, organisatorischen und praktischen Aspekte in den entsprechenden Kliniken und in ihren verschiedenen Abteilungen vorbereitet und dann auch an ihrem „ersten Tag“ persönlich begleitet.

Viele Fragen können schon vor Beginn des Praktikums mithilfe dieses Buchs geklärt werden, sodass sich die Auszubildenden gezielt auf diesen wichtigen Abschnitt ihrer praktischen Ausbildung vorbereiten können. Schon Tipps zur Bedeutung des „ersten Eindrucks“ (Kleidung, Auftreten) sind hilfreich, wenn man „sein Klinikpraktikum“ professionell und effektiv absolvieren will. Anmerkungen zum allgemeinen Verhalten im Krankenhaus, insbesondere im Operationsbereich und auf der Intensivstation, einschließlich der hier geltenden Hygieneregeln, sollen helfen, Wissenslücken zu schließen und Missgeschicke zu vermeiden.

RettH und RettSan müssen in vielen Bundesländern eine kurze klinische Ausbildung absolvieren. Formal spricht man von einem Klinikpraktikum im Rahmen der Ausbildung zu einer Tätigkeit, die nicht mit einem anerkannten Berufsabschluss endet. NotSan durchlaufen bundeseinheitlich im Rahmen der dreijährigen Berufsausbildung (an einer entsprechenden Berufsfachschule), neben der theoretischen Ausbildung dort und der praktischen Ausbildungszeit auf der Rettungswache, eine 720 Stunden umfassende klinische Ausbildungsphase.

Das Buch ist vorwiegend auf die klinische Ausbildung der NotSan in Deutschland ausgerichtet. In Österreich und der Schweiz sind die „Klinikpraktika“ für Rettungs- und Notfallsanitäter bzw. für Transport- und Dipl. Rettungssanitäter HF abweichend definiert und beinhalten zum Teil andere Lerninhalte. Praxisanleiter in diesen Ländern müssen dies beachten und die praktischen Inhalte aus den für

Deutschland ausformulierten Angaben entsprechend den national gültigen Richtlinien ableiten bzw. modifizieren.

Systematische Vorbereitung und kontinuierliche Begleitung

Während der theoretischen Ausbildung und bei der praktischen Tätigkeit im Rettungsdienst erhalten die Auszubildenden sehr häufig den Hinweis, dass bestimmte Kenntnisse und Fertigkeiten im Klinikpraktikum erworben würden. Dies erzeugt Hoffnungen, die dann oft enttäuscht werden. Umgekehrt geht man in der Klinik davon aus, dass grundlegendes Wissen und viele praktische Maßnahmen in der Berufsfachschule bzw. während der Zeit im Rettungsdienst bereits erlernt wurden, und setzt diese als gegeben voraus. Das ist aber oft nicht der Fall. Letztlich ergibt sich das Bild, dass alle von unterschiedlichen Voraussetzungen ausgehen und man sich dabei auf den jeweils „anderen" verlässt. Der Auszubildende findet sich letztlich allein zwischen allen Stühlen und muss versuchen, das bestmögliche Ergebnis für sich selbst zu erzielen.

Die Erfahrungen der Schüler und Praktikanten während der klinischen Ausbildung bestehen gelegentlich aus langweiligem Herumstehen im Stationsalltag, weniger erfreulichen Tätigkeiten bei der Körperpflege oder auch kontinuierlicher, lehrreicher, aber wenig spektakulärer Mitarbeit im Klinikalltag. Sie können aber auch – bei guter persönlicher Vorbereitung und Eingliederung in das Team – „Wow-Erlebnisse" bei der Polytraumaversorgung im Schockraum, der routinierten Platzierung von supraglottischen Atemwegshilfen in der Anästhesie oder der aktiven Beteiligung bei einer erfolgreichen Reanimation auf einer Intensivstation haben, die sehr eindrucksvoll sind und einen persönlichen, bleibenden Wissensgewinn hinterlassen.

Schon bei der Vorbereitung zur klinischen Ausbildung sind zukünftige Praktikanten bzw. Schüler oft auf sich allein gestellt. Das Buch gibt deshalb eine Übersicht, was vor bzw. zu Beginn der klinischen Ausbildung geklärt werden sollte:

- Was wird von mir in den einzelnen Abteilungen erwartet?
- Welche Regeln muss ich beachten?

- Was kann ich wo lernen?
- Wie komme ich mit den vielen Aufgaben und verschiedenen Personen zurecht?
- Wann muss ich mich bei wem und wo melden?
- Was muss ich mitbringen?

Das alles sind Fragen, von deren Beantwortung der Erfolg der klinischen Ausbildung ganz wesentlich abhängt.

Aber auch der Umgang mit Kritik im stressigen Umfeld einer Klinik, sei sie berechtigt und angemessen, ggf. aber auch als bloßstellend oder gar verletzend empfunden, muss erst erlernt werden.

Vor allem an den ersten Tagen der Tätigkeit in der Klinik können sich Herausforderungen ergeben, weil schon die bei der Einführung des Praktikanten notwendigen Informationen über grundsätzliche Dinge mühsam zusammengetragen werden müssen und dann doch lückenhaft bleiben. Hierzu gehören zum Beispiel:

- (unterschiedliche) Arbeitszeiten in den verschiedenen Klinikbereichen
- jeweilige Ansprechpartner (Stationsleitung, Praxisanleiter, Medizinproduktebeauftragter)
- rechtliche Vorschriften
- Dienstkleidung (Schutzkleidung, Bereichskleidung)
- Aufgaben und Verhalten in den verschiedenen Ausbildungsabschnitten
- Pausenregelungen
- Verpflegung.

Genauso fühlen sich auf der anderen Seite die Praxisanleiter und ihre Mitarbeiter vor eine zusätzliche, zu ihrer regulären Tätigkeit hinzukommende Aufgabe gestellt, zu deren Ausführung ihnen viele Informationen und Empfehlungen fehlen.

Das „Taschenbuch Klinikpraktikum"

Genau an dieser Stelle will dieses Buch Hilfestellung geben. Ziel dieses Buches ist es, sowohl RettH- und RettSan-Praktikanten als auch den NotSan-Schülern ein **Leitfaden während der klinischen Ausbildung** zu sein, der durch die verschiedenen Abschnitte der Schulung im Krankenhaus führt und direkt vor Ort zur Verfügung steht. Es ist kein Lehrbuch der klinischen Notfallmedizin, das zu Hause aufbewahrt wird, sondern will als Begleiter bei Bedarf kurz und prägnant Informationen für die Ausbildung im Alltag liefern. Dabei sind die „Minimalkenntnisse", aber auch darüber hinausgehende Detailinformationen aus den angegebenen Gesetzen und Verordnungen für die Ausbildungsziele in den einzelnen Klinikbereichen angegeben.

Das Buch gliedert sich in sechs Abschnitte. Im **Kapitel 1** sind die für die klinische Ausbildung relevanten **gesetzlichen Grundlagen und Vorschriften** aufgeführt. RettH und RettSan müssen zusätzlich die in den einzelnen Bundesländern unterschiedlichen Regelungen beachten. Die Ausbildung zum NotSan ist bundeseinheitlich im Notfallsanitätergesetz und in der zugehörigen Ausbildungs- und Prüfungsverordnung geregelt. Dennoch kann es letztlich auch prüfungsrelevante Unterschiede in Umfang und Inhalt sowie in der praktischen Umsetzung geben, die beachtet werden müssen. Die während der Ausbildungsphase auf der Lehrrettungswache geltenden Vorschriften (z.B. Impfungen, Arbeitszeitgesetz, Mutterschutzgesetz, Medizinproduktegesetz, Datenschutz) gelten weitestgehend auch in der Klinik. Daneben sind dort eine Vielzahl weiterer Gesetze, Vorschriften und Regelungen (z.B. Strahlenschutzverordnung, biologische Arbeitsstoffe usw.) zu beachten.

Kapitel 2 behandelt den **grundsätzlichen Ablauf, die Rahmenbedingungen und die Inhalte der klinischen Ausbildung.** Nach einer Vorinformation an der Berufsfachschule sollte der Praktikant bzw. Schüler im Rahmen eines Einführungstages den „Arbeitsplatz Klinik" und seine zukünftigen Tätigkeitsbereiche näher kennenlernen. Einen Gesamtüberblick über das Haus und seine räumliche Gliederung ist genauso wichtig zu vermitteln wie Regelungen zu Arbeitszeit, Kleidung und andere interne Regelungen.

Im **Kapitel 3** werden die **allgemeinen medizinischen Kenntnisse und Maßnahmen zusammengefasst** dargestellt (wie Händedesinfektion, venöser Zugang, Sicherung freier Atemwege usw.), deren Durchführung assistierend oder eigenständig erlernt werden soll und die in verschiedenen Klinikbereichen zur Anwendung kommen.

Kern des Buches ist das **Kapitel 4.** Hier sind die in den einzelnen **Ausbildungsstationen** zu absolvierenden Inhalte strukturiert aufgelistet, gemeinsam für RettH und RettSan sowie abgesetzt für die NotSan. Angesichts der unterschiedlichen Gegebenheiten in den einzelnen Kliniken wurde versucht, die in der jeweiligen klinischen Ausbildung zu erwerbenden und zu vertiefenden Kenntnisse und Maßnahmen detailliert und praxisnah aufzulisten. Die Zusammenstellung soll im Sinne einer beispielhaften „Checkliste" dem Praktikanten bzw. Schüler vor allem dabei helfen, sich schrittweise und gezielt vorzubereiten und während der Tätigkeit in den einzelnen Klinikabteilungen, die für die spätere praktische Arbeit im Rettungsdienst wichtigen Kenntnisse und Fertigkeiten systematisch zu erwerben. Dabei sind pflegerische Maßnahmen in den Listen mit der Überschrift **„Betreuung, Versorgung"** eingeordnet und ärztliche Maßnahmen unter der Überschrift **„Überwachung, Behandlung"** aufgeführt.

Anhand der Unterabschnitte **„Was mich erwartet"** und **„Wie ich mich vorbereite"** kann sich der Auszubildende schon vor Beginn der Zeit in der Klinik bzw. der entsprechenden Abteilung umfassend und gezielt auf jeden Ausbildungsabschnitt vorbereiten. Er kann dann, durch frühzeitiges Studium seiner Unterlagen und Lehrbücher, mit aufgefrischtem Wissen seine Schulung in der Klinikabteilung beginnen und effizient die für ihn wichtigen Lerninhalte praktisch kennenlernen und üben. Besonders hilfreich dabei sind die Verweise auf ergänzende Fachbücher:

- LPN – Lehrbuch für präklinische Notfallmedizin (LPN1, LPN2, LPN A)
- Notfall-Taschenbuch für den Rettungsdienst (NfTB)
- Lehrbuch für Rettungssanitäter, Betriebssanitäter und Rettungshelfer (LPN-San)
- Notfallsanitäter upgrade (Upg)
- Das Trauma-Buch (TrB).

Im Abschnitt **„Was ich hier lernen will"** werden alle Lernziele in der entsprechenden Klinikabteilung angesprochen. Die Ausbildungsvorgaben, sind getrennt für RettH und RettSan bzw. NotSan dargestellt, ohne dass die Aufzählung abschließend ist.

Die Erfahrung lehrt, dass nicht nur die Auszubildenden häufig suboptimal vorbereitet in die klinische Ausbildung starten, sondern auch den Ausbildern (Praxisanleiter, Krankenpflegepersonal mit Ausbildungsaufgaben, ärztliche Mentoren) die ihnen – oft spontan – zufallenden Aufgaben nicht ausreichend bekannt sind. Oft verfügen die Klinikmitarbeiter auch über wenig Erfahrung bzgl. der Tätigkeiten im Rettungsdienst, für die die Praktikanten und Schüler geschult werden sollen. Im **Kapitel 5** werden deshalb **Hinweise zur Praxisanleitung** gegeben. Es enthält Tipps für die Einführung neuer Auszubildender in die Lernzeit in der Klinik und die tägliche Betreuung durch Pflegepersonal und Ärzte. Auch die Erfordernisse der Zusammenarbeit mit der Berufsfachschule und der dortigen Praxisbegleitung werden angesprochen.

Im Buch werden viele hilfreiche **PraxisTipps** gegeben, die sowohl den Auszubildenden als auch den pflegerischen Ausbildern und ärztlichen Mentoren helfen können, die gemeinsame Zeit so interessant, nachhaltig und lehrreich wie möglich zu gestalten. Idealerweise werden auf der Basis der angegebenen Lerninhalte in den Kliniken konkrete Maßnahmenkataloge erstellt, welche Inhalte in welchem Umfang den Auszubildenden in den einzelnen Klinikbereichen vermittelt werden sollen. Dabei müssen typische Fallstricke und Probleme gezielt angesprochen und bewusst gemacht werden. Zusätzlich ist in den **Kapiteln 3 und 4** viel über die Grundinhalte hinausgehendes **PlusWissen** aufgeführt. Es soll Gespräche im Klinikalltag mit Praxisanleitern und ausbildenden Ärzten unterstützen und den Interessierten Anreize zum Weiterlernen geben.

Den Abschluss des Buches bildet der **Anhang**, in dem sich weiteres Material zu Medikamenten findet, das beim schnellen Nachschlagen hilfreich sein kann. Zudem sind Materialien auf dem **S+K Online-Portal** verfügbar: aktuelle Richtlinien zur Medikamentengabe, regelmäßig aktualisierte Ergänzungen und **ExtraKenntnisse**, die über das Grundlagenwissen hinausgehen, sowie Fachbegriffe und ein Literaturverzeichnis stehen dort bereit.

Im Buch werden die geschlechtsneutralen Abkürzungen RettH, RettSan für die Praktikantinnen und Praktikanten bzw. RettAss und NotSan für die Schülerinnen und Schüler verwendet.

Gebrauchsanweisung

Lesen / Durcharbeiten:

1. Vor Antritt der klinischen Ausbildung:
   - Kapitel 1: Gesetzliche Grundlagen und Vorschriften der rettungsdienstlichen Ausbildung
   - Kapitel 2: Inhalte, Ziele und Ablauf der klinischen Ausbildung
   - Kapitel 3: Allgemeine Kenntnisse und Maßnahmen
   - Kapitel 4: Erste „Ausbildungsstation", spezifisch für RettH/RettSan bzw. NotSan
     - Ausbildungsumfang und -ziele sowie spezifische Lernziele
     - Was mich erwartet
     - Wie ich mich vorbereite
     - Was ich hier lernen will

2. Vor/während des Ausbildungsabschnitts:
   - Kapitel 2.5: Hinweise zum Ablauf und zum eigenen Verhalten
   - Kapitel 3: Allgemeine Kenntnisse und Maßnahmen
   - Kapitel 4: Kommende „Ausbildungsstation" spezifisch für RettH/RettSan bzw. NotSan, Ausbildungsumfang und -ziele sowie spezifische Lernziele
     - Was ich hier lernen will

3. Bei Bedarf
   - Kapitel 6.1: Medikamente
   - Online-Portal: ExtraKenntnisse, Fachbegriffe und Abkürzungen, Literaturverzeichnis

4. Praxisanleiter
   - Kapitel 1: Gesetzliche Grundlagen und Vorschriften der rettungsdienstlichen Ausbildung
   - Kapitel 2: Inhalte, Ziele und Ablauf der klinischen Ausbildung
   - Kapitel 3: Allgemeine Kenntnisse und Maßnahmen
   - Kapitel 4: Klinische Ausbildung in den einzelnen Fachabteilungen
   - Kapitel 5: Hinweise zur Praxisanleitung

1 Gesetzliche Grundlagen und Vorschriften der rettungsdienstlichen Ausbildung

Inhalt

1.1 Strukturelle Rahmenbedingungen des Rettungsdienstes

1.1.1 Gesetzliche Rahmenbedingungen

In Deutschland ist der Rettungsdienst als staatliche Aufgabe grundsätzlich im SGB V (Sozialgesetzbuch) geregelt – die Durchführung ist jedoch Aufgabe der Bundesländer und wird von diesen in den jeweiligen Vorschriften für die Ausbildung, Ausstattung und Organisation (uneinheitlich) geregelt.

1.1.2 Aufgaben des Rettungsdienstes

- Notfallrettung
  - Maßnahmen zur Erhaltung des Lebens
  - Vermeidung gesundheitlicher Schäden

Tab. 1.1: Gesetzliche Rahmenbedingungen

Bund	Fünftes Buch Sozialgesetzbuch (SGB V)	Finanzierung des Rettungsdienstes
	Bis 31. Dezember 2014 Rettungsassistentengesetz (RettAssG)	Ausbildung der Rettungsassistenten (RettAss)
	Ab 1. Januar 2014 Notfallsanitätergesetz (NotSanG) und Ausbildungs- und Prüfungsverordnung für Notfallsanitäterinnen und Notfallsanitäter (NotSan-APrV)	Ausbildung der Notfallsanitäter (NotSan)
Länder	Rettungsdienstgesetze (z. B. Bayerisches Rettungsdienstgesetz, BayRDG)	Bedarfsgerechte, flächendeckende, ständig einsatzbereite und leistungsfähige Versorgung durch den Rettungsdienst (Grundschutz)
		Festlegung der Spezifikationen und Besetzung der Einsatzmittel (Qualifikation)
Landkreise / kreisfreie Städte	Durchführungsverantwortung des Rettungsdienstes	Übernahme der rettungsdienstlichen Versorgung, z. B. durch Übertragung an Feuerwehren/Organisationen/Unternehmen

  - Herstellung der Transportfähigkeit
  - Behandlungsfortsetzung und Überwachung bis zur Übergabe an die geeignete Einrichtung
  - Komponenten:
    - bodengebundene Rettung
    - Wasserrettung
    - Bergrettung
    - Luftrettung
    - Primär- und Sekundärtransport
- Qualifizierter Krankentransport:
  - Erste Hilfe bei Kranken, Verletzten und sonstigen Hilfsbedürftigen
  - fachgerechte Beförderung und Betreuung von Betroffenen, die keine Notfallpatienten sind
  - Blut- und Organtransporte

1.1.3 Bereiche des Rettungsdienstes

- Primäreinsätze/-transporte (vom Einsatzort in medizinische Einrichtung):
  - Qualifizierter Krankentransport: Feuerwehr, Hilfsorganisationen (Arbeiter-Samariter-Bund [ASB], Johanniter-Unfall-Hilfe [JUH], Malteser Hilfsdienst [MHD], Deutsches Rotes Kreuz [DRK]/Bayerisches Rotes Kreuz [BRK]) und Privatunternehmen
  - Notfallrettung: Feuerwehr, Hilfsorganisationen, Privatunternehmen
  - Luftrettung: ADAC-Luftrettung, DRF-Luftrettung, Bundesinnenministerium, Johanniter-Luftrettung
  - Wasserrettung: Wasserwacht, Deutsche Lebens-Rettungs-Gesellschaft (DLRG), Hilfsorganisationen, Feuerwehr
  - Seenotrettung: Deutsche Gesellschaft zur Rettung Schiffbrüchiger (DGzRS)
  - Berg-, Höhen-, Höhlenrettung: Bergwacht, Feuerwehr
- Sekundärtransporte (zwischen medizinischen Einrichtungen):
  - bodengebunden: Rettungs-/Notarzt-/Intensivtransportwagen
  - luftgebunden: Rettungs-/Intensivtransporthubschrauber

Tab. 1.2: Fahrzeuge des Rettungsdienstes und deren Besatzung

Bereich	Rettungsmittel / Fahrzeuge	Besatzung
Primärrettung	Krankentransportwagen (KTW)	z. B. 1 RettSan + 1 RettH
	Rettungswagen (RTW)	z. B. 1 NotSan/RettAss + 1 RettSan/RettH
	Notarztwagen (NAW)	z. B. 1 NotSan/RettAss + 1 RettSan/RettH + 1 Notarzt
	Notarzteinsatzfahrzeug (NEF)	z. B. 1 NotSan/RettAss bzw. RettSan + 1 Notarzt
	Rettungshubschrauber (RTH)	z. B. 1 HEMS TC + 1 Notarzt + 1 Pilot
Sekundärrettung	Intensivtransportwagen (ITW)	z. B. 1 NotSan/RettAss oder Krankenpfleger + 1 RettSan + 1 Notarzt
	Verlegungsarzteinsatzfahrzeug (VEF)	z. B. 1 RettSan + 1 Notarzt
	Intensivtransporthubschrauber (ITH)	z. B. 1 HEMS + 1 Notarzt + 1–2 Pilot/en

1.2 Ausbildungsstruktur

Die **theoretische Ausbildung** der Rettungsdienstmitarbeiter erfolgt an Bildungseinrichtungen wie Berufsfachschulen (Rettungsdienstschule). Die **praktische Ausbildung** findet zum einen an Lehrrettungswachen (von Feuerwehren, Hilfsorganisationen, Privatunternehmen) mit entsprechenden Praxisanleitern und zum anderen an geeigneten Einrichtungen der Patientenversorgung mit entsprechenden Fachabteilungen mit qualifizierten Ärzten und Praxisanleitern statt. Die einzelnen Ausbildungsabschnitte haben einen definierten Zeitrahmen und (ggf.) eine festgelegte Reihenfolge. Die **Ausbildungsverantwortung** tragen für RettH und RettSan die Bildungseinrichtungen der Hilfsorganisationen, der Feuerwehren und die privaten Schulen, für die Ausbildung der NotSan ist die anerkannte Berufsfachschule verantwortlich.

Grundsätzlich durchlaufen die zukünftigen Rettungs(-dienst-)helfer (RettH), Rettungssanitäter (RettSan), Rettungsassistenten (RettAss) in der Ergänzungsausbildung und Notfallsanitäter (NotSan) eine **klinische Ausbildung**. Diese **dient,** zusammen mit dem theoretischen Unterricht und der praktischen Ausbildung auf der Rettungswache, **dem Erwerb der** für die jeweils angestrebte Tätigkeit im Rettungsdienst **erforderlichen Kenntnisse und Fähigkeiten.**

Tab. 1.3: Rechtliche Grundlagen zu rettungsdienstlichen Berufen

Fachliche Qualifikation	Rechtliche Grundlage der Ausbildung
RettH	Keine einheitlichen gesetzlichen Regelungen (meist organisationsintern geregelt)
RettSan	Rettungsdienstgesetze der Bundesländer, einschl. regionaler Ausbildungsverordnungen/Empfehlungen des Ausschusses Rettungswesen (Neufassung 2019)
RettAss	Rettungsassistentengesetz (RettAssG, Bundesgesetz) (seit 31. Dezember 2014 außer Kraft)
NotSan	Notfallsanitätergesetz (Bundesgesetz), einschl. Ausbildungs- und Prüfungsverordnung (NotSan-APrV), seit 1. Januar 2014

Die Regelungen zur Ausbildung für die verschiedenen Qualifikationen im Rettungsdienst sind in ständigem Umbruch und unterscheiden sich zwischen den einzelnen Bundesländern erheblich. Die Autoren empfehlen deshalb, vor Absolvierung des Klinikpraktikums/der klinischen Ausbildung die regionalen und aktuell gültigen Vorschriften jeweils beim Träger der Ausbildung einzuholen.

Ausbildungsorte der klinischen Ausbildung

Die Ausbildungsstätte für die klinische Ausbildung muss in der jeweiligen Ausbildungsverordnung festgelegte Vorgaben erfüllen, z.B. Krankenhäuser der Grund- bis Maximalversorgung. Die klinische Ausbildung ist durch Kooperationsverträge zwischen Klinik und Berufsfachschule geregelt und wird durch historisch gewachsene Strukturen und Abläufe vervollständigt/modifiziert.

Dauer der klinischen Ausbildung

- RettH: zwei (bis vier) Wochen (Ausnahmen z.B. Nordrhein-Westfalen oder Bayern) z.B. in Pflegestation, Anästhesie, Notaufnahme, Intensivstation
- RettSan: z.B. 80 – 160 Stunden, meist in Notaufnahme und Anästhesie
- NotSan: 720-stündige klinische Ausbildung (Tab. 1.4. und 1.5)

Grundpflichten des Praktikanten / des Schülers

- allgemeine gesetzliche Grundlagen beachten (Strafrecht, Zivilrecht, Arbeitsschutz, Datenschutz, Medizinproduktegesetz usw.)
- Weisungen der Ansprechpartner befolgen (z.B. Unfallverhütung)
- bestimmungsgemäßer Gebrauch der Arbeitsmittel (nach Anleitung/Einweisung)

Verantwortlichkeiten

- Es sind sowohl eine für die Ausbildung an der Klinik gesamtverantwortliche Person, z.B. ein Chefarzt, als auch eine zuständige pflegerisch beauftragte Ansprechperson (Praxisanleiter) für die Zeit des Praktikums zu benennen.

- Je nach Größe und Gliederung der Klinik bzw. Anzahl der gleichzeitig in Ausbildung befindlichen Praktikanten/Schüler muss ggf. für jede Abteilung und jeden Funktionsbereich ein hier verantwortlicher Arzt bzw. Praxisanleiter benannt werden.

TAB. 1.4: Gliederung der Ausbildung im Rettungsdienst

Ausbildungsziel	RettH	RettSan	RettAss	NotSan
Ausbildungsumfang	160 h – 320 h Landesregelung	520 h Bundesempfehlung	a) 480 h* b) 960 h**	3 Jahre / 4.600 h Bundesgesetz
Ausbildungsausrichtung (haupt-, neben-, ehrenamtliche Tätigkeit)	– Patiententransport – Qualifizierter Krankentransport – teamorientiertes Mitwirken im Rettungsdienst – Fahrer in der Notfallrettung – Katastrophenschutz	– Qualifizierter Krankentransport (eigenständig) – Notfallrettung (Mitarbeit) – Erstversorgung bis zum Eintreffen von NotSan/Notarzt – Katastrophenschutz	– eigenverantwortliche Maßnahmen – delegierte Maßnahmen – assistierende Maßnahmen	– eigenständiges Durchführen von Notfalleinsätzen – eigenverantwortliche Durchführung von Maßnahmen der Erstversorgung – Assistenz bei notärztlichen Maßnahmen
Status in der Ausbildung	Praktikant	Praktikant	Schüler (Ausbildungsberuf)	Schüler (Ausbildungsberuf)
Rechtliche Grundlage	Organisationsintern	Landesregelung, organisationsintern	Notfallsanitätergesetz	Notfallsanitätergesetz
Theoretische Ausbildung Schule	80 h	160 – 240 h	a) 320 h b) 640 h	1.920 h
Praktische Ausbildung Lehrrettungswache	80 – 240 h	160 h	a) 80 h b) 140 h	1.960 h
Praktische Ausbildung Klinik	0 – 80 h	80 – 160 h	a) 80 h b) 180 h	720 h

Ergänzungsausbildung: * a) RettAss mit 3 – 5 Jahren Berufserfahrung, ** b) RettAss mit < 3 Jahren Berufserfahrung

Tab. 1.5: Gliederung der praktischen Ausbildung in der Klinik

Fachabteilung	**RettH***	**RettSan***	**RettAss** bis 2013	**RettAss** > 3 Jahre	**RettAss** < 3 Jahre	**NotSan**
Pflegeabteilung	0–40 h	0–40 h	60 h			80 h
Interdisziplinäre Notfallaufnahme	0–40 h	0–40 h	60 h	40 h	80 h	120 h
Anästhesie- und OP-Abteilung	0–40 h	40 h**	180 h	40 h	60 h	280 h
Intensiv-medizinische Abteilung	0–40 h	40 h**	120 h	möglich	möglich	120 h
Geburtshilfliche, pädiatrische Abteilung		≥ 2-mal Geburt	möglich			40 h
Psychiatrische, gerontologische Abteilung		40 h			möglich	80 h
Zur freien Verteilung					40 h	
Gesamt	0–80 h	80–160 h	420 h	80 h	180 h	720 h

* Bundesländer- bzw. organisationsspezifische Regelungen, ** alternativ Anästhesie-/OP-Abteilung oder Intensivstation

1.3 Klinikpraktikum des RettH / RettSan

Verantwortlichkeiten

- Gesamtverantwortung: Rettungsdienstschule/Berufsfachschule
- Durchführungsverantwortung: Träger/Geschäftsführung der ausbildenden Klinik, delegiert z. B. an Chefarzt Anästhesie/Notaufnahme
- organisatorische Zuordnung des Praktikanten: Pflegedienstleitung
- ärztlicher Ansprechpartner: z. B. Oberarzt der ausbildenden Abteilung
- pflegerischer Ansprechpartner: Praxisanleiter/Stationsleitung

Tab. 1.6: Qualifikation RettH

Einordnung	Grundausbildung im Rettungsdienst für neue Mitarbeiter, Freiwilliges Soziales Jahr (FSJ), Bundesfreiwilligendienst (BFD), ehrenamtliche Mitarbeit
Ausbildungsziele	Theoretisches Grundwissen in – Anatomie – Physiologie – Pathophysiologie – notfallmedizinischen Maßnahmen – Diagnostik – medizinischer Gerätekunde – Kommunikation und Umgang mit Patienten, Angehörigen und medizinischem Fachpersonal – technischen Rettungstechniken – Rechtslehre – Funktechnik – teamorientierter Zusammenarbeit
Befugnisse	– immer mit höher qualifiziertem Personal im Einsatz – nur unterstützend tätig, nie eigenverantwortlich
Weiterqualifikation	In den meisten Bundesländern ist der RettH die erste Stufe (Modul) der Ausbildung zum Rettungssanitäter.

TAB. 1.7: Qualifikation RettSan

Einordnung	Grundausbildung im Rettungsdienst für neue Mitarbeiter, FSJ, BFD und ehrenamtliche Mitarbeiter, besonderer Stellenwert für Katastrophenschutzeinheiten
Allgemeine Ausbildungsziele (zusätzlich zu den Zielen des RettH)	– Unterstützung von Nicht-Notfallpatienten – Qualifizierter Krankentransport (medizinischer, sozialer, kommunikativer, interkultureller Umgang mit Patienten und Angehörigen) – Notfallsituationen erkennen, erfassen und bewerten – Durchführen von lebensrettenden und lebenserhaltenden Maßnahmen, inkl. strukturierter prioritätengeordneter Erstversorgung – Erhebung und Berücksichtigung von Patientenbedürfnissen – Anpassung des eigenen Verhaltens an Situationen – eigenes Verhalten reflektieren und bewerten können – Bedeutung von rechtlichen Bestimmungen des Berufsfeldes kennen und einordnen können – im Team Mitwirken bei Diagnostik und Therapie in der Notfallrettung – Qualitätsstandards im Rettungsdienst sichern
Ziele der klinischen Ausbildung	– erworbenes theoretisches Wissen im gesicherten Umfeld, unter Anleitung und Aufsicht von Ärzten und Fachpersonal, in einer Klinik vertiefen und üben – Aufgaben der späteren Tätigkeit zur Patientenbetreuung und -versorgung, Beurteilung, Überprüfung und Überwachung trainieren – Kennenlernen grundsätzlicher klinischer Abläufe bei der Versorgung internistischer, chirurgischer und neurologischer Patienten – Kennenlernen der allgemeinen Grundlagen der Hygiene, des Arbeitsschutzes, des Arzneimittelrechts, der Pharmakologie und der Dokumentation – Erlernen des Herstellens einer Vertrauensbasis und einer situationsgerechten Kommunikation mit (Notfall-)Patienten – Handlungskompetenz in der Patientenbeobachtung und Bewertung des Krankheitszustandes (kritisch/nicht kritisch) – Erhebung notwendiger Befunde in Bezug auf Bewusstseinslage, Atmung und Kreislauf (Atemtätigkeit, Puls, Blutdruck, Pulsoxymetrie, EKG) mit und ohne Hilfsmittel sowie der Anamnese

Regelung der Ausbildungsinhalte des Klinikpraktikums RettSan

Die klinische Ausbildung der RettSan ist in den einzelnen Bundesländern unterschiedlich geregelt. Beispielhaft ist hier die bayerische Regelung zitiert:

1. **Grundlagen und Ausbildungsziel**

   Die oder der Auszubildende soll das in der theoretischen Ausbildung erworbene Wissen in der Praxis anwenden.

   Unter Anleitung und Aufsicht von Ärztinnen und Ärzten sowie einschlägig pflegerisch qualifiziertem Personal müssen die für das Tätigkeitsfeld der Rettungssanitäterin und des Rettungssanitäters relevanten Verfahren und Maßnahmen zur Beurteilung, Überprüfung, Überwachung, Betreuung und Versorgung von Patienten geübt, umgesetzt und vertieft werden.

   Im Einvernehmen zwischen der Ausbildungsstätte und der Ausbildungseinrichtung müssen an der Ausbildungseinrichtung praxisanleitende Personen benannt sein, die mit den Lernzielen nach der Anlage 1 vertraut sind und eine ordnungsgemäße Durchführung des Praktikums sicherstellen.

   Die mindestens 160 Praktikumsstunden sollen wie folgt verteilt werden:

   a) mindestens 40 Praktikumsstunden allgemeine Pflegestation,
   b) mindestens 40 Praktikumsstunden Notaufnahme,
   c) mindestens 40 Praktikumsstunden Operationsbereich – Anästhesie oder Intensiv- oder Wachstation,
   d) mindestens 40 Praktikumsstunden geriatrische Abteilung.

   Das Klinikpraktikum soll möglichst zusammenhängend durchgeführt und in höchstens vier Blöcken mit mindestens je 40 Praktikumsstunden absolviert werden.

   Zumindest jeder 40-stündige Block soll in der gleichen Ausbildungseinrichtung absolviert werden, um eine kontinuierliche Betreuung und Anleitung der Auszubildenden zu gewährleisten.

   Der für eine allgemeine Pflegestation vorgesehene 40-stündige Ausbildungsabschnitt kann auch in einem mit der Ausbildungseinrichtung kooperierenden Pflege-, Alten- oder Reha-Zentrum absolviert werden.

   Der für eine geriatrische Abteilung vorgesehene 40-stündige Ausbildungsabschnitt kann auch in einem mit der Ausbildungseinrichtung kooperierenden Senioren-Pflegeheim absolviert werden.

Ohne Unterbrechung durch eine angemessene Ruhephase sollen höchstens zwölf Praktikumsstunden in Folge absolviert und anerkannt werden.

2. Inhalte

a) Kennenlernen der klinischen Abläufe
b) Kommunikation und Betreuung
c) Patientenbeobachtung
d) Kontrolle der Vitalparameter
e) Statusbeurteilung des Patienten: klinisch und apparativ
f) Assistenz bei der Venenpunktion
g) Assistenz bei der Intubation
h) Assistenz bei der Narkose: Vorbereitung, Durchführung, Überwachung
i) Wundversorgung und Verbände
j) Maskenbeatmung mit Airwaymanagement
k) Vorbereiten von Medikamenten und Infusionen

Nach Möglichkeit sollen auch eine Abteilung für Gynäkologie und Geburtshilfe sowie eine Kinderabteilung – gegebenenfalls in Zusammenarbeit mit einem anderen Krankenhaus – in das Klinikpraktikum einbezogen werden. Die Anwesenheit bei mindestens zwei Entbindungen – auf Abruf – ist wünschenswert. (Bayrische Rettungssanitäterverordnung [BayRettSanV] Anlage 2 [zu § 2 Abs. 1 Nr. 2] Klinikpraktikum, Fassung vom 23. April 2015)

Tab. 1.8: Praktische Ausbildung von RettSan in der Klinik

	Typische Lernziele	Typische Ausbildungsinhalte
A – Airway	– Freimachen der Atemwege, Fremdkörperentfernung und Absaugung – Sicherung freier Atemwege – Vorbereitung und Assistenz bei der Intubation	– Einsatz von einfachen Atemwegshilfen (Atemwegsmanagement) – Absaugen von Nasen-/Mund-/Rachenraum – Anwendung alternativer Atemwegszugänge wie Larynxtubus und Larynxmaske – Assistenz bei der Intubation
B – Breathing	Sauerstoffversorgung	– Sauerstoffapplikation – (assistierte und kontrollierte) Beutel-Masken-Beatmung – Gabe von Sauerstoff mittels Nasenbrille und Maske
C – Circulation	– Unterstützung bei Einnahme von Medikamenten (z. B. Tabletten, Spray, Inhalation) – Vorbereitung und Assistenz bei Anlage eines peripheren Venenzugangs, Medikamentengabe, einschl. Überwachung einer Infusion – Vorbereitung und Assistenz bei Einleitung einer Notfallnarkose – Kreislaufüberwachung – Basismaßnahmen CPR – erweiterte Maßnahmen CPR – Blutstillung, Wundversorgung	– Material für venösen Zugang bereitstellen – Vorbereitung/Gabe typischer Notfallmedikamente/Infusionen auf Anordnung und unter ärztlicher Aufsicht – EKG-Monitoring – Assistenz bei 12-Kanal-EKG-Ableitung – halbautomatische Defibrillation – Verband – Ruhigstellung von Frakturen
D – Disability	Erlernen und Erkennen neurologischer Auffälligkeiten und Erkrankungen	– Blutzuckermessung – Einschätzung der Bewusstseinslage – Feststellung von Krampfzeichen, Sprachstörungen, Paresen
E – Exposure	– Vorbereitung und Lagerung entsprechend den Erfordernissen und Möglichkeiten – Unterstützung bei Erbrechen und der Verrichtung von Notdurften	– Erstuntersuchung von Patienten mit akuten Erkrankungen und Verletzungen – symptomorientierte Lagerung – Zusammenarbeit in Gruppen und Teams – Dokumentation

1.4 Klinische Ausbildung des NotSan

Vorgaben

- Gesundheitsfachberuf mit dreijähriger nicht-akademischer Ausbildung, wie z. B. auch Gesundheits- und Krankenpfleger/-schwester, Pflegefachfrau/-mann

Tab. 1.9: Struktur der klinischen Ausbildung NotSan

Ablauf (Beispiel)	1. Ausbildungsjahr (240 h) – Pflegeabteilung (80 h) – Interdisziplinäre Notfallaufnahme (40 h) – psychiatrische, gerontopsychiatrische oder gerontologische Fachabteilung (80 h) – geburtshilfliche, pädiatrische oder kinderchirurgische Fachabteilung/Intensivstation oder Station mit entsprechenden Patientinnen und Patienten (40 h) 2. Ausbildungsjahr (240 h) – Interdisziplinäre Notfallaufnahme (80 h) – Anästhesie- und OP-Abteilung (160 h) 3. Ausbildungsjahr (240 h) – Anästhesie- und OP-Abteilung (120 h) – Intensivmedizinische Abteilung (120 h)
Ziele	Erlangung und Vertiefung theoretischer Kenntnisse und praktischer Fähigkeiten zur Ausübung der Tätigkeit im Rettungsdienst
Betreuung	– ärztlicher Ansprechpartner: z. B. Chefarzt/Oberarzt Anästhesie/Notfallaufnahme – pflegerischer Ansprechpartner: Praxisanleiter, Stationsleitung
Befugnisse (zusätzlich zu den Zielen des RettH und RettSan)	– eigenverantwortliches Durchführen von medizinischen Maßnahmen (nach Vorgaben der Ärztlichen Leiter Rettungsdienst) – teamorientiertes Mitwirken bei der notfallmedizinischen Versorgung und dem Transport von Patienten – Assistent des Notarztes mit Durchführung von delegierten Aufgaben
Leistungsnachweise	Klinische Ausbildung: meist „Testatheft" zur Dokumentation erbrachter Maßnahmen/Leistungen
Zusatzinformationen	– eintägige Einführung in die praktische Ausbildung im Krankenhaus (vorab in Berufsfachschule) – Arbeit in Klinik i. d. R. in Vollzeitform (38,5 bzw. 40 h/Woche) – Ableistung in Blöcken von mind. zwei Wochen – Fehlzeit (z. B. Krankheit) maximal 10 %, Nachholverpflichtung

- Das Berufsbild ist bundesweit anerkannt (NotSanG).
- Die Ausgestaltung der Ausbildung (theoretisch/praktisch) liegt in der Hand der Bundesländer (Bildungshoheit).
- In den einzelnen Bundesländern sind jeweils (z.T. unterschiedliche) Fachministerien (z.B. Gesundheit, Kultus) zuständig.
- Die klinische Ausbildung dient der Erlangung/Vertiefung von theoretischen Kenntnissen und praktischen Fähigkeiten, die zur Ausübung der Tätigkeit im Rettungsdienst erforderlich sind.
- Die Einführung in die klinische Ausbildung erfolgt vorab in der Berufsfachschule.
- Zum Teil sind bei einzelnen Hilfsorganisationen und in Berufsfachschulen bzw. in einzelnen Bundesländern bestimmte Voraussetzungen (Art und Umfang der theoretischen Ausbildung) vor Absolvierung eines klinischen Ausbildungsabschnitts abzuleisten.
- Teilweise gibt es verbindliche Vorschriften, in welcher genauen Reihenfolge die klinischen Abschnitte abgeleistet werden müssen.
- Die klinische Ausbildung ist grundsätzlich durch bilaterale Verträge zwischen den ausbildenden Einrichtungen und den Kliniken geregelt.

Verantwortlichkeiten

- Namentlich benannte Ärzte/benanntes Pflegepersonal sind für alle fachlichen und organisatorischen Aspekte als verantwortliche Personen für die klinische Ausbildung zuständig und bestätigen den zeitlichen Ablauf, den Umfang und die Inhalte der klinischen Ausbildung.

1.4.1 Ausbildungsziele nach § 4 NotSanG

(1) Die Ausbildung zur Notfallsanitäterin oder zum Notfallsanitäter soll entsprechend dem allgemein anerkannten Stand rettungsdienstlicher, medizinischer und weiterer bezugswissenschaftlicher Erkenntnisse fachliche, personale, soziale und methodische Kompetenzen zur eigenverantwortlichen Durchführung und teamorientierten Mitwirkung insbesondere bei der notfallmedizinischen Versorgung und dem Transport von Patientinnen und Patienten

vermitteln. Dabei sind die unterschiedlichen situativen Einsatzbedingungen zu berücksichtigen. Die Ausbildung soll die Notfallsanitäterinnen und Notfallsanitäter außerdem in die Lage versetzen, die Lebenssituation und die jeweilige Lebensphase der Erkrankten und Verletzten und sonstigen Beteiligten sowie deren Selbständigkeit und Selbstbestimmung in ihr Handeln mit einzubeziehen.

(2) Die Ausbildung nach Absatz 1 soll insbesondere dazu befähigen,

1. die folgenden Aufgaben eigenverantwortlich auszuführen:
   a) Feststellen und Erfassen der Lage am Einsatzort und unverzügliche Einleitung notwendiger allgemeiner Maßnahmen zur Gefahrenabwehr,
   b) Beurteilen des Gesundheitszustandes von erkrankten und verletzten Personen, insbesondere Erkennen einer vitalen Bedrohung, Entscheiden über die Notwendigkeit, eine Notärztin oder einen Notarzt, weiteres Personal, weitere Rettungsmittel oder sonstige ärztliche Hilfe nachzufordern, sowie Umsetzen der erforderlichen Maßnahmen,
   c) Durchführen medizinischer Maßnahmen der Erstversorgung bei Patientinnen und Patienten im Notfalleinsatz und dabei Anwenden von in der Ausbildung erlernten und beherrschten, auch invasiven Maßnahmen, um einer Verschlechterung der Situation der Patientinnen und Patienten bis zum Eintreffen der Notärztin oder des Notarztes oder dem Beginn einer weiteren ärztlichen Versorgung vorzubeugen, wenn ein lebensgefährlicher Zustand vorliegt oder wesentliche Folgeschäden zu erwarten sind,
   d) angemessenes Umgehen mit Menschen in Notfall- und Krisensituationen,
   e) Herstellen und Sichern der Transportfähigkeit der Patientinnen und Patienten im Notfalleinsatz,
   f) Auswählen des geeigneten Transportzielortes sowie Überwachen des medizinischen Zustandes der Patientinnen und Patienten und seiner Entwicklung während des Transports,
   g) sachgerechtes Übergeben der Patientinnen und Patienten in die ärztliche Weiterbehandlung einschließlich Beschreiben und Dokumentieren ihres medizinischen Zustandes und seiner Entwicklung,
   h) Kommunizieren mit am Einsatz beteiligten oder zu beteiligenden Personen, Institutionen oder Behörden,
   i) Durchführen von qualitätssichernden und organisatorischen Maßnahmen im Rettungsdienst sowie Dokumentieren der angewendeten notfallmedizinischen und einsatztaktischen Maßnahmen und

   j) Sicherstellen der Einsatz- und Betriebsfähigkeit der Rettungsmittel einschließlich Beachten sowie Einhalten der Hygienevorschriften und rechtlichen Arbeits- und Unfallschutzvorschriften,
2. die folgenden Aufgaben im Rahmen der Mitwirkung auszuführen:
   a) Assistieren bei der ärztlichen Notfall- und Akutversorgung von Patientinnen und Patienten im Notfalleinsatz,
   b) eigenständiges Durchführen ärztlich veranlasster Maßnahmen bei Patientinnen und Patienten im Notfalleinsatz und
   c) eigenständiges Durchführen von heilkundlichen Maßnahmen, die vom Ärztlichen Leiter Rettungsdienst oder entsprechend verantwortlichen Ärztinnen oder Ärzten bei bestimmten notfallmedizinischen Zustandsbildern und -situationen standardmäßig vorgegeben, überprüft und verantwortet werden,
3. mit anderen Berufsgruppen und Menschen am Einsatzort, beim Transport und bei der Übergabe unter angemessener Berücksichtigung der Gesamtlage vom individual-medizinischen Einzelfall bis zum Großschadens- und Katastrophenfall patientenorientiert zusammenzuarbeiten.

1.4.2 Ausbildungsziele nach § 2 NotSan-APrV: Theoretischer und praktischer Unterricht, praktische Ausbildung

(1) Durch den Unterricht nach § 1 Absatz 1 Nummer 1 [Anm. d. Autoren: Berufsfachschule, Lehrrettungswache, Klinik] werden die Schülerinnen und Schüler befähigt, auf der Grundlage fachlichen Wissens und Könnens sowie auf der Grundlage des allgemein anerkannten Standes rettungsdienstlicher, medizinischer und weiterer bezugswissenschaftlicher Erkenntnisse die anfallenden Aufgaben zielorientiert, sachgerecht, methodengeleitet und selbständig zu lösen sowie das Ergebnis zu beurteilen. Während des Unterrichts ist die Entwicklung der zur Ausübung des Berufs erforderlichen Personal-, Sozial- und Selbstkompetenz zu fördern. Daneben muss den Schülerinnen und Schülern ausreichend Möglichkeit gegeben werden, die zur Erreichung des Ausbildungsziels nach § 4 des Notfallsanitätergesetzes erforderlichen Fertigkeiten zu entwickeln und einzuüben.

(2) Durch die praktische Ausbildung nach § 1 Absatz 1 Nummer 2 [Anm. d. Autoren: Lehrrettungswache] und 3 [Anm. d. Auto-

ren: Klinik] werden die Schülerinnen und Schüler befähigt, die im Unterricht nach Absatz 1 erworbenen Kenntnisse zu vertiefen und zu lernen, diese Kenntnisse bei der späteren beruflichen Tätigkeit anzuwenden, um die zur Erreichung des Ausbildungsziels nach § 4 des Notfallsanitätergesetzes erforderliche Handlungskompetenz zu entwickeln.

1.4.3 Empfehlungen der Kommission ÄLRD zur NotSan-Ausbildung

Der Pyramidenprozess ist ein Entwicklungs- und Abstimmungsprozess auf Bundesebene und dient der Ausgestaltung des NotSanG. Dabei steuern und empfehlen der Bundesverband der Ärztlichen Leiter Rettungsdienst Deutschland e.V. (BV ÄLRD) und weitere an der Ausbildung beteiligte Fachleute die durch den NotSan durchzuführenden Therapiemaßnahmen und zu verabreichenden Notfallmedikamente.

Umsetzung der Ausbildung auf Länderebene

- **Mindestanzahl** erfolgreich (am Patienten) durchzuführender invasiver Maßnahmen in der Gesamtausbildung (Empfehlung ÄLRD Bayern):
  - Anlage eines i.v. Zugangs: 50-mal
  - Einlegen einer supraglottischen Atemwegshilfe: 45-mal
  - Laryngoskopie (plus Einsatz der Magill-Zange): 10-mal
  - endotracheales Absaugen: 10-mal
  - Assistenz bei Tracheostoma (einschl. Kanülenwechsel): 2-mal
  - nicht-invasive Beatmung: 10-mal
  - EKG-Bild analysieren: 20-mal
  - Teilnahme an Geburt (wünschenswert): 2-mal
- **zusätzliche Empfehlungen** (ÄLRD Bayern):
  - Vorbereitung und Assistenz bei Narkoseein- und -ausleitungen
  - Vorbereitung und Assistenz bei der Platzierung zentralvenöser Katheter
  - Vorbereitung und Assistenz bei der Platzierung arterieller Katheter

Tab. 1.10: Maßnahmenkatalog NotSan (Pyramidenprozess)

	Maßnahmen
A – Airway	– Einlegen supraglottischer Atemwegshilfen – Laryngoskopie zur Fremdkörperentfernung (mit Magill-Zange) – tiefes endobronchiales Absaugen – Umgang mit Tracheostomapatienten
B – Breathing	– Thoraxentlastungspunktion bei Spannungspneumothorax – nicht-invasives CPAP
C – Circulation	– Applikationswege herstellen (i. v. Zugang, i. o. Zugang) – manuelle Defibrillation bzw. Kardioversion – externe Schrittmacheranlage – Applikation von Infusionen und ausgewählten Notfallmedikamenten – Anlage von Beckenschlinge und Tourniquet/pneumatischer Blutsperre
D – Disability	Glucosegabe (Hypoglykämie)
E – Exposure	– Geburtsbegleitung – Reposition und achsengerechte Immobilisation von Frakturen

- Vorbereitung und Assistenz bei der Anlage von Thoraxdrainagen
- Vorbereitung und Assistenz bei der Reposition von Luxationen
- Vorbereitung und Durchführung von Transporten mit voll überwachten, ggf. beatmeten Intensivpatienten

Maßnahmenkatalog

Maßnahmen zur „Medikamentengabe und Durchführung heilkundlicher Maßnahmen“ werden durch ÄLRD auf Landes- bzw. (über-)regionaler Ebene vorgegeben.

Beispiel: Katalog zu 1c-Maßnahmen NotSan (z.B. Vorgaben ÄLRD Bayern, Stand 15. März 2018):

- supraglottische Atemwegssicherung
- endobronchiales Absaugen
- Laryngoskopie (Fremdkörperentfernung, Magill-Zange)
- Maskenbeatmung
- Umgang mit Tracheostoma
- Thoraxentlastungspunktion
- Applikationswege für Infusionen und Medikamente
- Beckenschlinge
- Tourniquet
- Defibrillation
- Kardioversion
- Geburtsbegleitung
- Reposition
- Medikamentengabe

Tab. 1.11: Vorgaben zur Medikamentengabe / heilkundliche Maßnahmen durch NotSan (Quelle: ÄLRD Bayern)

„1c-Maßnahmen" (NotSanG § 4 Abs. 2 Nr. 1c)	**„2c-Maßnahmen"** (NotSanG § 4 Abs. 2 Nr. 2c)
– bei lebensbedrohlichen Notfällen zur Überbrückung, bis ein Notarzt die Versorgung übernimmt – Vermeidung einer Verschlechterung des Patientenzustandes bzw. Folgeschäden – Alarmierung Notarzt zwingend erforderlich	– eigenständige Durchführung ohne Notarzt – Vorgehen nach Handlungsanweisungen (SOP) – Patient muss einem Arzt, z.B. in der Notaufnahme, zugeführt werden – Evaluierung, ggf. Notarzt nachalarmieren
Empfehlung durch ÄLRD → „Rechtfertigender Notstand" (§ 34 StGB)/„Notkompetenz"	Delegation durch ÄLRD

Tab. 1.12: Medikamentenvorhaltung RTW / NAW für Maßnahmen (lt. NotSanG § 4 Abs. 2 Nr. 1c [Quelle: ÄLRD Bayern, 19. April 2018])*

Medikament	Indikation (Erläuterungen, Einschränkungen)	Applikationsform	Für NotSan aufnehmen
Amiodaron	– Reanimation – primär Defibrillation – erst nach ca. 6 Minuten erforderlich	i.v.	i.v. JA
Atropinsulfat	– symptomatische Bradykardie und kein AV-Block 2.° oder 3.°, instabiler Patient – erste Wahl, dann Pacer	i.v.	i.v. JA
Diazepam	Sedierung		NEIN
	Kindlicher Fieberkrampf	i.v./rektal	rektal JA
	Status epilepticus Erwachsene	i.v./rektal	rektal JA (zweite Wahl)
Epinephrin	Reanimation	i.v.	i.v. JA
	Anaphylaxie	i.m.	i.m. JA
	Hypotension und Schock (Ursachentherapie vorrangig!)	i.v.	NEIN
	– Schwellung Atemwege – Pseudokrupp	inhalativ	inhalativ JA, sofern ein inhalativ zugelassenes Präparat zur Verfügung steht
Fentanyl	starke Schmerzen	i.v.	i.v. JA
Flumazenil	Benzodiazepinüberdosierung oder -intoxikation	i.v.	i.v. JA
Glucose	Hypoglykämie	i.v.	i.v. JA
Lorazepam (Kühlung!)	Sedierung	bukkal/i.v.	NEIN
	Kindlicher Fieberkrampf	bukkal/i.v.	NEIN
	Status epilepticus Kinder und Jugendliche	bukkal/i.v.	bukkal JA
	Status epilepticus Erwachsene	bukkal/i.v.	i.v. JA
Magnesiumsulfat	Wehenhemmung	i.v.	NEIN
	Torsade de Pointes mit kardiogenem Schock	i.v.	i.v. JA

Morphin	Schmerzen, Vernichtungsschmerz	i.v.	i.v. JA
Naloxon	Opioidüberdosierung oder -intoxikation	i.v.	i.v. JA
Prednison	Pseudokrupp	supp.	rektal JA
Salbutamol	– Asthma bronchiale – COPD	inhalativ	inhalativ JA
Sauerstoff	Hypoxämie		inhalativ JA
Kristalloide Infusionslösungen	Volumenmangel	i.v.	i.v. JA

* Lt. ÄLRD Bayern zu erlernende und beherrschende Medikamente, „wenn ein lebensgefährlicher Zustand vorliegt oder wesentliche Folgeschäden zu erwarten sind" (NotSanG § 4 Abs. 2 Nr. 1c).

Tab. 1.13: Medikamente im Rahmen der Delegation für Maßnahmen (lt. NotSanG § 4 Abs. 2 Nr. 2c [Quelle: ÄLRD Bayern])

Medikament	Delegierte Indikation	Delegierte Dosierung und Applikationsform	Delegationsbezogene Erläuterungen und Einschränkungen	Zugrunde liegender Delegationsalgorithmus
Glucose 10 %	Hypoglykämie	– 10 g intravenös als Kurzinfusion – z. B. 20 g (200 ml) peroral bei fehlender Verfügbarkeit äquivalenter oraler Glucosezubereitung (Voraussetzung: erhaltene/gegebene Schluckfähigkeit)	– keine Repetitionsgabe – nur Erwachsene/Adoleszente – Darreichung: 10 g/100 ml Injektionslösung	i.v. Zugang, Infusion, Glucosegabe bei Hypoglykämie
Piritramid	– für den Patienten nicht tolerabler Schmerz während Mobilisation zur achsengerechten Lagerung bei Extremitätenverletzungen – für den Patienten nicht tolerabler Schmerz vor Transport bei isolierten Verbrennungen und Verbrühungen	7,5 mg intravenös in 100 ml NaCl 0,9 % als Kurzinfusion über mind. 5 Minuten	– keine Repetitionsgabe – nur Erwachsene/Adoleszente über 50 kgKG – Darreichung: 7,5 mg/1 ml Ampulle – Dokumentation gemäß Vorgabe	– i.v. Zugang, Infusion, Analgesie, achsengerechte Lagerung, isolierte Extremitätenverletzung – i.v. Zugang, Infusion, Analgesie, isolierte Verbrennung/Verbrühung

Vollelektrolytlösung	– ≥ 2 Kriterien qSOFA plus Hinweise auf Infektion – potenziell schwer verletzte Patienten gemäß zusätzlichen Schockraumkriterien S3-Leitlinien – nach delegierter Anlage i. v. Zugang	max. 500 ml intravenös als Infusion	– keine Repetitionsgabe – nur Erwachsene/Adoleszente – Darreichung: 500 ml Infusionslösung – Infusionsgeschwindigkeit	– i. v. Zugang, Infusionstherapie V. a. Sepsis – i. v. Zugang, Infusion, verletzte Person – i. v. Zugang, Infusion, Analgesie, achsengerechte Lagerung, isolierte Extremitätenverletzung – i. v. Zugang, Infusion, Analgesie, isolierte Verbrennung/Verbrühung – i. v. Zugang, Infusion, Glucosegabe bei Hypoglykämie

1.4.4 Inhalte der klinischen Ausbildung nach NotSan-APrV Anlage 3 (zu § 1 Abs. 1 Nr. 3)

1. Pflegeabteilung […]
   a) bei der Grund- und Behandlungspflege mitzuwirken,
   b) bei der Pflege spezieller Patientengruppen mitzuwirken.
2. Interdisziplinäre Notfallaufnahme […]
   a) Maßnahmen der klinischen Erstuntersuchung unter Berücksichtigung patientenbezogener und situativer Besonderheiten unter Anleitung durchzuführen,
   b) diagnostische Maßnahmen selbständig oder unter Anleitung durchzuführen,
   c) Maßnahmen zur Vorbereitung der Erstversorgung durchzuführen,
   d) bei der Durchführung der Erstversorgung mitzuwirken.

   Wenn die Ausbildung nicht vollständig in einer interdisziplinären Notfallaufnahme absolviert werden kann, sind 80 Stunden in einer internistischen Notfallaufnahme und 40 Stunden in einer chirurgischen Notfallaufnahme zu absolvieren.
3. Anästhesie- und OP-Abteilung […]
   a) mit sterilen Materialien umzugehen,
   b) Maßnahmen der Narkoseeinleitung unter Anleitung durchzuführen,
   c) einen periphervenösen Zugang zu legen,

   d) beim Anlegen zentralvenöser Zugänge und arterieller Messsysteme mitzuwirken,
   e) einen freien Atemweg bei narkotisierten Patientinnen und Patienten zu schaffen,
   f) Maßnahmen zum oralen und nasalen Absaugen durchzuführen.
4. Intensivmedizinische Abteilung […]
   a) Spritzenpumpen anwenden zu können,
   b) Kontrolle und den Wechsel von Drainagen, Sonden und Verbänden durchzuführen,
   c) einen periphervenösen Zugang zu legen,
   d) beim Anlegen zentralvenöser Zugänge und arterieller Messsysteme mitzuwirken,
   e) Maßnahmen zur Anwendung von Beatmungsformen selbständig oder unter Anleitung durchzuführen,
   f) Maßnahmen zum oralen und nasalen Absaugen selbständig oder unter Anleitung durchzuführen.
5. Geburtshilfliche, pädiatrische oder kinderchirurgische Fachabteilung/Intensivstation oder Station mit entsprechenden Patientinnen und Patienten […]
   a) bei der Versorgung bei fachspezifischen Krankheitsbildern mitzuwirken,
   b) unter Anleitung die Pflege von Neugeborenen, Säuglingen und Kindern durchzuführen,
   c) bei der Kontrolle und dem Wechsel von Drainagen, Sonden und Verbänden mitzuwirken.

   Kann der Einsatz in einer entsprechenden klinischen Einrichtung nicht sichergestellt werden, hat die Schule ein Simulator gestütztes Training anzubieten, das den […] genannten Anforderungen genügt.
6. Psychiatrische, gerontopsychiatrische oder gerontologische Fachabteilung […]
   a) bei der Versorgung bei fachspezifischen Krankheitsbildern mitzuwirken,
   b) unter Anleitung die Pflege von Patientinnen und Patienten der Fachabteilung durchzuführen,
   c) bei der Kontrolle und dem Wechsel von Drainagen, Sonden und Verbänden mitzuwirken.

Die praktische Ausbildung beinhaltet in allen Funktionsbereichen die Grundregeln der Hygiene und des Infektionsschutzes, Maßnahmen der Krankenbeobachtung und Patientenüberwachung inklusive der dazu notwendigen Geräte, den Umgang mit Medikamenten sowie Maßnahmen zu ihrer Vorbereitung und Applikation, den Ablauf einer allgemeinen Patientenaufnahme sowie der Patientenübergabe, die

Dokumentation, den Dienstablauf und die räumlichen Besonderheiten. Die Schülerinnen und Schüler sind in allen Funktionsbereichen zu befähigen, in dem für den Notfallsanitäterberuf erforderlichen Umfang die hierzu notwendigen Maßnahmen zu kennen und selbständig oder unter Anleitung durchzuführen. (NotSan-APrV Anlage 3 [zu § 1 Absatz 1 Nummer 3])

Die knappen Ausbildungskapazitäten in den Bereichen Anästhesie- und OP-Abteilung bzw. in den intensivmedizinischen Abteilungen der Kliniken stellen ein relevantes Nadelöhr in der klinischen Ausbildung der NotSan dar. Hierdurch ist bundesweit die Ausbildung einer ausreichend großen Zahl zukünftiger NotSan gefährdet.

Deshalb ist eine Änderung der NotSan-APrV durch das Bundesministerium für Gesundheit möglich. Im Fall, dass eine Klinik die Ausbildung nicht im vollen Umfang anbieten kann, sollen, um die dort jeweils zu erlernenden Handlungskompetenzen auch ohne Patientenkontakt zu erwerben, in der Schule simulationsgestützte Trainings angeboten werden können, die ein dem Krankenhaus entsprechendes Umfeld wiedergeben. Neuerungen, welche die Buchinhalte betreffen, werden im ONLINE-PORTAL bereitgestellt.

1.5 Relevante Gesetze mit Einfluss auf die klinische Ausbildung

Neben den Gesetzen und Verordnungen, welche die Ausbildung im Rettungsdienst regeln (RettSan-APrV, NotSanG, NotSan-APrV usw.), müssen im Alltag des Praktikums bzw. der klinischen Ausbildung weitere Gesetze und Vorschriften Beachtung finden.

1.5.1 Gesetzliche Regelungen der medizinischen Behandlung

Patientenrechtegesetz

- Ziel des Patientenrechtegesetzes (PatRG) ist es, die Rechte der Patienten bei der medizinischen Behandlung zu verbessern.
- Im Vordergrund stehen Vorschriften über den Behandlungsvertrag, Information und Aufklärung über diagnostische und therapeutische Maßnahmen, ihre Dokumentation, Einsicht in Krankenunterlagen und Vorgehen bei (vermutetem) Behandlungsfehler (s. u.).
- Größtenteils handelt es sich um Umsetzungen von Bestimmungen des Bürgerlichen Gesetzbuches (BGB).

Behandlungsvertrag

- Vereinbarung zwischen Patienten und Arzt bzw. Klinik zur Behandlung; keine Schriftform nötig, kommt auch mündlich oder konkludent (Notfall) zustande

Informationspflicht

- Dem Patienten müssen alle wesentlichen Umstände der Behandlung in verständlicher Weise erläutert werden. Dazu zählen immer: Diagnose, beabsichtigte Therapie/Maßnahme, (voraussichtliche) gesundheitliche Wirkung.
- Sollte die Behandlung unaufschiebbar sein (akute Lebensgefahr), besteht die Informationspflicht nicht bzw. nur eingeschränkt.

Aufklärungspflicht

Der Behandelnde ist verpflichtet, über sämtliche, für die Einwilligung wesentlichen Aspekte aufzuklären:

- Art der Maßnahme
- Umfang der Maßnahme
- zu erwartende Risiken und Folgen der Maßnahme
- Notwendigkeit und Dringlichkeit der Maßnahme
- Eignung und Erfolgsaussichten der Maßnahme (unter Berücksichtigung der Diagnose)
- Alternativen der Maßnahme müssen aufgezeigt und Unterschiede (Belastungen, Risiken, Heilungschancen) müssen benannt werden.
- Durchführung der Maßnahme

Einwilligung des Patienten

- Der Patient muss in jede medizinische Maßnahme einwilligen.
- Jede wirksame Einwilligung setzt eine vorherige Aufklärung voraus und ist schriftlich zu dokumentieren.
- Bei Unfähigkeit der Einwilligung ist diese über einen Berechtigten einzuholen (z. B. gesetzlicher Vertreter/Betreuer).
- Bei Unaufschiebbarkeit einer Maßnahme und im Falle, dass die Einwilligung des Patienten nicht rechtzeitig erfolgen kann, ist dem mutmaßlichen Willen des Patienten zu entsprechen (vgl. § 630d BGB).

Dokumentationspflicht

- Zunächst ist hierfür der behandelnde Arzt zuständig.
  → Sollte kein Arzt in die Behandlung involviert sein, geht die Pflicht auf Pflegeperson/NotSan über.
- Sämtliche „aus fachlicher Sicht für die derzeitige und künftige Behandlung wesentlichen Maßnahmen und deren Ergebnisse“ (§ 630f Abs. 2 BGB) sind in schriftlicher und ggf. elektronischer Form zu dokumentieren.

Patientenakte

- Jedem Patienten ist auf Verlangen unverzüglich Einsicht in seine Patientenakte zu gewähren bzw. eine (ggf. kostenpflichtige) Abschrift/Kopie davon auszuhändigen.

Behandlungsfehler

- Grundsätzlich hat der Patient die Pflicht, einen evtl. vorliegenden Behandlungsfehler nachzuweisen.
- Die Beweislast verlagert sich allerdings unter bestimmten Umständen auf den Behandelnden (§ 630h BGB):
  - ein allgemeines, für den Behandelnden beherrschbares Behandlungsrisiko tritt ein und ist ursächlich für den Schaden
  - die Aufklärung oder Einwilligung fehlt oder war unzureichend
  - fehlende Dokumentation („Was nicht dokumentiert ist, wurde nicht durchgeführt.")
  - fehlende Befähigung des Behandelnden oder Vorliegen eines groben Behandlungsfehlers

Tab. 1.14: Begriffe des Patientenrechts

Begriff	Gesetz	Erklärung
Patientenverfügung „Patientenwille"	§ 1901a Absatz 1 BGB	Vorausschauende Einwilligung/Verweigerung von Untersuchungen/Behandlungen für den Fall einer schweren Erkrankung, z. B. Wiederbelebungsmaßnahmen, Intensivtherapie mit Organersatzverfahren
Vorsorgevollmacht „Stellvertreter"	§ 164 und § 662 BGB	Bevollmächtigung einer Person zum Treffen von Entscheidungen, z. B. in medizinische Behandlungen, für den Fall der fehlenden Geschäftsfähigkeit
Betreuung (früher Vormundschaft, Pflegschaft)	§ 1896 BGB	Vertretung einer Person, welche persönliche Angelegenheiten wegen einer Behinderung/Erkrankung nicht selbst erledigen kann zur Unterstützung, Hilfe und Schutz durch einen gerichtlich bestellten Betreuer
Betreuungsverfügung	§ 1896 BGB	Gerichtliche Bestellung einer Person zur Übernahme der Betreuung (s. o.) mit dem Recht, Entscheidungen zu fällen, die nicht selbstständig getroffen werden können

1.5.2 Gesetzliche Regelungen der Tätigkeit in medizinischen Einrichtungen

Arbeitsschutzgesetz (ArbSchG)

Arbeitsstoffe

- Der Arbeitgeber ist verpflichtet, auf Gefährdungen durch physikalische, chemische und biologische Einwirkungen aufmerksam zu machen und auf diese entsprechenden Geräte und Anlagen einzuweisen.
- Der Anwender (Praktikant/Schüler) ist verpflichtet, die Anweisungen zu Sicherheit und Gesundheitsschutz bei der Arbeit einzuhalten.

Betrieblicher Gesundheitsschutz

- generelle Gefährdungsbeurteilung durch den Arbeitgeber für alle Anwender → Schutzmaßnahmen nötig und möglich?
- spezifische Gefährdungsbeurteilung durch den Arbeitgeber für Schwangere/Stillende → Schutzmaßnahmen nötig und möglich?

Unverantwortbare Gefährdung

- Umgestaltung des Arbeitsplatzes möglich?
  → wenn ja, umsetzen, Gefährdung eliminieren
  → ansonsten Arbeitsplatz wechseln
  → in anderen Klinikbereich versetzen lassen
- falls kein geeigneter Arbeitsplatz im Unternehmen gefunden werden kann:
  → betriebliches Beschäftigungsverbot (= Unterbrechung der klinischen Ausbildung)

Gefahrstoffverordnung (GefStoffV)

Gefahrstoffe

- Gefahrstoffe sind Stoffe, die aufgrund ihrer physikalisch-chemischen, chemischen oder toxischen Eigenschaften (explosionsfähig, krebserzeugend, keimzellmutagen, reproduktionstoxisch) die Gesundheit und Sicherheit gefährden können.

- Diese Stoffe müssen mit entsprechenden Sicherheitskennzeichnungen versehen sein.
- Der Anwender (Praktikant/Schüler) ist verpflichtet, Anweisungen zu Sicherheit und Gesundheitsschutz bei der Arbeit Folge zu leisten.

Biostoffverordnung (BioStoffV)

Biostoffe

- Mikroorganismen (Bakterien, Viren, Pilze, Einzeller), Parasiten und deren Stoffwechselprodukte und Toxine, die durch Einatmen, Verschlucken oder Einwirkung auf die Hautoberfläche Gesundheitsstörungen hervorrufen können

Einstufungen

- Risikogruppe 1 → Krankheitsauslösung unwahrscheinlich
- Risikogruppe 2 → Krankheitsgefahr, Verbreitung unwahrscheinlich, Vorbeugung und Behandlung möglich
- Risikogruppe 3 → Gefahr einer schweren Krankheit, ernste Gefahr für den Betroffenen, Verbreitung möglich, Vorbeugung und Behandlung möglich
- Risikogruppe 4 → Gefahr einer schweren Krankheit, ernste Gefahr für den Betroffenen, Gefahr der Verbreitung ggf. groß, wirksame Vorbeugung und Behandlung nicht möglich

Beurteilung der Autoren für die klinische Ausbildung

Tätigkeit des Praktikanten/Schülers an Patienten der Risikogruppen 1 (keine Krankheitsauslösung) und Risikogruppe 2 („übliche" Infektionskrankheiten wie Pneumonie, Gastroenteritis, Harnwegsinfektionen) möglich, während eine Tätigkeit an Patienten der Risikogruppen 3 und 4 (Schleusen- bzw. Isolationspatienten) im Rahmen der klinischen Ausbildung ausgeschlossen sein sollte.

Verhalten

- Von der Klinik erlassene Vorschriften im Umgang mit den Biostoffen zu jedem Zeitpunkt der klinischen Ausbildung einhalten.

- Schutzmaßnahmen einhalten (Hygieneplan, Desinfektion, Handschuhe, Schutzkleidung, Verwendung von Materialien mit Schutzwirkung gegenüber Schnitt- und Stichverletzungen, Vermeidung der Aufnahme von Aerosolen, Dekontamination, Entsorgung usw.).

Infektionsschutzgesetz (IfSG)

Ziele des IfSG

- Infektionen vorbeugen
- Infektionen frühzeitig erkennen
- Weiterverbreitung von Infektionen verhindern

Tab. 1.15: Impfungen

	Impfung	Auffrischung
Empfohlene Standardimpfungen für alle Erwachsenen ab 18 Jahren (s. Empfehlungen der Ständigen Impfkommission, STIKO) – ggf. Auffrischungs- bzw. Nachholimpfung	Diphtherie	Auffrischung alle 10 Jahre
	Pertussis	Auffrischung alle 10 Jahre
	Tetanus	Auffrischung alle 10 Jahre
	Poliomyelitis	Bei fehlender Grundimmunisierung
	Masern	Wenn keine Nachweise über mehrfache Impfungen vorliegen; Impfpflicht seit 1. März 2020 für alle Personen, die nach dem 31. Dezember 1970 geboren sind
	Röteln	Bei Frauen, wenn keine Nachweise über mehrfache Impfungen vorliegen
Empfohlene (Auffrischungs-)Impfungen für Mitarbeiter im Gesundheitsdienst (s. STIKO)	Hepatitis A	Auffrischung ggf. abhängig von verwendetem Impfstoff
	Hepatitis B	Keine Auffrischung bei primär erfolgreicher Impfung
	Influenza	Jährlich im Herbst
	Mumps	Wenn keine Nachweise über mehrfache Impfungen vorliegen
	Röteln	Bei Männern, wenn kein Nachweis über Impfung vorliegt
	Varizellen	Bei Seronegativität (fehlender Impfschutz)

Meldepflicht

- primär behandelnde Ärzte; Angehörige von Heil- und Pflegeberufen sind ggf. zur Meldung von meldepflichtigen Krankheiten (nach § 6 bzw. § 7 IfSG) verpflichtet

Einzuleitende Maßnahmen

- Strategien zur Verhütung, z. B. Schutzimpfungen, Isolationsmaßnahmen
- Strategien zur Bekämpfung, z. B. Einsatz von Medikamenten
- Erkennung und Meldung nosokomialer Infektionen (lokale oder systemische Infektionszeichen, die in zeitlichem Zusammenhang mit einer stationären oder ambulanten medizinischen Maßnahme stehen)

Strahlenschutzgesetz und Strahlenschutzverordnung

Ziele

Strahlenschutzgesetz (StrlSchG) und Strahlenschutzverordnung (StrlSchV) regeln das Verhalten und Vorgehen im Rahmen von Maßnahmen zur

- Diagnostik (Untersuchungen, z. B. Röntgenaufnahmen, Computertomografie) und
- Therapie (Bestrahlung) mit ionisierender Strahlung.
  → Grundsatz: Jede unnötige Strahlenbelastung vermeiden bzw. so gering wie möglich halten.

Regelungen zu Strahlenschutzbereichen nach StrlSchG / StrlSchV

- Kontrollbereich, z. B. Untersuchungsräume der Röntgenabteilung, Strahlenbelastung > 6 mSv/Jahr
- Überwachungsbereich, z. B. Schockraum, OP, Intensivbereich, Strahlenbelastung > 1 mSv/Jahr
- Verpflichtung zum Tragen von Schutzkleidung (Röntgenschürzen bei Aufenthalt im Strahlenbereich)
- keine Schwangeren im Kontrollbereich

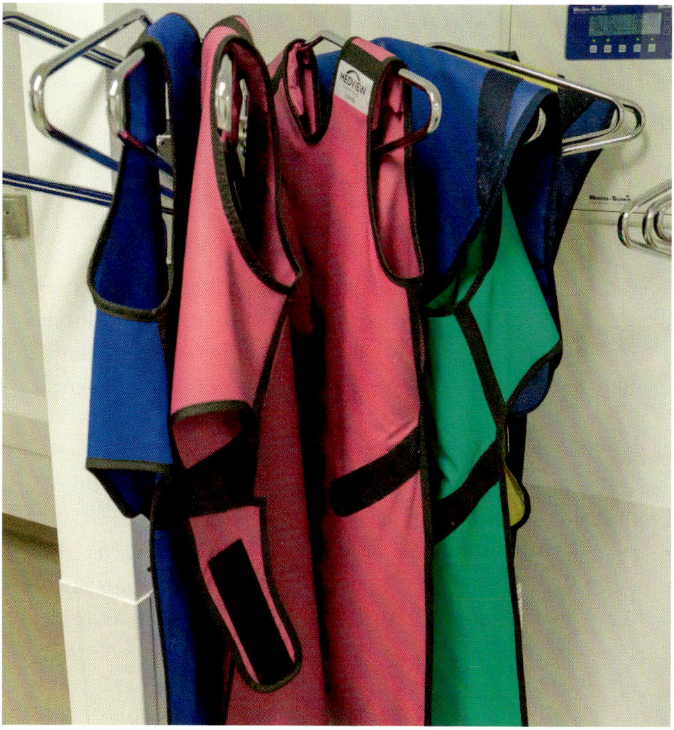

Abb. 1.1 ▶ Röntgenschürzen im OP-Bereich

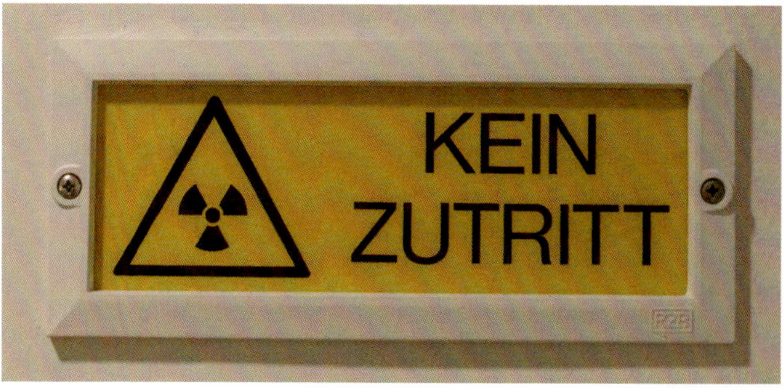

Abb. 1.2 ▶ Auszubildende sollten Strahlenbereiche nur betreten, wenn dies zur Erreichung ihres Ausbildungsziels erforderlich ist.

Beurteilung der Autoren für die klinische Ausbildung
Praktikanten/Schüler sollten bei Röntgenaufnahmen/Durchleuchtungen nur anwesend sein, wenn dies zur Erreichung ihres Ausbildungsziels erforderlich ist.

1.5.3 Gesetzliche Grundlagen zu Medizinprodukten und Medizingeräten

Grundsätzlich dürfen Medizinprodukte, insbesondere Medizingeräte, nur nach entsprechender Einweisung durch hierzu berechtigte Personen angewandt werden. Folgende gesetzliche Grundlagen sind im Bereich der Medizinprodukte von Bedeutung.

Medizinproduktegesetz (MPG)

- Das Gesetz gilt in sämtlichen Bereichen, in denen Medizinprodukte Anwendung finden; also im Fall der Praktikanten/Schüler sowohl klinisch als auch präklinisch.
- Je nach Ausbildungsstand besitzen Praktikanten/Schüler bereits Einweisungen auf Medizinprodukte, die auch in der Präklinik eingesetzt werden (z.B. Defibrillatormodell eines Herstellers). Sie müssen allerdings trotzdem, da es sich um eine andere Organisationseinheit handelt und ggf. die Geräteeinstellungen erheblich abweichen können, auf die Geräte separat eingewiesen werden.
- keine eigenständige Funktionskontrolle von Medizinprodukten durch Praktikanten/Schüler

PraxisTipp

- Zu jeder Einweisung gehört die Kenntnis der Gebrauchsanweisung!
- Lese die Gebrauchsanweisung von Medizinprodukten. Erkundige Dich ggf., wo sie sich befindet.

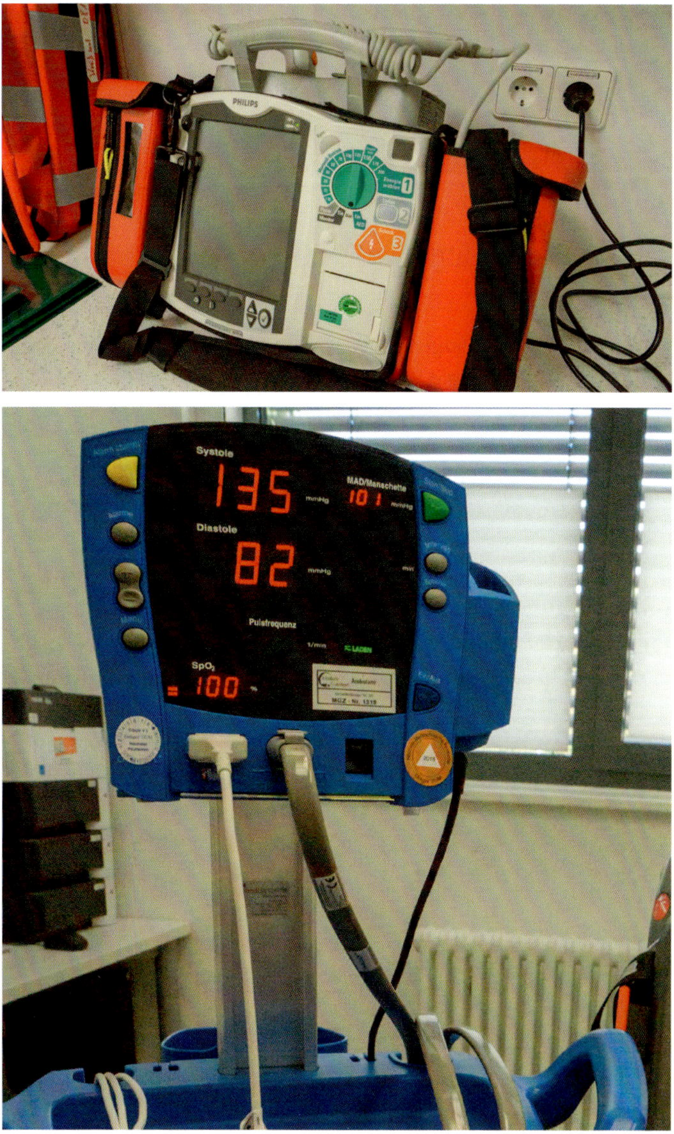

Abb. 1.3 a / b ▶ Einweisungspflichtige Medizinprodukte: a) EKG/Defibrillator, b) Diagnostikturm im Behandlungszimmer

Medizinprodukte-Betreiberverordnung (MPBetreibV)

- regelt das Betreiben und Anwenden von Medizinprodukten

Medizinprodukte-Sicherheitsplanverordnung (MPSV)

- regelt das Erfassen und die Abwehr von Risiken bei Medizinprodukten

1.5.4 Arbeitsrechtliche Regelungen

Arbeitsrecht

- Für auszubildende Jugendliche (Personen im Alter zwischen 14 und 18 Jahren) sind Regelungen des Jugendschutzgesetzes (JuSchG) und des Jugendarbeitsschutzgesetzes (JArbSchG) relevant.
- Alle Regelungen des JuSchG und des JArbSchG gelten grundsätzlich, können aber durch Betriebsvereinbarungen modifiziert werden.

Unterweisung

- Eine Unterweisung in die Arbeitsbedingungen ist zu Beginn der Tätigkeit in der Klinik bzw. der jeweiligen Klinikabteilung erforderlich.

Arbeitszeitrecht

Das Arbeitszeitgesetz (ArbZG):

- tägliche (Höchst-)Arbeitszeit beträgt grundsätzlich durchschnittlich acht Stunden
- tägliche Arbeitszeit kann auf zehn Stunden erhöht werden, wenn in einem gewissen Ausgleichszeitraum (meist sechs Monate) der Durchschnitt von acht Stunden/Tag nicht überschritten wird
- Ausnahme Arbeitsbereitschaft: Wenn regelmäßig und in erheblichem Umfang Arbeitsbereitschaft in den Schichten entsteht. Hierbei darf im Durchschnitt die wöchentliche Höchstgrenze von 48 Stunden nicht überschritten werden.
  → Während der klinischen Ausbildung sollten acht Stunden eingehalten werden.

Arbeitszeit
- bis acht Stunden täglich, an fünf Tagen/Woche
- bis 40 Stunden wöchentlich (Montag bis Sonntag), zuzüglich Ruhepausen
- zwischen 6.00 und 20.00 Uhr, bei Mehrschichtbetrieb 6.00 bis 23.00 Uhr

Ruhepausen
- keine Ruhepause bei Arbeitszeiten unter sechs Stunden
- 30 Minuten Ruhepause bei Arbeitszeit von mehr als sechs bis zu neun Stunden
- 45 Minuten Ruhepause bei Arbeitszeit von mehr als neun Stunden
- Ruhepause ggf. aufgeteilt, mindestens 15 Minuten am Stück

Ruhezeit (ununterbrochen)
- mindestens elf Stunden nach der täglichen Arbeitszeit
- zwei (möglichst aufeinanderfolgende) freie Tage/Woche

Arbeitstage
- Arbeit an Samstagen, Sonntagen und Feiertagen (außer 1. Januar, Ostersonntag, 1. Mai, 25. Dezember) möglich, muss durch Freizeit an anderen Tagen ausgeglichen werden

Keine Arbeit
- bei Strahlenbelastung
- bei biologischen Arbeitsstoffen, mit der Gefahr der Verbreitung in der Bevölkerung in der
  - Risikogruppe 3 (schwere, behandelbare Krankheit)
  - Risikogruppe 4 (schwere, nicht behandelbare Krankheit)

Beurteilung der Autoren für die klinische Ausbildung:
Nach Einschätzung der Autoren ist die Anwesenheit von jugendlichen Praktikanten/Schülern ausgeschlossen:
- z. B. während Röntgenaufnahmen, Durchleuchtungen
- an Patienten mit z. B. Meningitis, Hepatitis, HIV (Humane Immunodeficiency Virus), Tuberkulose (Tbc), Noroviren

- an Patienten mit multiresistenten Erregern (VRE [Vancomycin-resistente Enterokokken], MRSA [Methicillin-resistenter Staphylococcus aureus], MRGN [multiresistente gramnegative Bakterien])

Mutterschutzrecht

Grundsätzliches

- Von großer arbeitsrechtlicher Bedeutung ist das Gesetz zum Schutz von Müttern bei der Arbeit, in der Ausbildung und im Studium (Mutterschutzgesetz, MuSchG).
- Das MuSchG ist auch für Praktikantinnen, Schülerinnen und Studentinnen gültig.
- Der Arbeitgeber muss eine Kopie des Gesetzes jederzeit zugänglich machen (Aushang, elektronisch).

Wesentliche Vorschriften

- werdende Mutter soll Schwangerschaft und voraussichtlichen Entbindungstermin dem Arbeitgeber mitteilen
- Auf Verlangen des Arbeitgebers ist ein ärztliches oder Hebammenzeugnis (Nachweis der Schwangerschaft) vorzulegen.
- Umstand des Stillens ist unmittelbar zu melden
- Arbeitgeber hat die Meldung der Schwangerschaft an die Aufsichtsbehörden weiterzugeben
- kein kategorischer Ausschluss für die Beschäftigung von Schwangeren, stattdessen spezifische Gefährdungsbeurteilung einzelner Bereiche
  → aus pragmatischen Überlegungen (uneinheitliche Rechtsprechung) ggf. Einsatz von Schwangeren/Stillenden auf einer Pflegestation oder im Kreißsaal/auf der Kinderstation

Arbeitszeitlicher Gesundheitsschutz für Schwangere und Stillende

- grundsätzliche Beschäftigungsverbote in Bezug auf Wochenarbeitszeit, Ruhezeiten (während der Arbeit), Nachtarbeit, Sonntag- und Feiertagsarbeit, notwendige Freistellungen (während der Arbeitszeit)

- keine Beschäftigung:
  - in den letzten sechs Wochen vor dem (voraussichtlichen) Entbindungstermin
  - bei Einzelkind in den ersten acht Wochen nach der Geburt
  - bei Mehrlingsgeburt, bei Frühgeburt, bei Geburt eines behinderten Kindes zwölf Wochen nach der Entbindung
- Ausnahme: Die Mutter erklärt sich ausdrücklich zur Arbeitsleistung bereit.

Wochenarbeitszeit

- Schwangere/Stillende über 18 Jahre: max. achteinhalb Stunden täglich bzw. max. 90 Stunden in einer Doppelwoche
- Schwangere/Stillende unter 18 Jahre: max. acht Stunden täglich bzw. max. 80 Stunden in einer Doppelwoche
- Anmerkung: Doppelwoche schließt Sonntage mit ein

Ruhezeit

- nach der täglichen Arbeitszeit ununterbrochene Ruhezeit bis zur nächsten Arbeitsschicht

Nachtarbeit

- keine Arbeit zwischen 20.00 und 6.00 Uhr (§ 5 MuSchG)
- Ausnahmen (Beschäftigung zwischen 20.00 und 22.00 Uhr, u. a. §§ 5, 28 MuSchG):
  - Schwangere/Stillende erklärt sich ausdrücklich dazu bereit.
  - ärztliche Zustimmung
  - keine unverantwortbare Gefährdung von Mutter und Kind
  - Schwangere/Stillende kann jederzeit den Arbeitsplatz verlassen und Hilfe erreichen
  - Einzelfallgenehmigung der Aufsichtsbehörde

Sonntag- / Feiertagsarbeit

- keine Arbeit an Sonn- und Feiertagen (§ 6 MuSchG)
- Ausnahmen:
  - Sonn- und Feiertagsarbeit muss grundsätzlich genehmigt sein.
  - Schwangere/Stillende erklärt sich ausdrücklich dazu bereit.

  - In jeder Woche muss im Anschluss an eine mind. elfstündige ununterbrochene Nachtruhezeit ein Ersatzruhetag gewährt werden.
  - keine unverantwortbare Gefährdung von Mutter und Kind
  - ärztliche Zustimmung

Freistellungen
(ohne Verpflichtung zum Nacharbeiten)

- notwendige medizinische Untersuchungen (während der Arbeitszeit)
- Stillen (täglich mind. eine Stunde bzw. zweimal eine halbe Stunde)

1.5.5 Weitere rechtliche Regelungen und Begriffe

Geschäftsfähigkeit

- Geschäftsfähige Patienten können (medizinisch sinnvolle) Maßnahmen grundsätzlich verweigern (Recht auf Selbstbestimmung).
- Patienten können auch jederzeit die Durchführung einer Maßnahme durch einen Praktikanten verweigern. Dies gilt es zu akzeptieren.

Delegation

- Die Delegation von ärztlichen Maßnahmen spielt sowohl im Rettungsdienst als auch in der Klinik eine wichtige Rolle. Während der Ausbildung muss diese unter der direkten Verantwortung eines Arztes erlernt und geübt werden.
- Eine ärztliche, im Klinikbetrieb an eine Pflegekraft delegierte Maßnahme kann von dieser Person nicht weiter delegiert werden.

Schweigepflicht

- Alle persönlichen Informationen und Umstände der Patienten (Name, Diagnose, Erkrankung, Behandlung usw.), die dem Praktikanten/Schüler während der klinischen Ausbildung bekannt werden, unterliegen der Schweigepflicht gegenüber Außenstehenden (Familie, Freunde, Kollegen).

- Das gilt für das Rettungsdienstpersonal ebenso wie für die Angestellten einer Klinik.

> (1) Wer unbefugt ein fremdes Geheimnis, namentlich ein zum persönlichen Lebensbereich gehörendes Geheimnis oder ein Betriebs- oder Geschäftsgeheimnis, offenbart, das ihm
> 1. als Arzt, [...] oder Angehörigen eines anderen Heilberufs, der für die Berufsausübung oder die Führung der Berufsbezeichnung eine staatlich geregelte Ausbildung erfordert, [...]
>
> anvertraut worden oder sonst bekannt geworden ist, wird mit Freiheitsstrafe bis zu einem Jahr oder Geldstrafe bestraft.
> (§ 203 Abs. 1 StGB)

- Dies gilt auch, „wenn der Täter das fremde Geheimnis nach dem Tod des Betroffenen unbefugt offenbart“ (§ 203 Abs. 4 Satz 5 StGB).

Datenschutz

- Betrifft geschützte Datenbereiche (u.a. Name, Wohnort, Diagnose, angewandte Therapien, Informationen über offenbarte Geheimnisse, z.B. Meinungen, Handlungen, Angaben über familiäre, finanzielle oder berufliche Verhältnisse).
- Gilt auch gegenüber Familienangehörigen, grundsätzlich auch bei (älteren) minderjährigen Patienten mit der Möglichkeit einer Abwägung der Preisgabe gegenüber den Erziehungsberechtigten.

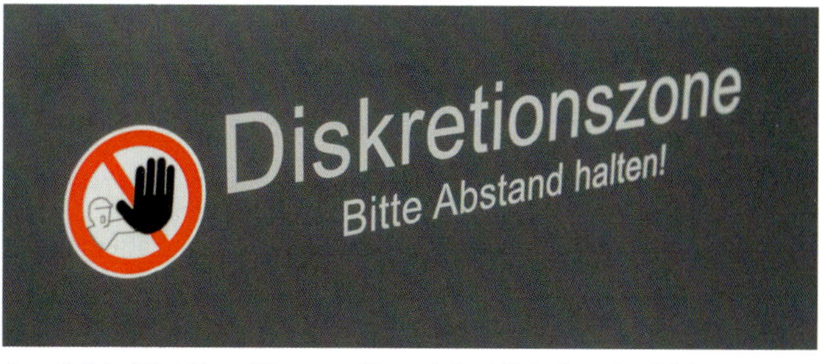

Abb. 1.4 ▶ Wichtiges Thema während der klinischen Ausbildung: Datenschutz

- Der für die klinische Ausbildung Verantwortliche (z. B. Praxisanleiter) sollte die Auszubildenden über die Schweigepflicht belehren und dies schriftlich festhalten.

Empfehlungen der Autoren für die klinische Ausbildung:
- Allerhöchste Zurückhaltung in der Weitergabe von Informationen (Familie, Freundes-/Kollegenkreis) über Patienten, denen sie im Rahmen der klinischen Ausbildung begegnen.
- Gleiches gilt bei der Verbreitung von Fotos aus der Klinik in sozialen Medien (beachte u. a. Datenschutz-Grundverordnung, DSGVO).
- Beachtung der Rechte der Patienten und anderer Personen
- Belehrung (einschl. deren Dokumentation) über Datenschutz und Schweigepflicht im Rahmen der Einführung (s. a. Kap. 5)

Haftung

Allgemeine Haftung

Grundsätzlich trägt der Arbeitgeber des Auszubildenden die Gesamtverantwortung für die Ausbildung der Rettungsdienstpraktikanten bzw. NotSan-Schüler. Er haftet also auch für Schäden, die während der Ausbildung auf der Rettungswache bzw. in der Klinik durch den Praktikanten/Schüler entstehen.

Praxisanleitung in der Klinik

Pflegerische Praxisanleiter übernehmen die Anleitung und Überwachung der Auszubildenden für alle pflegerischen Maßnahmen (Grund- und Behandlungspflege). Hierbei haben Ausbilder (Praxisanleiter, andere praxisanleitende Personen, Ärzte) eine besondere Verpflichtung zur Einweisung und Beaufsichtigung der Praktikanten/Schüler bei der Arbeit in der Klinik.

Ärztliche Ausbildungsbegleitung in der Klinik

Für die primär ärztlichen Maßnahmen sind Ärzte in den verschiedenen Klinikbereichen in die Ausbildung eingebunden. In der Klinik ist eine Vielzahl von originär ärztlichen Aufgaben an pflegerisches Personal delegiert, insbesondere in der Anästhesie und Intensivmedizin (z.B. Anlage eines venösen Zugangs, Blutentnahme). Gerade diese Maßnahmen sind Ausbildungsinhalte im Klinikpraktikum bzw. insbesondere der Notfallsanitäter.

Merke

Eine Unterdelegation von Maßnahmen von „ermächtigtem" Pflegepersonal an Auszubildende ist grundsätzlich nicht möglich. Somit müssen die Praktikanten/Schüler prinzipiell bei ärztlichen Maßnahmen von Ärzten angeleitet und eng überwacht werden.

Entstandene Schäden durch Schüler / Übernahmeverschulden (vonseiten des Praktikanten/Schülers)

Der auszubildende Praktikant/Schüler muss die eigenverantwortliche Durchführung einer Maßnahme ablehnen, wenn er sie nicht beherrscht, weil er darin nicht ausreichend (theoretisch und/oder praktisch) geschult ist.

Im Bewusstsein dieser Situation muss in dem Vertrag zwischen der Rettungsdienstschule und der Klinik die Haftung für Handlungen der Schüler und Praktikanten geregelt werden (Haftpflichtversicherung der Rettungsdienstschule, s.u.).

Für die Arbeit im Alltag sollten in Zusammenarbeit mit der Rettungsdienstschule bzw. den Praxisbegleitern, der Klinikleitung, der Pflegedienstleitung und den Chefärzten der ausbildenden Kliniken bzw. Abteilungen ein Weg gefunden werden, der für alle Beteiligten gangbar erscheint, und die Vorgaben so in der Praxis umgesetzt werden, dass alle Ausbildungsziele erreicht werden können.

Jeder Arzt und jeder nicht-ärztliche Mitarbeiter muss selbst entscheiden, was er einen Praktikanten bzw. Schüler nach Einweisung und unter Aufsicht praktisch durchführen lässt. Primär sollten Praxisanleiter pflegerische Maßnahmen nur unter ihrer direkten Anleitung ausführen lassen. Ärztliche Maßnahmen, welche in der klinischen Ausbildung erlernt werden sollen, müssen grundsätzlich von Ärzten delegiert werden und dürfen nur unter deren direkter Aufsicht und Verantwortung durchgeführt werden.

Schäden, die strafrechtlich verfolgt werden könnten (vorsätzliches bzw. grob fahrlässiges Verschulden), sind vor allem zu erwarten, wenn der Praxisanleiter einen Schüler mangelhaft einweist, ihn nicht ordnungsgemäß überwacht oder mit Aufgaben betraut, in die er weder eingewiesen noch entsprechend für diese qualifiziert ist. Zivilrechtliche Schadensersatzansprüche sind aufgrund eines Behandlungsfehlers von Bedeutung. § 276 BGB regelt die Einteilung in Vorsatz (Schädigung des Patienten mit Wissen und Wollen) und Fahrlässigkeit. In der Rechtspraxis ergeben sich folgende Schweregrade:

- Einfache Fahrlässigkeit: Inkorrekte Handlung durch einfaches außer Acht lassen der Sorgfalt, die von einem Angehörigen derselben Personengruppe (gemessen an dem Personal, das diese Maßnahme „normalerweise" ausführt) und in der konkreten Situation erwartet werden kann.
- Grobe Fahrlässigkeit: Inkorrekte Handlung, bei der die erwähnte Sorgfalt in besonders hohem Maße außer Acht gelassen wird und einfachste, ganz naheliegende Überlegungen nicht angestellt werden sowie das nicht beachtet wird, was im vorliegenden Fall jedem hätte einleuchten müssen.

Bei Eintritt eines Schadens (Behandlungsfehler) wendet sich der geschädigte Patient zunächst an den Partner, mit dem er den Behandlungsvertrag abgeschlossen hat (= Klinik bzw. Träger der Klinik).

Es ist davon auszugehen, dass bei Vorsatz und grober Fahrlässigkeit der Klinikträger im Rahmen eines innerbetrieblichen Schadensausgleichs beim Verursacher (Praktikant/Schüler, Praxisanleiter, Arzt) Regress nehmen kann.

Bei mittlerer Fahrlässigkeit (= Vernachlässigung der üblichen, notwendigen Sorgfalt) könnte eine anteilige Haftung des Verursachers (Arbeitnehmerhaftung) in Betracht kommen. Diese Möglichkeit ist aber auf Konstellationen beschränkt, bei denen es unwahrscheinlich erscheint, dass auch einem sorgfältigen Mitarbeiter der eingetretene Schaden nicht passiert wäre.

Bei einfacher Fahrlässigkeit besteht keine Haftung vonseiten des Verursachers.

Merke

Alle Klinikmitarbeiter haften primär für Fehler/Schäden durch Praktikanten/Schüler, wenn sie diese etwas tun lassen, was sie selbst tun müssten!

Haftpflichtversicherung

Für die klinische Ausbildung muss vonseiten der ausbildenden Organisation bzw. Berufsfachschule eine Haftpflichtversicherung bestehen, welche die Schäden abdeckt, die durch Praktikanten/Schüler während der Ausbildung entstehen.

Organisations-/Delegationsverschulden (vonseiten des Ausbilders)

§ 278 BGB Verantwortlichkeit des Schuldners für Dritte (Erfüllungsgehilfe)

Der Schuldner hat ein Verschulden seines gesetzlichen Vertreters und der Personen, deren er sich zur Erfüllung seiner Verbindlichkeit bedient, in gleichem Umfang zu vertreten wie eigenes Verschulden. [...]

§ 613 BGB Unübertragbarkeit

Der zur Dienstleistung Verpflichtete hat die Dienste im Zweifel in Person zu leisten. Der Anspruch auf die Dienste ist im Zweifel nicht übertragbar.

Ein (ärztlicher/pflegerischer) Klinikmitarbeiter (= Delegierender) darf grundsätzlich Maßnahmen, die er regulär selbst auszuführen hat, nur dann delegieren, wenn

- der Praktikant/Schüler (= Delegat) entsprechend eingewiesen ist und die Maßnahme beherrscht.
- er selbst unmittelbar anwesend ist (= Ausführung unter Aufsicht) und er jederzeit (korrigierend) eingreifen kann.

§ 823 BGB Schadensersatzpflicht

(1) Wer vorsätzlich oder fahrlässig das Leben, den Körper, die Gesundheit, die Freiheit, das Eigentum oder ein sonstiges Recht eines anderen widerrechtlich verletzt, ist dem anderen zum Ersatz des daraus entstehenden Schadens verpflichtet.

Betäubungsmittelgesetz (BtMG)

Betäubungsmittel müssen grundsätzlich besonders sicher unter Verschluss und separat von anderen Medikamenten aufbewahrt wer-

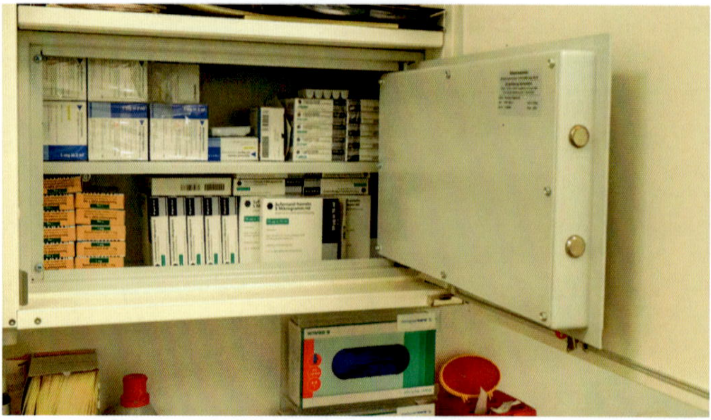

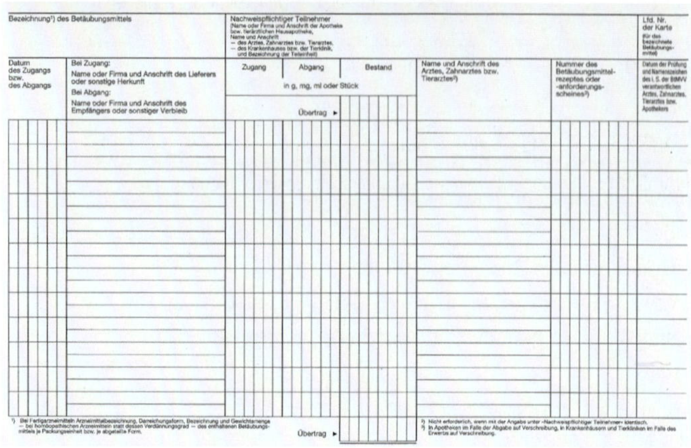

Bezeichnung¹) des Betäubungsmittels
Nachweispflichtiger Teilnehmer (Name oder Firma und Anschrift der Apotheke bzw. tierärztlichen Hausapotheke, Name und Anschrift – des Arztes, Zahnarztes bzw. Tierarztes, – des Krankenhauses bzw. der Tierklinik, und Bezeichnung der Teileinheit)
Lfd. Nr. der Karte (für das bezeichnete Betäubungsmittel)
Datum des Zugangs bzw. des Abgangs
Bei Zugang: Name oder Firma und Anschrift des Lieferers oder sonstige Herkunft
Bei Abgang: Name oder Firma und Anschrift des Empfängers oder sonstiger Verbleib
Zugang | Abgang | Bestand — in g, mg, ml oder Stück
Übertrag ▸
Name und Anschrift des Arztes, Zahnarztes bzw. Tierarztes²)
Nummer des Betäubungsmittelrezeptes oder -anforderungsscheines³)
Datum der Prüfung und Namenszeichen des i. S. der BtMVV verantwortlichen Arztes, Zahnarztes, Tierarztes bzw. Apothekers
¹) Bei Fertigarzneimitteln Arzneimittelbezeichnung, Darreichungsform, Bezeichnung und Gewichtsmenge – bei homöopathischen Arzneimitteln statt dessen Verdünnungsgrad – des enthaltenen Betäubungsmittels je Packungseinheit bzw. je abgeteilte Form.
Übertrag ▸
²) Nicht erforderlich, wenn mit der Angabe unter »Nachweispflichtiger Teilnehmer« identisch.
³) In Apotheken im Falle der Abgabe auf Verschreibung, in Krankenhäusern und Tierkliniken im Falle des Erwerbs auf Verschreibung.

ABB. 1.5 A / B ▶ a) Tresor für Betäubungsmittel, b) BtM-Karteikarte den. Außerdem ist hierbei die korrekte Dokumentation bei Zu- und Abgang zu beachten. Sie werden mindestens täglich, teilweise bei jeder Schicht gezählt und der Bestand wird im BtM-Buch dokumentiert. Für die Bestellung von Betäubungsmitteln muss der zuständige Arzt ein spezielles Rezept ausstellen. Es findet ein lückenloser Verbrauchsnachweis (namentlich zuordenbar) statt.

TAB. 1.16: Relevante Gesetze, Leitlinien, Verordnungen und Empfehlungen

AMG	Arzneimittelgesetz
ArbMedVV	Verordnung zur arbeitsmedizinischen Vorsorge
ArbSchG	Arbeitsschutzgesetz
ArbZG	Arbeitszeitgesetz
ArbZRG	Arbeitszeitrechtsgesetz
BetrVG	Betriebsverfassungsgesetz
BioStoffV	Biostoffverordnung
BGB	Bürgerliches Gesetzbuch
BtMG	Betäubungsmittelgesetz
BtMVV	Betäubungsmittel-Verschreibungsverordnung
DGUV-V	Unfallverhütungsvorschriften der Deutschen Gesetzlichen Unfallversicherung
GefStoffV	Gefahrstoffverordnung
IfSG	Infektionsschutzgesetz
JArbSchG	Jugendarbeitsschutzgesetz
JArbSchUV	Jugendarbeitsschutzuntersuchungsverordnung
JuSchG	Jugendschutzgesetz
MPBetreibV	Medizinprodukte-Betreiberverordnung
MPG	Medizinproduktegesetz
MPSV	Medizinprodukte-Sicherheitsplanverordnung
MPV	Medizinprodukte-Verordnung
MuSchG	Mutterschutzgesetz
NotSan-APrV	Ausbildungs- und Prüfungsverordnung für NotSan

NotSanG	Notfallsanitätergesetz
PflAPrV	Ausbildungs- und Prüfungsverordnung für Pflegeberufe
PflBG	Pflegeberufegesetz
PflBRefG	Pflegeberufereformgesetz
SGB	Sozialgesetzbuch
StGB	Strafgesetzbuch
StrlSchG	Strahlenschutzgesetz
StrlSchV	Strahlenschutzverordnung
TRBA	Technische Regel für biologische Arbeitsstoffe
TFG	Transfusionsgesetz

Wichtig sind die Empfehlungen der Deutschen Interdisziplinären Vereinigung für Intensiv- und Notfallmedizin (DIVI), der Ständigen Impfkommission des Robert Koch-Instituts (STIKO) und die Leitlinien des European/German Resuscitation Council (ERC/GRC) sowie der Arbeitsgemeinschaft der wissenschaftlich Medizinischen Fachgesellschaften (AWMF).

1.5.6 Leit- bzw. Richtlinien

Die Qualität der ärztlichen Berufsausübung orientiert sich an Maßstäben, die von Experten aus den Bereichen der Medizin, der Rechtswissenschaften, der Philosophie, der Ethik und Theologie erarbeitet werden. Im deutschen Sprachgebrauch haben sich Begriffe etabliert, deren Verbindlichkeit in der unten genannten Reihenfolge abnimmt und von der Bundesärztekammer folgendermaßen beschrieben sind (Stand: 1. Juni 1998):

- **Richtlinien:** „[...] sind meist von Institutionen [Anm. d. Autoren: z.B. Bundesärztekammer] veröffentlichte Regeln des Handelns und Unterlassens, die dem einzelnen Arzt [Anm. d. Autoren: bzw. medizinischen Mitarbeitern], einen geringen Ermessensspielraum einräumen. Ihre Nichtbeachtung kann Sanktionen nach sich ziehen. Eine ähnliche Verbindlichkeit wie Richtlinien haben Standards, die als normative Vorgaben bezüglich der Erfüllung von Qualitätsanforderungen verstanden werden und durch ihre in der Regel exakte Beschreibung einen mehr technisch-imperativen Charakter haben.“

- **Leitlinien:** „[...] systematisch [Anm. d. Autoren: z.B. durch die AWMF] entwickelte [Anm. d. Autoren: regelmäßig aktualisierte] Entscheidungshilfen über angemessene Vorgehensweisen bei speziellen diagnostischen und therapeutischen Problemstellungen."
  - 4 Klassen („Verbindlichkeitsstufen"):
    - S1 Leitlinie: Handlungsempfehlung von Expertengruppen mit Konsensfindung in informellen Verfahren
    - S2k Leitlinie: Konsensbasierte Leitlinie, gewonnen durch strukturierte Konsensfindung in repräsentativem Gremium
    - S2e Leitlinie: Evidenzbasierte Leitlinie, gewonnen durch systematische Recherche unter Auswahl und Bewertung der Literatur
    - S3 Leitlinie: Evidenz- und konsensbasierte Leitlinie, gewonnen durch systematische Recherche unter Auswahl und Bewertung der Literatur mit strukturierter Konsensfindung in repräsentativem Gremium
  - Sie lassen dem Arzt, entsprechend ihrem Empfehlungsgrad A, B, C, einen Entscheidungsspielraum und „Handlungskorridore", von denen in begründeten Einzelfällen auch abgewichen werden kann.
- **Empfehlungen und Stellungnahmen:** „[...] wollen die Aufmerksamkeit der Ärzteschaft und der Öffentlichkeit auf änderungs-

Tab. 1.17: Klassifikation von AWMF-Leitlinien

Evidenzniveau		
S1	Konsens einer repräsentativen Expertengruppe	
S2k	Konsensbasierte wissenschaftlich erarbeitete Empfehlungen	
S2e	Evidenzbasierte wissenschaftlich erarbeitete Empfehlungen	
S3	Systematisch aus umfangreichen Studien erarbeitete Empfehlungen	
Empfehlungsgrade		
A	starke Empfehlung	Soll bzw. soll nicht erwogen werden.
B	Empfehlung	Sollte bzw. sollte nicht erwogen werden.
C	Empfehlung offen	Kann erwogen werden bzw. kann verzichtet werden.

bedürftige und beachtenswerte Sachverhalte lenken. Ein Memorandum dient mit seinem Inhalt der umfassenden Information und Aufklärung. Seine Inhalte sollen für die Urteilsbildung des Arztes über den aktuellen Stand des Wissens ggf. auch über veraltetes Wissen von Nutzen sein."

2

Inhalte, Ziele und Ablauf der klinischen Ausbildung

Inhalt

Nur wenn es gelingt, die Bedürfnisse aller an der klinischen Ausbildung Beteiligten miteinander in eine positive Beziehung und ins Gleichgewicht zu bringen, kann das bestmögliche Ergebnis erreicht werden. Dafür sind vor allem Respekt und Wertschätzung gegenüber Menschen notwendig.

Die Bedürfnisse, die in der Pyramide nach Maslow dargestellt sind (Abb. 2.1), gelten sowohl für die Patienten als auch für die Mitarbeiter im Krankenhaus. Diese Bedürfnisse hat auch der Praktikant/Schüler und muss deshalb versuchen, in seiner täglichen Arbeit die Balance zwischen den Ansprüchen anderer und den eigenen Bedürfnissen zu finden. Praktikanten besitzen häufig „nebulöse" Vorstellungen bzgl. fachlicher Anforderungen und Tätigkeiten während der klinischen Ausbildung. Diese gilt es, frühestmöglich durch Informationen in der Berufsfachschule (Seminar „Klinische Ausbildung") und vorab durch persönliche Absprachen mit der Klinik und spätestens am Einführungstag zu klären.

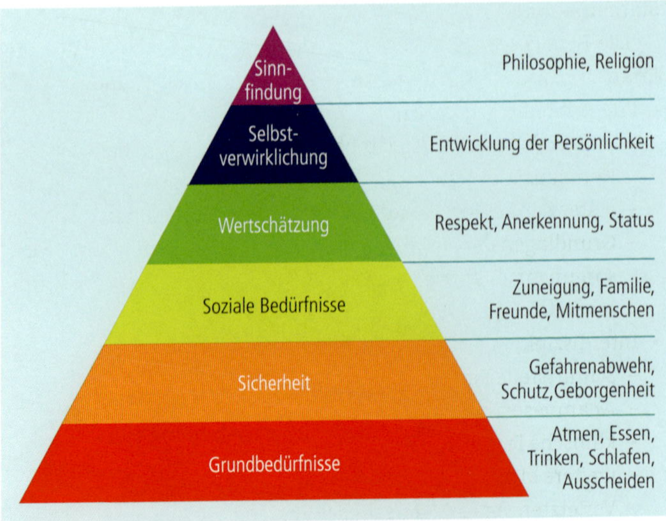

Abb. 2.1 ▶ Bedürfnispyramide (modifiziert nach A. Maslow)

2.1 Klinikpraktikum / klinische Ausbildung im Rettungsdienst

Grundsätzlich ist immer zu bedenken, dass Praktikanten/Schüler durch ihre verschiedenen rettungsdienstlichen Qualifikationen (RettH, RettSan, RettAss, NotSan) unterschiedliche Voraussetzungen, Anforderungen, Ausbildungsziele und Lerninhalte sowie zeitliche Regelungen haben (s. a. Kap. 1). Die Praktikanten/Schüler sind grundsätzlich dem Pflegedienst zugeordnet und damit der Pflegedienstleitung unterstellt. Für ärztliche Maßnahmen sind sie in den verschiedenen Klinikbereichen den dort verantwortlichen Ärzten unterstellt. Grundsätzlich sind eine durchgehende pflegerische und ärztliche Aufsicht und Anleitung erforderlich. Beim Tätigwerden des Praktikanten/Schülers bleibt die Verantwortung stets beim Praxisanleiter bzw. der zugeordneten Pflegekraft und/oder dem betreuenden Arzt. Namentlich benannte Praxisanleiter bzw. beauftragte Pflegekräfte und Ärzte sind Ansprechpersonen für alle fachlichen und organisatorischen Aspekte. Diese erstellen auch den erforderlichen Nachweis/die Beurteilung über die Tätigkeit, evtl. in Zusammenarbeit mit der Stationsleitung.

Die Bereiche der klinischen Ausbildung und die grundlegenden Erfahrungen, die dort kennengelernt werden sollen, sind:

- Pflegeabteilung (Kap. 4.1)
  - Praktikum in der Pflegeabteilung bildet die Grundlage der Klinikausbildung
  - erster Kontakt und erste Einblicke in den Klinikalltag
  - Grundlagen der Patientenunterstützung, -betreuung und -versorgung in der Krankenpflege sowie der stationären medizinischen Überwachung und Behandlung
- Interdisziplinäre Notfallaufnahme (Kap. 4.2)
  - Schnittstelle Rettungsdienst – Klinik
  - Anamneseerhebung
  - klinische Erstuntersuchung und -behandlung
  - weitere klinische Erstversorgung von akut Erkrankten und Verletzten verschiedener Schweregrade

- Anästhesie- und OP-Abteilung (Kap. 4.3)
  - Arbeiten mit sterilen Materialien
  - Patientenbetreuung vor und nach operativen Eingriffen
  - Patientenüberwachung, Beurteilung der Vitalfunktionen (mit und ohne Hilfsmittel)
  - Assistenz bei der Narkoseeinleitung und -führung
  - Atemwegsmanagement
  - manuelle/apparative Beatmung
  - venöser Zugang, Infusion
  - Medikamentenapplikation
  - Assistenz bei zentralvenösen bzw. arteriellen Zugängen
- Intensivmedizinische Abteilung (Kap. 4.4)
  - Kenntnis über die intensivmedizinische Untersuchung, Überwachung und Behandlung von Patienten mit kritischen Krankheitsbildern
  - Umgang mit invasiven Maßnahmen zur Sicherung der Atemwege, Beatmungsformen, Stabilisierung der Herz-Kreislauftätigkeit und weiterer Organfunktionen bei schwer Erkrankten aus verschiedenen Fachgebieten
  - Intensive Pflege- und Versorgungstätigkeit bei erkrankten, verletzten bzw. operierten Patienten
  - Umgang mit Medikamenten
- Geburtshilfliche, pädiatrische oder kinderchirurgische Fachabteilung/Intensivstation (Kap. 4.5)
  - Erweiterung der Kenntnisse der Anatomie und (Patho-)Physiologie der Schwangerschaft und Geburt
  - Handlungskompetenz zur Betreuung von Schwangeren und Gebärenden während der verschiedenen Geburtsphasen
  - Versorgung und Einschätzung von Neugeborenen, einschl. der Durchführung von Maßnahmen bei Adaptationsstörungen und der Neugeborenenreanimation
  - Normalwerte in der Säuglings- und (Klein-)Kindesentwicklung
  - altersgerechtes Vorgehen bei der Untersuchung und Behandlung von Kindern unterschiedlichen Alters
  - typische Erkrankungen im Kindesalter und ihre Behandlung
  - Medikation bei Kindern verschiedener Altersgruppen

- Psychiatrische, gerontopsychiatrische oder gerontologische Fachabteilung (Kap. 4.6)
  - Kenntnisse und Handlungskompetenz bei der Untersuchung, Betreuung und Behandlung älterer und psychisch kranker Patienten
  - Kommunikation und Gesprächsführung mit Patienten, insbesondere Nähe-Distanz-Verhältnis
  - Kenntnisse zur rechtlichen Situation bei freiheitsentziehenden Maßnahmen

2.1.1 Formale Voraussetzungen für die klinische Ausbildung

- Ableistung der erforderlichen theoretischen Ausbildung in der Rettungsdienstschule
- arbeitsmedizinische Untersuchung, Impfungen
- Belehrungen über die Arbeit in einer Klinik (Einweisungen)
- Informationen über den inhaltlichen und zeitlichen Ablauf

2.1.2 Allgemeine Ausbildungsziele der klinischen Ausbildung

- Die Ausbildung in der Klinik dient dem Erwerb medizinischer Kenntnisse und dem Üben und Erlernen einzelner pflegerischer und medizinischer Maßnahmen, die für die praktische Tätigkeit im Rettungsdienst erforderlich sind.
- Vertiefung von Kenntnissen und Fähigkeiten aus der vorangegangenen theoretischen Ausbildung; der Auszubildende soll das in der theoretischen Ausbildung erworbene Wissen in der Praxis anwenden.
- Ziel ist es, die für die praktische Tätigkeit im Rettungsdienst erforderlichen Eigenschaften und Fähigkeiten
  - unter stationären Bedingungen
  - von hauptberuflich in der Medizin Tätigen vorgelebt zu bekommen und
  - näher kennenzulernen.

- Erleben der Durchführung von medizinischen Prozessen in ihrer Gesamtheit
- Assistenz höher qualifizierter medizinischer Fachberufe, einschl. Umgang mit entsprechenden Geräten, Materialien und Techniken
- Wissen und Können erwerben, um notfallmedizinisch relevante Zustände (Notfallsituationen) durch akute Erkrankungen bzw. Verletzungen zu erkennen.
- Teilnahme und Mitarbeit bei der Durchführung elementarer notfallmedizinischer Maßnahmen
- Durchführung lebensrettender Sofortmaßnahmen
- Erlernen und Üben der Krankenbeobachtung mit Erfassen aller körperlichen und psychosozialen Bedürfnisse und insbesondere der Erhebung der Vitalparameter unter verschiedenen klinischen Bedingungen
- Erwerb und Vertiefung von kommunikativen, sozialen, interkulturellen, methodischen und personellen Kompetenzen im Umgang mit Patienten und Angehörigen sowie medizinischem Fachpersonal für die Tätigkeit im Rettungsdienst
- Fähigkeit zur professionellen Arbeit, auch in psychisch und emotional anspruchsvollen Situationen
- professionelles Arbeiten mit hohem Verantwortungsbewusstsein, Respekt und Taktgefühl
- Lernen, mit (un-/berechtigter) Kritik umzugehen
- Die offene und situationsorientierte Kommunikation zwischen Mitarbeitern und Patienten von erfahrenen Mitarbeitern erlernen.
- Einfühlungsvermögen und Respekt für die vielfachen Bedürfnisse der Patienten und der Angehörigen in Ausnahmesituationen als essenzielle Bestandteile der medizinischen Versorgung erleben.
- Erlernen, dass mittels Ruhe und Ausgeglichenheit in einem fachlich und hierarchisch gegliederten Team eine erfolgreiche Arbeitsatmosphäre vermittelt werden kann (und muss), um das bestmögliche Ergebnis zu erzielen
- Lernen, auch in (extremen) Notfallsituationen ruhig und systematisch, selbstbeherrscht, ruhig und geduldig zu arbeiten

- Lernen, sich beim Auftreten von Problemen und Komplikationen korrekt zu verhalten
- Erleben, wie Fehler entstehen, sich auswirken und wie sie vermieden werden können
- Fachliche und organisatorische Informationen auf verschiedenen Wegen aufnehmen, bewerten und weitergeben.
- Dokumentation und Weitergabe erhobener Befunde und durchgeführter Maßnahmen
- Respektieren der Privatsphäre, des Datenschutzes und der Schweigepflicht

2.1.3 Allgemeine Ausbildungsinhalte der klinischen Ausbildung

- Kennenlernen des Ablaufs der administrativen Patientenaufnahme und der Patientenübergabe durch den Rettungsdienst
- Erlernen der Grundregeln der Hygiene und des Infektionsschutzes
- Beobachtung, Teilnahme und Durchführung pflegerischer und medizinischer Maßnahmen
- Erlernen der Krankenbeobachtung und Patientenüberwachung (mit und ohne Geräte)
- Erlernen und Üben der Erhebung von Vitalparametern unter verschiedenen klinischen Bedingungen
- praktischer Umgang mit Medikamenten für verschiedene Applikationswege
- Kennenlernen von Verfahren der Dokumentation der erhobenen Befunde
- Aufnahme, Bewertung und Weitergabe fachlicher und organisatorischer Informationen auf verschiedenen Wegen

2.1.4 Dokumentation der klinischen Ausbildung

Alle Praktikanten und Auszubildenden haben ein „Testatheft“ nach Vorgabe der Rettungsdienstschule über die abgeleistete Praktikumszeit/klinische Ausbildungszeit und die durchgeführten Maßnahmen zu führen und jeweils vom Verantwortlichen abzeichnen zu lassen (ggf. unmittelbar nach Durchführung bzw. mindestens täglich).

PraxisTipp

Durchgeführte Maßnahmen solltest Du vom Verantwortlichen unmittelbar am selben Tag bestätigen lassen.

2.2 Ausbildung und Klinikpraktikum des RettH / RettSan

2.2.1 Grundlagen und Voraussetzungen zum Klinikpraktikum

- RettH und RettSan durchlaufen (länderspezifisch geregelt) ein bis zu vier Wochen dauerndes Klinikpraktikum.
- Die Landesrettungsdienstgesetze und Verordnungen formulieren die Aufgabe des Klinikpraktikums, z.B. BayRettSanV (s. Kap. 1.3).
- Die Ausbildungsstätte für das Klinikpraktikum muss von der zuständigen Ausbildungsbehörde/dem zuständigen Landesministerium als solche anerkannt sein (staatlich kontrollierte Ausbildung).
- Die klinische Ausbildung erfolgt an max. zwei verschiedenen geeigneten Einrichtungen der Patientenversorgung. Geeignet sind vor allem Krankenhäuser der Grund- bis Maximalversorgung, die mindestens über die Abteilungen für Anästhesie, Chirurgie und Innere Medizin verfügen; daneben ggf. Notfallpraxen, Ärztehäuser und medizinische Versorgungszentren, wenn diese über eine Anästhesie und Notaufnahme verfügen (ggf. bis zu 40 h in einem Pflege- oder Altenheim bzw. Rehabilitationszentrum). Optional kann eine Abteilung für Gynäkologie und Geburtshilfe und/oder eine Kinderabteilung einbezogen werden.
- Details der praktischen Ausbildung in den Kliniken sind in den jeweiligen bundesgesetzlichen bzw. länderspezifischen ggf. auch regionalen Bestimmungen geregelt.
- Zum Teil ist im theoretischen Unterricht eine (eintägige) Einführung in das Klinikpraktikum vorgesehen, in der Voraussetzungen und Ablauf dargelegt werden.
- Zum Teil existieren in einzelnen Hilfsorganisationen und Rettungsdienstschulen bzw. Bundesländern bestimmte Vorgaben zu Art und Umfang der theoretischen Ausbildung, was vor Absolvierung der Klinikpraktika abzuleisten ist und in welcher Reihenfolge die Praktika in der Klinik bzw. im Rettungsdienst abgeleistet werden müssen.

- Das Klinikpraktikum wird üblicherweise in Vollzeitform mit einer Wochenarbeitszeit von 38,5 bzw. 40 Stunden abgeleistet, z.B. in zusammenhängenden Blöcken von mind. zwei Wochen.
- Die zulässige Fehlzeit (z.B. wegen Krankheit) darf meist nicht mehr als 10% des klinischen Ausbildungszeitraums betragen; längere versäumte Zeiträume müssen nachgeleistet werden.
- Es kann davon ausgegangen werden, dass die für die klinische Ausbildung der NotSan benannten Praxisanleiter zukünftig auch in die gesetzlichen Regelungen für die RettH-/RettSan-Praktikanten eingebunden werden.

2.2.2 Ausbildung zum RettH

- Ausbildung im Rahmen des FSJ bzw. des BFD
- typischerweise 80 Stunden Klinikpraktikum, Sonderfall RettH Nordrhein-Westfalen, Bayern (kein Klinikpraktikum)
- meist je eine Woche auf der Krankenstation und in der Notaufnahme
- Zeiten des Klinikpraktikums sind u.U. auf das umfangreichere Klinikpraktikum zum RettSan anrechenbar. Um die erforderliche Praktikumszeit für die Qualifikation als RettSan zu erreichen, kann das Klinikpraktikum z.B. um weitere zwei Wochen auf 160 Stunden erweitert werden.

2.2.3 Lernziele des RettH im Klinikpraktikum

- Erwerb der für die Arbeit als RettH relevanten Kenntnisse und erforderlichen Maßnahmen für eine Tätigkeit im Krankentransport oder daneben auch als „2. Mann/Fahrer“ auf dem Rettungswagen/Notarztwagen. Dies umfasst vor allem
  - die situationsgerechte Kommunikation und Betreuung von Nicht-Notfallpatienten
  - die Fähigkeit zur Erfassung der Vitalparameter
  - die Ersteinschätzung eines Patienten bezüglich einer gesundheitlichen Gefährdung
  - Elementarmaßnahmen der Ersten Hilfe

- Herz-Lungen-Wiederbelebung
- die Lagerung von Notfallpatienten
- die Patientenbetreuung während des Krankentransportes.

2.2.4 Lernziele des RettSan im Klinikpraktikum

- Ziel des Klinikpraktikums ist der Erwerb der fachlichen Kompetenz und die Qualifikation, um Aufgaben in der Patientenbetreuung und -versorgung sicher zu beherrschen, insbesondere die Beurteilung, Überprüfung und Überwachung der Vitalfunktionen vor und während des Transports.
- Unter Anleitung und Aufsicht von Ärzten sowie einschlägig pflegerisch qualifiziertem Personal müssen die für das Tätigkeitsfeld der RettH und RettSan relevanten Verfahren und Maßnahmen zur Beurteilung, Überprüfung, Überwachung, Betreuung und Versorgung von Patienten umgesetzt, geübt und vertieft werden.
- Weiterentwicklung der kommunikativen, sozialen, methodischen und personellen Kompetenzen bei der Patientenversorgung
- Übernahme von Aufgaben als Assistent anderer, höher qualifizierter Personen (z. B. NotSan oder Notarzt) in der Notfallrettung

2.2.5 Ausbildungsinhalte des RettSan im Klinikpraktikum

- grundsätzliche klinische Abläufe bei der Versorgung internistischer und chirurgischer Patienten
- allgemeine Grundlagen der Hygiene
- klinische Dokumentation
- Fähigkeit zum Aufbau einer Vertrauensbasis zum Patienten (soziale Kompetenz)
- situationsgerechte Kommunikation mit (Notfall-)Patienten und ihren Angehörigen (kommunikative Kompetenz)
- theoretisch-praktische medizinische Kompetenz, einschl. der Assistenz des ärztlichen und pflegerischen Personals, insbesondere bei:

- Patientenbeobachtung und die Bewertung des Krankheitszustandes (kritisch/nicht kritisch)
- Erhebung der elementaren Parameter der Vitalfunktionen
  - Bewusstseinslage
  - Atmung
  - Kreislauf mit und ohne Hilfsmittel
- Patientenüberwachung mit und ohne Hilfsmittel

- Erhebung einer Anamnese
- Gabe von Sauerstoff, z. B. mittels Nasensonde/-brille und Maske
- Unterstützung bei der Einnahme von Medikamenten (z. B. Tabletten, Spray, Inhalation)
- Vorbereitung und Gabe von Notfallmedikamenten
- Vorbereitung und Lagerung des Patienten entsprechend den Erfordernissen und Möglichkeiten
- symptomorientierte Lagerung
- Unterstützung beim Erbrechen und bei der Verrichtung der Notdurften
- Vorbereitung und Assistenz bei der Anlage eines peripheren Venenzugangs, einschl. der Überwachung einer Infusion
- Blutzuckermessung
- Freimachen der Atemwege, einschl. der Fremdkörperentfernung und Absaugung
- Sicherung freier Atemwege, einschl. einfacher Atemwegshilfen
- assistierende und kontrollierte Beutel-Masken-Beatmung
- Vorbereitung und Assistenz bei der Intubation
- Vorbereitung und Assistenz bei der (Notfall-)Narkoseeinleitung
- Basismaßnahmen der kardiopulmonalen Reanimation, einschl. halbautomatischer Defibrillation
- Assistenz bei erweiterten Wiederbelebungsmaßnahmen wie Defibrillation, Einsatz von Medikamenten, einschl. der Postreanimationsphase
- Blutstillung und Wundversorgung bei Verletzungen
- Ruhigstellung von Frakturen
- möglichst Anwesenheit bei mindestens zwei Entbindungen

2.3 Ausbildung des RettAss / Ergänzungsausbildung zum NotSan

2.3.1 Rahmenbedingungen der Ausbildung zum RettAss

- RettAssG seit 31. Dezember 2014 außer Kraft, NotSanG seit 1. Januar 2014 in Kraft
- Eine bis 31. Dezember 2014 begonnene RettAss-Ausbildung konnte nach den bisher geltenden Vorschriften abgeschlossen werden.
- RettAss können in einer Übergangszeit (bis 31. Dezember 2023) die Ergänzungsausbildung zum NotSan absolvieren.
- In den meisten Bundesländern gibt es Übergangsfristen, innerhalb derer RettAss als Verantwortliche im Rettungsdienst (statt NotSan) eingesetzt werden dürfen. Die Fristen sind durch die jeweiligen Landesrettungsdienstgesetze geregelt.
- RettAss können die Qualifikation des NotSan mit einem Ergänzungslehrgang und einer staatlichen Prüfung oder mit einem erneuten vollständigen Staatsexamen erlangen.
- Je nach Berufserfahrung sind hierbei Ergänzungslehrgänge von 80 bis 960 Stunden vorgesehen.

2.3.2 Umfang der Ergänzungsausbildung für RettAss (NotSanG)

- über fünf Jahre Berufstätigkeit als RettAss → Ergänzungsprüfung (NotSanG § 32 Abs. 2), ggf. nach Kurzlehrgang (80 Stunden ohne klinische Ausbildung)
- drei bis fünf Jahre Berufstätigkeit als RettAss → 480 Stunden Ergänzungsausbildung (davon 80 Stunden in der Klinik, je 40 Stunden Notaufnahme und Anästhesie/OP), dann Ergänzungsprüfung (NotSanG § 32 Abs. 2 Nr. 1)
- unter drei Jahre Berufstätigkeit als RettAss → 960 Stunden Ergänzungsausbildung (NotSanG § 32 Abs. 2 Nr. 2), davon 180 Stunden in der Klinik, 80 Stunden Notaufnahme, 60 Stunden Anästhesie/OP, 40 Stunden in Notaufnahme, Anästhesie/OP oder weiterer Klinikabteilung, z. B. Intensivstation, dann Ergänzungsprüfung

2.3.3 Typische Inhalte der Ergänzungsausbildung

- Gabe von inhalativen Bronchodilatatoren und Kortikoiden
- supraglottische Atemwegssicherung
- Laryngoskopie, Fremdkörperentfernung (mittels Magill-Zange)
- endobronchiales Absaugen
- Umgang mit tracheotomierten Patienten
- nicht-invasive Beatmung (NIV)
- EKG-Interpretation
- Thoraxentlastungspunktion bei Spannungspneumothorax
- venöser Zugang, Infusion
- transthorakaler Schrittmacher
- Kardioversion, Defibrillation
- Pharmakologie der Notfallmedikamente
- achsengerechte Immobilisation von Frakturen
- Tourniquet, Beckenschlinge
- Geburtsbegleitung

2.4 Klinische Ausbildung des NotSan

2.4.1 Ablauf der klinischen Ausbildung des NotSan

- auf drei Jahre verteilte klinische Ausbildung
- stufenweises Ableisten der einzelnen Abschnitte der praktischen Ausbildung in den verschiedenen klinischen Abteilungen

2.4.2 Ausbildungsziele des NotSan

Auf der Basis der theoretischen Ausbildung in der Rettungsdienstschule und der praktischen Ausbildung auf der Lehrrettungswache sind Ziele der klinischen Ausbildung:

- Anwendung des erworbenen Wissens
- Umsetzung der Fertigkeiten am Patienten
- zusätzlicher Erwerb weiterer, nur in der Klinik zu erreichender praktischer Kenntnisse und Fähigkeiten
- Berücksichtigung unterschiedlicher situativer Einsatzbedingungen
- Beachtung der Lebenssituation und Lebensphase der Erkrankten und Verletzten und der sonstigen Beteiligten
- Einbeziehung der Selbstständigkeit und Selbstbestimmung von Erkrankten und Verletzten

TAB. 2.1: Zeitlicher Ablauf der klinischen Ausbildung NotSan (Beispiel)

Einsatzbereiche	1. Jahr	2. Jahr	3. Jahr	Gesamt
Pflegeabteilung	80 h			80 h
Interdisziplinäre Notfallaufnahme	40 h	80 h		120 h
Anästhesie- und OP-Abteilung		160 h	120 h	280 h
Intensivmedizinische Abteilung			120 h	120 h
Geburtshilfliche, pädiatrische oder kinderchirurgische Fachabteilung	40 h			40 h
Psychiatrische, gerontopsychiatrische oder gerontologische Fachabteilung	80 h			80 h
Gesamtzahl der Ausbildungsstunden	240 h	240 h	240 h	720 h

- fachliche, personale, soziale und methodische Kompetenz zur Durchführung der Aufgaben
- Auf den Krankenstationen (Chirurgie, Innere Medizin, Gynäkologie/Geburtshilfe/Pädiatrie bzw. Geriatrie/Psychiatrie) sollen vorrangig die im Rettungsdienst relevanten Elemente der Grund- (Körperpflege) und Behandlungspflege (medizinische Behandlung entsprechend der Erkrankung) erlernt werden.
- Die Ausbildung in der Notaufnahme, Intensivstation bzw. Anästhesie und im OP soll dem Schüler neben dem Erlernen von universellen klinischen Maßnahmen vor allem einen Einblick in fachspezifische Krankheitsbilder, ihre klinische Diagnostik und Behandlung, einschl. der Beherrschung von Komplikationen, geben.

2.4.3 Ausbildungsinhalte des NotSan

Typische Inhalte der klinischen Ausbildung zum NotSan

- grundsätzliche klinische Abläufe bei der Versorgung internistischer und chirurgischer Patienten, einschl. Schwangerer, Kinder und geriatrischer/psychiatrischer Patienten
- allgemeine Grundlagen der Hygiene
- klinische Dokumentation
- Fähigkeit zum Aufbau einer Vertrauensbasis zum Patienten (soziale Kompetenz)
- situationsgerechte Kommunikation mit (Notfall-)Patienten und ihren Angehörigen (kommunikative Kompetenz)
- theoretisch-praktische medizinische Kompetenz, einschl. der Assistenz des ärztlichen und pflegerischen Personals, insbesondere bei:
  - Patientenbeobachtung und die Bewertung des Krankheitszustandes (kritisch/nicht kritisch)
  - Erhebung der elementaren Parameter der Vitalfunktionen
    - Bewusstseinslage
    - Atmung
    - Kreislauf mit und ohne Hilfsmittel
  - Patientenüberwachung mit und ohne Hilfsmittel

- Erhebung einer Anamnese
- Gabe von Sauerstoff, z. B. mittels Nasensonde/-brille und Maske
- Gabe von inhalativen Bronchodilatatoren und Kortikoiden
- Unterstützung bei der Einnahme von Medikamenten (z. B. Tabletten, Spray, Inhalation)
- Vorbereitung und Gabe von Notfallmedikamenten
- Pharmakologie der Notfallmedikamente
- Vorbereitung und Lagerung des Patienten entsprechend den Erfordernissen und Möglichkeiten
- symptomorientierte Lagerung
- Unterstützung beim Erbrechen und bei der Verrichtung der Notdurften
- Vorbereitung, Assistenz und Anlage eines peripheren Venenzugangs, einschl. der Überwachung einer Infusion
- Blutzuckermessung
- Freimachen der Atemwege, einschl. Absaugung
- Sicherung freier Atemwege, einschl. Atemwegshilfen (inkl. supraglottischer Atemwegshilfen, SGA)
- assistierende und kontrollierte Beutel-Masken-Beatmung
- Vorbereitung und Assistenz bei der Intubation
- Vorbereitung und Assistenz bei der (Notfall-)Narkoseeinleitung
- Basismaßnahmen der kardiopulmonalen Reanimation, einschl. halbautomatischer Defibrillation
- Assistenz bei erweiterten Wiederbelebungsmaßnahmen wie Defibrillation, Einsatz von Medikamenten, einschl. der Postreanimationsphase
- Blutstillung und Wundversorgung bei Verletzungen
- Laryngoskopie, Fremdkörperentfernung (z. B. Magill-Zange)
- endobronchiales Absaugen
- Umgang mit tracheotomierten Patienten
- nicht-invasive Beatmung (NIV)
- EKG-Interpretation
- Thoraxpunktion bei Spannungspneumothorax
- Einlegen einer Magensonde
- Einführen eines Blasenkatheters
- Assistenz bei der Punktion zentraler Venen

- Assistenz bei der Kanülierung von Nabelvenen
- transthorakaler Schrittmacher
- Kardioversion, Defibrillation
- achsengerechte Immobilisation von Frakturen
- möglichst Anwesenheit bei mindestens zwei Entbindungen
- Erkennen einer pathologischen Geburtssituation

2.4.4 Fachliche Kompetenzen

- Erlernen der Grundregeln der Hygiene und des Infektionsschutzes
- Kenntnisse im Ablauf der Übernahme von Patienten vom Rettungsdienst und der administrativen Patientenaufnahme von Notfall- und Nicht-Notfallpatienten
- Patientenbeobachtung und Patientenüberwachung (mit und ohne Geräte), einschl. dem Erkennen und Vorgehen bei akut lebensbedrohlichen Zuständen
- Grundlagen und Vertiefung von Kenntnissen und Fähigkeiten bei Maßnahmen der klinischen Patientenversorgung
- praktischer Umgang mit Medikamenten für verschiedene Applikationswege

2.4.5 Handlungskompetenzen

Fachkompetenz

- Fachkenntnisse und -methoden inklusive Anwendung zur Bewältigung spezieller (fachspezifischer) Aufgaben
- Fähigkeit und Bereitschaft, Aufgaben und Probleme zielorientiert, sachgerecht, methodengeleitet und selbstständig zu lösen
- setzt sich aus fachbezogenen theoretischen und praktischen Kenntnissen zusammen
- ermöglicht das Ausarbeiten von effizienten Lösungswegen
- Fachkompetenzerwerb durch entsprechende Bildung und Erfahrung für jedermann möglich
- persönliches Engagement als entscheidender Faktor

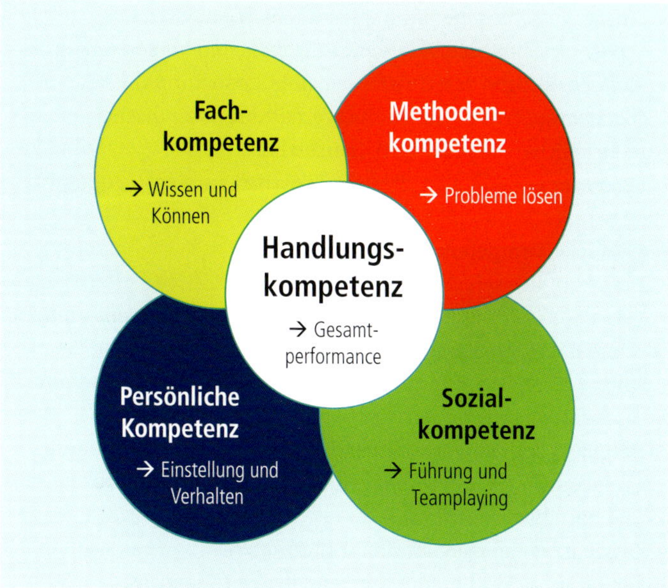
Fach-
kompetenz
→ Wissen und
Können
Methoden-
kompetenz
→ Probleme lösen
Handlungs-
kompetenz
→ Gesamt-
performance
Persönliche
Kompetenz
→ Einstellung und
Verhalten
Sozial-
kompetenz
→ Führung und
Teamplaying

Abb. 2.2 ▶ Handlungskompetenz

Methodenkompetenz

- Fähigkeit, einen Lösungsweg (Problem erkennen, Lösung ausdenken, Entscheidung abwägen) erfolgreich zu durchlaufen
- geplantes, durchdachtes und zielgerichtetes Handeln
- Zusammenhänge erkennen, systematisieren und global denken.
- Erkennen und Definieren von Schwerpunkten, Entscheidungs- und Lösungsfähigkeiten
- Anwendung verschiedener Verfahren und Techniken

Sozialkompetenz

- Bereitschaft und Fähigkeit des Einzelnen, soziale Beziehungen zu gestalten und zu leben
- Fähigkeit, sich im Umgang mit anderen angemessen, kooperativ und konstruktiv zu verhalten
- Fähigkeit, im Umgang mit anderen angemessen zu handeln und gemeinsame Ziele zu verfolgen

- Einsatz verschiedener Strategien und Vorgehensweisen
- Fähigkeit, solidarisch Verantwortung wahrzunehmen und sich in sozialen Gefügen zurechtzufinden (inkl. Einhaltung von Regeln)
- Sozialkompetenz ist zur Aufrechterhaltung von zwischenmenschlichen Beziehungen unersetzlich.
- bereits von Kindheit an erlernt; Eigenschaft auch später erlernbar

Persönliche Kompetenz (Selbstkompetenz)

- Fähigkeit, sich selbst zu entwickeln
- Verstehen und Nutzen von Entwicklungsmöglichkeiten, -grenzen und -erfordernissen
- Nutzung von Begabung, Motivation und Leistungsbereitschaft
- Fähigkeit, sich selbst zu reflektieren und zu motivieren
- Fähigkeit/Vorhandensein einer gewissen Kritikfähigkeit, Resilienz
- Fähigkeit/Vorhandensein von Ausdauerfähigkeit, Motivation und Initiative
- Einschätzen der eigenen Fähigkeiten
- Verständnis für Konsequenzen aus eigenem Handeln

2.4.6 Notkompetenzen

Zusätzlich zu den Maßnahmen des RettSan können RettAss und NotSan eine sog. Notkompetenz bzw. einen Handlungsbereich nach rechtfertigendem Notstand (§ 34 StGB bzw. Stellungnahme der Bundesärztekammer) besitzen. Diese umfasst insbesondere:

- Gabe von Adrenalin bei Reanimation, anaphylaktischem Schock
- Inhalation von Beta-Sympathomimetika als Spray oder Vernebelung bei Bronchialobstruktion
- Nitro-Spray/-Kapsel bei akutem Koronarsyndrom
- Benzodiazepine rektal/nasal bei anhaltendem Krampfanfall
- Glucose bei Hypoglykämie mit Symptomen
- Infusion von Kristalloiden bei Volumenmangel
- Defibrillation mit halbautomatischen Geräten bei Kammerflimmern
- ggf. auch Einführen von Larynxtubus/Larynxmaske bei Atemstillstand.

2.5 Hinweise zum Ablauf und zum eigenen Verhalten

Grundsätzliche Empfehlungen zum Verhalten

- höflicher, freundlicher Umgang mit Patienten und Angehörigen
- situationsgerechtes, professionelles, ruhiges und überlegtes Auftreten, auch in stressigen Situationen
- sensibles Verhalten und Respektieren unterschiedlicher kultureller und persönlicher Werte, Erwartungen und Gefühle aller Beteiligten
- professionelle Balance zwischen Empathie und erforderlicher beruflicher Distanz zu Patienten und Angehörigen
- aufmerksame Zusammenarbeit mit allen Berufsgruppen auf der Station durch positives Auftreten, interessiertes Fragen und Zuhören, kollegiales und kooperatives Handeln
- diskretes Auftreten unter Beachtung der Vertraulichkeit sensibler Daten und der Schweigepflicht im gesamten Umfeld

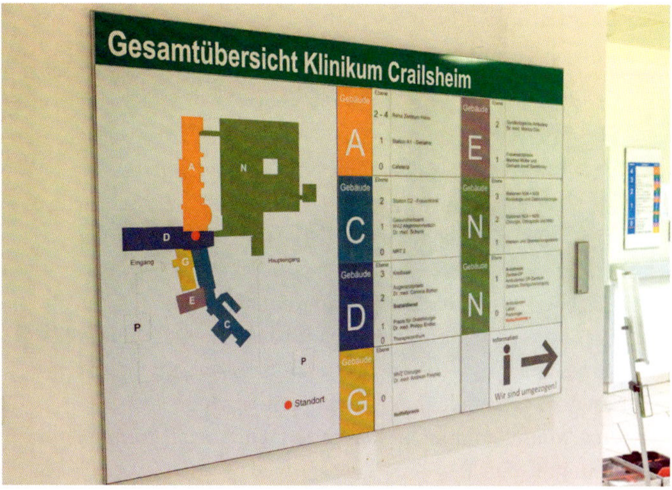

Abb. 2.3 ▶ Der erste Tag in der Klinik ist auch dazu da, einen Gesamtüberblick über den Klinikbetrieb zu bekommen.

- Willige Übernahme von Routineaufgaben, die zuverlässig und sorgfältig ausgeführt werden.
- aufmerksame und systematische Patientenbeobachtung, einschl. der Weitergabe auffälliger Befunde an das Pflege- und Ärzteteam
- Abgleichen von eigenen Beobachtungen und Beurteilungen mit denen des ärztlichen und pflegerischen Personals durch Diskussion und ggf. Einsicht in die Krankenunterlagen
- Aufarbeitung von fachlichen und psychischen Herausforderungen, einschl. Überforderungssituationen
- aktive Teilnahme an Übergabebesprechungen und ärztlichen Visiten
- Erbitten einer Rückmeldung über das eigene Vorgehen und Handeln, insbesondere am Ende des Einsatzes

PraxisTipp

Zu Beginn jedes Ausbildungsabschnitts solltest Du auf der jeder Ausbildungsstation Folgendes abklären:

- Dienstzeiten, Pausen, freie Tage, Arbeit am Wochenende
- Dienstkleidung, Schuhe, Strümpfe
- Umkleidemöglichkeiten, Aufbewahrung von Wertgegenständen
- Ausrüstung, z.B. Kugelschreiber, Stethoskop
- grundsätzliches Ablegen von Schmuck und Uhren
- Handhabung persönlicher Gegenstände, wie Handtasche, Handy, Geldbörse usw.
- Verpflegung, Cafeteria-/Mensabesuch

Verhalten gegenüber Patienten und Angehörigen

- situationsgemäßes (zurückhaltendes) Verhalten bei Todesfällen
- angemessenes Vorgehen bei Patienten mit körperlichen, sprachlichen oder geistigen Einschränkungen
- altersgemäße Kommunikation mit Kindern verschiedener Entwicklungsstufen

- angemessene Kommunikation mit fremdsprachigen Patienten (s. a. Kap. 2.5.3)
- respektvolle Kommunikation mit Patienten, insbesondere im Umgang mit geriatrischen Patienten

2.5.1 „Erster Tag" in der Klinik

Vorbereitung zu Hause

- ausreichend Ruhezeit vor Antritt des Klinikpraktikums/der klinischen Ausbildung
- persönliche Hygiene (Fingernägel gepflegt und gekürzt, Nagellack entfernt, Haare gewaschen, Hände gewaschen und gepflegt, saubere Kleidung/Schuhe)
- ausreichend frühstücken
- vor dem Verlassen des Hauses noch einmal auf die Toilette gehen
- bereite Dich mental auf den Tag vor:
  - „Es gibt heute viele Informationen, neue Eindrücke und ungewohnte Situationen zu verarbeiten."
  - „Der Tag wird lang und anstrengend."

Ablauf „Erster Tag"

- Empfang der Praktikanten/Schüler am Einführungstag durch Bezugsperson/Praxisanleiter
- Informationen über den Ablauf des Praktikums
- Einführungsgespräch mit Darstellung der Ziele und Inhalte des Praktikums bzw. der klinischen Ausbildung
- Einzelheiten des Ablaufs wie Arbeitsplätze, Ansprechpartner, Dienstzeiten, Kleidung, Unterkunft/Verpflegung, Geräteeinweisungen, Vorschriften usw.
- Art der Dokumentation der geleisteten Zeiträume und Maßnahmen, z. B. „Testatheft" der Schule als Ausbildungsnachweis
- Vorstellen bei den Kollegen und Kennenlernen der Klinik und der Abteilungen (zum Beispiel Organigramm, s. Abb. 2.4 und 4.1)

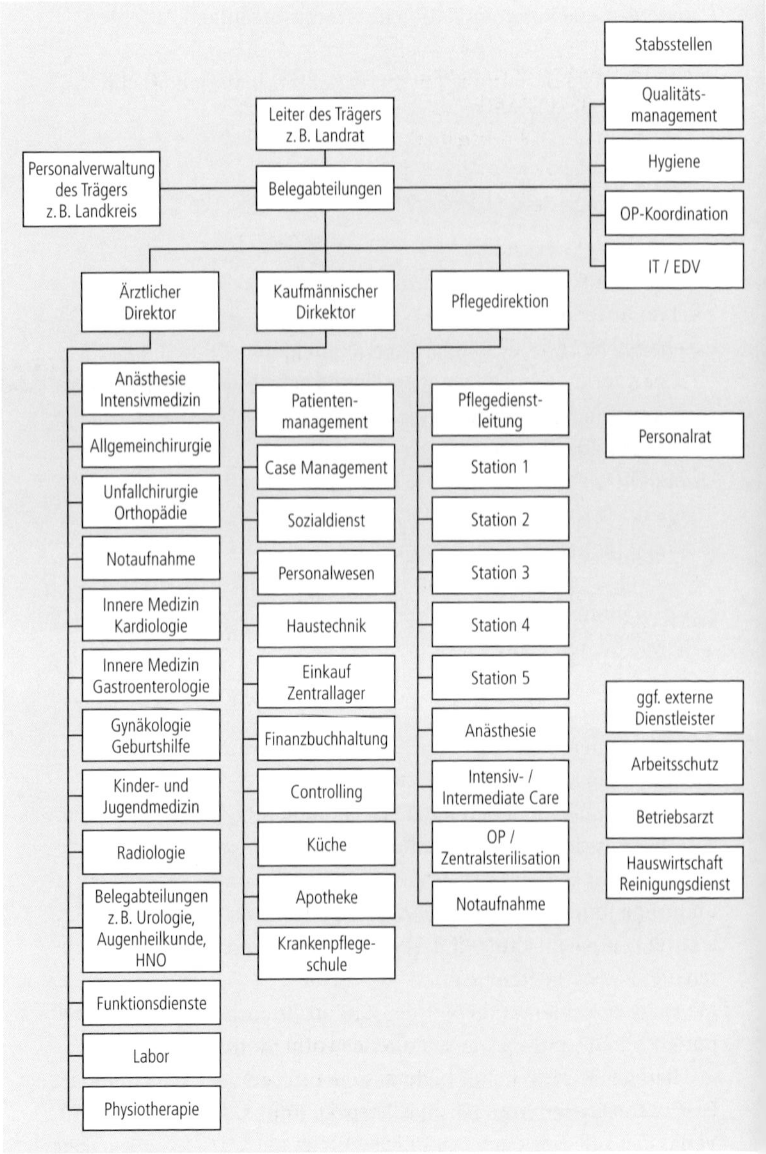

Abb. 2.4 ▶ Beispiel für ein Organigramm eines Krankenhauses

PraxisTipp

Gerade zu Beginn einer neuen Tätigkeit kann ein positiver erster Eindruck den weiteren Verlauf günstig beeinflussen:

- Präsentiere Dich vorteilhaft und zurückhaltend, z.B. frisch geduscht, diskretes Make-up.
- Trage angemessene, saubere Kleidung und Schuhe.
- Habe einen festen Händedruck bei der Begrüßung.
- Stelle Dich vor.
- Halte Blickkontakt.
- Notiere Dir die Namen und Telefonnummern von Ansprechpartnern.
- Achte auf eine ruhige Körpersprache (keine übertriebene Gestik/Mimik).
- Sprich mit angemessener Lautstärke.
- Strahle Arbeitsfreude und Optimismus aus.
- Vermeide Prahlerei/Wichtigtuerei.
- Zeige Dich gut informiert und geordnet.
- Halte die Dir empfohlenen Unterlagen und Hilfsmittel für die klinische Ausbildung bereit.
- Verstelle Dich nicht, sondern gebe Dich natürlich.

Leitbild der Klinik kennenlernen

Die meisten Kliniken/Krankenhäuser, unabhängig davon, ob sie von kommunaler Seite, von konfessionellen oder privaten Trägern betrieben werden, besitzen ein spezifisches Leitbild. Dies soll die Patienten und Angehörigen ansprechen und das Selbstverständnis der Klinikleitung und aller Mitarbeiter bei der Leistungserbringung motivieren und widerspiegeln. „Wir sind für Sie da" oder Aussagen, „dass der Mensch/der Patient, seine Würde und Persönlichkeit stets im Mittelpunkt stehen", sind häufig zu findende Formulierungen.

Häufige Begriffe in Leitbildern sind zum Beispiel Partnerschaft, Patientenorientierung, Qualität, Respekt, Toleranz, Verantwortung, Verlässlichkeit, Vertrauen und nicht zuletzt auch Wirtschaftlichkeit. Maximen der Arbeit in modernen Krankenhäusern sind Eigenschaften wie effektiv, engagiert, freundlich, gemeinsam, kollegial, kompetent, offen, patientennah, professionell, transparent, verständnisvoll. Der Praktikant/Schüler steht zum Beispiel in der Notaufnahme als Mitarbeiter in der vordersten Linie. Er ist Teil des Krankenhauses und muss diese Position verantwortungsvoll und im Einklang mit sich und seiner Klinik wahrnehmen. Auch von jemandem, der nur kurze Zeit dort tätig ist, wird man diese Einstellung erwarten. Umgekehrt wird damit das Klinikpraktikum einmal mehr zu einem Ort, an dem eindrucksvoll die aktuelle Gesundheitsversorgung in unserem Land, mit allen positiven und negativen Aspekten, erlebt werden kann.

PraxisTipp

Als Praktikant/Schüler tust Du gut daran, Dich über das Leitbild des Krankenhauses, an dem Du tätig wirst, schon im Vorfeld zu informieren. Dabei können z.B. in einem konfessionellen Haus die Schwerpunkte etwas anders ausgerichtet sein als an einer kommunalen Klinik.

Als Praktikant/Schüler sollte man sich zu dem Leitbild „seiner Klinik“ bekennen (können) und sich als Aushängeschild verstehen und entsprechend verhalten. Du solltest deshalb nur dann in einer Klinik tätig werden, wenn Du Dich mit deren Leitbild identifizieren kannst. Ansonsten findet sich sicher eine andere Klinik, an der Du Dich wohler fühlst und deren Ziele Du besser mit Deinen eigenen Vorstellungen und Werten in Einklang siehst.

Checkliste „Der erste Tag in der Klinik“

- Leitbild der Klinik kennenlernen
- wesentliche Orientierungspunkte kennenlernen
- individuelles Ausbildungsziel und Inhalte der klinischen Ausbildung abgleichen
- Informationen geben lassen/einholen zu:
  - Ablauf und Dienstzeiten
  - Arbeitsplätze (Klinikrundgang)
  - Ansprechpartner

  - Kleidung im Klinikbereich/am Arbeitsplatz und Umkleiden
  - Unterkunft/Verpflegung
  - Geräteeinweisungen und Vorschriften
  - Art der Dokumentation der geleisteten Zeiträume und Maßnahmen
- Grundsätze des Verhaltens gegenüber Patienten, Angehörigen und Kollegen klären.
- Vorgehen bei Problemen klären.
- Bei Kollegen, Vorgesetzten und Ärzten vorstellen.
- Feedbackgespräch mit anleitenden Personen führen: Was hat gut geklappt? Wo gab es Schwierigkeiten? Was können wir verbessern?

Allgemeine Verhaltensregeln

- Unfallverhütungsvorschrift: keine Armbanduhr, kein Schmuck, keine Ringe
- Hygienerichtlinien: kein Nagellack, keine künstlichen Fingernägel, lange Haare zum Zopf zusammenbinden
- Klinikregelungen z. B.:
  - In Dienstkleidung sichtbare Piercings bzw. Tätowierungen abdecken.
  - Mitführen bzw. Benutzung von privaten Handys
- hygienische Händedesinfektion
  - vor und nach Patientenkontakt und -umgebung
  - vor aseptischen Tätigkeiten
  - nach Kontakt mit potenziell infektiösem Material
  - nach Handschuhtragen
- Umgang mit Geräten/Medizinprodukten:
  → Keine Geräte/Medizinprodukte bedienen, für die man nicht eingewiesen wurde (Einweisungen sind eine „Holschuld“)!

Alle Tätigkeiten, insbesondere Maßnahmen am Patienten, nur auf Anordnung und unter direkter Aufsicht durchführen!

PraxisTipp

- Lege Pausen ein, gehe zur Toilette usw. (Rücksprache halten) → Danach wieder Hygieneregeln beachten!
- Iss und trink während des Tages ausreichend → nicht nur Kaffee, sondern auch Wasser.
- Suche mit den Ärzten und Pflegekräften das Gespräch und stelle überlegte Fragen.

Steckbrief
Angesichts der Unmöglichkeit sich bei der Vielzahl von Mitarbeitern mit unterschiedlichen Arbeitszeiten bei allen persönlich vorzustellen, empfiehlt sich ein Aushang mit persönlichen Informationen, anhand dessen sich Kollegen informieren können (s. Abb. 2.5).

2.5.2 Kommunikation im Beruf

Bei der klinischen Ausbildung gelten – genau wie bei jeder anderen zwischenmenschlichen Kommunikation – Eigenheiten und Regeln, an denen Praktikanten/Schüler genauso Anteil haben wie Klinikmitarbeiter und Patienten. Ein grundlegendes Verständnis der Mechanismen und Abläufe bei der Kommunikation erleichtert die Zusammenarbeit im Alltag und verbessert das Lernergebnis während der gesamten klinischen Ausbildung.

PraxisTipp

- Saubere Kleidung und sicheres Auftreten vermitteln Professionalität.
- Stelle Dich immer mit Namen und Funktion vor.
- Umgang mit Patienten:
  - Begib Dich auf Augenhöhe des Patienten, wahre aber trotzdem möglichst die persönliche Distanz.
  - Kündige Körperkontakt und Maßnahmen immer an.

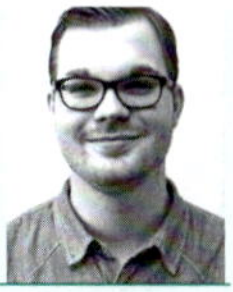

VORSTELLUNG

Name Vorname

Ausbildungsträger/Arbeitgeber

Ausbildungsziel

Zeitraum der klinischen Ausbildung

Bisherige berufliche/rettungsdienstliche Ausbildung

Was ich besonders in diesem Ausbildungsabschnitt lernen/üben möchte:

Persönliches/Hobbys:

Ich freue mich auf eine interessante klinische Ausbildung!

Unterschrift

PS: In der Kürze der Zeit wird es mir nicht gelingen, mich bei allen persönlich vorzustellen. Dafür bitte ich um Verständnis. Sollte ich es bei Ihnen versäumt haben, sprechen Sie mich bitte an.

ABB. 2.5 ▶ Vorschlag für einen persönlichen Steckbrief als Aushang am „Whiteboard“

PlusWissen: Kommunikation

- Kommunikation hat immer einen sachlichen und einen emotionalen Anteil.
- Kommunikation besteht immer aus einem Wechselspiel der Beteiligten.
- Der größte Teil unserer Kommunikation findet nonverbal statt.
- Kommunikation ist störanfällig, es kann jederzeit zu Missverständnissen kommen.

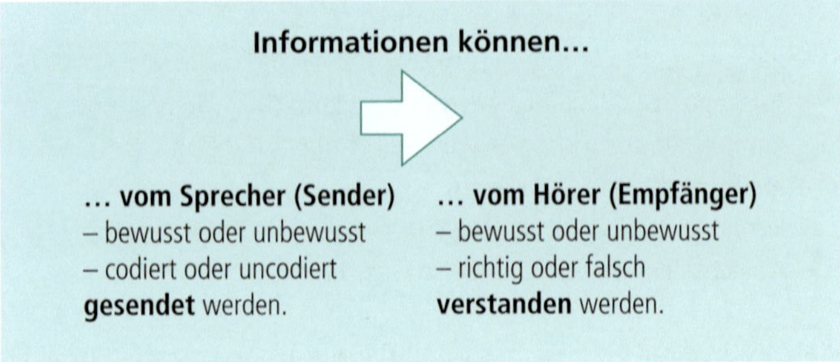

Abb. 2.6 ▶ Sender-Empfänger-Modell

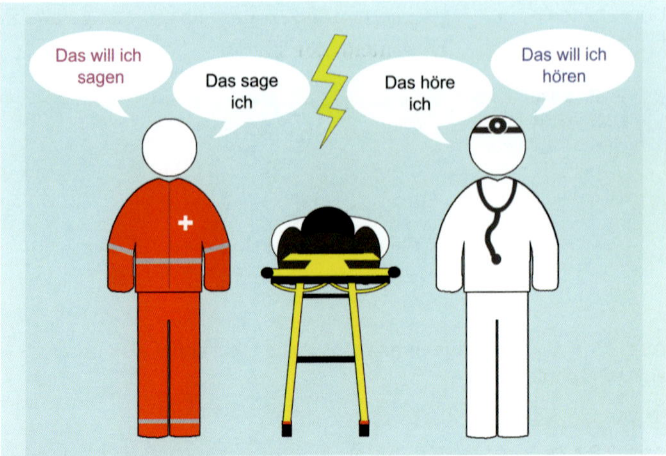

Abb. 2.7 ▶ Kommunikationsprobleme

Kommunikationskanäle:

- verbal (gesprochenes Wort, explizit erklärte Worte)
- paraverbal (Tonfall, Stimme, Lautstärke, Tempo, Pausen)
- nonverbal (Körperhaltung, Mimik, Gestik, Blickkontakt)

Die vier Seiten einer Nachricht (s. ABB. 2.8):

- Selbstoffenbarung (Sicht des Senders)
  - Sender teilt etwas über sich selbst mit
  - Ausdruck persönlicher Absichten/Empfindungen
- Sachinhalt (objektiver Inhalt)
  - rein sachlicher Inhalt einer Nachricht
- Beziehungsebene (sozialer Aspekt)
  - Aussage über Beziehung/Verhältnis zum Gesprächspartner
  - kann verdeutlichen, was vom Gegenüber gehalten wird
- Appell (gewünschte Wirkung)
  - konkrete Aufforderung, etwas zu tun
  - Absicht des Senders, ein Ziel zu erreichen

Ziel des ersten Kennenlernens und der Einführung in die klinische Ausbildung für Praktikanten/Schüler und Ausbildende ist es, schnell eine gemeinsame Sprache und eine sachlich-effektive Kommunikationsebene zu finden. Eine eindeutige Kommunikation ist gerade in kritischen Bereichen, wie einem Klinikbetrieb, besonders wichtig.

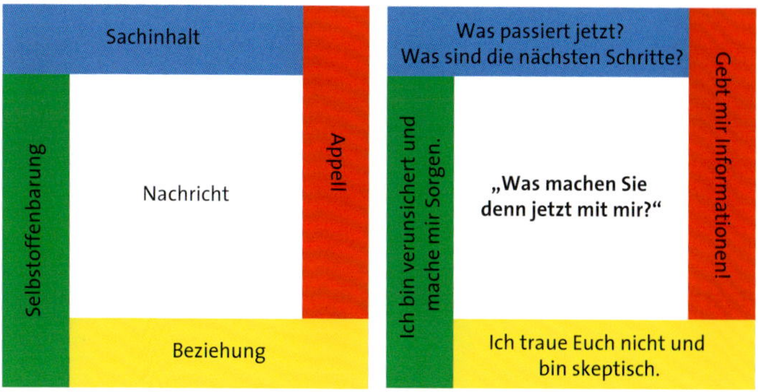

ABB. 2.8 A / B ▶ a) Vier Seiten einer Nachricht nach Schulz von Thun, b) Situation beim Einstieg in die klinische Ausbildung

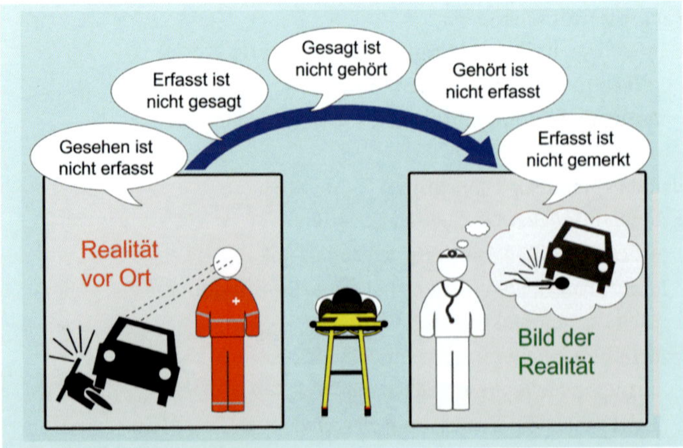

Abb. 2.9 ▶ Informationsverfälschungen und -verluste bei der Übergabe von Patienten in der Notaufnahme

Fehler können durch eine „richtige" Kommunikation verhindert werden. Allerdings kann nur bedingt darauf Einfluss genommen werden, wie der Empfänger die Botschaft decodiert und welchen der vier Aspekte einer Botschaft er letztlich wahrnimmt. Umso wichtiger ist es, sich bewusst zu sein, dass der Hörer nicht zwangsläufig das versteht, was der Sprecher gesagt hat.

PraxisTipp

Sobald Du nicht sicher bist, ob Du etwas „richtig" verstanden hast, empfiehlt es sich, nochmals nachzufragen. Das verhindert Missverständnisse.

Bei der Delegation von ärztlichen Maßnahmen sollte generell die gehörte Anweisung laut wiederholt werden (Read-Back-Verfahren).

Bestandteile der Kommunikation in der klinischen Ausbildung

Vorbesprechung (Briefing)

- Klärung der Aufgabe
- Ausräumung von Unklarheiten
- Festlegung des Vorgehens

Rückmeldung (Feedback)

- Informationsfluss während der Tätigkeit
- Bestätigung des gewünschten Ablaufs
- Vermeidung von Problemen und/oder Komplikationen

Nachbesprechung (Debriefing)

- Beurteilung des Gesamtergebnisses
- Heraushebung von positiven Aspekten
- Identifizierung von Schwächen und/oder Fehlentscheidungen

Informationen einholen

- Fragen an ausbildende Ärzte, Praxisanleiter, weitere Mitarbeiter:
  - knapp, klar und unmissverständlich
  - zum richtigen Zeitpunkt
- Vorhandenes Vorwissen und Interesse erkennen lassen.
- Vom Befragten aufgrund seiner Kompetenz (leicht) zu beantworten.
- Weiterführenden Wissenstransfer einleiten.
- Zusammenarbeit fördern.

Kommunikation mit Patienten

- Vorstellen beim Patienten (Name und Funktion)
- Einfache Sprache verwenden, möglichst keine Fachbegriffe (wenn unbedingt nötig, dann erklären).
- Über Vorgehen und Maßnahmen aufklären.
- Verständnis, Empathie und ggf. Geduld zeigen.
- Stets Ruhe bewahren.
- Patienten fragen, ob Angehörige anwesend sein dürfen.

PraxisTipp

Vertrauen zum Patienten aufbauen:

- Schaffe eine positive Atmosphäre (Respekt zeigen, zuhören, fragen, vorurteilsfrei, wertschätzend).
- Trete ruhig, sicher, nicht überheblich oder besserwisserisch auf.
- Suche und halte Blickkontakt; beobachte die Stimmung/Reaktion.

- Entschuldige Dich für Wartezeit, Verzögerungen usw. (auch wenn sie nicht persönlich verschuldet sind).
- Setze individuelle Wünsche des Patienten, z.B. bei der Lagerung, bestmöglich um.
- Wende Dich während der Durchsicht der Unterlagen und dem Abarbeiten der Checklisten immer wieder dem Patienten zu; suche Blickkontakt.
- Erkläre beim Durchführen von Maßnahmen diese stets und halte das Gespräch am Laufen.
- Führe keine Kollegengespräche „über den Patienten hinweg“, z.B. über Abläufe im OP, andere Mitarbeiter oder persönliche Angelegenheiten („kein Geschwätz“).

Merke

Grundregeln der Kommunikation:

- Gehe so mit dem Patienten um, wie Du Dir den Umgang für Deine Angehörigen und Dich wünschen würdest.
- Benutze eine situationsgerechte, dem Patienten verständliche Wortwahl – vermeide Fremdwörter und Fachbegriffe, negative Bilder, abfällige Bemerkungen.
- Behandle Patienten, auch (anscheinend) Bewusstlose, so, als wären sie wach.

Kommunikation mit Angehörigen

- Sich auch bei Angehörigen immer vorstellen.
- Einfache Sprache verwenden, möglichst keine Fachbegriffe.
- Über Ablauf und Maßnahmen informieren (Schweigepflicht!).
- In besonders belastenden Situationen Hinzuziehung von Kriseninterventionsteam/Seelsorger anregen.
- besonders einfühlendes Vorgehen bei Kindern als Patienten

Einbindung von Angehörigen

Einholung von Informationen:

- Erfassung der Patientendaten
- Kontaktmöglichkeiten (Mobiltelefon)

- Vorerkrankungen, Operationen
- Medikamenteneinnahme, Allergien
- intellektueller geistiger Zustand (z. B. Demenz)
- Selbstständigkeit, Pflegebedarf
- Patientenverfügung, Vorsorgevollmacht, Einrichtung einer Betreuung
- Wertvorstellungen/Wünsche: Intensivtherapie, Intubation, Beatmung, Dialyse, Wiederbelebungsmaßnahmen usw.

PlusWissen: Gesprächsbedarf der Angehörigen

- Information über Erkrankung, deren Art und Schwere
- Ansatzpunkte der Diagnostik und Therapie
- Entwicklung des Zustandes
- erwartete Überlebensaussichten
- Erleben des aktuellen Zustandes, Schmerzen
- weitere Behandlungsoptionen bzw. Therapiebegrenzung
- Mitteilungen über Zustand, Werte und Wünsche des Patienten

Kommunikation im Team

- Die Individualität und die persönlichen Werte der Kollegen respektieren.
- Eventuelle Missstimmungen, Störungen und Konflikte frühzeitig und offen, möglichst sofort nach ihrem Auftreten klären.
- Ansichten vorwurfsfrei in „Ich-Aussagen" formulieren.
- Nicht über (abwesende) Personen sprechen, sondern mit den Menschen reden.
- „Recht haben" ist meist keine Frage einer irgendwie gearteten objektiven „Wahrheit", sondern der jeweiligen subjektiven „Perspektive".
- Eigenes Kommunikationsverhalten im Austausch mit Kollegen und Bekannten regelmäßig und sorgfältig reflektieren.

Grundsätze der Teamarbeit – Crew Resource Management

Die Leitsätze des Crew Resource Managements (CRM) nach Rall und Gaba (2009) zu einer sicheren und effektiven Zusammenarbeit sind:

- Kenne Deine Arbeitsumgebung (Technik und Organisation).
- Antizipiere und plane voraus.
- Fordere frühzeitig Hilfe an.
- Übernimm die Führung oder sei ein gutes Teammitglied mit Beharrlichkeit.
- Verteile die Arbeitsbelastung (10-für-10-Prinzip).
- Mobilisiere alle verfügbaren Ressourcen (Personen und Technik).
- Kommuniziere sicher und effektiv – sag, was Dich bewegt.
- Beachte und nutze alle vorhandenen Informationen.
- Verhindere und erkenne Fixierungsfehler.
- Habe Zweifel und überprüfe („Double Check“), verifiziere Annahmen.
- Verwende Merkhilfen und schlage nach.
- Reevaluiere die Situation immer wieder, wende das 10-für-10-Prinzip an.
- Achte auf gute Teamarbeit, unterstütze andere und koordiniere Dich mit anderen.
- Lenke Deine Aufmerksamkeit bewusst.
- Setze Prioritäten dynamisch.

Wichtiges Merkmal des CRM ist das sog. 10-für-10-Prinzip. Das Prinzip „10 Sekunden für 10 Minuten“ bedeutet, dass (symbolisch) 10 Sekunden Zeit für eine überlegte Planung der Arbeit in den kommenden (symbolischen) 10 Minuten investiert werden:

- Kurz die Situation rekapitulieren.
- Im Team den weiteren Weg festlegen.
- Alle Mitglieder des Teams auf das gleiche Ziel ausrichten.

Checkliste für eine gute Zusammenarbeit im Team

- Information und Kommunikation sind die Basis für vertrauensvolle und effektive Zusammenarbeit.
- Partnerschaftliche Kooperation ist Verpflichtung für alle Mitarbeiter.

- Jeder Mitarbeiter erfüllt Aufgaben in eigener Kompetenz und Verantwortung.
- Jeder berücksichtigt und unterstützt die besonderen Aufgaben und Anliegen der Partner.
- Eigene Maßnahmen werden mit Partnern abgesprochen.
- Prioritäten werden beachtet, ohne dass die Erfüllung anderer wichtiger Aufgaben vernachlässigt wird.
- Festgestellte Mängel werden im Rahmen von gemeinsamen Besprechungen identifiziert und Ansätze zu ihrer zukünftigen Vermeidung gesucht.

2.5.3 Kulturelle / religiöse Aspekte in der medizinischen Behandlung

Kommunikationshindernisse wie unterschiedliche geografische oder soziale Herkunft, abweichende Religionszugehörigkeit und Wertesysteme sowie eine verschieden verlaufene Sozialisation begünstigen:
- fehlenden gegenseitigen Respekt
- folgenreiche Missverständnisse
- mangelhafte Zusammenarbeit.

Ansatzpunkte zur Überbrückung von Differenzen:
- Eigene Werte, Grundsätze und Anschauungen hinterfragen.
- Vorurteile überprüfen, hinterfragen und revidieren.
- Umgangsformen und nonverbale Kommunikation aus anderen Ländern erlernen, insbesondere auch mit Angehörigen, Kindern, Alten und Kranken im Familienzusammenhang bewusst erfahren.
- Unterschiedliche Auffassung von Schmerz, Krankheit und Tod in fremden Kulturkreisen wahrnehmen und damit umgehen können.
- Die Existenz anderer Gesetze und religiöser Rituale außerhalb des christlich-abendländischen Raumes zur Kenntnis nehmen und sie in den Grundlagen kennen.

2.5.4 Gewalt gegen Einsatzkräfte und Klinikpersonal

- Verbale/körperliche Angriffe gegen Einsatzkräfte und Klinikpersonal gibt es immer häufiger, die Dunkelziffer ist sehr hoch.
- Unterschieden wird zwischen:
  - verbaler Gewalt (Worte)
  - nonverbaler Gewalt (Gesten)
  - physischer Gewalt (körperlicher Angriff).
- Angreifer stehen häufig unter Alkohol-/Drogeneinfluss oder sind psychiatrische Patienten.
- Gefahr: Behandelndes Personal befindet sich in persönlicher oder sogar intimer Distanzzone des Patienten.
- Aus- und Fortbildung mit folgenden Schwerpunkten können helfen, besser vorbereitet zu sein:
  - Eigensicherung
  - Verhalten im Fall eines Angriffs (oder bei potenzieller Gefahrensituation) und Selbstverteidigungstechniken
  - Umgang mit gefährlichen Gegenständen
  - verbale Deeskalationstechniken

PraxisTipp

- In gefährlichen Situationen: Nicht den Helden spielen (wollen)!
- Häufig sind Übergriffe nicht oder nur schwer vorhersehbar.
- Oberstes Ziel → Weitere Eskalation und somit körperliche Gewalt verhindern; dazu:
  - Immer mindestens zu zweit an potenziell aggressiven Patienten arbeiten und Fluchtweg bedenken.
  - Blickkontakt zum Patienten halten.
  - Auf gefährliche Gegenstände in der Nähe des Gegenübers achten (Ort für Behandlung/Kontakt geeignet?).
  - Gefährliche Konstellationen im Gespräch deeskalieren.
  - Im Zweifelsfall gilt: Flucht vor Verteidigung!
  - Security (in vielen Notaufnahmen vorhanden) hinzuziehen.
  - Bei Eskalation Notruf absetzen (hausintern und Polizei).

Allgemeine Kenntnisse und Maßnahmen

3

Inhalt

3.1 Hygiene

3.1.1 Persönliche Hygiene

- tägliche Körperhygiene, gründliche Händereinigung
- tägliches Wechseln der Unterwäsche und Socken
- Fingernägel kurzgeschnitten, sauber gereinigt, nicht lackiert
- keine künstlichen Nägel

3.1.2 Hygienische Händedesinfektion

Die wichtigste allgemeine Maßnahme im Krankenhaus ist die hygienische Händedesinfektion. Sie wird Patienten, Angehörigen und Mitarbeitern schon im Eingangsbereich der Krankenhäuser angeboten.

Indikation

- beim Betreten der Klinik → Schutz der Patienten vor mitgebrachten Erregern
- beim Verlassen der Klinik → Schutz für sich und die Angehörigen vor Krankenhauskeimen

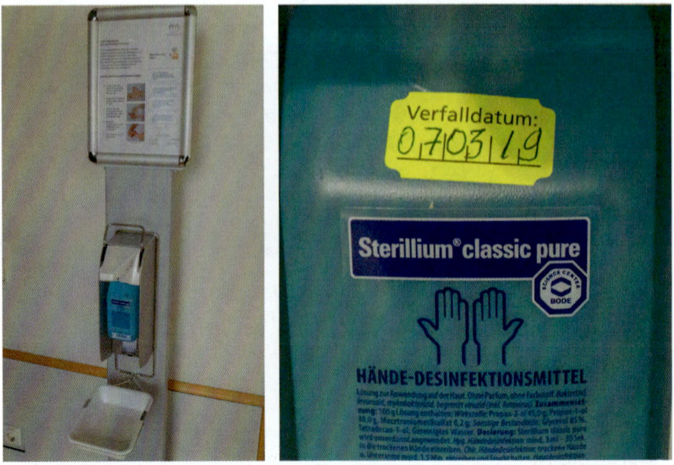

Abb. 3.1 a / b ▶ a) Desinfektionsmittelspender mit Beschriftung, b) Angabe des Verfalldatums

- vor und nach jedem Patientenkontakt und dessen unmittelbarer Umgebung
- nach Kontakt mit potenziell infektiösen Hilfsmitteln
- insbesondere vor aseptischen Tätigkeiten, z. B. Zubereitung von Injektions- bzw. Infusionslösungen
- vor jeder Konnektion/bei jeder Diskonnektion z. B. von Drainagen, Sonden
- vor jeder Durchführung invasiver Maßnahmen, z. B. Legen von Kathetern
- nach dem Tragen von Einweghandschuhen

Durchführung

Entsprechend den Vorgaben des Herstellers z. B.

- ausreichend Desinfektionsmittel (volle Hohlhand) auf die trockenen Hände
- auf den Händen bis einschließlich den Handgelenken sorgfältig verreiben, Daumen, Fingerzwischenräume, Fingerkuppen, Nagelfalze nicht vergessen
- Einwirkzeit: ca. 30 sec (Herstellerangaben beachten)

PraxisTipp

Ständiges Händewaschen schadet der Haut, damit also nicht übertreiben. Hände sollen laut Hygienerichtlinien bei sichtbarer Verschmutzung gewaschen werden. Aber auch bei wissentlicher Verschmutzung, die nicht sichtbar ist, und bei Unwohlsein, sollen die Hände gewaschen werden.

PlusWissen: Hautpflege

Die Haut hat eine wichtige Schutzfunktion. Intakte und gut gepflegte Haut bietet Keimen wenige Möglichkeiten, sich festzusetzen und übertragen zu werden. In unbeschädigte Haut können Keime nur schwer eindringen.

Belastung der Haut

Durch die Arbeit am Patienten und das häufige Desinfizieren der Hände mit alkoholischen Lösungen (Ablösung des natürlichen

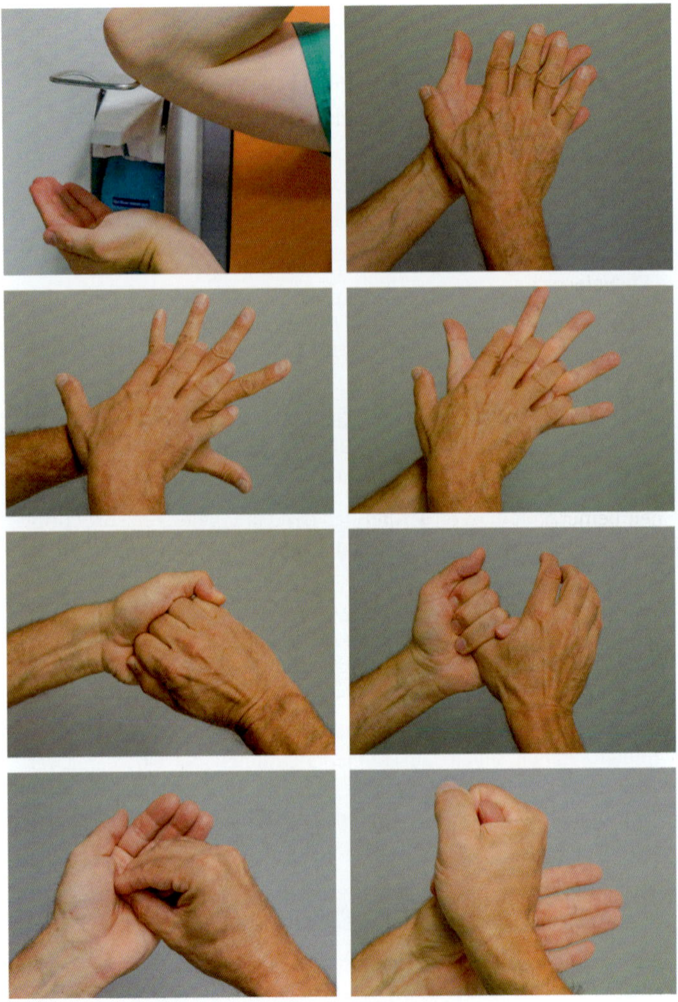

Abb. 3.2 a–h ▶ Hygienische Händedesinfektion:
a) ausreichend Desinfektionsmittel (D) z. B. drei Hübe entnehmen,
b) D auf Handflächen bis zu den Handgelenken verreiben,
c) D auf beiden Handrücken bis zu den Handgelenken verreiben,
d) D zwischen den gespreizten Fingern verreiben,
e) D an den Fingerkuppen verreiben, f) D am Daumen verreiben,
g) D auf den Fingerspitzen verreiben, h) D am Daumenballen verreiben

Schutzfilms) ist die Haut besonders beansprucht und Schädigungen ausgesetzt. Einweghandschuhe können effektiv vor Hautschädigungen schützen. Verunreinigte Hände müssen sofort desinfizierend gereinigt und anschließend gepflegt werden.

Hautschutz

Eine intakte Hautoberfläche verhindert die Übertragung von Keimen. Sie muss deshalb während der Arbeitszeit durch

- Hautreinigung
- hygienische Händedesinfektion
- Tragen von Einweghandschuhen

vor Schädigungen, z.B. kleinen Einrissen, bewahrt werden. Dem Hautschutz dienen vor allem Cremes vom Typ „Protect".

Hautpflege

Je besser die Haut gepflegt ist, desto leichter ist sie zu desinfizieren. Schon bei kleineren Läsionen wird man beim Desinfizieren ein Brennen bemerken und die Notwendigkeit des Schutzes und der Pflege erkennen.

Die Regeneration der geschädigten Haut kann durch geeignete Pflegemittel und Emulsionen vom Typ „Repair" unterstützt werden. Sie können der Haut durch feuchtigkeitsbildende Substanzen den verloren gegangenen Schutzfilm zurückgeben, das Austrocknen verringern und die Ausweitung von entstandenen kleinen Einrissen vermeiden.

Regelmäßiges Eincremen der Hände

Maßnahmen zum Schutz und Pflege der Haut (pH-neutral, mit feuchtigkeitsbildender Rückfettung) sind jeweils durchzuführen

- vor Arbeitsbeginn
- nach dem Händewaschen
- vor Arbeitspausen
- nach häufigen Hautdesinfektionen („zwischendurch")
- am Arbeitsende
- in der Freizeit.

s.a. Hautschutzplan (Aushang am Handwaschplatz)

3.1.3 Bekleidung

- **Schutzkleidung:** Bekleidung, die in der gesamten Klinik getragen werden kann (Typ „Arztkittel"), für die verschiedenen Berufsgruppen oft unterschiedlich, in jeweils typischen Farben, z.B. Pflegepersonal Station: weiß, Krankenpflegeschüler: hellblau, Reinigungsdienst: hellgrün usw.
- **Bereichskleidung:** Bekleidung, die nur innerhalb eines umschriebenen Klinikbereiches getragen wird, z.B. OP: dunkelgrün, Intensivstation: dunkelblau. Beim Verlassen des Bereiches wird sie abgelegt. Bei der Rückkehr erfolgt eine Neueinkleidung.

3.1.4 Verhalten bei Eigenverletzung

Schnitt- und Nadelstichverletzung

- Erste Hilfe leisten, anleitende Person informieren
- Stichkanal/Wunde bluten lassen bzw. Blutfluss steigern
- Einsatz von alkoholischen Desinfektionsmitteln
- Desinfektionsmittel einwirken lassen (mind. vier Minuten)
- Vorstellung beim Durchgangsarzt (D-Arzt) und Unfallmeldung
- Impfschutz gewährleistet?

PraxisTipp

Um das Verletzungsrisiko zu senken, konsequent sichere Kanülen und geeignete Abwurfbehälter verwenden (kein Recapping).

Verhalten bei Schleimhautkontakt mit potenziell infektiösem Material

- ausspucken und gründliche Spülung mit klarem Wasser
- Vorstellung beim D-Arzt und Unfallmeldung

3.1.5 Umgang mit sterilem Material

- Sicherheitsabstände zu sterilen Bereichen einhalten
- sterile Artikel korrekt anreichen

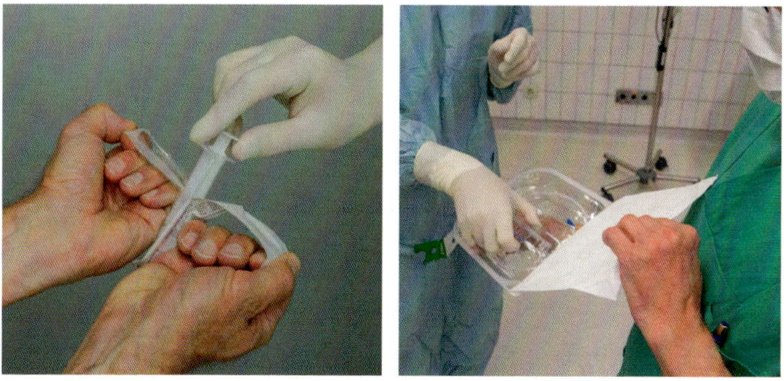

Abb. 3.3 a / b ▶ Steriles Anreichen einer Spritze, b) Anreichen von sterilem Material

Vorratshaltung

- Entnahme der Artikel mit dem kürzesten Haltbarkeitsdatum

3.1.6 Benutzung unsteriler Einweghandschuhe

Indikation

- vor Patientenkontakt und in -umgebung (z. B. Bett, Nachttisch)
- vor Kontakt mit potenziell infektiösem Hilfsmittel (z. B. Urinbeutel, Redon-Flasche)

Durchführung

- Das Anziehen erfolgt wie bei Haushalts-, Garten- oder Arbeitshandschuhen durch einfaches Überstreifen.
- beim Ausziehen Kontamination der Hände und der Umgebung vermeiden
  - Handschuh der anderen Hand am oberen Rand ergreifen und diesen halb auf die Hand herunterziehen, sodass die Innenseite nach außen gedreht wird.
  - Mit der halb ausgezogenen Hand den oberen Rand des anderen Handschuhs ergreifen und diesen ganz herunterziehen.
  - Mit der „befreiten" Hand die ineinander steckenden Einweghandschuhe ergreifen und entsorgen.
  - hygienische Händedesinfektion

PraxisTipp

- Einweghandschuhe nur so lange wie nötig/so kurz wie möglich tragen. Unter den Einweghandschuhen werden die Hände feucht, was das Keimwachstum begünstigt („feuchte Kammer“).
- Nach korrekter Entsorgung hygienische Händedesinfektion durchführen!

3.1.7 Benutzung steriler Einweghandschuhe

Indikation

- invasive Maßnahmen, vor allem Punktionen und Anlage von Kathetern z. B.
  - Thoraxpunktion/-drainage
  - zentraler Venenkatheter
  - arterieller Zugang
  - Spinalanästhesie, Periduralanästhesie
  - Blasenkatheter

Anziehen steriler Einweghandschuhe

- hygienische Händedesinfektion
- Außenhülle der sterilen, doppelt verpackten Einweghandschuhe öffnen (Abb. 3.4 a)
- Innenverpackung entnehmen und auf geeigneter Unterlage aufklappen, wobei die beiden halb umgeschlagenen Einweghandschuhe sichtbar werden (Abb. 3.4 b)
- ersten Handschuh an der Innenseite ergreifen und der anderen Hand überstreifen, ohne die Außenseite zu berühren (Abb. 3.4 c)
- mit der jetzt behandschuhten ersten Hand den zweiten Handschuh am oberen umgeschlagenen Rand (an der Außenseite) ergreifen und vollständig über die zweite Hand streifen (Abb. 3.4 d).
- ersten Handschuh vollständig über die erste Hand ziehen (Abb. 3.4 e)
- beide Einweghandschuhe straffziehen (Abb. 3.4 f)
- ggf. fehlplatzierte Finger in ihrer Position korrigieren

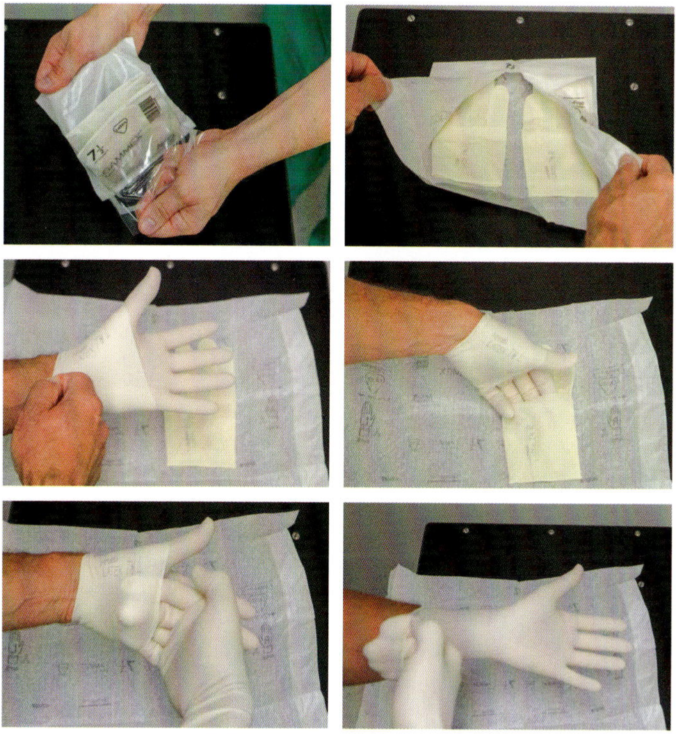

Abb. 3.4 a–f ▶ Sterile Einweghandschuhe anziehen: a) äußere Verpackung öffnen, b) Innenverpackung öffnen, c) erste Hand halb anziehen, d) zweiten Handschuh am oberen Rand greifen und anziehen, e) erste Hand vollständig überstreifen, f) beide Einweghandschuhe straffziehen

Ausziehen und entsorgen steriler Einweghandschuhe

- ersten Handschuh an der Innenseite ergreifen (Abb. 3.5 a) und zur Hälfte abstreifen, sodass die Innenseite nach außen gedreht wird (Abb. 3.5 b)
- mit der jetzt halb-behandschuhten ersten Hand den zweiten Handschuh am oberen Rand (Innenseite) ergreifen (Abb. 3.5 c)
- zweiten Handschuh (vollständig) von der zweiten Hand abstreifen, über den ersten Handschuh ziehen und beide, ineinander gezogen, gemeinsam entsorgen (Abb. 3.5 d)
- hygienische Händedesinfektion

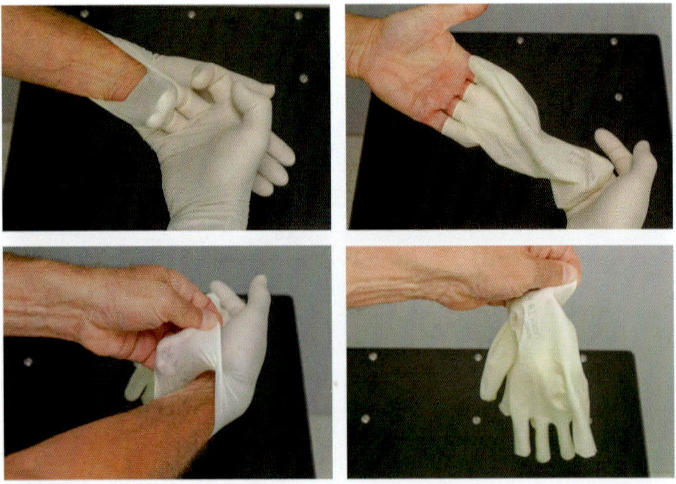

Abb. 3.5 a–d ▶ Sterile Einweghandschuhe ausziehen: a) ersten Handschuh von benutzter Seite her ergreifen, b) ersten Handschuh halb abstreifen, c) zweiten Handschuh von benutzter Seite ergreifen, d) zweiten Handschuh abstreifen und beide Handschuhe gemeinsam entsorgen

3.1.8 Multiresistente Erreger – Problemkeime – Krankenhausinfektionen (nosokomiale Infektionen)

- zumeist primäre Infektionen der Atemwege, Harnwege, Wunden mit sekundärer Ausbreitung, Sepsis und Multiorganversagen
- strikte Einhaltung der Hygieneregeln erforderlich (Isolierungsmaßnahmen, Kittelpflege)

PlusWissen: Behandlung mit sog. Reserveantibiotika

Reserveantibiotika sind zum Beispiel Vancomycin, Linezolid, Daptomycin, Tigecyclin.

Zur Behandlung von:

- Methicillin-resistenter Staphylococcus aureus (MRSA): häufig (primäre) Wundinfektionen

- Vancomycin-resistenter Staphylococcus aureus (VRSA)
- Vancomycin-resistente Enterokokken (VRE)
- multiresistenter Pseudomonas aeruginosa
- ESBL (Extended Spectrum Beta Lactamase Producing Bacteria, z. B. Enterokokken, E. coli): Bakterien, welche β-Lactam-Antibiotika (Penicilline, Cephalosporine) abbauende Enzyme bilden können
- 3 bzw. 4MRGN: Keime (z. B. Pseudomonas, E. coli), die gegen drei bzw. vier (gängige) Antibiotikagruppen, z. B. bei Atemwegs-, Harnwegsinfektionen, Durchfallerkrankungen, Sepsis, Multiorganversagen, resistent sind (Multidrug-Resistant Gram-Negative Bacteria)

3.1.9 Isolierungsmaßnahmen: „Kittelpflege“

Indikation

Pflege und Behandlung von Patienten mit akuten Infektionskrankheiten, z. B.:

- offene Tuberkulose
- Durchfallerkrankungen
- infizierte Wunde
- insbesondere bei multiresistenten Erregern
- hochansteckende Viruserkrankungen, z. B. Covid-19 (SARS-CoV-2)

Hilfsmittel

- Kopfhaube
- Mund-Nasen-Schutz, FFP2-/FFP3-Maske
- Überkittel, Schutzoverall
- Schutzbrille, Visier, Überschuhe
- Einweghandschuhe

Durchführung

- hygienische Händedesinfektion
- Überkittel, Kopfhaube, Mund-Nasen-Schutz anlegen
- Einweghandschuhe anziehen
- erforderliche Pflege/Behandlung am Patienten durchführen

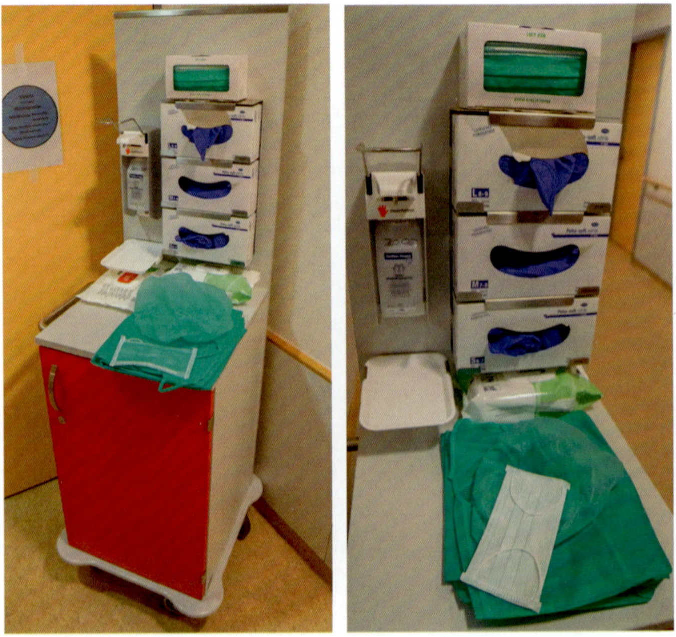

Abb. 3.6 a/b ▶ Kittelpflege: a) Ausstattung vor „Schleusenzimmer", b) Hilfsmittel

- Überkittel, Kopfhaube, Mund-Nasen-Schutz, Einweghandschuhe ausziehen (Reihenfolge s. Hygienestandard der Klinik)
- Material hygienisch korrekt entsorgen
- hygienische Händedesinfektion

PraxisTipp

Das Anlegen des Überkittels erfordert oft die Hilfe einer zweiten Person.

3.1.10 Innerklinischer Transport von Infektionspatienten

z. B. Patienten mit MRSA, VRE, SARS-CoV-2

Indikation

Transport zur

- Diagnostik (z. B. Computertomografie, CT)
- Therapie (z. B. Operation)
- Verlegung in andere Klinikeinheit

PraxisTipp

Beachte: Bei Patienten mit laufenden Organersatzverfahren, z. B. Beatmung, Katecholaminzufuhr, ist der Transport ein sehr aufwendiger Prozess.

Durchführung

Unterscheidung von Transporten

- ohne Infektionsgefahr, kein Übertragungsrisiko bei normalem Kontakt bzw. invasiven Maßnahmen → Basishygiene
- bei Patienten mit multiresistenten Erregern → Basishygiene plus erregerspezifische Zusatzmaßnahmen (z. B. Mund-Nasen-Schutz bei Atemwegsinfektionen, Abdeckung des Bettes mit frischem Laken, s. Hygieneplan der Klinik)
- bei Patienten mit Erregern mit speziellem Risiko (z. B. offene Tbc) → gezielte Isolierung
- **Sondersituation:** hochkontagiöse Erreger (z. B. Ebola, Lassafieber) → Unterbringung/Behandlung nur unter hochaufwendiger Isolation (z. B. besondere Klimaanlagen), in Spezialkliniken, Transport mit Spezialfahrzeug durch besondere Teams

Mitarbeitervorbereitung

- hygienische Händedesinfektion
- Überkittel anlegen, Kopfhaube, Mund-Nasen-Schutz (bei Atemwegsinfektion) anlegen
- Einweghandschuhe anziehen

Patientenvorbereitung
- hygienische Händedesinfektion
- bei Atemwegsinfektion: Patienten Mund-Nasen-Schutz anlegen
- frische Körperwäsche
- frischer Wundverband
- Bett mit frischem Laken abdecken

Transport
- erforderliche Unterlagen mitführen (Hygiene)
- Transportzeitpunkt mit Transportziel abstimmen, Transportbeginn mitteilen
- direkten Weg zum Transportziel wählen

Transportabschluss
- Einwegartikel korrekt entsorgen
- Scheuer-Wisch-Desinfektion patientennaher Flächen
- Wischdesinfektion benutzter Geräte (Herstellerangaben beachten)
- Einweghandschuhe entsorgen
- hygienische Händedesinfektion

3.1.11 Entsorgung von Hilfsmitteln / Material (potenziell septisch / infektiös)

Indikation
- Einwegartikel und Exkremente in entsprechende Behälter entsorgen
- Mehrwegartikel, z. B. Wäsche und Instrumente, der Wiederaufbereitung zuführen

Durchführung
- hygienische Händedesinfektion
- Einweghandschuhe anziehen (immer!)
- zu entsorgendes Material (Wäsche, Instrumente, Exkremente) in geeignete Behälter wegwerfen

- Einweghandschuhe ausziehen und entsorgen
- hygienische Händedesinfektion

3.1.12 Flächendesinfektion

Systematische Keimreduktion auf Oberflächen, z. B. Geräten, patientennahen Flächen, Arbeitsflächen, Fußböden usw., besonders nach Kontamination mit (möglicherweise) infektiösen Körperflüssigkeiten.

Durchführung (nach Hygieneplan)

- hygienische Händedesinfektion
- Einweghandschuhe anziehen
- grobe Verschmutzungen (z. B. Blut, Sekrete) mit Einwegwischtuch (Desinfektionsmittel getränkt) entfernen
- sorgfältiges Abwischen (Scheuer-Wisch-Desinfektion) mit geeignetem Desinfektionsmittel (vorgeschriebene Menge und Konzentration des Desinfektionsmittels und Einwirkzeit einhalten, Herstellerangaben und Hygieneplan beachten)
- Wischtuch, meist Einwegartikel, entsorgen
- Einweghandschuhe entsorgen
- hygienische Händedesinfektion

PraxisTipp

Die Sprühdesinfektion von Flächen ohne anschließendes Wischen ist unzuverlässig und belastet den Durchführenden (Inhalation des Desinfektionsmittels).

3.2 Allgemeine körperliche Untersuchung

- **Ausschluss:** vitale Bedrohung (<c>ABCDE-Schema, s. Tab. 3.1)
- **aktuelle Beschwerden**
  - Eigen- und/oder Fremdangaben
- **Allgemeinzustand**
  - Aussehen: Rötung, Blässe, Zyanose, Ikterus
  - Haltung, Bewegungen, Mimik
  - Pulsfrequenz, Blutdruck, Sauerstoffsättigung
  - Größe, Gewicht
  - Wasserlassen, Stuhlgang
- **körperlicher Befund**
  - Kopf: inklusive Augen, Mundhöhle, Halswirbelsäule, Glasgow Coma Scale (GCS)
  - Thorax: Herz, Lunge
  - Abdomen: Leber, Milz, Niere, Darm, Urogenitaltrakt, After
  - Extremitäten: Durchblutung, Motorik, Sensibilität (DMS-Kontrolle)
  - Haut: Schwellungen, Hautturgor, Narben, Hämatome, Schwitzen
  - Neurologie: Bewusstseinslage, Hirnnerven, Reflexe
  - differenzierte Untersuchung entsprechend den Beschwerden und dem Allgemeinbefund
  - apparative Zusatzuntersuchungen, z. B. Laboruntersuchungen, EKG, Sonografie, konventionelles Röntgen, CT, Magnetresonanztomografie (MRT)

3.2.1 Untersuchung Unfallchirurgie

Anamnese

- Unfallzeitpunkt
- Unfallmechanismus
- Situation vor Ort
- Erste-Hilfe-Maßnahmen

Tab. 3.1: Basisuntersuchung nach <c>ABCDE

<c>	**Critical Bleeding**	Offensichtliche, schwere Blutung?
A	**Airway**	Atemwege frei?
B	**Breathing**	Belüftung beider Lungenflügel? Sauerstoffversorgung?
C	**Circulation**	Kreislaufverhältnisse?
D	**Disability**	Bewusstseinslage (wach – ansprechbar – schläfrig – bewusstlos)? Orientierung (zeitlich, örtlich, zur Person, zur Situation)? GCS, Pupillen, DMS
E	**Exposure / Environment**	• Trauma? – Thorax – Abdomen/Becken – Schädel-Hirn-Trauma – Wirbelsäule (HWS, BWS, LWS) – Extremitäten (DMS distal) – Äußeres Genitale • Zusätzliche Schädigung? – Unterkühlung – Intoxikation (Drogen, Alkohol) • Vorerkrankungen? (SAMPLER[S]) – Atem- und/oder Herz-Kreislauf-System – Neurologie – Psychiatrie – Stoffwechselerkrankungen – Medikamenteneinnahme

Körperlicher Befund (IPAP-Schema)

- Inspektion
  - Schwellung
  - Fehlstellung
  - (abnorme) Beweglichkeit im Seitenvergleich, einschl. angrenzender Gelenke
  - Schmerzangabe
- Palpation
- Auskultation
- Perkussion

3.2.2 Temperaturmessung

Indikation

- Verdacht auf erhöhte Temperatur, Unterkühlung (Triage)
- vor, während und nach Operationen
- Routinekontrollen auf der Kranken- und Intensivstation

Hilfsmittel

- Thermometer (je nach Verfügbarkeit digitales, elektronisches oder Infrarotthermometer)
- Schutzhülle bzw. Einmaladapter

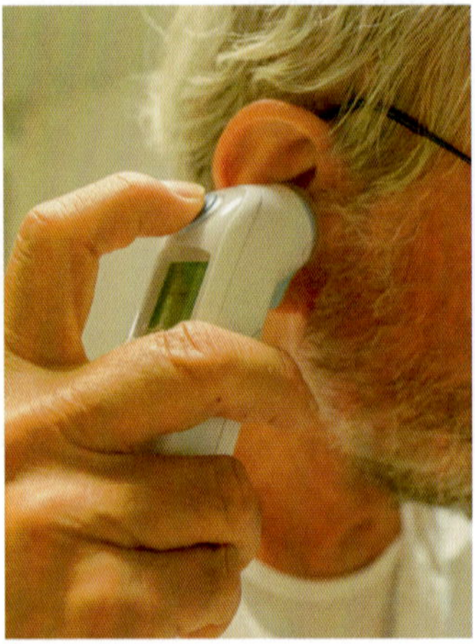

Abb. 3.7 ▶ Temperaturmessung

Durchführung

- hygienische Händedesinfektion
- Einweghandschuhe anziehen
- Thermometer je nach Modell verwenden
- Schutzhülle/Einmaladapter aufstecken
- Einschalten des Thermometers (ggf. automatisch)
- Thermometer vorsichtig einführen, z.B. ins Ohr
- auf entsprechende Taste drücken, Signalton abwarten
- Temperatur ablesen, Wert dokumentieren
- Material/Einweghandschuhe entsorgen
- hygienische Händedesinfektion

PraxisTipp

Elektronische Temperaturmessung mit Sonde im Mund-Rachen-Raum, z.B. während Operationen (insbesondere bei Benutzung von Umluftwärmegeräten) → Bei Mehrwegsonden Schutzhülle überziehen bzw. Einwegtemperatursonden verwenden.

3.3 <c> – Kritische Blutung (Critical Bleeding)

venös / arteriell: sofortige Blutstillung durch

- manuelle Kompression
- Druckverband
- Abdrücken des zuführenden Gefäßes
- Tourniquet
- ggf. Beckenschlinge

Tourniquet-Anlage

- nicht über der Kleidung anlegen (nur in Bedrohungslagen)
- handbreit distal der Achselhöhle bzw. Leiste
- mehr als 5 cm oberhalb der Blutung
- Kompression erhöhen bis Blutung sistiert
- Zeitpunkt dokumentieren
- Tourniquet ggf. nachziehen
- Erfolg der Maßnahme regelmäßig kontrollieren

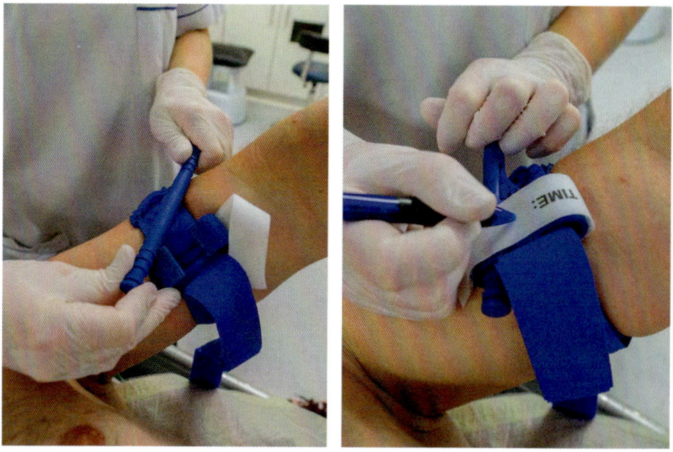

Abb. 3.8 a / b ▶ a) Anlegen des Tourniquets, b) Uhrzeit des Anlegens vermerken

3.4 A – Atemwege

3.4.1 Inhalation von Bronchodilatatoren

Indikation

- Atemnot
- COPD-Rückfall/Asthmaanfall
- anaphylaktische Reaktion

Hilfsmittel

- Sauerstoffquelle
- Sauerstoffmaske mit Medikamentenreservoir
- verordnetes Medikament

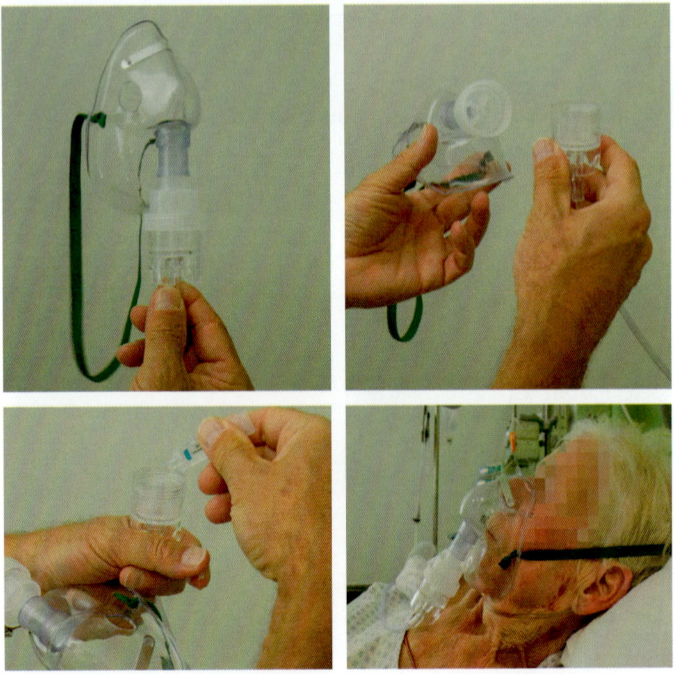

ABB. 3.9 A–D ▶ Medikamenteninhalation: a) Verneblermaske zur O_2-Inhalation, b) Vorbereitung der Maske, c) Einfüllen des Medikaments, d) Verneblermaske im Einsatz

Durchführung

- hygienische Händedesinfektion
- Material bereitstellen
- Einweghandschuhe anziehen
- Patienten über alle Maßnahmen informieren
- halbsitzende Lagerung des Patienten (Einsatz der Atemhilfsmuskulatur)
- Medikament (nach Herstellerangabe pur/verdünnt) in das Medikamentenreservoir der Maske einfüllen
- Sauerstoffquelle anschließen
- Patienten die Maßnahme erklären
- Sauerstoffmaske aufsetzen, auf richtigen Sitz achten, Nasenbügel anformen, Gummiband straffziehen
- Material/Einweghandschuhe entsorgen
- hygienische Händedesinfektion

PraxisTipp

- Überwachung des Patientenzustandes, der O_2-Sättigung und der Herzfrequenz, ggf. CO_2-Messung
- Flow muss mind. 5–6 l/min betragen, ansonsten kann es zur CO_2-Rückatmung kommen.

3.4.2 Absaugen (oral, nasal, endotracheal, über Tracheostoma)

Indikation

- Atemnot bzw. (teilweise) Atemwegsverlegung durch Sekret, Blut, Erbrochenes im Mund-Rachen-Raum (einschl. Tracheostoma)
- vor der Extubation

Hilfsmittel

- offene/geschlossene Absaugsysteme
- Absauggerät, elektrisch oder mit Vakuum betrieben
- Absaugschlauch mit Saugunterbrecher (Fingertip)
- geeignete Absaugkatheter (s. Tab. 3.2)

Tab. 3.2: Katheter zum endotrachealen / nasalen / oralen Absaugen

Endotrachealtubus, innen [mm]	Durchmesser [Ch]	Durchmesser [mm]	Kennfarbe
3,0–3,5	5	1,7	Grau
4,0–4,5	6	2,0	Hellgrün
5,0–6,0	8	2,7	Blau
6,5–7,0	10	3,3	Schwarz
7,5–8,0	12	4,0	Weiß
8,5–9,0	14	4,7	Dunkelgrün
Nasales Absaugen	16	5,3	Orange
Orales Absaugen	18	6,0	Rot
Orales Absaugen	20	6,6	Gelb

PraxisTipp

Umrechnung: 1 Ch = 1/3 mm → 3 Ch = 1 mm

Durchführung

- hygienische Händedesinfektion
- Material bereitstellen, Absauggerät testen
- Einweghandschuhe anziehen
- Festlegung der Einführtiefe des Absaugkatheters
  - oral: Abstand Mundwinkel zum Ohrläppchen, z.B. 9–10 cm
  - nasal: Abstand Nasenspitze zum Ohrläppchen, z.B. 10–12 cm
  - endotracheal/über Tracheostoma: 1–2 cm über Tubus- bzw. Trachealkanülenende
- bestmögliche Präoxygenierung
- Absaugkatheter auf den Absaugschlauch mit Fingertip stecken
- Absauggerät einschalten, Sog auf 0,4 bar einstellen
- Absaugkatheter ohne Sog in gewünschte Tiefe vorsichtig einführen
- Absaugkatheter unter (intermittierendem Sog) zurückziehen
- Absaugvorgang max. 15 sec
- Sekret beurteilen: Menge, Farbe, Konsistenz

- Absaugschlauch bzw. Fingertip durchspülen, ggf. desinfizieren (bei gleichem Patienten) oder zusammen mit Absaugkatheter hygienisch entsorgen (bei Patientenwechsel)
- Absauggerät ausschalten
- Material/Einweghandschuhe entsorgen
- hygienische Händedesinfektion

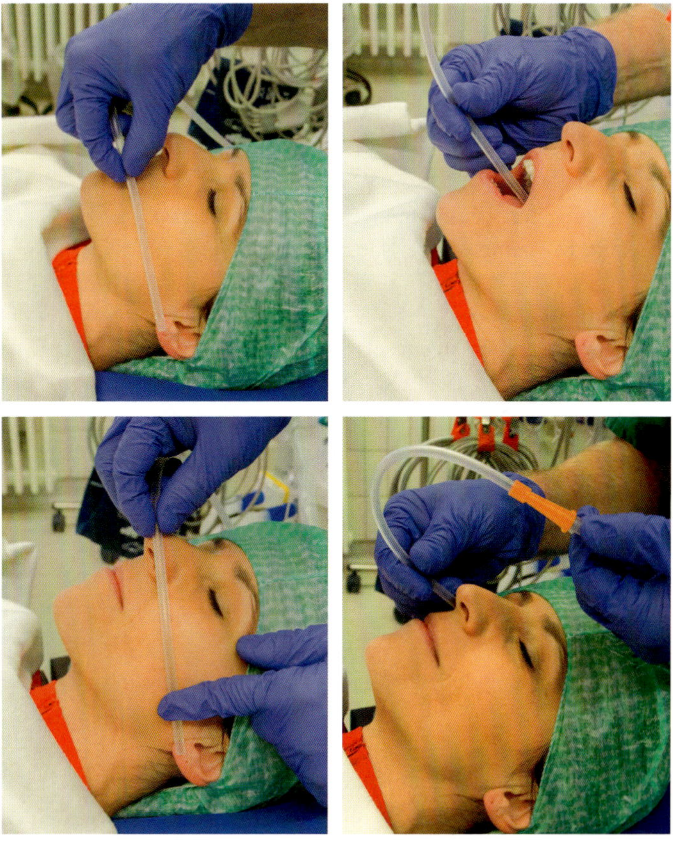

Abb. 3.10 a–d ▶ Absaugen oral/nasal: a) Abmessen des Katheters für orales Absaugen, b) Absaugen oral, c) Abmessen des Katheters für nasales Absaugen, d) Absaugen nasal

PraxisTipp

- Manipulationen mit dem Absaugkatheter können Blutungen auslösen; diese sind meist harmlos und selbstlimitierend.
- EKG-Monitoring wegen Gefahr des Auslösens eines Vagusreizes → kritische Bradykardie bis zur Asystolie → Atropin bereithalten
- Alternative zum Absaugen bei festen Fremdkörpern im Mund-Rachen-Raum: Laryngoskopie und Extraktion (mit Magill-Zange)
- auf Intensivstation: häufig Benutzung von geschlossenen Absaugsystemen

3.4.3 Laryngoskopie und Fremdkörperentfernung

Indikation

- Verlegung der oberen Atemwege durch Fremdkörper, z. B. „verschluckte“ Zahnprothese, Nahrungsmittel, Spielzeug

Alternativen

- Absaugen (von flüssigem Sekret, Blut usw. aus dem Mund-Rachen-Raum)
- manuelle Entfernung
- Heimlich-Manöver

Hilfsmittel

- Laryngoskop, verschiedene Spatel, ggf. Videolaryngoskop
- Magill-Zange
- Absauggerät
- Absaugkatheter
- Hilfsmittel für endotracheale Intubation und Beatmung

Durchführung

- hygienische Händedesinfektion
- Material bereitstellen
- Einweghandschuhe anziehen
- Laryngoskop und Absauggerät prüfen
- Lagerung des Patienten in Neutralposition (Jackson-Position)

- bestmögliche Präoxygenierung
- ggf. Sedierung/Analgesie/Narkoseeinleitung
- Mund maximal öffnen, ggf. Zahnprothese entfernen
- Laryngoskop einführen
- ggf. Absaugen von Sekret bzw. Blut aus Mund und Rachen, ggf. Nase
- Druck auf den Kehlkopf: OELM-Manöver (Optimal External Laryngeal Manipulation), BURP-Manöver (Backward, Upward, Rightward Pressure) zur Verbesserung der Sicht auf den Kehlkopfeingang (nach Aufforderung)
- Sobald der Fremdkörper sichtbar ist, diesen vorsichtig mit der Magill-Zange ergreifen und entfernen.
- Erfolgskontrolle: Beurteilung des Atemgeräusches, Auskultation der Lunge
- ggf. endotracheale Intubation, Beatmung
- Material/Einweghandschuhe entsorgen
- hygienische Händedesinfektion

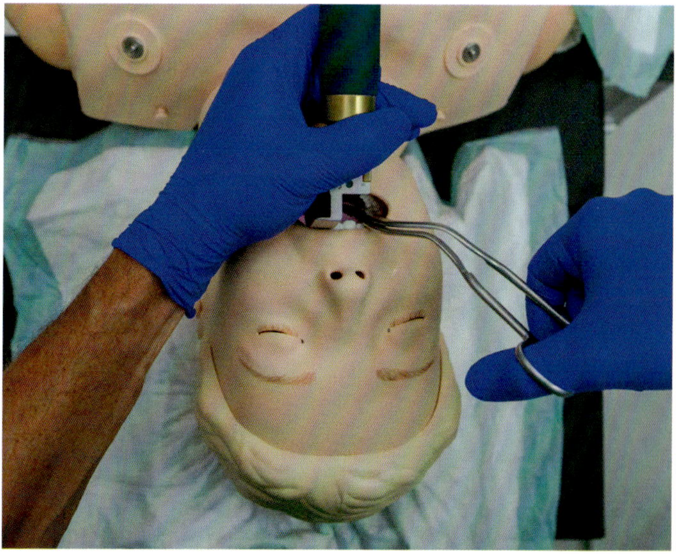

Abb. 3.11 ▶ Laryngoskopie und Fremdkörper mit Magill-Zange entfernen

PraxisTipp

- Insbesondere auf obere Zahnreihe achten; nicht hebeln (!), sondern in Griffrichtung ziehen.
- Gefahr: Auslösen eines Vagusreizes: kritische Bradykardie bis zur Asystolie → Atropin bereithalten
- Risiko: Auslösung von Blutungen, Zahnschäden, Verletzungen von Lippen, Zunge, Gaumensegel, Epiglottis und Rachen

3.4.4 Oropharyngealer Tubus (Guedel-Tubus)

Indikation

- Bewusstlosigkeit mit Zurücksinken des Zungengrundes und Verlegung der Atemwege
- schwierige Maskenbeatmung
- Beißschutz für den Endotrachealtubus

Hilfsmittel

- Guedel-Tuben passender Größen, z. B. Frau Gr. 4, Mann Gr. 5
- evtl. Gleitmittel bzw. „künstlicher Speichel", besonders bei älteren Patienten

Durchführung

- hygienische Händedesinfektion
- Hilfsmittel herrichten
- Einweghandschuhe anziehen
- geeignete Größe: Entfernung vom Mundwinkel zum Ohrläppchen
- Patienten in Rückenlage bringen, verbesserte Jackson-Position (Kopfpolster)
- Hals überstrecken, Mund öffnen, ggf. durch Helfer mit Esmarch-Handgriff
- Guedel-Tubus zunächst mit der Spitze nach kranial in den Mund einführen und bis zum harten Gaumen vorschieben, dann um 180° nach caudal drehen. (Dann „gleitet" er meist von selbst in die richtige Position.)

- Material/Einweghandschuhe entsorgen
- hygienische Händedesinfektion

PraxisTipp

- Gefahr: Bei falscher Größe und falscher Lage werden die Atemwege nicht freigehalten.
- Bei Benutzung des Guedel-Tubus als Beißschutz (nach Intubation) liegt der Endotrachealtubus in der Regel im rechten Mundwinkel und der Guedel-Tubus wird mittig eingeführt und nach links gedreht positioniert.

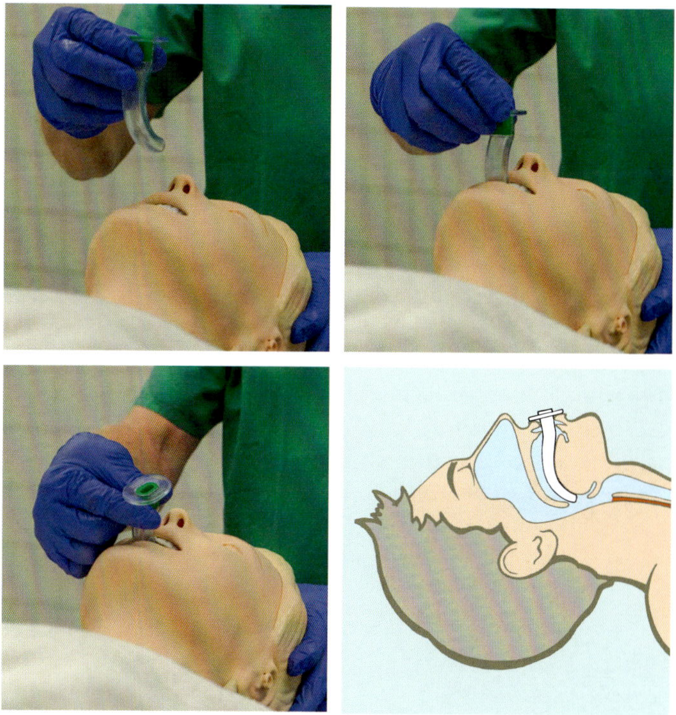

Abb. 3.12 a–d ▶ Guedel-Tubus: a) Guedel-Tubus in korrekter Größe auswählen, b) mit Krümmung nach kranial einführen, c) während des Einführens um 180° nach caudal drehen, d) korrekte Lage desTubus

3.4.5 Nasopharyngealer Tubus (Wendl-Tubus)

Indikation

- Bewusstlosigkeit mit Zurücksinken des Zungengrundes und Verlegung der Atemwege
- schwierige Maskenbeatmung
- postnarkotisch, z. B. im Aufwachraum

Hilfsmittel

- Tuben passender Größen, z. B. Frau Ch 28, Mann Ch 32
- Gleitmittel

Durchführung

- hygienische Händedesinfektion
- Hilfsmittel herrichten
- Einweghandschuhe anziehen
- Abmessen von der Nasenspitze zum Ohr, um Tubus passender Größe wählen zu können
- Wendl-Tubus gleitfähig machen
- Patienten in Rückenlage bringen
- Wendl-Tubus vorsichtig in ein Nasenloch einführen

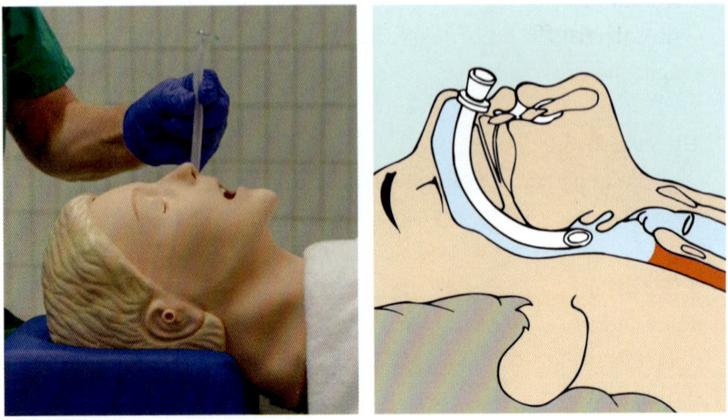

Abb. 3.13 a / b ▶ Wendl-Tubus: a) Einführen in untere Nasenmuschel in korrekter Tiefe, b) korrekte Lage des Tubus

- nicht entlang des Nasenrückens, sondern fast 90° zur Unterlage, entlang der unteren Nasenmuschel
- Material/Einweghandschuhe entsorgen
- hygienische Händedesinfektion

PraxisTipp

- vorsichtiges Einführen in größeres, besser durchgängiges Nasenloch
- Bei falscher Größe (Durchmesser) und falscher Einführtiefe werden die Atemwege nicht freigehalten.
- Wendl-Tubus wird wegen der geringeren Reizung im Rachenraum meist besser toleriert als Guedel-Tubus.
- Gelegentlich kann man Nasenbluten auslösen → Wendl-Tubus stecken lassen (= Tamponade bis zur Blutgerinnung nach wenigen Minuten).

3.4.6 Supraglottische Atemweghilfen (SGA)

Voraussetzung

- Bewusstlosigkeit

Indikation

- Atemstillstand, z. B. im Rahmen einer Reanimation
- Ateminsuffizienz bei Bewusstlosigkeit
- Beatmung in Narkose

Alternativen

- Maskenbeatmung mit/ohne Guedel-/Wendl-Tubus
- endotracheale Intubation

Hilfsmittel

- supraglottische Atemweghilfen, z. B. Larynxmaske, Larynxtubus
- jeweils geeignete „Blockerspritze"
- Gleitmittel
- Fixierungsband/Pflaster
- je nach Situation: Beatmungsbeutel, Beatmungs-/Narkosegerät

Durchführung

- hygienische Händedesinfektion
- Hilfsmittel bereitlegen: Larynxmasken/Larynxtuben, verschiedene Modelle und Größen
- Größe nach Körpergewicht bzw. Körpergröße ermitteln
- Einweghandschuhe anziehen

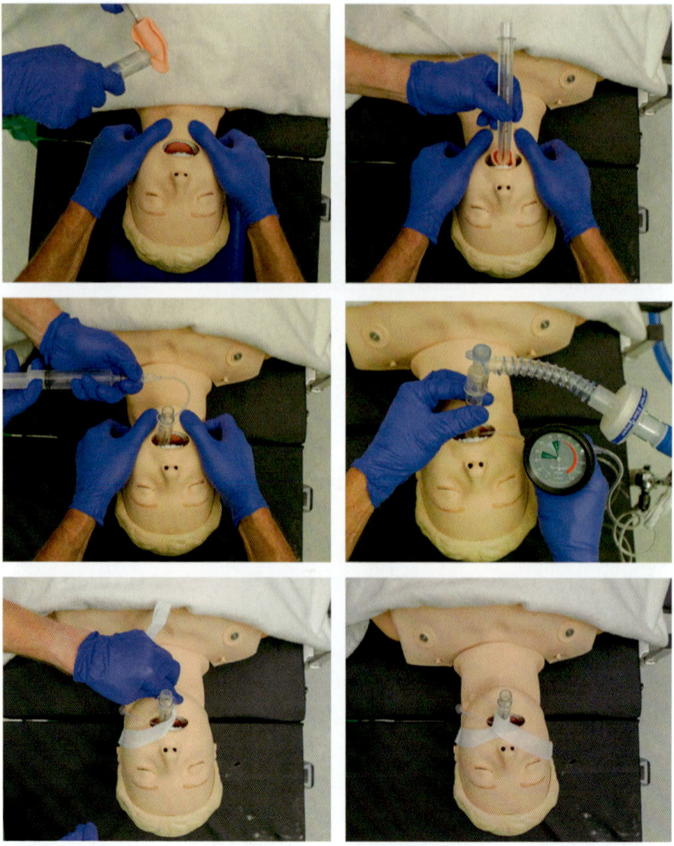

Abb. 3.14 a–f ▶ Einführen der Larynxmaske: a) Öffnen des Mundes, b) Einführen in die Mundhöhle, c) Blocken des Cuffs, d) Messung des Cuff-Drucks (max. 60 mmHg), e) Fixierung, f) Abschluss der Vorbereitung

- Dichtigkeit des Cuffs testen (Herstellerangaben), vorblocken, entlüften, gleitfähig machen
- Voraussetzungen prüfen: Patient bewusstlos, kein Lidschlussreflex
- bei Narkoseeinleitung: Präoxygenierung (O_2-Inhalation über 2 min, ggf. mehrere Beatmungen mit der Maske: Lässt sich der Patient leicht mit der Maske beatmen?)
- Kopf in Neutralposition, Hals überstrecken
- Mund möglichst weit öffnen, z. B. Esmarch-Handgriff (durch den Helfer)
- Atemwegshilfe mittig in den Rachenraum (korrekte Tiefe) vorschieben
- blocken der Luftmanschette, z. B. 40 – 60 cmH_2O
- Kontrolle mit Cuff-Druckmesser
- anschließen des Beatmungsbeutels/-schlauchs (einschl. $etCO_2$-Messung)
- Beatmung (z. B. 20 cmH_2O) unter Beobachtung der Brustkorbbewegungen (seitengleich?)
- Auskultation des Magens und der Lunge (insgesamt fünf Positionen, s. Abb. 3.16)
- Ablesen des $etCO_2$ und des SpO_2-Wertes
- sichere Fixierung des Atemwegs
- Material/Einweghandschuhe entsorgen
- hygienische Händedesinfektion

PraxisTipp

- Leckage: Cuff schließt nicht dicht ab → Materialerwärmung und selbstständiges Anlegen abwarten, nachblocken, Position korrigieren
- bei andauernden Problemen → endotracheale Intubation

Während im präklinischen Bereich häufig der Larynxtubus eingesetzt wird, benutzt man innerklinisch verschiedene Modelle von Larynxmasken, sodass in der klinischen Ausbildung nur die Benutzung von Larynxmasken in größerem Umfang geübt werden kann. Das Einführen erfolgt bei beiden Systemen prinzipiell gleich.

Tab. 3.3: Größen Larynxtubus

Größe	Patient	Körpergewicht [kg] bzw. Körpergröße [cm]	Cuff-Inhalt [ml]
0	Neugeborene	bis 5 kg	10
1	Babys	5–12 kg	20
2	Kinder	12–25 kg	35
2,5	Kinder	125–150 cm	45
3	Erwachsene, klein	< 155 cm	60
4	Erwachsene, mittel	155–180 cm	80
5	Erwachsene, groß	> 180 cm	90

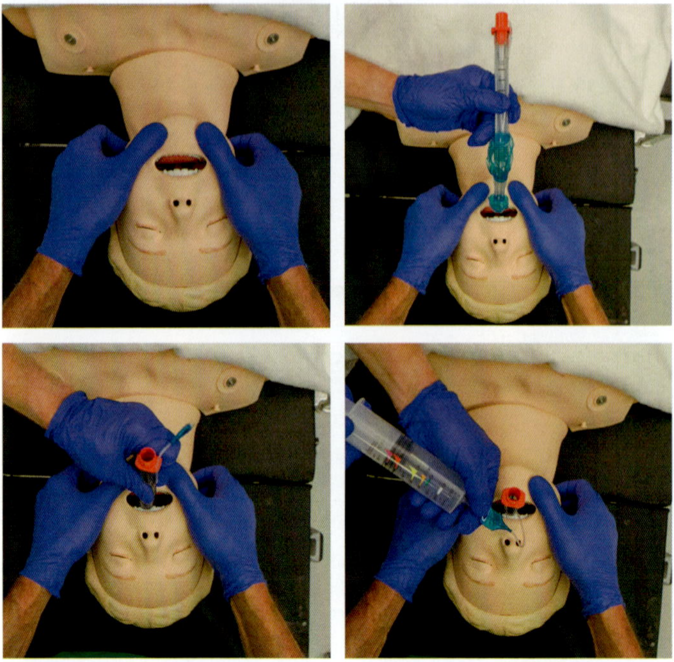

Abb. 3.15 a–d ▶ Einführen des Larynxtubus: a) Öffnen des Mundes, b) Einführen in die Mundhöhle, c) Vorschieben in den Ösophagus-Eingang, d) Blocken des Cuffs (max. 60 mmHg)

Tab. 3.4: Größen Larynxmaske

Größe	Patientenalter	Körpergewicht [kg]	Cuff-Inhalt [ml]
1	Neugeborene / bis 6 Monate	bis 5	4
1,5	Säuglinge ca. 6 – 12 Monate	5 – 10	7
2	Kleinkinder ca. 1 – 5 Jahre	10 – 20	10
2,5	Kinder ca. 6 – 9 Jahre	20 – 30	14
3	Kinder / Jugendliche ca. 9 – 15 Jahre	30 – 50	20
4	Erwachsene	50 – 70	30
5	Erwachsene	70 – 100	40
6	Erwachsene	über 100	50

3.4.7 Endotracheale Intubation bei Erwachsenen

Indikation

- Schnappatmung/Atemstillstand
- Beatmung in Narkose
- Reanimation

PraxisTipp

Hinweise auf schwierige/unmögliche Intubation (s. a. Kap. 3.4.9):

- eingeschränkte Mundöffnung
- steife HWS
- kurzer, dicker Hals
- Schwangerschaft
- Mallampati III/IV

Hilfsmittel

- Laryngoskopgriff
- Laryngoskopspatel; verschiedene Größen und Modelle, meist sog. Macintosh-Ausführung mit gebogenem Spatel
- Gleitmittel

- Führungsstab
- Blockerspritze
- Fixierungsband (Pflaster) bzw. Thomas™ Holder
- Absauggerät mit Absaugkatheter

Durchführung
- hygienische Händedesinfektion
- sorgfältige Vorbereitung der Ausrüstung
- Einweghandschuhe anziehen
- Funktionskontrolle (Laryngoskop, Absaug- und Beatmungsgerät)
- Patient: Lagerung des Kopfes in verbesserter Jackson-Position
- kurze Teambesprechung über die geplante Durchführung
- Monitoring: EKG, SpO_2, Pulsfrequenz, Blutdruck, $etCO_2$

Tab. 3.5: Geeignete Tubusgrößen

	Wendl-Tubus Größe (Ch)	Guedel-Tubus Größe	Larynxmaske Größe	Larynxmaske Cuff-Vol.	Larynxtubus Größe	Larynxtubus Cuff-Vol.	Endotrachealtubus Größe (mm)
Frühgeborene (< 40 SSW)	16	000	1	4	0	10	2,5
Säuglinge (> 6 Monate)	18	00	1,5	7	1	20	3–3,5
Kleinkinder (< 5 Jahre)	20	0	2	10	1–2	20–35	4–5
Schulkinder (< 9 Jahre)	22	1	2,5	14	2	35	5–6
Kinder (< 15 Jahre)	26	2	3	20	2–3	35–60	6–7,5
Erwachsene (< 70 kg)	28	3	4	30	3	60	7,5
Erwachsene (< 100 kg)	30	4	5	40	4	80	8
Erwachsene (> 100 kg)	32	5	6	50	5	90	8,5

- Prüfen: Ausrüstung komplett, inkl. Absauggerät mit aufgestecktem Katheter
- Beatmungs-/Narkosegerät überprüfen
- Präoxygenierung über mind. 3 min bzw. acht tiefe Atemzüge
- Anweisung des Arztes, z. B. Propofol 140 mg (ggf. ml-Angabe rückfragen), bestätigen; langsam, während laufender Infusion injizieren
- beim Spritzen: Hand am Puls (Übung für den Rettungsdienst und für Versagen der Geräteanzeigen, z. B. EKG-Kabel gelöst) → Asystolie-Alarm, keine Anzeige des Pulsoxymeters (Schock, Kälte usw.): wenn Puls (gut) getastet werden kann, ist alles in Ordnung
- sobald der Patient narkotisiert ist und nicht mehr selbstständig atmet, Lidreflex prüfen; bei Bedarf, auf Anweisung des Arztes Hypnotikum nachspritzen
- einhändiger C-Griff und Beginn der Maskenbeatmung
- bei Problemen evtl. Guedel-Tubus einlegen und/oder Kopfposition verbessern bzw. C-Griff mit beiden Händen durchführen
- wenn die Beatmung möglich ist, Verabreichung des Muskelrelaxans, z. B. Rocuronium 0,6 mg/kgKG i. v., Wirkeintritt (60 → 90 sec bzw. bis zu 3 min) abwarten
- ggf. Relaxometrie einsetzen (Überwachung der Wirkung von Muskelrelaxanzien)
- Anreichen von Laryngoskop und Endotrachealtubus
- Laryngoskopie und Intubation
- Erleichterung der Intubation:
  - BURP-Manöver (nach Aufforderung, s. Abb. 4.42 b)
  - OELM-Manöver (nach Aufforderung)
- nach erfolgreicher endotrachealer Intubation: Tubus blocken
- Laryngoskop abnehmen (nicht auf dem Patienten ablegen)
- Anschluss des Beatmungs-/Narkosegerätes
- manuelle Beatmung
- Kontrolle der Tubuslage
  - Beobachten der Thoraxbewegungen (seitengleich, kein zunehmendes Vorwölben des linken Oberbauchs [Magenblähung])
  - Beschlagen der Innenseite des Tubus in der Exspirationsphase mit anschließendem Aufklaren in der Inspiration

  - Abhören an fünf Stellen: zuerst Magen, dann linker oberer, dann rechter oberer, dann rechter unterer und dann linker unterer Thorax (s. Abb. 3.16)
  - Beurteilung der $etCO_2$-Kurve
- Beißschutz, z.B. Guedel-Tubus einlegen
- Tubus fixieren (Pflaster, Mullbinde oder speziellen Halterungen, z.B. Thomas™ Holder)
- Cuff-Druck messen (< 20 cmH_2O)
- je nach Hilfsmittel: Mehrwegspatel der hygienischen Aufbereitung zuführen oder Einwegspatel entsorgen
- Material/Einweghandschuhe entsorgen
- hygienische Händedesinfektion

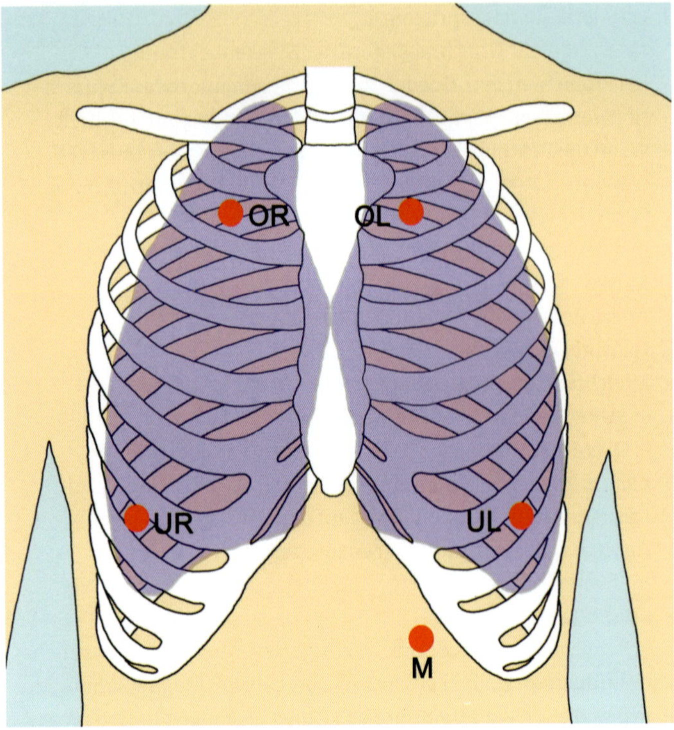

Abb. 3.16 ▶ Die fünf Abhörstellen nach Intubation

PraxisTipp

Auskultation der Lunge nach der Intubation:

1. Abhören des Magens; Gluckern? → wenn ja = Fehllage des Tubus → herausziehen, Zwischenbeatmung, Laryngoskopie, neue Platzierung, dann
2. linker Oberlappen (OL), dann
3. rechter Oberlappen (OR), dann
4. rechter Unterlappen (UR) und
5. linker Unterlappen (UL) (Seitendifferenz? Atemgeräusch rechts lauter als links? → Fehllage der Tubusspitze → Korrektur der Lage, z.B. 1–2 cm zurückziehen, dann nochmals abhören)
6. Überwachung etCO_2 und SpO_2.

Begründung der Reihenfolge: Zunächst über dem Magen (M) abhören, um eine ösophageale Lage des Tubus schnellstmöglich zu erkennen; nach mehreren Beatmungsstößen verschwindet das Gluckern durch Überblähung des Magens und die Aspirationsgefahr steigt an. Dann zunächst linker Oberlappen, weil dieser in der Anatomie der Trachea und der Hauptbronchien „am ungünstigsten liegt". Ist dort ein Atemgeräusch hörbar, ist eine Fehllage des Tubus sehr unwahrscheinlich.

3.4.8 Endotracheale Intubation bei Kindern

Indikation

- Schnappatmung/Atemstillstand
- Beatmung in Narkose
- Reanimation

Hilfsmittel

- Laryngoskop mit kleinem Griff
- Spatel gerade (Foregger bzw. Miller)
- Masken, Trachealtuben (geeignete Größe für Alter/Gewicht, s.u.)

Durchführung

- hygienische Händedesinfektion
- Material bereitstellen

- Einweghandschuhe anziehen
- Kopf in Neutral- bzw. Schnüffelposition
- für Medikation s. Tab. 4.22 – 4.24
- dann Vorgehen wie beim Erwachsenen (s.o.)

PraxisTipp

- Faustregel Körpergewicht: Körpergewicht mit einem Jahr = 10 kg, dann plus 2,5 kg pro Lebensjahr
- Faustregel Tubusdurchmesser: Tubusdurchmesser = Breite des Kleinfingernagels des Kindes

Tab. 3.6: Intubation Frühgeborene, Neugeborene, Säuglinge

Alter	Gewicht [kg] (ca.)	Maske	Spatel	Endotrachealtubus		
				Innen [mm]	Außen [Ch]	Einführtiefe [cm]
Frühgeborene	bis 2,5	0	Miller 1	2,5	10	6–8
Neugeborene	2,5–5	1	Miller 1	3,0	12	8–9
6 Monate	5–8	1	Macintosh 1	3,5	14	10

Tab. 3.7: Intubation Kleinkinder, Schulkinder, Jugendliche

Alter [Jahre]	Gewicht [kg] (ca.)	Maske	Spatel	Endotrachealtubus		
				Innen [mm]	Außen [Ch]	Einführtiefe [cm]
1	10	2	1	4,0	16	10–11
2	12,5	2	1	4,5	18	13
4	17,5	3	2	5,0	20	14
6	22,5	3	2	5,5	22	15
8	27,5	3	2	6,0	24	16
10	32,5	3	3	6,5	26	17
12	37,5	3	3	7,0	28	18
14	42,5	3	3	7,5	30	19
16	47,5	3	3	8,0	32	20

3.4.9 Vorgehen bei „Schwierigem Atemweg" / nach erfolglosem Intubationsversuch

Grundsätzlich

- immer mit einem schwierigen Atemweg rechnen, mental darauf vorbereitet sein

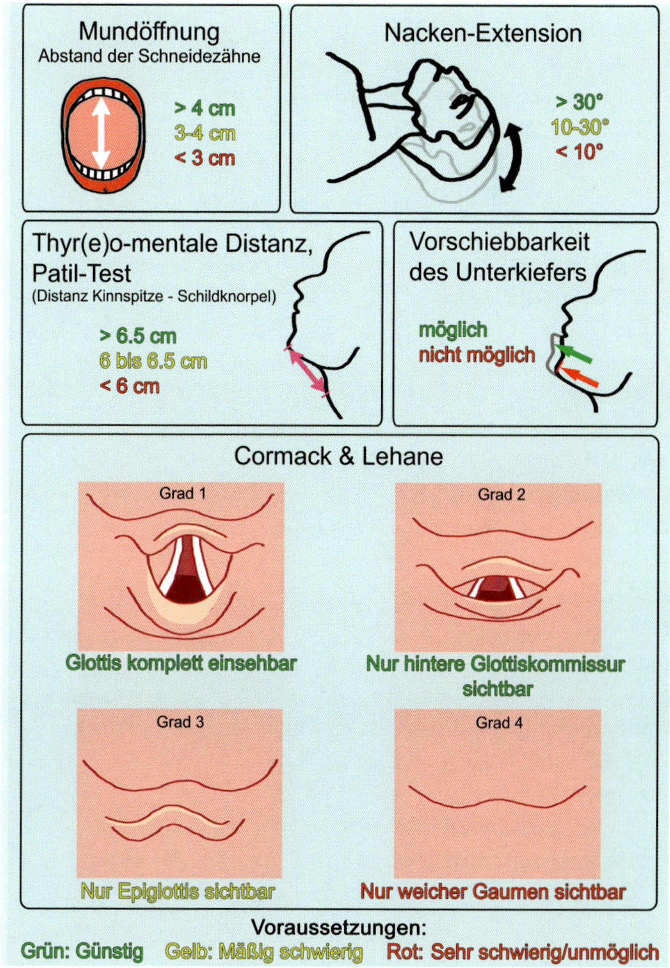

Abb. 3.17 ▶ Indikatoren für schwierige Intubation

- Rückfallebenen: z. B. Beutel-Masken-Beatmung, Larynxmaske
- „GAU": weder Beutel-Masken-Beatmung noch Intubation möglich → „cannot ventilate, cannot intubate"

Hinweise auf schwierige Intubation

- Vorgeschichte: Probleme bei einer früheren Intubation (Anästhesieausweis einsehen)
- Stridor
- kurzer, unbeweglicher Hals, Struma
- „fliehendes Kinn"
- kleine Mundöffnung
- große Zunge
- Bartträger
- allgemeine Adipositas
- bei Mundinspektion: Rachenhinterwand nicht sichtbar (Mallampati)

Hilfsmittel

Bereitstellung: Notfallwagen „Schwieriger Atemweg", z. B.

- Endotrachealtuben verschiedener Größen
- Führungsstäbe
- Guedel- und Wendl-Tuben verschiedener Größen
- Larynxmasken verschiedener Größen und Modelle
- Videolaryngoskop
- Bronchoskop
- Krikothyreotomie- bzw. Koniotomie-Sets

Durchführung: Bronchoskopische / fiberoptische Intubation

- hygienische Händedesinfektion
- Material bereitstellen
- Einweghandschuhe anziehen
- Bronchoskop vorbereiten und testen
- Sekretabsaugung mit Verbindungsschlauch anschließen, Fingertip schließen
- evtl. 10-ml-Einwegspritze mit Aqua zum Spülen

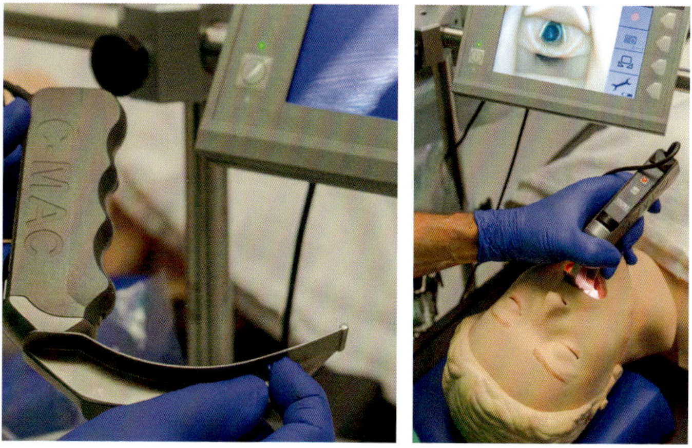

Abb. 3.18 a/b ▶ Intubation mit Videolaryngoskop (Storz C-MAC®): a) Vorbereitung des Gerätes, b) Einführen des Gerätes und Blick auf den Kehlkopf

- Gleitgel seitlich auf Bronchoskop auftragen
- Kameraspitze mit Antibeschlagmittel benetzen
- Trachealtubus ohne Konnektor aufschieben und mit Pflaster fixieren
- Gleitgel auf Tubus-Cuff auftragen
- orale Intubation:
  - Guedel-Tubus geschlitzt einlegen
  - Zwischenbeatmung, evtl. mit „Mainzer Adapter“ (ermöglicht die Bronchoskopie durch die Beatmungsmaske)
  - nach Positionierung des Bronchoskopes in der Trachea, Guedel-Tubus entfernen, Trachealtubus vorschieben und blocken, Bronchoskop entfernen
- nasale Intubation:
  - abschwellende Nasentropfen, z. B. Otriven® in beide Nasenlöcher, evtl. kleinere Tubusgröße wählen
- nach Intubation:
  - Konnektor auf den Tubus stecken
  - Fixierung und Anschluss an Narkosegerät in üblicher Weise

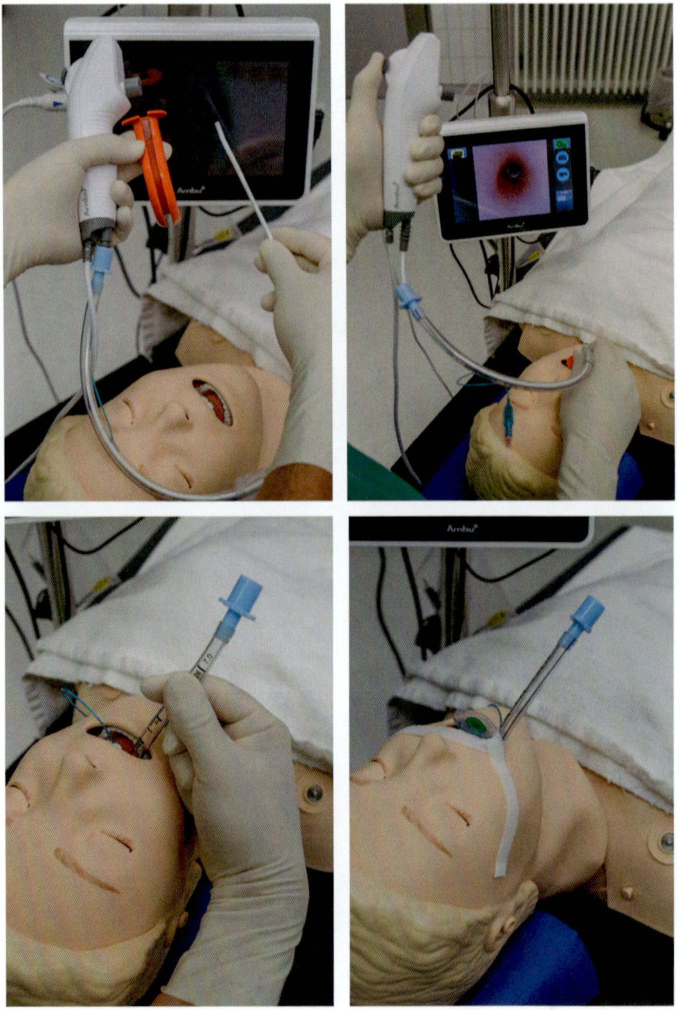

Abb. 3.19 a–d ▶ Bronchoskopische Intubation (Ambu aScope™): a) Funktionsprüfung des Gerätes, b) Einführen des Bronchoskops in die Trachea, c) Einführen des Tubus und Entfernen des Bronchoskops, d) Fixieren des Tubus

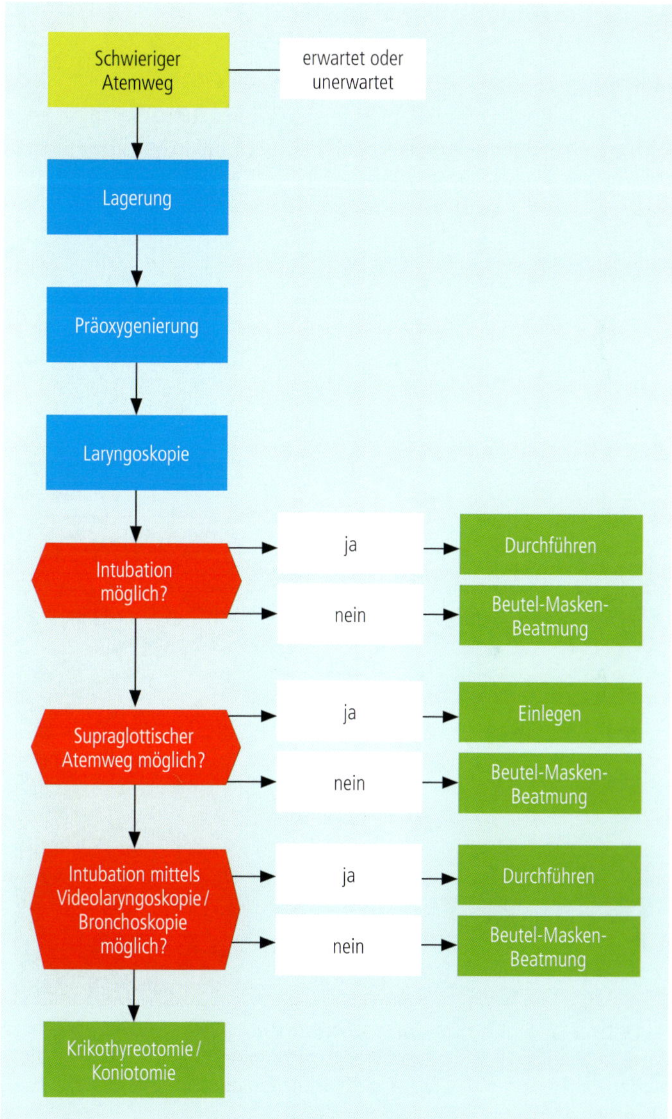

Abb. 3.20 ▶ Algorithmus „Schwieriger Atemweg“

3.4.10 Koniotomie (Punktionstechnik)

Indikation

- drohende Erstickung, z. B. Insektenstich im Rachenbereich
- Unmöglichkeit der endotrachealen Intubation und Beatmung mit konventionellen Hilfsmitteln

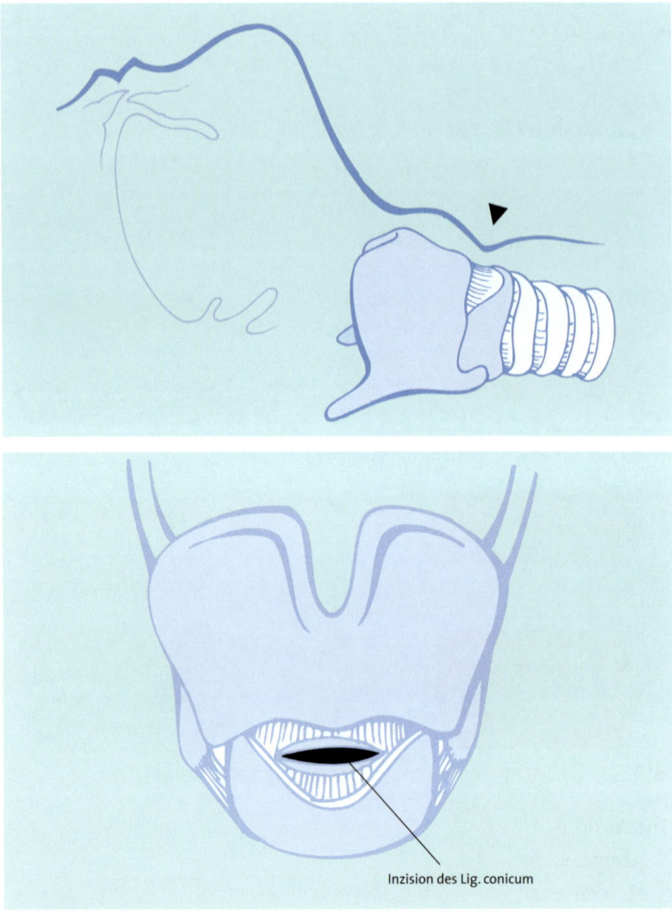

Abb. 3.21 a / b ▶ Anatomie zur Koniotomie: a) Ertasten der Hautkuhle, b) Inzision: Querdurchtrennung des Ligamentum conicum

Hilfsmittel

- Punktionskoniotomie-Set, z. B. Typ Quicktrach II®

Durchführung

- hygienische Händedesinfektion
- Hilfsmittel, z. B. Einwegspritzen und -kanülen bereitlegen
- Einweghandschuhe anziehen
- Lagerung des Patienten mit überstrecktem Kopf
- Punktionsstelle zwischen Schild- und Ringknorpel (Ligamentum cricothyroideum) identifizieren
- Hautdesinfektion, sterile Abdeckung
- Durchführung nach Technik und Herstellerempfehlungen
- Punktion mit Koniotomieinstrument mit (zur Hälfte mit) 0,9 % NaCl gefüllter, aufgesetzter 10-ml-Einwegspritze
- nach Aspiration von Luft Vorschieben der Koniotomiekanüle
- Metallkanüle entfernen
- Kunststoffkanüle weiterschieben (VVK-Technik)
- Beatmung mit Beatmungsbeutel
- Korrekte Position? → Thoraxbewegungen, Auskultation, $etCO_2$, SpO_2
- Kunststoffkanüle fixieren, Verband anlegen
- Material/Einweghandschuhe entsorgen
- hygienische Händedesinfektion

PraxisTipp

Vorsicht: Verletzungsgefahr z. B. der Nerven, Schilddrüse, Speiseröhre, arteriellen und venösen Blutgefäße und Gefahr von Blutungen!

3.4.11 Umgang mit tracheostomierten Patienten

Indikation

- Atemnot
- Hinweise auf gestörten Atemweg
- Belüftungsstörung durch Verstopfung
- Herausrutschen der Kanüle

Hilfsmittel

- Absauggerät, Absaugkatheter
- passende, neue Kanüle
- Einweghandschuhe
- Reinigungshilfsmittel

Durchführung: Einführen, Reinigung

- hygienische Händedesinfektion
- Material bereitstellen
- Einweghandschuhe anziehen
- Identifizierung
  - des Kanülentyps (Einlumen, Doppellumen)
  - der Kanülengröße
- passenden Absaugkatheter einführen
- im Team die Durchführung festlegen
- Trachealkanüle absaugen

Durchführung: Kanülenwechsel

- hygienische Händedesinfektion
- Material bereitstellen
- Einweghandschuhe anziehen
- ggf. Fixierung lösen
- alte Kanüle entfernen
- neue Kanüle einlegen
- ggf. Cuff blocken
- Schlitzkompresse einlegen
- neue Kanüle fixieren
- Erfolgskontrolle: Beseitigung der Atemnot, Verschwinden des Atemgeräusches, normale Belüftung aller Lungenabschnitte, SpO_2-Anstieg
- Material/Einweghandschuhe entsorgen
- hygienische Händedesinfektion

PraxisTipp

- Vorsicht bei frisch tracheostomierten Patienten: Blutungsgefahr!

- bei Verlegung des Tracheostomas → Sekret absaugen und dünnen Endotrachealtubus, z. B. Gr. 6 mm, ggf. mit Führungsstab einlegen, blocken
- bei unmöglicher Rekanülierung: ggf. supraglottischen Atemweg einlegen und/oder endotracheale Intubation unter Laryngoskopie (wenn anatomisch möglich!)
- Sondersituation: Bei laryngektomierten Patienten ist keine Intubation und keine Maskenbeatmung möglich → Beatmung nur über Tracheostoma, z. B. mit Säuglingsbeatmungsmaske

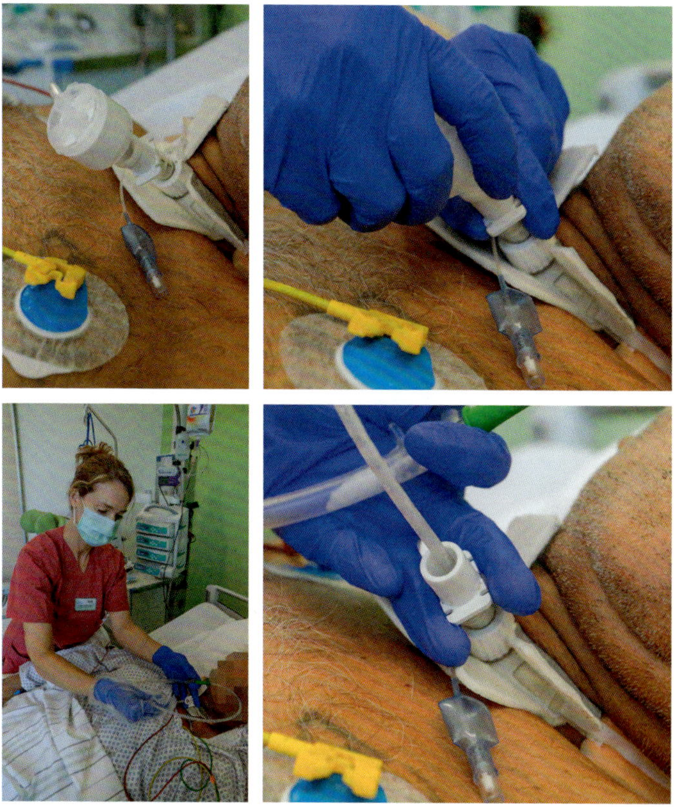

Abb. 3.22 a – d ▶ Absaugen der Trachealkanüle: a) Trachealkanüle mit „künstlicher Nase", b) Absaugen des Tracheostomas, c) Kommunikation während des Absaugens, d) Beurteilung des abgesaugten Sekrets

3.5 B – Belüftung

3.5.1 Auskultation der Lunge

Indikation

- im Rahmen der körperlichen Untersuchung (s. ABB. 3.23)
- nach jeder Maßnahme der Atemwegssicherung (z. B. supraglottischer Atemwegssicherung, Intubation, Tracheotomie) mit angepassten Abhörstellen (s. a ABB. 3.16)
- nach jeder Umlagerung
- bei jeder Übernahme eines beatmeten Patienten, z. B. bei innerklinischen Transporten

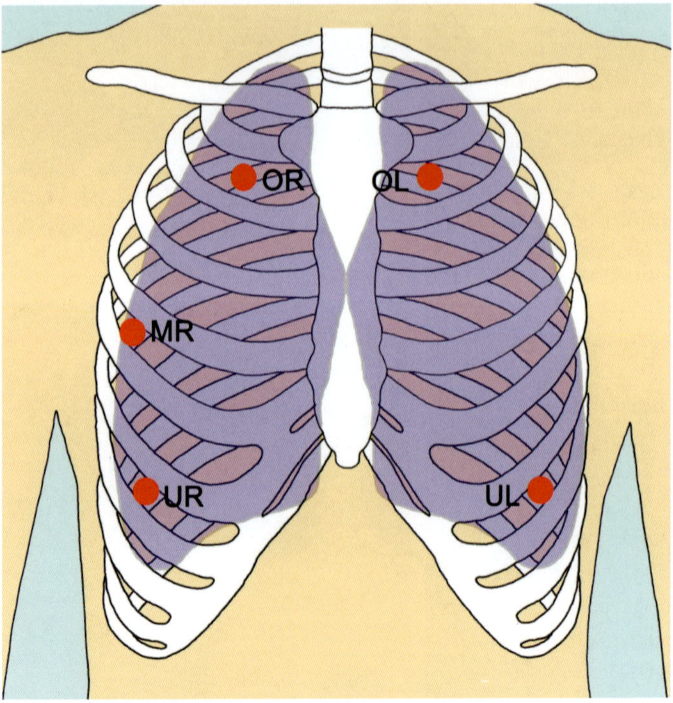

ABB. 3.23 ▶ Auskultation der Lunge (OR: Oberlappen rechts, OL: Oberlappen links, MR: Mittellappen rechts, UR: Unterlappen rechts, UL: Unterlappen links)

Hilfsmittel

- Stethoskop ggf. mit Trichter (für tiefe Frequenzen, z. B. Herzgeräusche) und Membran (für hohe Frequenzen, z. B. über der Lunge)

Durchführung

- hygienische Händedesinfektion
- Material bereitstellen
- Einweghandschuhe anziehen
- Abhören von z. B.
  - Magen (nach Intubation, s. Abb. 3.16)
  - Lunge: beidseits Ober- und Unterlappen, möglichst von vorne, seitlich und hinten (Rasselgeräusche: Lungenödem, Spastik: COPD/Asthma, aufgehobenes Atemgeräusch: Verdacht Pneumothorax, Hämatothorax)
  - Darm (Peristaltik)
- Einweghandschuhe entsorgen
- hygienische Händedesinfektion

3.5.2 Sauerstoffgabe

Indikation

- Sauerstoffmangel SpO_2 < 90 % mit Symptomen wie Bewusstseinstrübung, Atemnot, Brustschmerz, Herzrhythmusstörungen usw.

Hilfsmittel

- Inhalationssysteme: Sauerstoffsonden, -brillen, -masken, ggf. mit Reservoirbeutel

Durchführung

- hygienische Händedesinfektion
- Material bereitstellen
- Einweghandschuhe anziehen
- O_2-Dosis festlegen anhand des aktuellen SpO_2-Wertes und vorliegendem Krankheitsbild, z. B.:
  - Schlaganfall, kardiogener Schock, beatmeter Patient, Zustand nach CPR → Zielwert SpO_2 > 94 – 98 %

  - Ausnahme: COPD → Zielwert SpO_2 90–92 %
  - Sonderfall: CO-Intoxikation → Zielwert SpO_2 100 %
  - Dosierung:
    - Sauerstoffsonde 3 l/min → inspiratorische O_2-Konzentration ca. 30 %
    - Maske mind. 5–6 l/min (sonst Gefahr der CO_2-Rückatmung) → inspiratorische O_2-Konzentration < 40 %
    - Maske mit Reservoirbeutel 15 l/min → O_2-Konzentration > 90 %, aber Austrocknung der Atemwege
- wachen Patienten über die Maßnahme informieren
- Sonde in ein Nasenloch des Patienten einführen bzw. Nasenbrille anlegen, vorher ggf. Patienten Nase putzen lassen **oder**
- Maske (mit/ohne Reservoir) dem Patienten aufsetzen
- Schlauch an O_2-Versorgung anschließen
- Sauerstoffquelle aufdrehen
- Wirkung überwachen: Bewusstseinslage, Befinden, SpO_2
- ggf. Maßnahmen anpassen, z. B. Dosis steigern
- Material/Einweghandschuhe entsorgen
- hygienische Händedesinfektion

TAB. 3.8: Dosierung Sauerstoff

Anwendung	O_2-Fluss [l/min]	erreichte FiO_2
Nasensonde	3–5	0,3–0,4
Maske	6–8	0,4–0,5
Maske mit Reservoir	8–10	0,5–0,8
Maske mit Reservoir + Nicht-Rückatemventil	13–15	0,8–1,0

PraxisTipp

- Ziel der O_2-Zufuhr bei Notfall- und Intensivpatienten: SpO_2 von 92–94 %
  - bei höheren Sättigungswerten (Hyperoxie) O_2-Flow reduzieren
- bei COPD und Asthma: keine O_2-Gabe ohne Überwachung von
  - Bewusstseinslage, Atem- und Herzfrequenz, SpO_2

3.5.3 CPAP-Therapie und nicht-invasive Beatmung (NIV)

Verfahren

- CPAP (Continuous Positive Airway Pressure)
- NIV (nicht-invasive Beatmung)

CPAP

- Applikation eines kontinuierlichen Luftflusses ohne aktive Beatmungsfunktion (analog PEEP bei maschineller druckkontrollierter Beatmung)
- Durchführung ähnlich Sauerstoffgabe über eine O_2-Maske

NIV

- aktive Unterstützung der Einatmung über fest aufsitzende Gesichtsmaske durch Beatmungsgerät (assistierte Spontanatmung) mit einer in Frequenz, Druck und FiO_2 am Gerät eingestellten „Mindest-“Beatmung (als assistierte Beatmung, ASB)
- dabei Möglichkeit der Spontanatmung bei kontinuierlich positivem Druck in den Atemwegen (CPAP)

Indikation

- Dyspnoe (Atemfrequenz > 22–25/min, SpO_2 < 90 % trotz O_2-Gabe > 5 l/min), mit Notwendigkeit der Unterstützung einer unzureichenden Eigenatmung mit
  - Sauerstoffmangel (hypoxämisches Lungenversagen), z. B. Lungenödem, Pneumonie, Palliativsituation
  - Kohlendioxidanstieg (hyperkapnisches Lungenversagen), z. B. COPD

Kontraindikationen

- ausgeprägte Bewusstseinsstörung (GCS < 12)
- fehlende Schutzreflexe
- insuffizientes Atemzugvolumen
- Atemwegsverlegung, z. B. durch viel Sekret in den Atemwegen (z. B. Bronchitis)
- Verletzungen im Gesichtsbereich

- obere gastrointestinale Blutung
- Ileus

Durchführung
- hygienische Händedesinfektion
- Material bereitstellen
- Einweghandschuhe anziehen
- Patienten informieren
- Patienten in Oberkörperhochlage lagern
- Ausnahmsweise Sedierung z. B. Morphin 1–2 mg i. v., Midazolam 1–2 mg i. v.
- Intubationsbereitschaft herstellen
- Vitalparameter prüfen:
  - Bewusstseinslage
  - Atemfrequenz, SpO_2
  - Herzfrequenz, Blutdruck
- passende Maske auswählen
- Patienten selbst die Maske halten lassen, ggf. leicht auflegen, bis er die Maßnahme toleriert (Leckage in Kauf nehmen)
- Gerät einstellen
- Patienten beobachten: Befinden, Vitalwerte
- erst später Maske mit Haltebändern am Kopf befestigen
- Material/Einweghandschuhe entsorgen
- hygienische Händedesinfektion

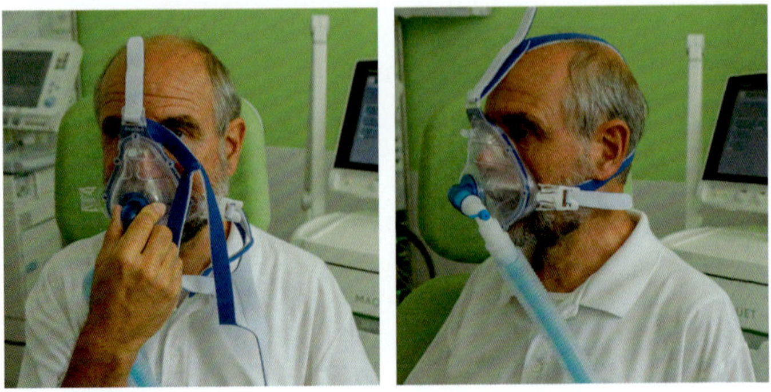

Abb. 3.24 a / b ▶ NIV: a) Anpassungsphase, b) Behandlungsphase

Einstellung des Gerätes

- FiO_2 1,0, ggf. senken
- Flow: hoch, z.B. 8–10 l/min
- CPAP: zunächst 2–3–5 mbar, ggf. langsam steigern bis auf 10–25 mbar
- NIV-Flow-Trigger: 3 l/min
- NIV-Druckunterstützung: 2–5 mbar, langsam steigern bis auf 10–15–20 mbar

Monitoring

- Bewusstseinslage
- Atemfrequenz und Atemzugvolumen
- SpO_2
- BGA

Abbruchkriterien

- Agitation/zunehmende Bewusstseinstrübung
- SpO_2-Abfall < 82–85 %
- weiterer pCO_2-Anstieg > 45 mmHg mit Azidose < pH 7,20
- Kreislaufinstabilität

PraxisTipp

Die Kommunikation bei ausgeprägter Atemnot ist oft schwierig und mit dicht sitzender Maske kann sie Probleme bereiten.

3.5.4 Beutel-Masken-Beatmung

Voraussetzung

- Atemwege frei (Hals überstreckt, kein Sekret bzw. Fremdkörper im Mund-Rachen-Raum)

Hinweise auf schwierige / unmögliche Maskenbeatmung

- Patient männlich
- Bartträger
- Alter > 55 Jahre

- Body-Mass-Index (BMI) > 30 kg/m^2
- große Zunge
- „fliehendes Kinn“
- Tumore, Narben, Verletzungen im Gesicht
- Schnarchen
- Mallampati 3–4 (s. Tab. 4.19 und Abb. 4.33)

Indikation

- Ateminsuffizienz
- Apnoe
- Narkoseeinleitung

Hilfsmittel

- Beatmungsbeutel, mit O_2-Reservoir, besser Demand-Ventil
- Maske passender Größe
- Sauerstoffquelle, Narkosegerät
- Guedel- oder Wendl-Tubus

Durchführung

- hygienische Händedesinfektion
- Hilfsmittel vorbereiten, Funktion überprüfen
- Einweghandschuhe anziehen
- Patient liegt in Rückenlage
- Lagerung des Patienten mit überstrecktem Kopf
- passende Maske dicht auf Nase/Mund aufsetzen
- C-Griff anwenden: Daumen und Zeigefinger halten die Maske, Mittel und Ringfinger den Unterkiefer, der kleine Finger am Kieferwinkel, jeweils nur am Knochen, nicht in den Weichteilen
- Beatmungsbeutel langsam ausdrücken, Thoraxbewegungen beobachten → keine Füllung des Magens (!), falls doch: Beatmungsdruck reduzieren, anschließend Magensonde legen
- Material/Einweghandschuhe entsorgen
- hygienische Händedesinfektion

PraxisTipp

- wenn Beatmung nicht möglich → Kopfposition verbessern
- wenn Maske nicht dicht → Maskenposition optimieren, evtl. doppelter C-Griff mit beiden Händen und Beatmung durch zweite Person, vor allem bei Kindern
- wenn Patient dagegen atmet → Beatmung an Spontanatmung anpassen, keine Überdruckbeatmung (Magenblähung)
- Freihalten der Atemwege durch Esmarch-Handgriff, ggf. unterstützt durch Guedel- oder Wendl-Tubus

3.5.5 Maschinelle Beatmung

Verfahren

- „konventionelle Beatmung" bei akuter Ateminsuffizienz (mit „üblichen Beatmungsparametern": Beatmungsdruck, Tidalvolumen und Frequenz)
- „komplexe Beatmungsregime" bei akutem Lungenversagen (Intensivmedizin, mit „speziellen Beatmungsparametern")

Indikation

- Atemmechanik nicht ausreichend
- Atemfrequenz < 8/min, > 35/min
- schlechte Oxygenierung (paO_2 < 70 mmHg)
- schlechte Ventilation ($paCO_2$ > 55 mmHg)
- Nachbeatmung nach großen operativen Eingriffen

Hilfsmittel

- Beatmungsgerät

Durchführung

- Funktionsprüfung des Beatmungsgerätes
- Einstellen „konventioneller" NIV-Beatmungsparameter:
  - P_{aw}: bis 20 mbar, ggf. steigern
  - AZV: 6 (–10) ml/kgKG
  - AF: 10–12/min

- I : E: ca. 1 : 1,7
- PEEP: 5–6–8 mbar
- FiO_2 initial z. B. 1,0, dann ggf. reduzieren → Ziel: SpO_2 92–94 %

Überwachung
- seitengleiche Thoraxbewegungen
- Auskultation der Lunge
- Hautfarbe (Zyanose)
- Beatmungsdruck (Diskonnektion, Stenose)
- Pulsoxymetrie (SpO_2)
- Kapnometrie ($petCO_2$)

Tab. 3.9: Beatmungsparameter und wichtige Begriffe zur Beatmung

Abkürzung	Erklärung
FiO_2	Inspiratorische Sauerstoffkonzentration (Fraction of Inspired Oxygen)
AZV (Vt)	Atemzugvolumen (Volume tidal)
AMV	Atemminutenvolumen (AZV × f)
AF (f)	Atemfrequenz
T_{insp}	Inspirationszeit (Time Inspiration)
T_{exsp}	Exspirationszeit (Time Exspiration)
Plateau	Zeit des maximalen Drucks in den Atemwegen während der Beatmung
I : E	Atemzeitverhältnis, Verhältnis Inspirationszeit : Exspirationszeit
Trigger(-schwelle)	Mindestatemwegsfluss (z. B. 2 l/min), den der Patient erzeugen muss, um einen Beatmungsstoß des Gerätes auszulösen
P_{aw}	Atemwegsdruck (Pressure Airway)
P_{max}	Drucklimit: maximaler vom Gerät zu erzeugender Beatmungsdruck (Pressure maximal)
P_{supp}	Druckunterstützung der Spontanatmung (Pressure Support)
Flow	Luftfluss in den Atemwegen
Rampe	Anstiegssteilheit des Luftflusses bei der Beatmung
PEEP	Positive Endexpiratory Pressure

PraxisTipp

- unter Beatmung (insbesondere mit PEEP) Verminderung des venösen Rückstroms → Abnahme des Herzzeitvolumens → Blutdruckabfall
- lungenschonende Beatmung zur Vermeidung einer Schädigung der Lunge (Beatmungstrauma)
  - mit niedrigem Atemzugvolumen z. B. 6 ml/kgKG und niedrigen Beatmungsdrücken, z. B. P_{aw} max. 30 mmHg
  - mit eher etwas höheren Beatmungsfrequenzen, z. B. um 15/min

PlusWissen: Häufige Ursachen für Alarme an Beatmungsgeräten

- Atemwegsdruck niedrig:
  - Diskonnektion Tubus und Beatmungsschlauch bzw. Beatmungsgerät
  - Fehllage des Tubus durch Herausrutschen, z. B. im Rachen
- Atemwegsdruck hoch:
  - Atemweg ist durch Sekret (teilweise) verlegt
  - Flüssigkeitssäule in den Beatmungsschläuchen
  - Patient ist wach, atmet „gegen" das Beatmungsgerät
  - Patient hustet, beißt auf den Tubus
  - Tubus ist verrutscht (z. B. in den rechten Hauptbronchus vorgeglitten)
  - Bronchospasmus
  - Spannungspneumothorax

Merkregel: DOPE (Troubleshooting-Beatmung)

Schrittweise, systematische Durchführung bei Beatmungsproblemen:

- **D**iskonnektiert? → alle Verbindungen zwischen Gerät und Patient in Ordnung?
- **O**bstruiert? → Tubus abgeknickt? Schleimverlegung? Manuelle Beatmung möglich? $etCO_2$/Kapnografiekurve? Pulsoxymetrie?
- **P**neumothorax? → Auskultation der Lunge normal?
- **E**quipment-Fehler? → Gerätefehlfunktion?

3.5.6 Pulsoxymetrie

Indikation

- Standardmonitoring bei allen Notfall-, Intensiv- und allen Patienten vor, während und nach der Narkose und im Aufwachraum

Prinzip

- Messung der Absorption von Licht durch Hämoglobin (Hb)
- abwechselnde Abgabe von Licht zweier Wellenlängen durch Leucht-/Laserdioden (z. B. Leuchtdiode: 660 nm für nicht O_2-beladenes Hb, 920 nm für O_2-beladenes Hb) auf einer Seite des Sensors
- Messung des „durchscheinenden" Lichts auf der anderen Seite des Messfühlers durch Fotodiode
- Berechnung des Anteils O_2-beladenen Hb (bei jeder Pulswelle ansteigender Anteil O_2-beladenen Hb) minus konstantem Anteil von Haut, Knochen, Gewebe und nicht O_2-beladenem Hb
- Aufzeichnung der pulssynchron unterschiedlichen Absorption des Lichts als „Pulskurve"
- Nebeninformation: Pulsfrequenz/min

Hilfsmittel

- geeigneter Sensor, z. B. Fingerclip, Ohrsensor, Klebesensor (besonders Kinder, Säuglinge und Neugeborene)

Durchführung

- hygienische Händedesinfektion
- Material bereitstellen
- Einweghandschuhe anziehen
- Anbringen des Sensors in Region mit guter Durchblutung, z. B. Finger, Ohrläppchen
- Berücksichtigung angezeigter Messwerte nur bei pulssynchroner Kurve mit hohem Ausschlag und angemessener Kurvenform (Kurvenamplitude bzw. Stärke des Pulssignals, Nachschwankung im absteigenden Schenkel der Kurve = Windkesselfunktion Aorta)
- Material/Einweghandschuhe entsorgen
- hygienische Händedesinfektion

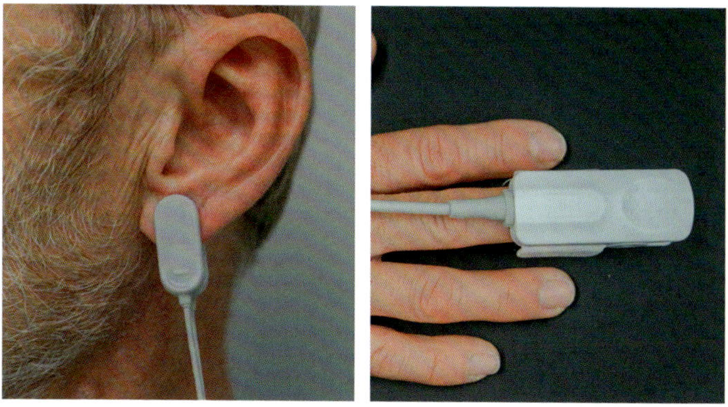

Abb. 3.25 a / b ▶ Pulsoxymetrie: a) Sensor am Ohrläppchen, b) Sensor am Finger

PraxisTipp

Messungstörungen ergeben sich durch Zentralisation, Bewegung und Herzrhythmusstörungen.

3.5.7 Kapnometrie / Kapnografie

Indikation

- Kontrolle der endotrachealen Tubusposition (nach Intubation)
- Feststellung des Wiedereinsetzens der Spontanatmung (am Narkoseende)
- Überwachung der Spontanatmung (z. B. unter Analgesie)
- Feststellung des Wiedereinsetzens des Spontankreislaufs im Rahmen der CPR (ROSC)

Hilfsmittel

- Kapnometer und Zubehör, je nach Gerät, z. B. Küvette, Anschlusskabel, Messgasschlauch, Gasrückführungsschlauch

Verfahren

- Hauptstromverfahren: Messküvette zwischen Beatmungsfilter und Beatmungsgerät im Luftstrom

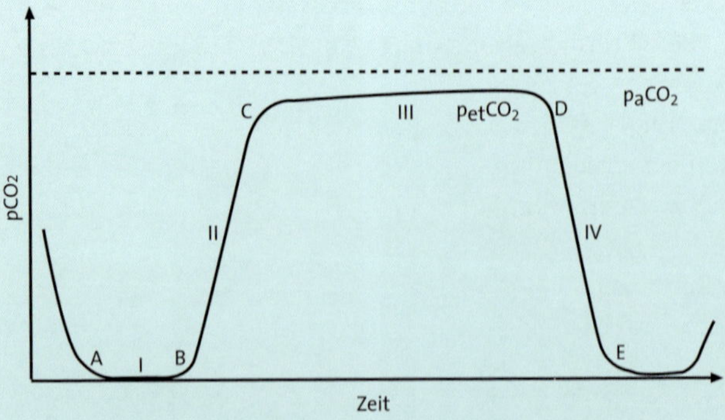

- A – B (Phase I): Beginn der Exspiration
- B – C (Phase II): frühe Exspirationsphase, schnelle CO_2-Anreicherung durch Einstrom von Alveolarluft mit steilem Anstieg der Kurve
- C – D (Phase III): Exspirationsende, exspiratorisches Plateau durch homogenes Alveolargas
- D: CO_2-Spitzenwert
- D – E (Phase IV): Inspirationsphase

Abb. 3.26 ▶ Kapnografiekurve

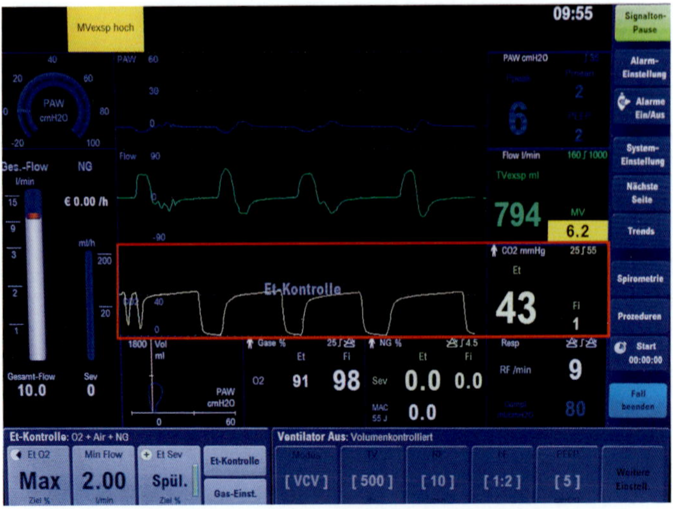

Abb. 3.27 ▶ Kapnografiekurve am Monitor (rote Umrandung)

- Neben-/Seitenstromverfahren: Abzweigung von Luft am/hinter dem Beatmungsfilter und Zuführung zu Messeinrichtung in Beatmungsgerät
- Messung der CO_2-Konzentration in der Ein- und Ausatemluft (Kapnometrie) mittels Infrarotspektroskopie und Aufzeichnung in Kurvenform (Kapnografie)

Durchführung

- Messung erfolgt mit dem Atemgasmonitor

PlusWissen: Umrechnung von Gasdruckwerten

Beispiel: 5,4 Vol% = 5,5 kPa = 41,25 mmHg

Anmerkung: BGA-Geräte zeigen alternativ Gasdruckwerte in unterschiedlichen Einheiten an

Tab. 3.10: Umrechnung von Messwerten

Einheit	Umrechnungsfaktor	Normalwert
mmHg	1	35–45
kPa	7,5	4,6–6,0
Vol%	7,7	4,5–5,8

3.5.8 Blutgasanalyse

Indikation

- Störungen der Oxygenierung und/oder der CO_2-Elimination
- Monitoring der Beatmung
- Überwachung des Säure-Basen-Haushaltes

Hilfsmittel

- BGA-Gerät (vor Ort, z. B. OP, Intensivstation, Zentrallabor)
- Blutentnahmeröhrchen
- arterielle Kanüle oder Punktionskanüle, ausnahmsweise kapillare Blutentnahme

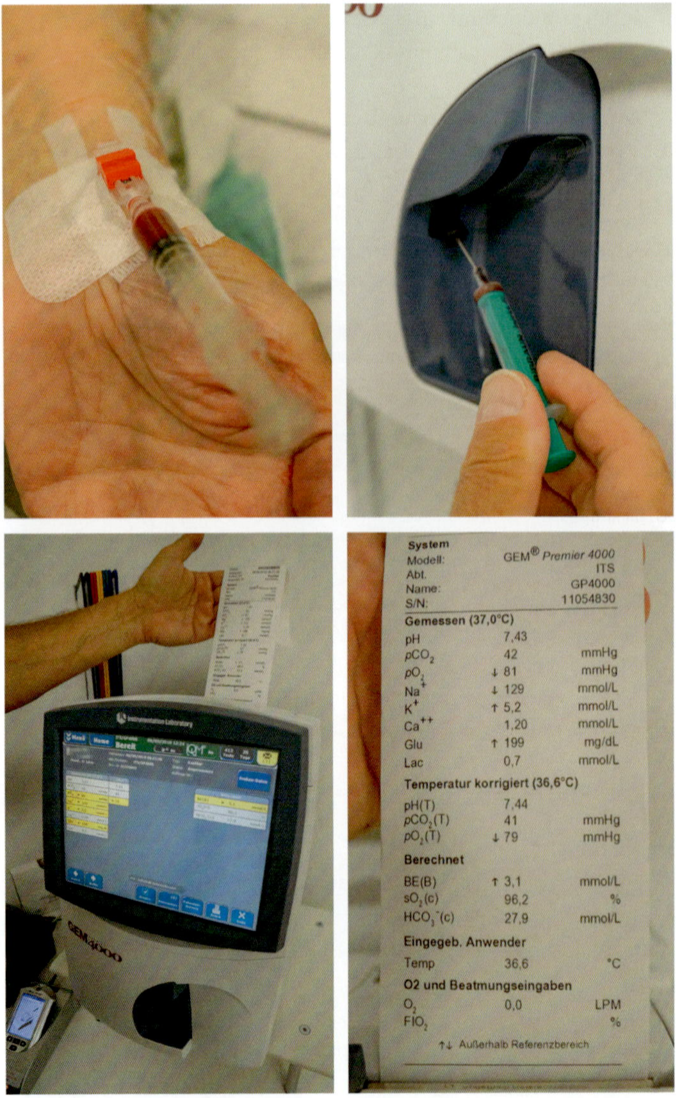

Abb. 3.28 a–d ▶ Arterielle Blutgasanalyse: a) arterielle Kanüle, b) blasenfreies Ansaugen der Blutprobe, c) automatische Analyse (einschl. Elektrolyte usw.), d) Ausdruck gemessener und berechneter Werte

Durchführung

- hygienische Händedesinfektion
- Material bereitstellen
- Einweghandschuhe anziehen
- Blutentnahme aus arterieller Kanüle bzw. Punktion (A. radialis/A. femoralis, art. BGA); **alternativ:** ZVK (zentralvenöse BGA)
- Messung mit entsprechendem Gerät, Auswertung der Messwerte
- Material/Einweghandschuhe entsorgen
- hygienische Händedesinfektion

Tab. 3.11: BGA – Normalwerte von Erwachsenen

Parameter	arteriell	zentralvenös
pH	7,35–7,45	7,31–7,41
HCO_3 [mmol/l]	21–25	24–28
CO_2 [mmHg]	35–45	41–51
pO_2 [mmHg]	70–100	35–40
BE [mmol/l]	–2,5 bis +2,5	–4 bis +1
SaO_2 [%]	95–98	70–75
Interpretation der Werte		
	Azidose	**Alkalose**
pH	< 7,35	> 7,45
BE	< –2,5	> +2,5

Tab. 3.12: BGA – Normalwerte von Neugeborenen

Parameter	Nabelarterie	Nabelvene
pH	7,09–7,40	7,20–7,45
pCO_2 [mmHg]	35–80	30–57
pO_2 [mmHg]	0–22	16–35
Interpretation der Werte		
	Azidose	**Alkalose**
pH	< 7,09	> 7,45
BE	< –8	> +2,5

3.5.9 Wasser-Elektrolyt-Haushalt

- Ziel der Mechanismen im Körper ist die Konstanthaltung des pH-Wertes in sämtlichen Organen.
- Drohende Veränderungen des pH-Wertes werden durch Veränderung der Atmung (Hyper-/Hypoventilation) schnell bzw. durch Veränderung der Ausscheidung von H^+-Ionen bzw. Bikarbonationen im Urin langsam ausgeglichen.

Tab. 3.13: Wasser-Elektrolyt-Haushalt

	Ursache	Blutvolumen	Elektrolyte im Serum*	Hk	ZVD	Basismaßnahmen
normal	–	–	siehe unten	40–50	3–6 cm H_2O	–
hypotone Dehydratation	z. B. Medikamente	↓	↓	↑	↓	Infusion, z. B. kristalloide Lösung
isotone Dehydratation	z. B. Durchfall	↓	normal	↑	↓	Infusion, z. B. kristalloide Lösung
hypertone Dehydratation	z. B. Erbrechen	↓	↑	↑	↓	Infusion, z. B. kristalloide Lösung
hypotone Hyperhydratation	z. B. Süßwassertrinken	↑	↓	↓	↑	Infusion, z. B. kristalloide Lösung, und Diuretika, z. B. Furosemid
isotone Hyperhydratation	z. B. Herzinsuffizienz	↑	normal	↓	↑	Diuretika, z. B. Furosemid
hypertone Hyperhydratation	z. B. im Meer Ertrinkender (Salzwassertrinken)	↑	↑	↓	↑	Diuretika, z. B. Furosemid, und kristalloide Lösung

hypoton: Elektrolytkonzentration erniedrigt · **isoton:** Elektrolytkonzentration normal · **hyperton:** Elektrolytkonzentration erhöht · **Dehydratation:** Wassergehalt erniedrigt · **Hyperhydratation:** Wassergehalt erhöht • **Hk:** Hämatokrit (Anteil der Blutzellen am Gesamtblut) · **ZVD:** zentraler Venendruck („Venenfüllung"); *Natrium, Kalium, Kalzium, Magnesium, Chlor

3.5.10 Thoraxentlastungspunktion

Indikation

- Entlastungspunktion des Pleuraraumes bei Spannungspneumothorax bei massiver Atemnot mit (einseitig) aufgehobenen Atemgeräusch, Atemfrequenz > 24/min, Brustschmerz, zunehmendem Schockzustand nach geschlossenem Thoraxtrauma, ggf. mit oberer Einflussstauung

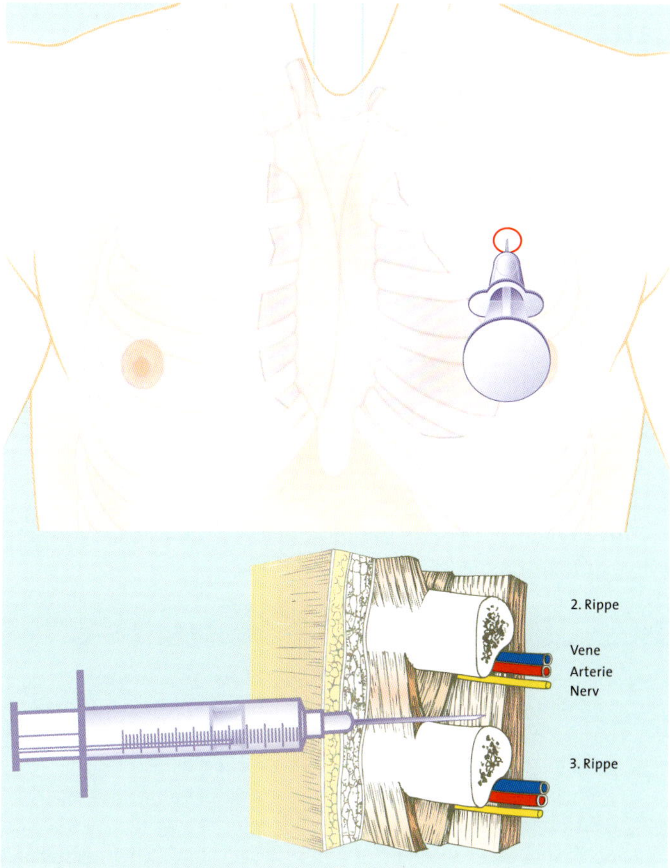

Abb. 3.29 ▶ Thoraxpunktion

Hilfsmittel

- Punktionskanüle, z.B. 14 G > 6 cm lang
- Desinfektionsmittel, Tupfer
- 10-ml-Einwegspritze, NaCl 0,9 % 10 ml

Durchführung

- flache Rückenlage des Patienten
- Festlegung der Punktionsstelle: vorzugsweise Oberrand der 3. Rippe (= 2. ICR), mittlere Klavikularlinie (Monaldi-Position)
- hygienische Händedesinfektion
- Material bereitstellen
- sterile Einweghandschuhe anziehen
- Hautdesinfektion an der Punktionsstelle
- ggf. i.v. Analgesie und/oder Lokalanästhesie
- Einstechen einer 14-G-Punktionskanüle > 6 cm
- Vorschieben bis zischendes Geräusch hörbar wird (Entweichen des Überdrucks aus dem Pleuraraum) oder **alternativ**: Vorschieben der Punktionskanüle mit aufgesetzter, zur Hälfte mit NaCl 0,9 % gefüllter 10-ml-Einwegspritze bis Widerstandsverlust auftritt (= Erreichen des Pleuraraumes) und Aspirieren von Luft möglich ist
- Punktionskanüle sicher fixieren, Überdruck entweichen lassen
- Erfolgskontrolle: Besserung der Dyspnoe, der Belüftung der Lunge und der Kreislaufsituation, Anstieg des SpO_2
- Material/Einweghandschuhe entsorgen
- hygienische Händedesinfektion

PraxisTipp

- Mit einem Spannungspneumothorax muss vor allem bei intubierten, beatmeten Patienten nach geschlossenem Thoraxtrauma (mit Rippenfrakturen und Verletzung des Rippenfells) gerechnet werden. Hier kann sukzessiv aus einem anfänglichen Pneumothorax durch die Überdruckbeatmung, mit jeder Beatmung, Luft in den Pleuraspalt „gepumpt“ werden, was den Druck im Pleuraraum erhöht und die Lunge immer weiter zusammendrückt.

- Bei einseitiger Intubation durch zu tiefes Einführen des Endotrachealtubus in den (rechten) Hauptbronchus kann ein Auskultationsbefund wie bei einem Spannungspneumothorax entstehen.
  → Unbedingt vor jeder Thoraxpunktion bei intubierten Patienten die korrekte Tubusposition prüfen!
- Unter Spontanatmung kann es bei perforierenden Brustkorbverletzungen mit „schlürfender Wunde" zum Übertritt von Luft in jeder Einatmung und zu einem zunehmenden Druck im Pleuraraum kommen (Ventilpneumothorax).
- Bei sehr adipösen Patienten kann die Länge üblicher Venenverweilkanülen (4,5 cm) nicht ausreichen, um den Pleuraraum zu erreichen.
- Gefahr: Herausrutschen der Punktionskanüle und erneute Entstehung eines Spannungspneumothorax
- Bei jedem Patienten muss im Anschluss an eine notfallmäßige Pleurapunktion eine Röntgenkontrollaufnahme des Thorax (Pneumothorax?) durchgeführt werden.
- Nach jeder (erfolgreichen) Pleurapunktion muss später eine Thoraxdrainage eingelegt werden.

3.5.11 Assistenz beim Anlegen einer Thoraxdrainage

Indikation

- zur dauerhaften Entleerung des Pleuraraumes von Luft/Blut/Sekret, z. B. nach Operationen im Brustkorbbereich
- meist durch Verletzung der der Lunge aufliegenden Pleura visceralis, z. B. nach Rippenfrakturen, kommt es durch Anspießung der Lunge zum zunehmenden Übertritt von Luft und zur Einblutung in den Pleuraraum
- Entfernung von Luft (Pneumothorax), Blut (Hämatothorax), Sekret (Serothorax)
- Möglichkeit der Entfaltung komprimierter Lungenabschnitte
- Vermeidung einer Abszessentwicklung

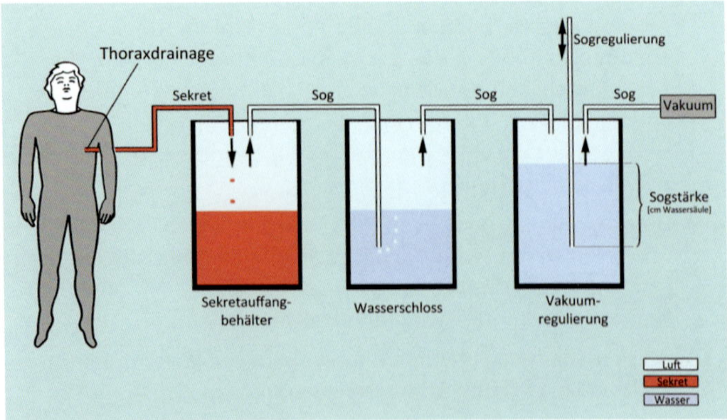

Abb. 3.30 ▶ Thoraxdrainage: Prinzip der Bülau-Drainage

Hilfsmittel (Komplett-Set oder einzelne Artikel)

- Lochtuch für Thoraxdrainage
- Einweghandschuhe steril
- OP-Mantel steril
- Tupfer
- Einwegspritzen und -kanülen
- ggf. Lokalanästhesie
- Thoraxdrainage
- Instrumentarium (Skalpell, Präparierschere, Kornzange, Pinzette, Klemmen, Nadelhalter)
- Nahtmaterial
- Verbandmaterial
- Drainagebehälter

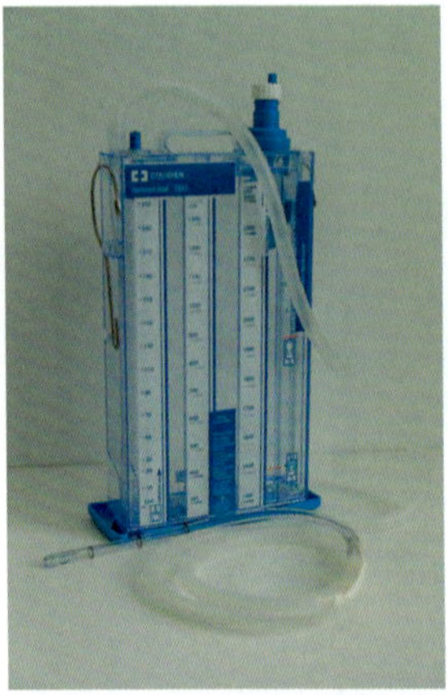

Abb. 3.31 ▶ Einwegbehälter Thoraxdrainage

Durchführung

- hygienische Händedesinfektion
- Material bereitstellen
- chirurgische Händedesinfektion
- sterile Einweghandschuhe anziehen
- ggf. Lokalanästhesie und/oder Sedierung/Analgesie

- Punktion 4.–5. ICR, vordere bis mittlere Axillarlinie
- Desinfektion der Punktionsstelle
- Einschnitt (Inzision) der Haut
- Präparation eines Wegs für die Drainage am Oberrand der Rippe mit dem Finger
- stumpfe Eröffnung des Pleuraraumes (zischendes Geräusch?)
- Einführen der Drainage unter Kontrolle eines Fingers
- Anschließen des Drainagebehälters

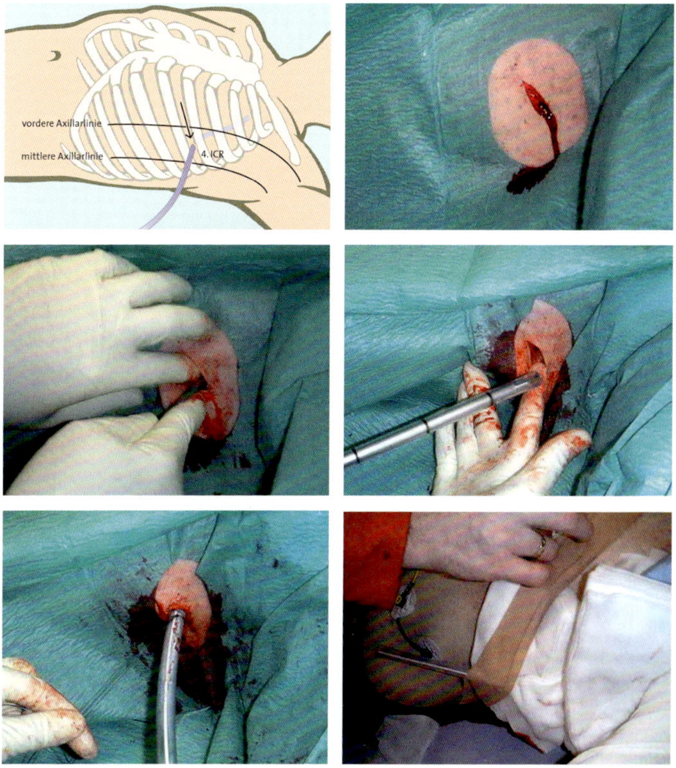

Abb. 3.32 a–f ▶ Anlage einer Thoraxdrainage: a) Platzierung 4.–5. ICR, mittlere Axillarlinie, b) Inzision am Oberrand der Rippe, c) digitale Präparation, d) vorsichtiges Einführen der Drainage, e) Kontrolle der Position, f) Fixierung, Verband

- Einstellen eines Sogs von z. B. 10 cm H_2O
- Fixieren/Annaht
- Verband anlegen
- Drainagen für Transporte sichern
- Material/Einweghandschuhe entsorgen
- hygienische Händedesinfektion
- Röntgenkontrolle

PraxisTipp

NotSan-Schüler sollten mindestens zweimal bei der Platzierung einer Thoraxdrainage assistieren.

3.6 C – Circulation / Kreislauf

3.6.1 Auskultation des Herzens

Indikation

- Herzinsuffizienz, Herzstillstand
- Herzrhythmusstörungen
- Störungen der Herzklappenfunktion
- Verdacht auf Herzbeuteltamponade

Durchführung

- Herztöne: Regelmäßigkeit, Lautstärke
- Klappen-/Strömungsgeräusche (s. Abb. 3.33)
  - Aortenklappe (A): 2. ICR rechts

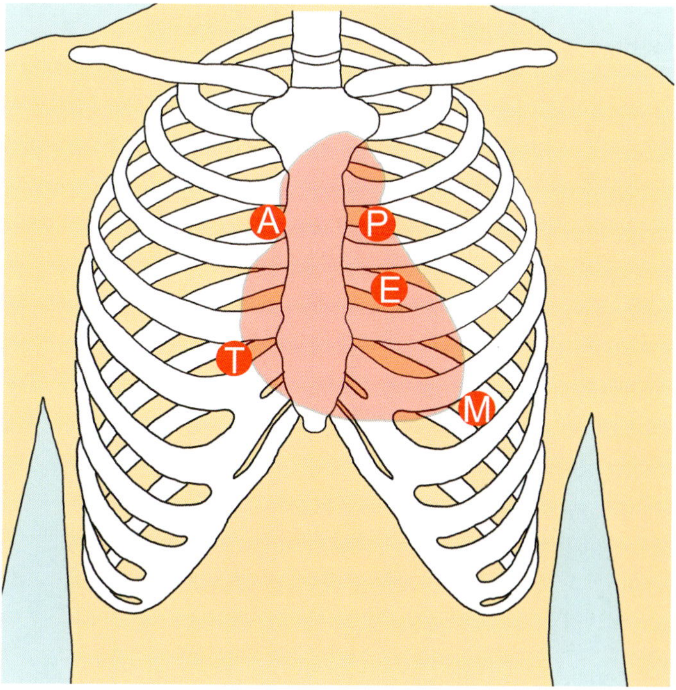

Abb. 3.33 ▶ Auskultationsstellen der Herzklappen

- Pulmonalklappe (P): 2. ICR links
- Trikuspidalklappe (T): 4. ICR rechts
- Mitralklappe (M): 5. ICR links
- Erb'scher Punkt (E) (Gesamtfunktion, Aorten-/Mitralklappe): 3. ICR links

PraxisTipp

Merkspruch zu den Abhörstellen:

Alle (**A**orta) **P**farrer (A. **p**ulmonalis) **tri**nken (**Tri**kuspidalklappe) **Mi**lch (**Mi**tralklappe) um 22:45 Uhr (2. ICR, 2. ICR, 4. ICR, 5. ICR – Lokalisation der vier Herzklappen).

3.6.2 Nicht-invasive Blutdruckmessung (NIBP / NIBP)

Mögliche Verfahren

- palpatorische Blutdruckmessung (nur systolischer Wert)
- Blutdruckmessung mit Stethoskop (nach Riva-Rocci [RR], systolischer und diastolischer Wert)
- maschinelle Blutdruckmessung (oszillatorisch, systolischer, diastolischer und Mittelwert)

Indikation

- Kreislaufbeurteilung (Hypertonie, Hypotonie, Schock)

Hilfsmittel

- für Größe und Gewicht geeignete Blutdruckmanschette wählen (Manschettenbreite beträgt zwei Drittel der Oberarmlänge)

Durchführung: Manuelle Blutdruckmessung

- geeignete Manschette am Oberarm des Patienten anlegen
- bei oszillatorischer Messung: Manschette entsprechend Herstelleranweisung anlegen
- Hand an A. radialis, um Puls zu fühlen
- Manschette schnell aufpumpen, bis Puls nicht mehr tastbar ist
- 20 – 30 mmHg darüber hinaus aufpumpen

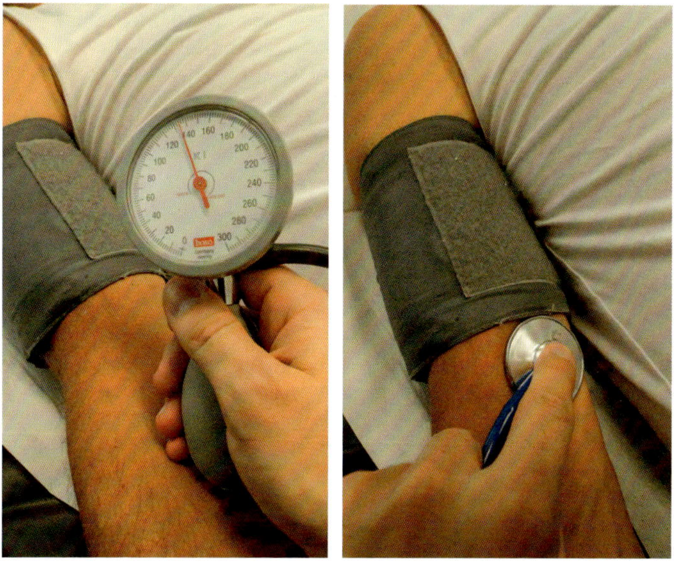

Abb. 3.34 a / b ▶ Manuelle Blutdruckmessung

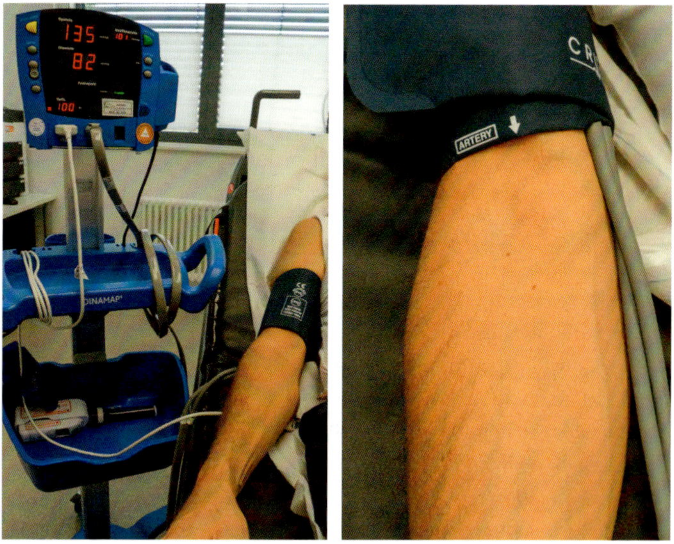

Abb. 3.35 a / b ▶ Automatische Blutdruckmessung

- Stethoskopbügel in die Ohren stecken, Kopf mit der Membran auf die A. brachialis in der Ellenbeuge legen
- Manschettendruck langsam ablassen, dabei auf das Manometer schauen und auf das Wiederauftreten des Pulses an der A. radialis warten
- sobald Zeiger zu wackeln beginnt, ist mit dem Stethoskop ein pulssynchrones Klopfen (Korotkow-Geräusch) zu hören und der Puls zu tasten (oberer, systolischer Blutdruckwert)
- beim Verschwinden des Geräusches: untere, diastolische Blutdruckwert erreicht
- Manschette und Stethoskop desinfizieren

PraxisTipp

- Es gibt spezielle Manschetten für Neugeborene, Säuglinge, Kleinkinder.
- Es gibt spezielle Manschetten für Adipöse bzw. zur Messung am Ober- und/oder Unterschenkel.
- typische Fehler bei der Messung:
  - zu schmale Manschette bei adipösen Patienten → falsch hohe Werte
  - zu breite Manschetten → falsch niedrigere Werte
  - zu schnelles Ablassen des Drucks mit Verpassen der genauen Zeitpunkte bzw. Druckwerte → falsch niedrige Werte

3.6.3 EKG-Ableitung

Indikation

- Standardableitung (I, II, III):
  - Frequenzbestimmung
  - Erkennen von Arrhythmien
  - AV-Blockierungen
- 12-Kanal-Ableitung (I, II, II, avR, avL, avF, V1–V6):
  - Erkennen von regionalen Durchblutungsstörungen (akutes Koronarsyndrom, einschl. Lokalisation eines Koronarverschlusses)

Durchführung

- EKG-Gerät mit Zubehör bereitstellen
- Patienten über Maßnahme informieren
- Extremitätenableitungen (Wilson: I – II – III bzw. Goldberger: avR – avL – avF) (s. TAB. 3.14)
- Brustwandableitungen (V1 – V6, ggf. Zusatzableitungen, s. TAB. 3.14 UND 3.15)

PraxisTipp

Merkhilfen zur Extremitätenableitung

- RR : Rot – Rechts (beginnen)
- Ampel: Rot – Gelb – Grün (Schulter rechts, Schulter links, Hüfte links)
- Deutschland: Schwarz – Rot – Gold (Hüfte rechts, Schulter rechts, Schulter links)

TAB. 3.14: EKG-Ableitungen

Ableitung	Elektrode	Position
Extremitätenableitung	Rot	Rechte Schulter
	Gelb	Linke Schulter
	Grün	Linke Hüfte
	Schwarz	Rechte Hüfte
Brustwandableitung	V1 rot	4. ICR rechts vom Sternum
	V2 gelb	4. ICR links vom Sternum
	V3 grün	Zwischen V2 und V4
	V4 braun	5. ICR medioklavikulär links
	V5 schwarz	5. ICR vordere Axillarlinie links
	V6 violett	5. ICR mittlere Axillarlinie links

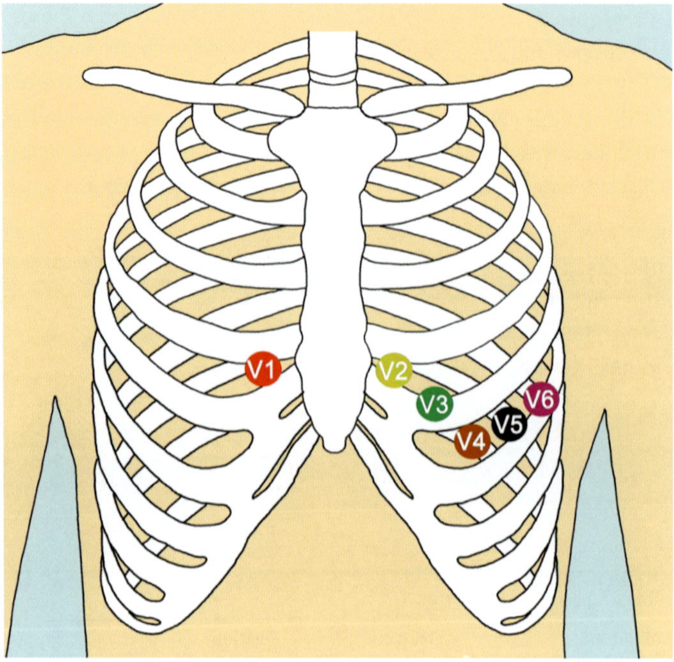

Abb. 3.36 ▶ Brustwandableitungen V1–V6

PlusWissen: Erweiterte EKG-Ableitung

Tab. 3.15: Erweiterte EKG-Ableitungen links

Elektrode	Position
V7	5. ICR hintere Axillarlinie links
V8	Zwischen V7 und V9
V9	5. ICR links der Wirbelsäule

Sondersituation

- Rechtsherzinfarkt: Ableitung der sog. rechtsthorakalen Ableitungen (spiegelbildlich zu den „üblichen" linksthorakalen Ableitungen, V2, V1, V3r, V4r, V5r, V6r)

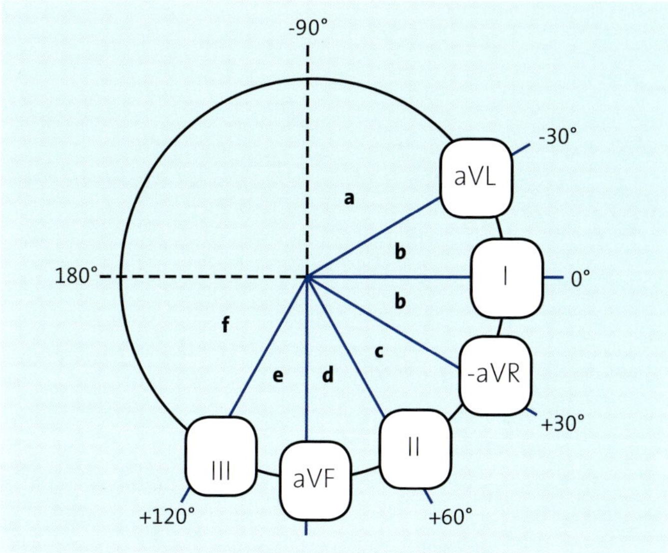

Abb. 3.37 ▶ Brustwandableitungs-EKG: Cabrera-Kreis

EKG-Analyse

1. Qualität ausreichend? (vollständig, 0-Linie stabil, keine Störungen)
2. Rhythmus (regulärer Sinusrhythmus), durchgehend?
3. Regelmäßigkeit (stets gleicher R-Zacken Abstand, keine Extraschläge)
4. Frequenz (60–100/min)
5. P-Welle (regelmäßig, gleichsinnig zu QRS-Komplex, feste P-QRS-Koppelung)
6. P-R-Intervall (0,12–0,20 sec), einheitlich?
6. QRS-Breite (0,06–0,10 sec), einheitlich?
8. ST-Strecke (Hebung, Senkung > 0,1 mV)
9. T-Wellen (Höhe, Form)
10. Auftreten: AV-Blockierungen, Extraschläge, Herzschrittmacheraktionen (ausschließlich, regelmäßig, regelrecht), AICD-Aktionen

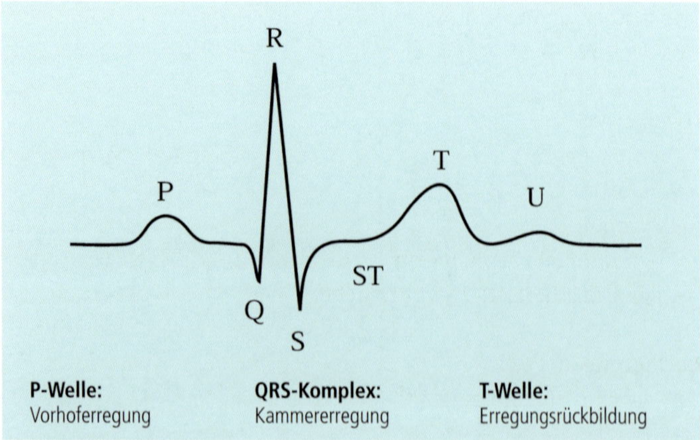

Abb. 3.38 ▶ EKG-Kurve

Begriffe

- Arrhythmie: unregelmäßige Herzschlagfolge
- AV-Block 1.°, 2.°, 3.°: Hemmung der Erregungsüberleitung zwischen Vorhof und Kammer
- AV-Dissoziation: Vorhof und Kammer schlagen unabhängig, unkoordiniert
- Bigeminus: jedem Normalschlag folgt eine Extrasystole
- Bradykardie: Herzfrequenz unter 60/min
- pulslose elektrische Aktivität (PEA): elektrische Erregungen (Monitor) bleiben ohne mechanische Antwort (kein Puls tastbar)
- Schenkelblock: Störung der Erregungsleitung im Bereich der Tawara-Schenkel
- Tachykardie: Herzfrequenz über 100/min

Beurteilung von Herzrhythmusstörungen

Differenzierung

- asymptomatisch vs. symptomatisch (GCS < 15? Atemnot? Brustschmerz?)
- unkritisch vs. kritisch (Schocksymptome?)
- Bradykardien vs. Tachykardien (< 60/min? > 100/min?)

- vorhofbedingt vs. kammerbedingt (schmaler/breiter QRS-Komplex ≤ 0,12/> 0,12 msec)

Bradykardie

- Therapie bei Blutdruckabfall, wenn Herzauswurfleistung vermindert:
  - Atropin
  - ggf. Adrenalin/Epinephrin
  - ggf. transthorakaler Schrittmacher

Blockierungen

- AV-Block 1.°: (verlängerte PQ-Zeit)
- AV-Block 2.°: Typ Wenckebach bzw. Mobitz I (verlängerte AV-Überleitung, vereinzelter Ausfall von Kammeraktionen)
- AV-Block 2.°: Typ Mobitz II (regelmäßiger z. B. 2 : 1, 3 : 1 Ausfall von Kammeraktionen)
- AV-Block 3.°: totaler AV-Block (Entkoppelung von Vorhof- und Kammeraktionen)
- bei Bedarf → Therapie: Adrenalin/Epinephrin, transthorakaler Schrittmacher

Tachykardie

- supraventrikulär
  - Vorhoftachykardie
  - Vorhofflattern
  - Vorhofflimmern
  - Therapie: Beruhigung, Sedierung, Beta-Blocker z. B. Metoprolol bzw. Verapamil
- ventrikulär
  - Therapie: Kardioversion, Adenosin, Digoxin, Überstimulation

Extrasystolie

- supraventrikulär
  - Therapie: Beta-Blocker, z. B. Metoprolol
- ventrikulär
  - Therapie: Lidocain, Amiodaron

3.6.4 Periphervenöser Zugang

Indikation

- Verabreichung von Infusionen, Medikamenten
- Blutentnahme

Hilfsmittel

- Staubinde oder Blutdruckmessgerät
- Desinfektionsmittel, Tupfer
- Venenverweilkanülen verschiedener Größen
- steriles Pflaster, Sicherungspflaster
- Kanülenabwurf, Müllbeutel

Durchführung

- hygienische Händedesinfektion
- Material bereitstellen
- Einweghandschuhe anziehen
- Patienten über Maßnahme und alle Schritte informieren
- Einwilligung einholen
- Einweghandschuhe anziehen

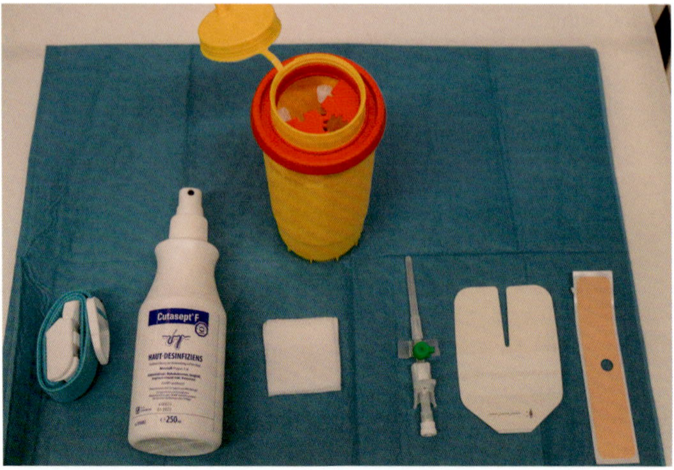

Abb. 3.39 ▶ Hilfsmittel für periphervenösen Zugang

Tab. 3.16: Größen Venenverweilkanülen (VVK)

Patient / Indikation	Durchmesser [G/mm]		Durchfluss [ml/min]*
Frühgeborene	26 / 0,6 lila		9
Neugeborene	24 / 0,7 gelb		13
Kleinkinder	22 / 0,9 blau		42
Kinder	20 / 1,1 rosa		67
Standard Erwachsene	18 / 1,3 grün		103
Größere Eingriffe	17 / 1,5 weiß		133
Hoher Volumenumsatz	16 / 1,8 grau		236
Volumenmangelschock	14 / 2,0 orange		320

* Durchflussrate von Länge und Innendurchmesser abhängig, Abweichungen je nach Hersteller

- Anlegen der Staubinde am Oberarm, alternativ Blutdruckmanschette: Wert zwischen systolischem und diastolischem Blutdruck (Puls muss peripher tastbar bleiben)
- Aufsuchen der geeigneten Punktionsstelle, möglichst weit distal (z. B. Handrücken) zur Schonung größerer, stammnaher Venen
- bequeme Lagerung des Arms des Patienten
- zweimalige Hautdesinfektion der Punktionsstelle (Einwirkzeit nach Herstellerangaben beachten)
- Abwischen mit sterilem Tupfer, Einstichstelle nicht mehr berühren
- Straffen der Haut und damit der Vene
- Punktion der Vene
- wenn Blut in Stahlkanüle zurückfließt, Stahlkanüle 2–3 mm zurückziehen und Kunststoffkanüle weiter in der Vene vorschieben
- ggf. Blutentnahme
- Venenstau lösen
- nach erfolgreicher Punktion die Venenverweilkanüle mit Pflasterstreifen an einem Flügel sichern
- Stahlkanüle entfernen
- Infusion anschließen, muss im „Schuss" laufen, ggf. Verweilkanüle etwas zurückziehen und/oder mit NaCl 0,9 % durchspülen
- Kanüle endgültig fixieren und mit sterilem Pflaster verbinden

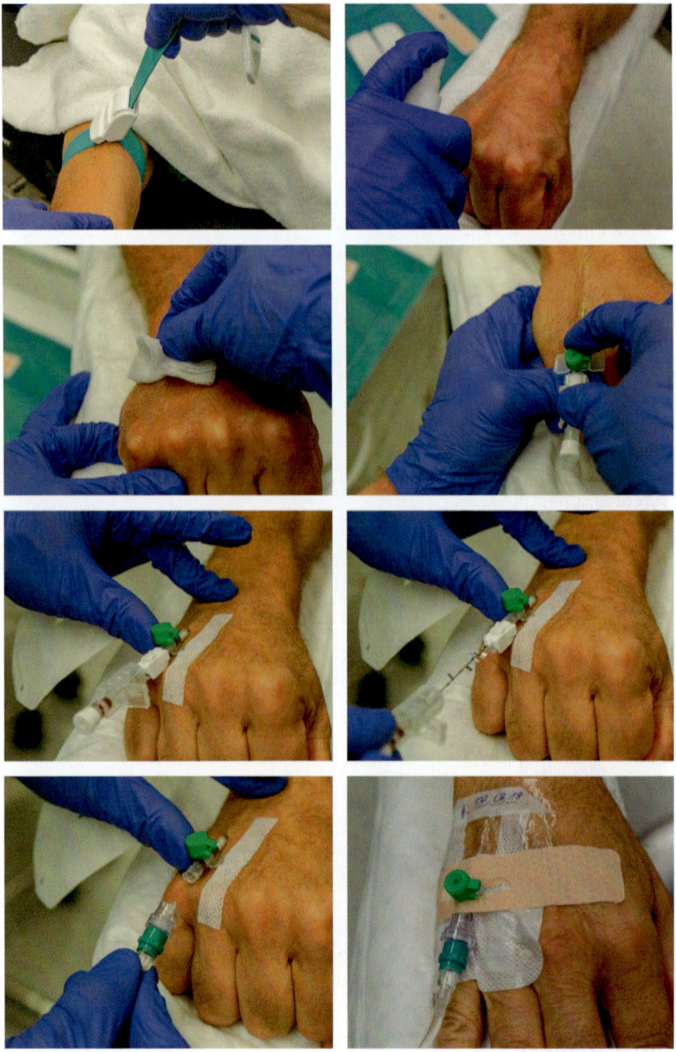

Abb. 3.40 a–h ▶ Anlage eines periphervenösen Zugangs: a) Anlegen der Staubinde, b) Desinfektion der Punktionsstelle, c) Abwischen, d) Venenpunktion, e) Zurückfließen venösen Blutes, f) Entfernen und entsorgen der Stahlkanüle, g) Anschließen der Infusion, h) Verband und Fixierung

- Einlaufen beobachten: Schwellung an der Einstichstelle?
- Patienten beobachten
- Einweghandschuhe entsorgen
- hygienische Händedesinfektion

PraxisTipp

Um einen Linksdrall des angeschlossenen Infusionsschlauchs zu vermeiden (Risiko des Verdrehens oder Abknickens der Kanüle/Infusionsleitung): Vor dem Anschließen des Infusionsschlauchs dessen Spitze eine Viertelumdrehung nach links drehen („vorspannen"), dann aufstecken und durch die übliche Vierteldrehung nach rechts (in „entspannter" Position) anschließen.

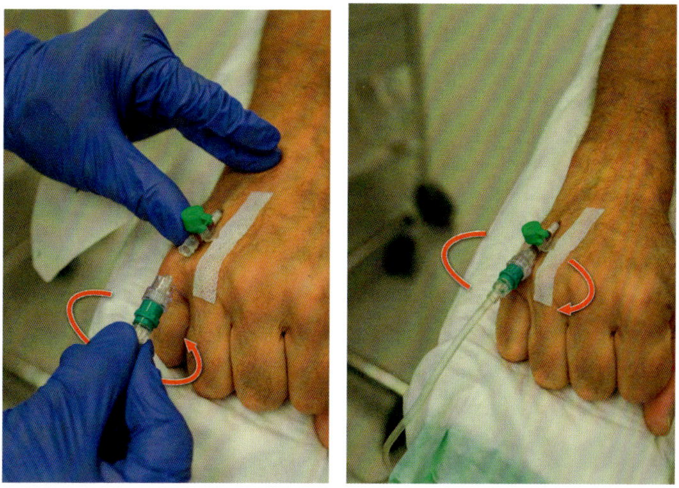

Abb. 3.41 a / b ▶ Torsionsfreier Anschluss des Infusionsschlauchs: a) Vierteldrehung des Konnektors nach links (vorspannen), b) Anschließen und konnektieren durch Vierteldrehung nach rechts (entspannen)

Kanülenpflege

- Inspektion des Venenverlaufs proximal der Punktionsstelle (Rötung? Schwellung?)
- regelmäßiger Verbandwechsel, insbesondere bei Durchweichen und/oder Blutaustritt

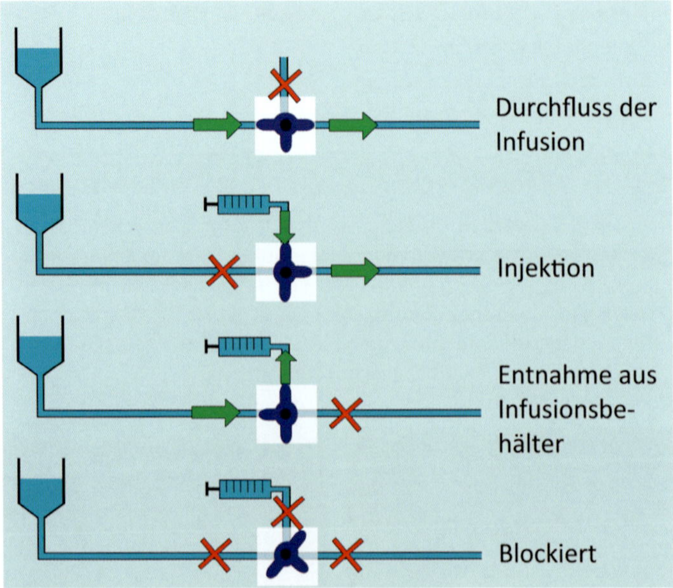

Abb. 3.42 ▶ Einstellungen des Dreiwegehahns

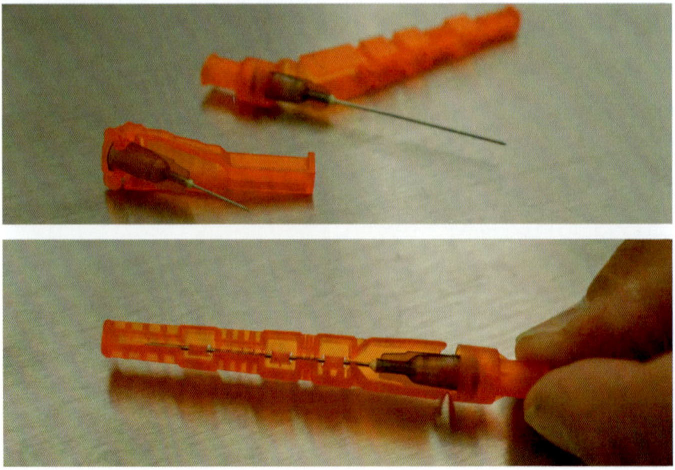

Abb. 3.43 a / b ▶ Sicherheitsinjektionskanülen: a) Funktionsposition, b) Entsorgungsposition

Entfernung eines venösen Zugangs / einer Kanüle

z. B. bei erfolgloser Punktion oder Fehllage

- Infusion schließen
- Extremität hochhalten
- Kompression der Punktionsstelle mit sterilem Tupfer
- Venenverweilkanüle entfernen
- Verband anlegen

PraxisTipp

- Anlegen eines periphervenösen Zugangs (einschl. Anlegen einer Infusion) primär nur unter direkter Aufsicht der Verantwortlichen
- Grundregel: von distal nach proximal vorgehen
- Auszubildende sollten nur die Venen des Handrückens und des distalen Unterarms punktieren.
- Nach einer Fehlpunktion sollte der Anfänger die weitere Punktion dem Verantwortlichen überlassen.
- Die Punktion in der Ellenbeuge (Nähe von A. brachialis, N. medianus) sollte nur von Erfahrenen durchgeführt werden.
- Paravenöse Injektion und Infusion sind besonders bei adipösen Patienten schwer zu erkennen.
- keine Punktion eines Dialyse-Shunts, eines gelähmten/verletzten Arms oder in der Nähe einer entzündeten Körperstelle
- Beim Entfernen der Stahlkanüle Tupfer unterlegen, Arm hochhalten bzw. Kanülenspitze in der Vene komprimieren, damit kein Blut herausläuft.

3.6.5 Portsysteme

Erklärung

Operativ, meist im Bereich unterhalb der Schlüsselbeine, implantiertes zentralvenöses Kathetersystem mit Portkammer und intravenösem Schenkel.

Indikation

- intravenöse Langzeittherapie, z. B. Zytostatikabehandlung, Infusion, Blutentnahme

Hilfsmittel zur Punktion

- Lochtuch steril, Einweghandschuhe steril
- Huber™-Kanüle, Einwegspritzen
- Medikament
- NaCl 0,9 %
- Desinfektionsmittel, Tupfer
- Heparin zur i. v. Gabe
- Pflaster steril

Durchführung

- hygienische Händedesinfektion
- Material vorbereiten
- Patient liegt in flacher Rückenlage
- sterile Einweghandschuhe anziehen
- Wischdesinfektion der Einstichstelle
- Lochtuch auflegen
- Huber™-Kanüle entlüften
- Port tasten, zwischen Daumen und Zeigefinger halten
- Patienten tief einatmen und Luft anhalten lassen
- senkrechte Punktion der Portkammer
- Spülung des Portsystems mit 10 ml NaCl 0,9 %
- Medikament injizieren
- Spülen des Systems mit 30 ml NaCl 0,9 %
- abschließend: Verplomben des Portsystems mit 3 ml heparinisierter NaCl 0,9 %-Lösung (100 I. E./ml)
- entweder liegende Kanüle steril verbinden (Folienpflaster) **oder** Huber™-Kanüle entfernen und Einstichstelle mit sterilem Pflaster versorgen
- Material/Einweghandschuhe entsorgen
- hygienische Händedesinfektion

PraxisTipp

- sorgfältige Desinfektion
- Punktion nur mit Huber™-Kanüle (ansonsten Gefahr der Beschädigung der Silikonmembran)

- Patient mit Port, hat meist Huber™-Kanüle zur Verfügung
- präklinisch Kanüle im Port belassen und steril verbinden

3.6.6 Intraossärer Zugang

Indikation

- Unmöglichkeit schnell, z. B. innerhalb von 2 min, venösen Zugang zu schaffen, z. B. Neugeborene/Kleinkinder, Polytrauma
- nach mehreren erfolglosen i. v. Punktionsversuchen

Hilfsmittel

- Hautdesinfektionsmittel
- intraossäres Punktionssystem, z. B. EZ-IO® (beachte Vorgaben des Herstellers)
- Verlängerungsschlauch mit Dreiwegehahn
- 10 ml NaCl 0,9 %
- Einwegspritze
- Fixierungsmaterial, Verband

Durchführung

- hygienische Händedesinfektion
- Material bereitstellen
- Aufsuchen einer geeigneten Punktionsstelle, z. B. proximaler Humerus, mediale Fläche der proximalen Tibia, mehrere Zentimeter distal des Gelenkspalts, distale Tibia
- Hautdesinfektion an der Punktionsstelle
- sterile Einweghandschuhe anziehen
- Punktion senkrecht zur Hautoberfläche
- Aspiration von Blut durchführen
- Spülung mit 10 ml NaCl 0,9 %
- Injektion bzw. Infusion anschließen
- sichere Fixierung des Zugangs
- sterilen Verband anlegen
- Material/Einweghandschuhe entsorgen
- hygienische Händedesinfektion

PraxisTipp

- nicht in der Nähe eines Implantats, z. B. Kniegelenkprothese, bei Frakturen und Verletzung der betreffenden Extremität (proximal/distal), bei Weichteilschäden/Infektionen in der unmittelbaren Nähe
- Druckinfusion meist erforderlich
- bei bewusstseinsklaren Patienten ggf. Lokalanästhesie und initial Injektion von Lokalanästhetikum in den Markraum, z. B. Lidocain 2 %, 5 ml

3.6.7 Intramuskuläre Injektion

Indikation

- Medikamentenzufuhr, z. B. Adrenalin/Epinephrin bei anaphylaktischer Reaktion

Hilfsmittel

- Einwegspritze passender Größe
- geeignete Punktionskanüle, z. B. Nr. 2, 21 G, grün
- Medikament, z. B. Adrenalin/Epinephrin 0,5 mg in 0,5 ml
- Hautdesinfektionsmittel
- Tupfer
- Pflaster

Durchführung

- hygienische Händedesinfektion
- Aufziehen des Medikaments
- Einweghandschuhe anziehen
- Auswahl der Punktionsstelle, z. B. mittlerer Oberschenkel, vornseitlich
- Rückenlage, Kniepolster, Drehung des Oberschenkels nach innen
- sorgfältige Hautdesinfektion an der Punktionsstelle
- Punktion des Muskels (Einstichstelle > 20 mm)

- Aspiration (Blut?), Injektion des Medikaments (starker Schmerz?)
- Verband anlegen
- Material/Einweghandschuhe entsorgen
- hygienische Händedesinfektion

PraxisTipp

- nicht an verletzter/mangeldurchbluteter Extremität
- alternativer Injektionsort: Oberarm, ca. 5 cm unterhalb des Schultergelenks
- Problem: Hämatom/Blutung bei Dauerbehandlung mit
  - Antikoagulanzien, Typ Marcumar®, Eliquis® und/oder
  - Thrombozytenaggregationshemmern, Typ ASS, Clopidogrel
- verschiedene Medikamente (z. B. Heparin, Insulin) können s.c. appliziert werden
- sichere Entsorgung der langen Injektionskanüle
- Der Wirkeintritt eines Medikaments hängt maßgeblich von der Applikationsform ab und ist vor allem abhängig von:
  - Kreislaufsituation des Patienten (Volumenstatus, periphere Zirkulation),
  - chemischen Eigenschaften einer Substanz (z. B. Wasser-/Fettlöslichkeit, Eiweißbindung usw.).

Tab. 3.17: Wirkeintritt eines Medikaments nach Applikationsform

Applikationsform	Wirkeintritt
i.v.	30–45 sec
i.o.	30–45 sec
nasal	1–1,5 min
bukkal	1,5–3 min
rektal	3–5 min
i.m.	5–8 min
s.c.	5–8 min
p.o.	7–10 min

3.6.8 Intranasale Medikamentengabe – Nasalzerstäuber

Indikation

- fehlender venöser Zugang (bei Kindern und Erwachsenen)
- Krampfanfall

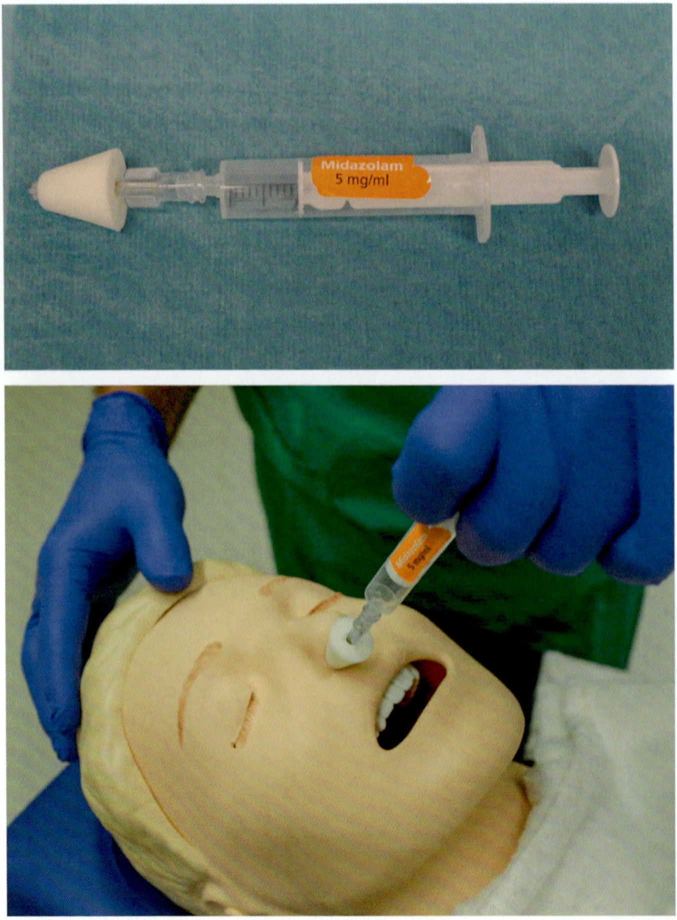

Abb. 3.44 a / b ▶ Nasale Medikamentenapplikation a) Applikation mit Zerstäuber, b) Aufteilung der Gesamtmenge auf zwei Nasenlöcher

Hilfsmittel

- Einwegspritze
- Intranasal Mucosal Atomization Device (z. B. MAD Nasal™)

Durchführung

- hygienische Händedesinfektion
- Medikament unverdünnt aufziehen
- Nasalzerstäuber auf Spritzenkonus aufstecken
- Einweghandschuhe anziehen
- Medikament applizieren: Verteilung der Gesamtmenge auf beide Nasenlöcher
- Material/Einweghandschuhe entsorgen
- hygienische Händedesinfektion

PraxisTipp

- Achtung: Midazolamkonzentration 15 mg/3 ml
- Kombination von Midazolam und Esketamin zur Analgosedierung

Tab. 3.18: Nasale Medikamentenapplikation (Off-Label-Use)

Substanz Amp.-Größe	**Konzentration** (mg/ml)	**Dosis in** (mg/kgKG)	**Dosis in** (ml/kgKG)	**Dosis Erwachsene** (ml/70 kgKG)	**Dosis Kind** (ml/10 kgKG)
Midazolam 15 mg/3 ml	5	0,3	0,06	4,2 (= 2 × 2,1)	0,6 (= 2 × 0,3)
Esketamin 50 mg/2 ml	25	0,5	0,02	1,4 (= 2 × 0,7)	0,2 (= 2 × 0,1)
Fentanyl 0,1 mg/2 ml	0,05	0,002	0,04	2,8 (= 2 × 1,4)	0,4 (= 2 × 0,2)
Sufentanil 10 µg/2 ml	0,005	0,0002	0,004	2,8 (= 2 × 1,4)	0,4 (= 2 × 0,2)
Morphin 10 mg/1 ml	10	0,2	0,02	1,4 (= 2 × 0,7)	0,2 (= 2 × 0,1)
Naloxon 0,4 mg/1 ml	0,4	0,02	0,05	3,6 (= 2 × 1,8)	0,5 (= 2 × 0,25)

3.6.9 Rektale Medikamentengabe

Indikation

- Krampfanfall im Kleinkind-/Kindesalter
- Pseudokruppanfall
- Schmerzbehandlung

Hilfsmittel

- Zäpfchen
- Tupfer

Durchführung

- hygienische Händedesinfektion
- Auswahl des Zäpfchens in gewichtsbezogener Dosis
- Einweghandschuhe anziehen
- Vorsichtiges Einführen des Zäpfchens
- Material/Einweghandschuhe entsorgen
- hygienische Händedesinfektion

PraxisTipp

Zäpfchen eincremen und mit der stumpfen Seite einführen → verhindert das Herausdrücken.

Tab. 3.19: Dosierung rektal applizierter Medikamente

	Körpergewicht [kg] bzw. Alter [Jahre]	Dosis [mg]
Diazepam Rektiole [5 mg/10 mg]	< 15 kg	5
	> 15 kg	10
Paracetamol Supp. [125, 250, 500 mg]	< 1 Jahr	125
	< 6 Jahre	250
	> 6 Jahre	500
Ibuprofen Supp. [125 mg]	< 2 Jahre	60
	> 2 Jahre	125

3.6.10 Volumenersatz

Tab. 3.20: Volumenbedarf

Blutverlust*	Stadium I–IV	Symptome Kreislauf	Infusionstherapie
< 15 %, z. B. < 750 ml	I Kompensation	Tachykardie gering, Blutdruckamplitude normal	VEL**: 10–20 ml/kgKG i. v.
< 33 %, z. B. < 1.500 ml	II Mikrozirkulationsstörung	Tachykardie mäßig, Blutdruckamplitude vermindert	Weitere VEL**: 20–30 ml/kgKG i. v.
< 40 %, z. B. < 2.500 ml	III Makrozirkulationsstörung	Tachykardie ausgeprägt, RR_{sys} vermindert	VEL**, EK, FFP, (kolloidaler Volumenersatz***)
> 40 %, z. B. > 2.500 ml	IV Dekompensation	Tachykardie(-arrhythmie), Kreislaufversagen	Blutkomponententherapie

* Blutvolumen: ca. 8 % des Körpergewichts, z. B. 70 kg × 8 %: 5.600 ml
** VEL: isotonische Vollelektrolytlösung
*** Nicht bei Sepsis, Verbrennung, eingeschränkter Nieren-/Leberfunktion, Hirnblutung

Infusion kristalloider Lösungen, Vollelektrolytlösungen

Indikation

- absoluter Volumenmangel, z. B. Blutverlust

Dosierung

- Bolus 10–20 ml/kgKG i. v., ggf. wiederholen

Druckinfusion

Indikation

- schnelle Zufuhr von kristalloiden/kolloidalen Infusionslösungen
- Zufuhr von Blutkomponenten, z. B. Erythrozyten- bzw. Thrombozytenkonzentraten, Frischplasmen

Durchführung

- hygienische Händedesinfektion
- Einweghandschuhe anziehen
- Infusionsbeutel vollständig in Druckmanschette platzieren

- Befestigungsschlaufe durch Aufhängöse des Beutels ziehen, aufhängen
- Infusion anschließen laufen lassen
- Manschette aufpumpen (max. 300 mmHg)
- Infusionsgeschwindigkeit überprüfen/überwachen, ggf. durch aufpumpen/Druck ablassen
- nach vollständigem Einlaufen der Infusion, Manschettendruck ablassen
- Infusionsbeutel mit -system entnehmen, entsorgen
- ggf. weitere Druckinfusion
- Material/Einweghandschuhe entsorgen
- hygienische Händedesinfektion

3.6.11 Therapie mit Blutkomponenten

Erythrozytenkonzentrate (EK)

Indikation

- Anämie, Hb < 7–9 g/dl, abhängig von Ausgangssituation
- Massentransfusion, im Verhältnis EK : FFP = 1 : 1
- Blutverlust durch Blutung
  - nach außen (arterielle-venöse Blutung, ausgedehnte Weichteilverletzung) und/oder
  - innen: z. B. Brustkorb und/oder Bauchverletzung, Frakturen

  mit Symptomen wie Atemnot, Angina pectoris, Zeichen des akuten Koronarsyndroms, Tachykardie, Herzrhythmusstörungen, Blutdruckabfall, Bewusstseinsstörungen

Alternative

- primärer Volumenersatz mit kristalloiden Lösungen (ausnahmsweise kolloidalen Lösungen)

Randbedingungen verbessern

- SpO_2 > 94 %, $etCO_2$ 35–45 mmHg
- Schutz vor Auskühlung, Ausgleich Azidose (pH < 7,2)
- Beseitigung eines Kalziummangels (Ca < 2,0 mmol/l)

Ziel

- Sicherstellung der Gewebeversorgung durch ausreichende Sauerstoff- und CO_2-Transportkapazität (Hb 7–9 g/dl)

Durchführung

- hygienische Händedesinfektion
- Material bereitstellen
- Einweghandschuhe anziehen
- Aufklärung des Patienten, Dokumentation der Einwilligung, Akzeptanz bzw. der Ablehnung (z. B. bei geschäftsfähigem Zeugen Jehovas)
- Abnahme von „Kreuzblut" (zwei weiße Serum-Röhrchen)
- Verträglichkeitsprüfung (im Labor) → Blutgruppenbestimmung, Antikörpersuchtest, Kreuzprobe (Zeitbedarf > 30 min)
- Überprüfung der Identität des Patienten und dessen Blutgruppe (Bedside-Test)
- Überprüfung: AB0-Gleichheit von Patienten und Konserve, Verfalldatum, Identität Blutkonserve

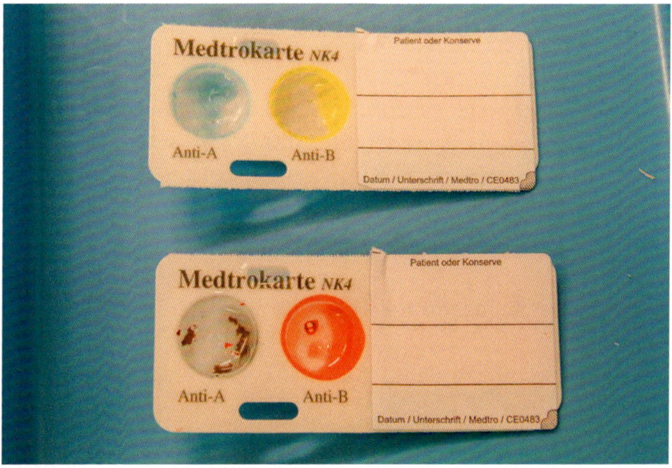

Abb. 3.45 ▶ Bedside-Testkarte zur Blutgruppenbestimmung bei Empfänger, oben: unbenutzte Karte, unten: Agglutination bei Anti-A (Nachweis der Blutgruppe A)

- Begleitschein (Konservennummer), Kreuzprobenverträglichkeit (s. TAB. 3.21)
- Transfusion (in der Regel über periphere Vene), mittels Transfusionssystem (Standardfilter: 170–230 μm Porengröße)
- zunächst ca. 20 ml langsam laufenlassen: Transfusionsreaktion? z. B. Unruhe, Übelkeit, Hautrötung, Tachykardie, Blutdruckabfall → Transfusion sofort stoppen, H_1- und H_2-Blockade, Glukokortikoide, ggf. Katecholamine
- Dokumentation: Transfusionsbericht
- leere Beutel mind. 24 h (im Kühlschrank) aufbewahren
- Material/Einweghandschuhe entsorgen
- hygienische Händedesinfektion

TAB. 3.21: AB0-kompatible Bluttransfusion (EK und TK)

Patient	Kompatible Erythrozytenkonzentrate	
A	A oder 0	
B	B oder 0	
AB	AB oder A oder B oder 0	Universalempfänger
0	0	Universalspender

Besonderheiten

- Grundsätzlich werden blutgruppengleiche und rhesusfaktorgleiche Erythrozytenkonzentrate transfundiert; im Notfall kann auch blutgruppenverträglich bzw. ungekreuzt mit Blutgruppe 0 negativ transfundiert werden.
- bei Massentransfusion: Anwärmen der Erythrozytenkonzentrate

Thrombozytenkonzentrate (TK)

Indikation

- Thrombozytenmangel im Serum (< 50.000/μl) bei gleichzeitiger Blutung
- Verluste > 15–25 % des Gesamtblutvolumens (8 % des KG), Massentransfusion

Durchführung

(Vorbereitung der Konserve analog zu Erythrozytenkonzentraten)

- blutgruppengleiche Übertragung (s. TAB. 3.21)
- geeignetes Transfusionssystem (Standardfilter 170 – 230 µm Porengröße)
- Thrombozytenkonzentrate sind nur vier Tage lagerungsfähig
- Dosierung: 1 TK erhöht die Thrombozytenzahl um ca. 30.000/µl

Gefrorenes Frischplasma (Fresh Frozen Plasma, FFP)

Indikation

- Verbrauchskoagulopathie/DIC (Disseminated Intravascular Coagulation)
- Massentransfusion (im Verhältnis EK : FFP = 1 : 1)

Ziel

- ausreichende plasmatische Gerinnung Quick ≥ 50 %, partielle Thromboplastinzeit (PTT) ≤ 50 sec, Fibrinogen > 1,5 g

Durchführung

(Vorbereitung der Konserve analog zu Erythrozytenkonzentraten)

- blutgruppenverträgliche Übertragung (s. TAB. 3.22)
- FFP auftauen
- geeignetes Transfusionssystem (Standardfilter 170 – 230 µm Porengröße)

Dosierung

- 10 – 15 ml/kgKG bzw. 1 ml/kgKG zur Anhebung des Quickwertes um 1 %

TAB. 3.22: AB0-kompatible Plasmatransfusion (FFP)

Patient	Kompatibles Plasma	
A	A oder **AB**	
B	B oder **AB**	
AB	**AB**	Universalspender
0	0 oder A oder B oder **AB**	Universalempfänger

3.6.12 Zentralvenöser Zugang

Indikation

- Zufuhr hochwirksamer/hochkonzentrierter Medikamente
- Infusionstherapie, totale intravenöse Ernährung
- Messung des zentralen Venendrucks
- häufige Blutentnahmen

Hilfsmittel

- meist vorgepackte Sets, alternativ Zusammenstellung der Einzelteile bei Bedarf, z. B.
  - Abdecktuch, steril (Tisch)
  - Lochtuch, steril

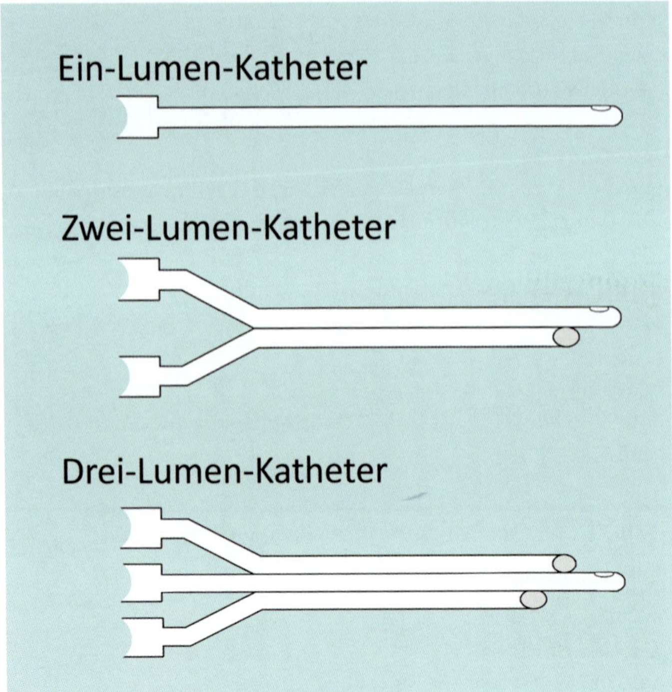

Abb. 3.46 ▶ Zentrale Venenkatheter (ZVK)

  - Kompressen, steril
  - Ein-, Mehrlumen, evtl. Shaldon-Katheter
  - Skalpellklinge, steril Fig. 23
  - Nahtmaterial
  - Pflaster, steril
  - 2–4 Ampullen NaCl 0,9 % 10 ml
  - Einwegspritzen und -kanülen
  - Lokalanästhetika
- OP-Haube, Mund-Nasen-Schutz, OP-Mantel, steril
- Einweghandschuhe, steril
- saugfähige Unterlage
- Desinfektionslösung, gefärbt
- intraatriale EKG-Ableitung, Anschlusskabel (Adapter), Klebeelektrode
- Infusion mit Dreiwegehahn, je eine pro Lumen

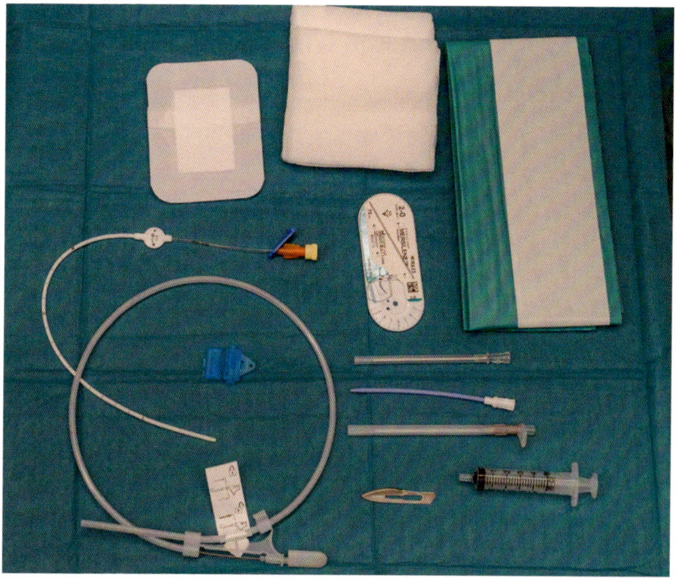

Abb. 3.47 ▶ Material zur ZVK-Anlage

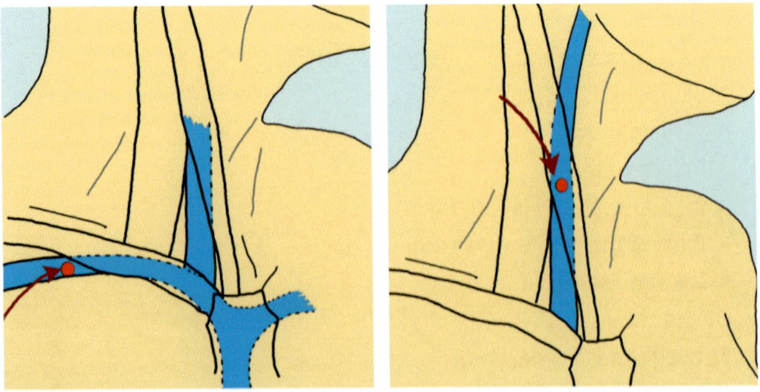

Abb. 3.48 a / b ▶ Zentrale Zugangswege: a) V. subclavia, b) V. jugularis interna

Durchführung

- Aufklärung des Patienten, Einholung der Zustimmung
- Abklärung der Gerinnungssituation
- Inspektion und Auswahl der Punktionsstelle
- hygienische Händedesinfektion
- Material bereitstellen
- sterile Einweghandschuhe anziehen
- ggf. ultraschallassistierte Punktion
- bei wachem Patienten → Lokalanästhesie
- Vorgehen wie in Abb. 3.49 dargestellt
- spitze Gegenstände in spezielle Abwurfbehälter entsorgen
- Material/Einweghandschuhe entsorgen
- hygienische Händedesinfektion

Kontrolle

- Röntgenaufnahme des Thorax
  - Überprüfung der korrekten Lage des Katheters
  - Ausschluss Pneumothorax

Komplikationen

- Pneumothorax (insbesondere bei Punktion der V. subclavia)
- Infektion an der Punktionsstelle und/oder (Katheter-)Sepsis
- Verletzung nahe liegender arterieller Gefäße und Nerven

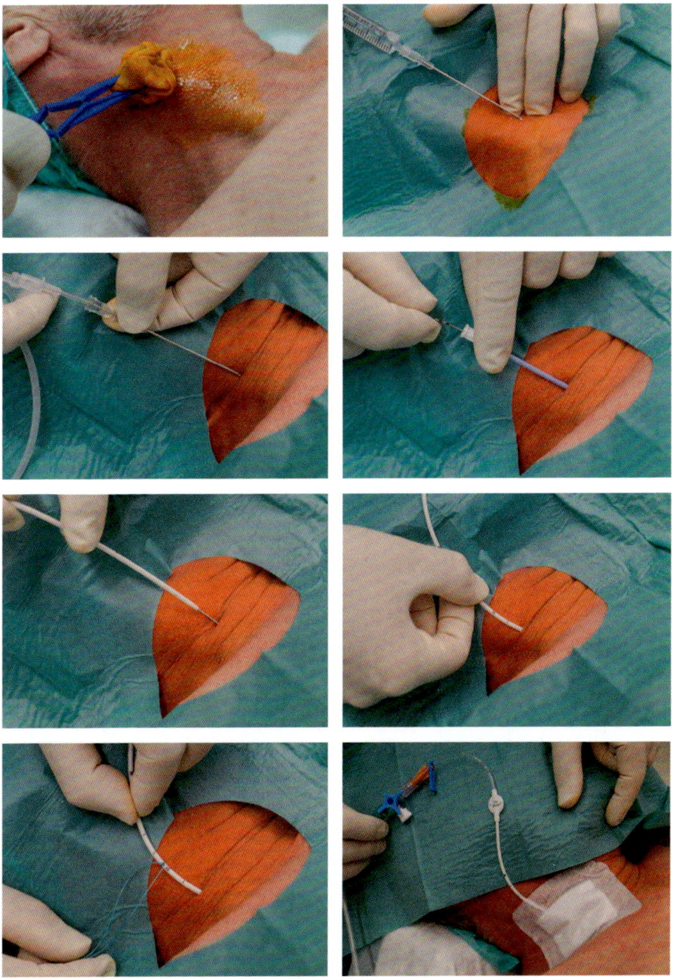

ABB. 3.49 A–H ▶ ZVK-Anlage V. jugularis interna: a) Desinfektion der Einstichstelle, steriles Abdecken der Punktionsstelle (Lochtuch), b) Tasten/Weghalten der A. carotis, Punktion V. jugularis interna, c) Einführen des Seldinger-Drahts, d) Entfernung der Kanüle, Dilatation der Punktionsstelle, e) Einführen des Katheters, korrekte Einführtiefe kontrollieren, f) ggf. Lagekontrolle durch Ableitung eines „Vorhof-EKG“ (intraatriale EKG-Ableitung), g) Annaht des Katheters, h) Infusion anschließen (Dreiwegehahn), Verband

PraxisTipp

- Bei Bedarf Ultraschallgerät bereitstellen.
- Vorsicht bei liegendem Herzschrittmacher/Port → ZVK-Anlage auf der Gegenseite
- Manipulationen am ZVK grundsätzlich mit Einweghandschuhen

3.6.13 Mitwirken beim Anlegen arterieller Messsysteme

Indikation

- invasive arterielle Blutdruckmessung
- häufige arterielle Blutgasanalysen

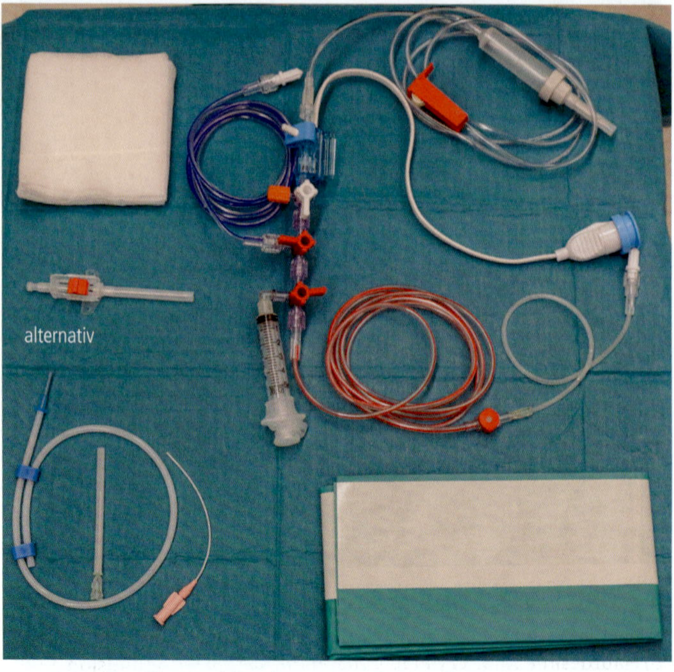

Abb. 3.50 ▶ Hilfsmittel für die invasive arterielle Blutdruckmessung

Platzierung

- A. radialis, A. femoralis, A. brachialis, (A. dorsalis pedis)

Hilfsmittel (Komplett-Set oder einzelne Artikel)

- Druckbeutel
- Infusionsbeutel NaCl 0,9 % 500 ml
- Druckmesssystem
- Arterienkanülen (20 G) (Kanülentechnik; alternativ Seldinger-Technik, s. ABB. 3.52)
- Lochtuch, steril
- Kompressen, Nahtmaterial, Skalpellklinge, Pflaster, steril
- Einweghandschuhe, steril
- Halteplatte für Druckaufnehmer und Stammkabel (Arterie)

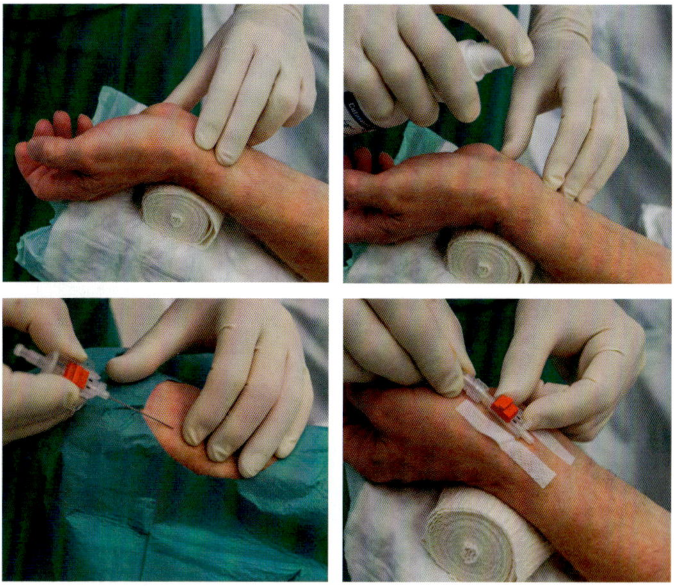

ABB. 3.51 A–D ▶ Platzierung einer Kanüle in der A. radialis (Kanülentechnik): a) Unterarm mit der Handfläche nach oben, Handgelenk dorsal mit Rolle unterlegen und überstrecken, Hand mit Pflaster fixieren, b) Hautdesinfektion, c) Gefäß punktieren, Kanüle einführen, d) Kanüle vorschieben, fixieren

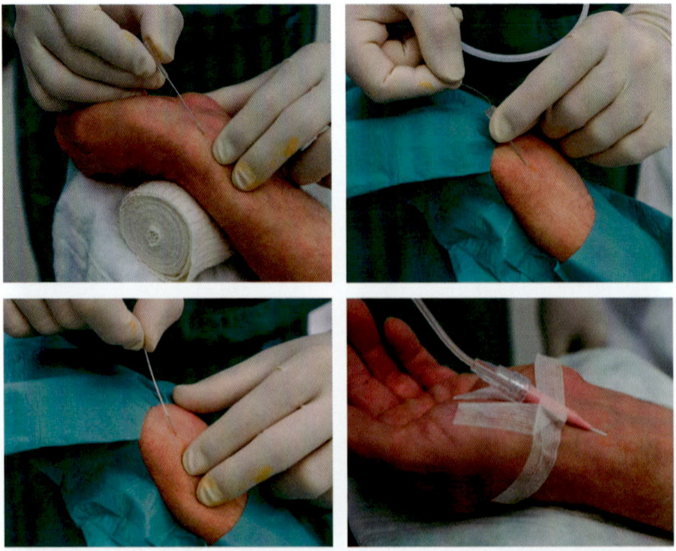

Abb. 3.52 a–d ▶ Invasive arterielle Messung mittels Seldinger-Technik: a) Unterarm mit der Handfläche nach oben, Handgelenk dorsal mit Rolle unterlegen, Hand mit Pflaster fixieren; Gefäß mit Stahlkanüle punktieren, b) Seldinger-Draht einführen, c) Katheter über Seldinger-Draht vorschieben, d) Messsystem anschließen, Katheter fixieren

Durchführung

- hygienische Händedesinfektion
- Material bereitstellen
- sterile Einweghandschuhe anziehen
- Patienten je nach Punktionsort lagern
- Vorgehen wie in Abb. 3.51 bzw. Abb. 3.52 dargestellt
- spitze Gegenstände in spezielle Behälter entsorgen
- Material/Einweghandschuhe entsorgen
- hygienische Händedesinfektion

(analoges Vorgehen bei der Druckmessung in der A. femoralis)

Auswertung arterielle Blutdruckmessung

Die arterielle Druckkurve zeigt folgende Werte (s. Abb. 3.53):

a) diastolischer Druck

b) systolischer Druckanstieg
c) systolischer Druck
d) Inzision durch Verschluss der Aortenklappe
e) diastolischer Druckabfall

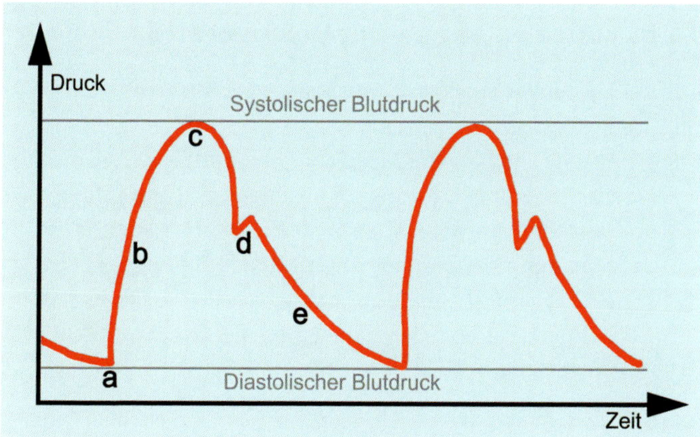

Abb. 3.53 ▶ Arterielle Blutdruckkurve (ideal)

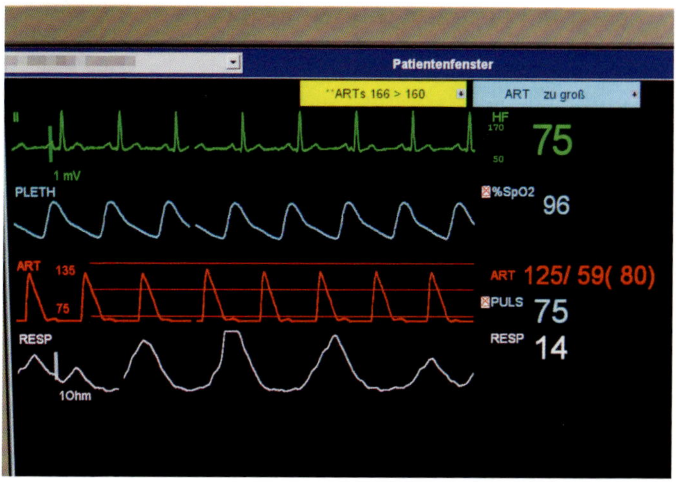

Abb. 3.54 ▶ Arterielle Blutdruckkurve am Monitor (rot)

PlusWissen: Berechnung arterieller Mitteldruck (MAD)

MAD = $[RR_{sys} + (2 \times RR_{dia})] / 3$ mmHg

z.B. $(120 + ([2 \times 80]) / 3 = (120 + 160) / 3 = 280 / 3 = 93{,}3$ mmHg

3.6.14 Korrekter Umgang mit Medikamenten

- In der jeweiligen Klinikabteilung übliche Medikamente und Infusionen kennen (lernen)
- Prinzipien im Umgang mit Medikamenten, einschl.
  - sicherer Lagerung (Nahrungsergänzungsmittel, rezeptfreie und verschreibungspflichtige bzw. der Betäubungsmittel-Verschreibungs-Verordnung unterliegende Substanzen)
  - korrekte Lagerung, einschl. Beachtung des Verfalldatums, z.B. Kühlschrank, verschlossen, Safe (BtM, s. a. Kap. 1.5.5), einschl. Dokumentation
  - korrekte Lagertemperatur der verschiedenen Medikamentenformen, z.B. bei 2–8 °C (s. Tab. 3.23)
  - Vorbereitung der Medikamentengabe
  - hygienische Händedesinfektion
  - i.v. Medikamente aufziehen, kennzeichnen, zustöpseln
  - Trockensubstanzen auflösen, Verdünnungen herstellen
  - Einweghandschuhe anziehen
  - Durchführung der Medikamentenapplikation, z.B. Unterstützung bei der
    - Einnahme, Spray-Anwendung, Inhalation
    - Vorbereitung und Durchführung der Inhalation von Bronchodilatatoren
  - Spritzen für Pumpensysteme korrekt richten, z.B. Norepinephrin
  - Inkompatibilitäten (für gängige Anästhesie-, Intensiv- und Notfallmedikamente s. Kap. 6.1.8)
  - korrekte s.c., i.m., i.v. Injektion
  - Einweghandschuhe ausziehen und entsorgen
  - hygienische Händedesinfektion

Lagerung von Medikamenten

unter Berücksichtigung der Herstellervorgaben (z. B. Lagertemperatur)

- in einer logischen Reihenfolge (meistens alphabetisch nach Wirkstoff)
- ältere Medikamente (vorne eingeordnet) werden zuerst verbraucht
- Beachten der vorgeschriebenen Lagertemperatur (s. TAB. 3.23)
- Medikamentenbestände werden regelmäßig kontrolliert (z. B. Verfalldatum, Verwendbarkeit, „First In – First Out") und dokumentiert (z. B. auch durch Klinikapotheke)
- Vorbereitete und nicht verbrauchte Medikamente müssen direkt nach dem Eingriff entsorgt werden. Eine weitere Verwendung (bei einem anderen Patienten) ist nicht zulässig.

TAB. 3.23: Temperaturbereiche zur Medikamentenlagerung

Tiefgekühlt	< –30 °C
Im Kühlschrank	2 – 8 °C
Kalt / kühl	8 – 15 °C
Raumtemperatur	15 – 25 °C

PraxisTipp

- Beim Aufziehen von Ampullen und der Zuordnung von Medikamenten müssen jederzeit die Substanz, die Konzentration und die Dosis erkennbar sein.
- Spritzen sind zu beschriften bzw. mit den vorgesehenen farbcodierten DIVI-Etiketten zu versehen (s. KAP. 6.1.1).
- Unbeschriftete oder nicht zuordenbare Medikamente müssen grundsätzlich verworfen werden.

Kontrolle der Medikation vor Applikation

5-R-Regel: richtiger Patient – richtiges Medikament – richtige Dosis – richtiger Applikationsweg – richtiger Zeitpunkt

Aufziehen von Medikamenten

Hilfsmittel

- Tupfer als Schutz zum Aufbrechen der Ampullen, besser Zylinder einer 5-ml-Spritze (s. ABB. 3.55 B)
- Aufziehkanüle für Ampullen Entnahmesystem für Injektionsflaschen z. B. Mini Spike®
- Einwegspritzen passender Größe
- ggf. Injektionskanüle
- Kanülenabwurf, Abfallbeutel

Durchführung

- hygienische Händedesinfektion
- Material vorbereiten
- Einweghandschuhe anziehen
- Medikament aufziehen (s. ABB. 3.55 A–H)

Merke

- Die Autoren empfehlen, das Etikett auf der Spritze vor dem Aufziehen aufzukleben, damit die Beschriftung der Ampulle während des Aufziehens mit der Beschriftung der Spritze verglichen werden kann.
- Spätestens vor dem Verwerfen der Ampulle noch einmal Name, Wirkstoffmenge und Konzentration auf Ampulle und Spritze überprüfen.
- Wird die Spritze abgelegt und ist sie nicht eindeutig gekennzeichnet, muss sie verworfen werden.
- Bei sofortiger, vollständiger Injektion kann die Kennzeichnung der Spritze unterbleiben, dann muss aber die Ampulle dem Anwender gezeigt werden (Vier-Augen-Prinzip).
- Bei Spritzen (5/10/20 ml) mit exzentrischem Konus muss dieser beim Entlüften nach oben gehalten werden.

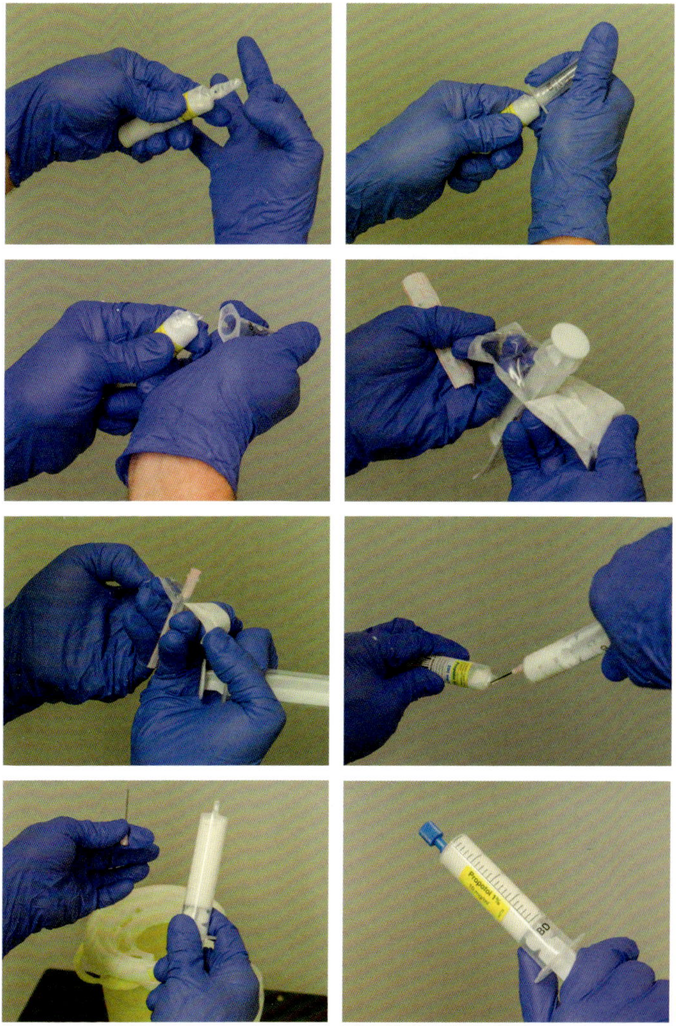

ABB. 3.55 A – H ▶ Vorbereitung einer Injektion, „Aufziehen“: a) Ampullenhals leeren z. B. durch schwenken oder „schnipsen“, b) 5 ml-Spritzenzylinder (ohne Kolben) aufsetzen, c) Ampullenhals abbrechen, d) Spritzenhülle öffnen, e) Kanülenhülle öffnen, Spritze und Kanüle zusammenstecken, f) Spritze beschriften, Medikament aufziehen, g) Aufziehkanüle entfernen, entsorgen, h) Spritze entlüften, zustöpseln

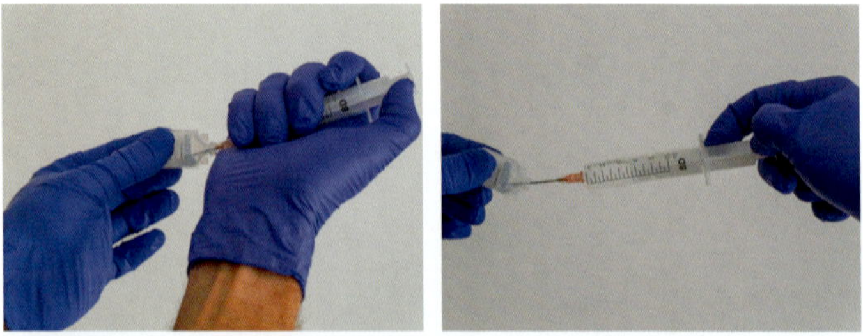

Abb. 3.56 a / b ▶ Medikament aufziehen: a) „Klammergriff", b) „Kugelschreibergriff"

PraxisTipp

- Das häufig in den Rettungsdienstschulen empfohlene Aufziehen von Medikamenten mit dem Daumen am Spritzenkolben („Klammergriff") ist für Mitarbeiter in der Klinik „sehr ungewöhnlich" (s. Abb. 3.56 a).
- Die typische Technik in der Klinik ist das Aufziehen im „Kugelschreibergriff" (s. Abb. 3.56 b).

3.6.15 Infusionstherapie

Indikation

- Basisinfusionstherapie (1–2 Tage, z. B. nach Operationen):
  - Vollelektrolytlösungen
  - längerfristige Infusionstherapie, parenterale Ernährung

Faustregeln

- Flüssigkeitszufuhr:
  - Basisbedarf 40 ml/kgKG/Tag
- Elektrolytbedarf:
  - Natrium: 1,5 mmol/kgKG/Tag
  - Kalium: 1 mmol/kgKG/Tag
  - Kalzium und Magnesium: je 0,1 mmol/kgKG/Tag
- Flüssigkeitskorrekturbedarf:
  - Entsprechend dem aktuellen Volumenstatus, z. B. Bolus 10–20 ml/kgKG i. v., ggf. wiederholen

Hilfsmittel

- Infusionslösung, z. B. plasmaadaptierte VEL, Typ Ringer-Laktat, -Acetat, -Malat, Lösungen zur periphervenösen Ernährung
- Infusionsgerät, ggf. mit Dreiwegehahn
- Infusionsständer oder Aufhänger am Bettgalgen

Durchführung

- hygienische Händedesinfektion
- Material vorbereiten
- Einweghandschuhe anziehen
- Infusion herrichten

PraxisTipp

- Falls die Infusion nicht frei tropft, Lage der Kanüle kontrollieren; Aspirationsversuch, ggf. mit NaCl 0,9 % durchspülen
- bei Brennen, Schmerzen und Schwellung der Injektionsstelle: Infusion abbrechen
- bei inkorrekter Lage: Verweilkanüle entfernen

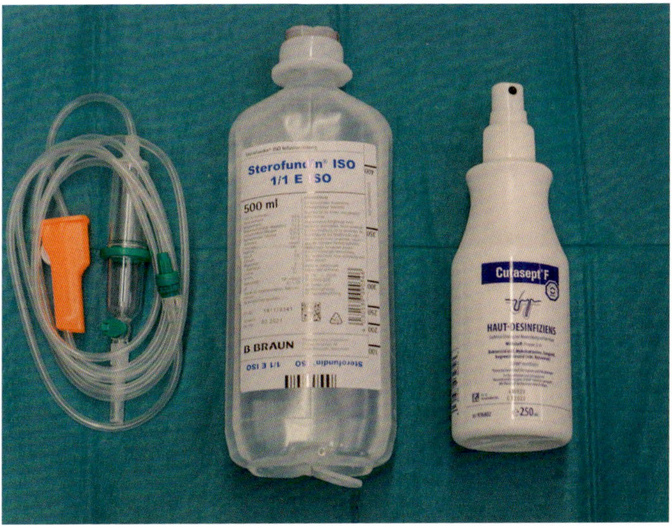

Abb. 3.57 ▶ Material zur Vorbereitung einer Infusion

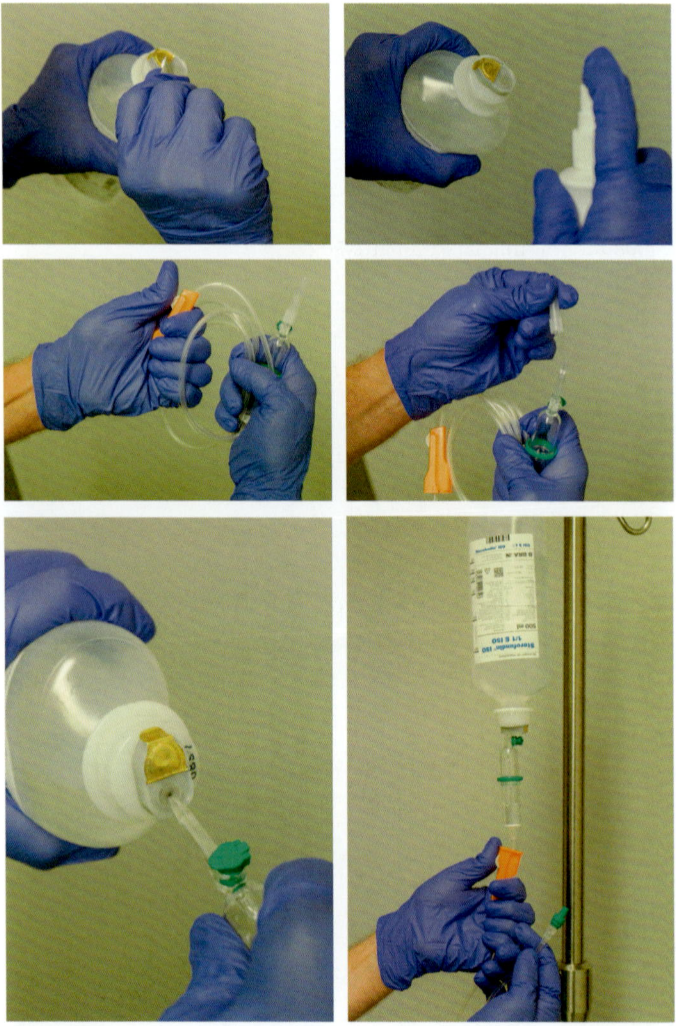

Abb. 3.58 a–f ▶ Vorbereitung einer Infusion a) Schutzkappe abziehen, b) Gummistopfen desinfizieren, c) Rollenklemme des Infusionssystems schließen, d) Schutzkappe vom Einstichdorn entfernen, e) Einstichdorn unter leichter Drehbewegung in den Gummistopfen der Infusionsflasche eindrehen, f) Infusionsflasche aufhängen, Tropfkammer füllen Schlauch entlüften

3.6.16 Kreislauftherapie mit Vasopressoren / Katecholaminen

Indikation

- relativer Volumenmangel, z. B. Herzinsuffizienz, Sepsis

Durchführung

- Noradrenalin-/Norepinephrininfusion (s. ONLINE-PORTAL)
- Dobutamininfusion (s. ONLINE-PORTAL)

3.6.17 Einsatz von Spritzenpumpen

Indikation

- kontinuierliche Verabreichung von Medikamenten über einen längeren Zeitraum, z. B. Opioid-Analgesie (Remifentanil), Sedierung (Propofol, Midazolam), Katecholamine (Noradrenalin/ Norepinephrin), Elektrolyte (KCl)

Hilfsmittel

- Spritzenpumpen verschiedener Hersteller
- Einwegspritzen
- Hahnenbänke, Dreiwegehähne
- Leitungen

Durchführung

- hygienische Händedesinfektion
- Material vorbereiten
- Einweghandschuhe anziehen
- Medikament aufziehen, beschriften
- Schlauch anschließen
- in Spritzenpumpe einlegen, Pumpe starten

PraxisTipp

- Ladezustand des Akkus überprüfen, ggf. Netzkabel anschließen
- für die entsprechende Spritzenpumpe geeignete Spritzen auswählen, ggf. Spritzenmodell am Gerät einstellen

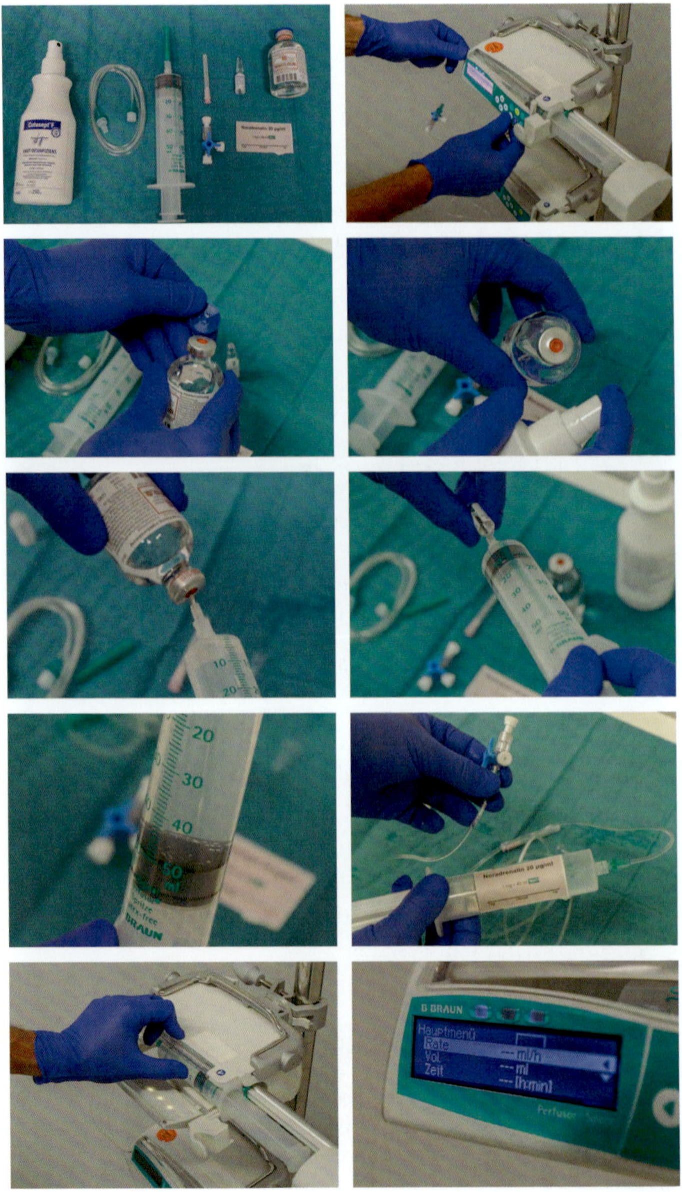
B BRAUN
Hauptmenü
Rate --- ml/h
Vol. --- ml
Zeit --- [h:min]

- Bei Verdünnungen immer zuerst das Lösungsmittel, meist NaCl 0,9 %, dann das Medikament aufziehen. Niemals mit dem aufgezogenen Medikament an das Verdünnungsmittel gehen, da ggf. durch den Unterdruck in der Flasche mit dem Lösungsmittel (unbemerkt) Medikament aus der Spritze „abgesaugt" werden könnte.
- Fehlprogrammierungen wegen unterschiedlicher Dosierungsangaben (z. B. ml/h, µg/kgKG/min) möglich
- bei Spritzenwechsel: Abklemmen der Leitung, sonst besteht die Gefahr der ungewollten Bolusgabe (Katecholamine!)
- Vorsicht bei Kombination von Schwerkraftinfusion und Spritzenpumpe (Rückschlagventil erforderlich)
- „überlappende Zufuhr", z. B. von Katecholaminen, bei kreislaufinstabilen Patienten:
  - zunächst neue Spritze vorbereiten
  - in zusätzliche Spritzenpumpe einlegen und an den Infusionszugang anschließen
  - an „neuer" Spritzenpumpe Flussrate einstellen und starten
  - zuletzt „alte" Spritzenpumpe abschalten

3.6.18 Einsatz von Infusionspumpen

Indikation

- kontinuierliche Verabreichung von Infusionslösungen, z. B. Vollelektrolytlösungen, parenterale Ernährung (Kohlenhydrat-Aminosäuren-Gemische)

Hilfsmittel

- Infusionspumpen verschiedener Hersteller mit jeweils unterschiedlichen Infusionssystemen

Abb. 3.59 a–j ▶ Spritzenpumpe vorbereiten: a) benötigtes Material, b) einsatzfähiges Gerät, c) Schutzkappe entfernen, d) Gummistopfen desinfizieren, e) Trägerlösung aufziehen, Verdünnung beachten, f) Spritze beschriften, Medikament aufziehen, g) Spritze entlüften, h) Spritzenpumpenleitung anschließen, entlüften, i) Spritze in Pumpe einlegen, Spritzenpumpenleitung an Dreiwegehahn/Hahnenbank anschließen, j) Förderrate einstellen, Gerät starten, Funktion überprüfen

Durchführung

- hygienische Händedesinfektion
- Material vorbereiten
- Einweghandschuhe anziehen
- Infusion herrichten
- Infusionsleitung am Patienten anschließen und Gerät starten

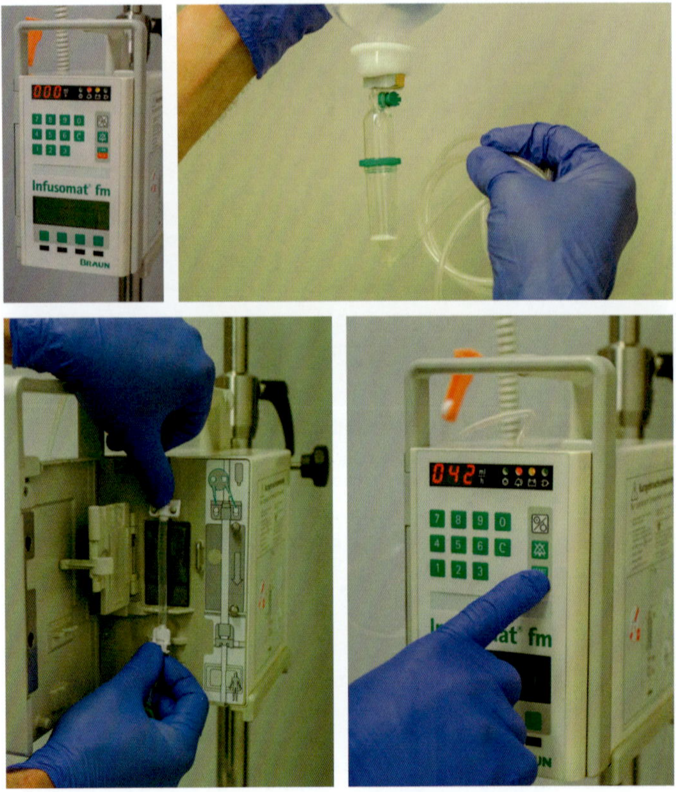

Abb. 3.60 a–d ▶ Infusionspumpe vorbereiten: a) Infusionspumpe, b) Anstechen des Infusionsbeutels, blasenfreies Füllen des Systems, c) knickfreies Einlegen des Schlauchs in die Infusionspumpe, an venösen Zugang bzw. Dreiwegehahn/Hahnenbank anschließen, d) Gerät einschalten, Infusionsrate einstellen, Gerät starten, korrekte Funktion überprüfen

PraxisTipp

Es gibt spezielle Infusionspumpen mit eigenen Infusionssystemen (Vermeidung eines Anschlusses an intravenöse Systeme) für enterale Ernährung („Astronautenkost") über Dünndarmsonde oder PEG (perkutane endoskopische Gastrostomie, s.a. Kap. 3.10.7 und Online-Portal)

3.6.19 CPR manuell / konventionell

Indikation

- Atem- und/oder Kreislaufstillstand

Hilfsmittel

- Defibrillator
- venöser Zugang
- Infusionslösung
- Medikamente, z.B. Adrenalin/Epinephrin, Amiodaron

Durchführung

- s. Algorithmus (Abb. 3.61)

PraxisTipp

Anhaltspunkte zur Einstellung von Wiederbelebungsmaßnahmen:

- Auffinden eines gültigen Dokuments mit der Willenserklärung zum Verzicht auf CPR-Maßnahmen
- (länger) unbeobachteter Kreislaufstillstand
- keine Basismaßnahmen/AED-Einsatz durch Ersthelfer
- Alter > 81 Jahre
- Ausschluss reversibler Ursachen des Kreislaufstillstandes (4 H, HITS)
- kein ROSC nach ca. 15 min CPR-Maßnahmen durch Rettungsdienstteam

→ Gesamtschau der Situation und definitive Entscheidung zum Abbruch der Maßnahmen im Team, ggf. unter Hinzuziehung der Angehörigen (Zusatzinformationen zum Patienten)

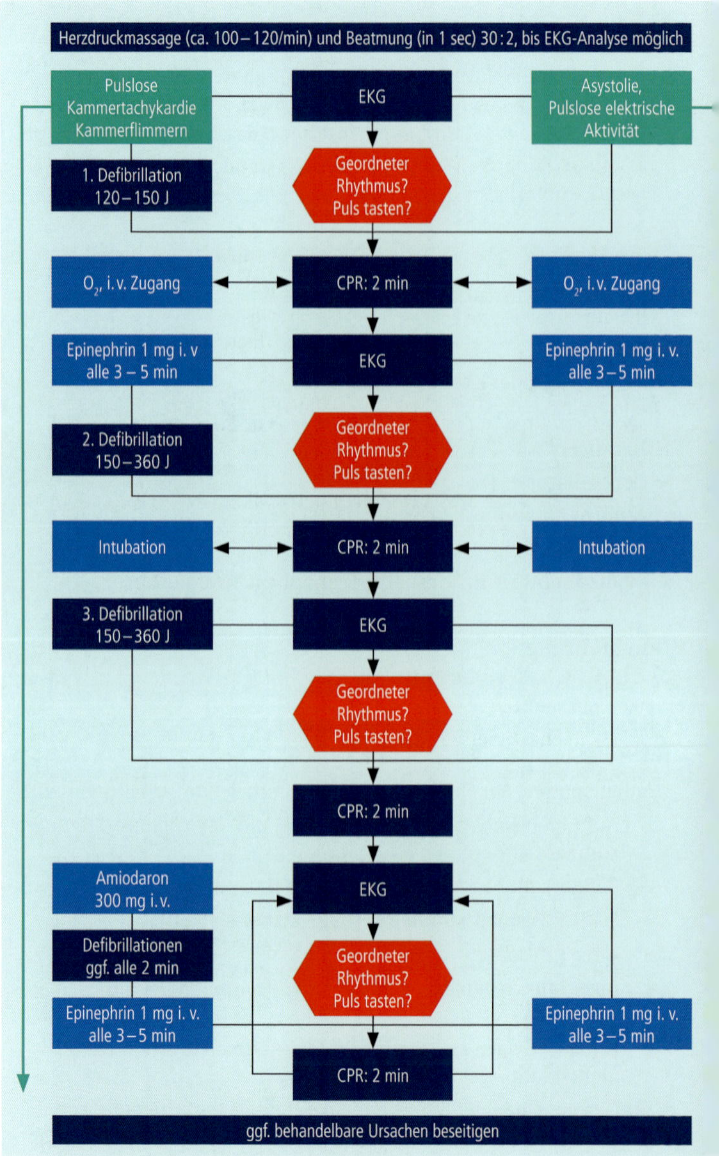

Abb. 3.61 ▶ Algorithmus CPR Erwachsener

TAB. 3.24: Reversible Ursachen des Kreislaufstillstandes

4 H	Maßnahmen	HITS	Maßnahmen
Hypoxie	Intubation, Beatmung, FiO_2 1,0	**Herzbeuteltamponade**	Punktion, Entlastung
Hypovolämie	Blutstillung, mehrere venöse Zugänge, Druckinfusion	**Intoxikation**	ggf. Transport unter Reanimation
Hyperkaliämie	Kalzium 10 %: 10 ml langsam i. v.	**Thromboembolie (Lunge)**	ggf. Thrombolyse
Hypothermie	ggf. Transport unter CPR	**Spannungspneumothorax**	Punktion, Drainage

PlusWissen: Extrakorporale CPR (eCPR)

Definition

Wiederbelebungsmaßnahmen mit extrakorporalen Verfahren wie Membranoxygenierung und Herzunterstützung (ECMO, ECLA, ILA, s. ONLINE-PORTAL)

Indikation

- kardiogener Schock
- defibrillationsresistentes Kammerflimmern
- Myokarditis
- Lungenarterienembolie
- Intoxikation
- Hypothermie (mit $etCO_2$ > 10 mmHg, SpO_2 < 85 %, pH > 6,8 bzw. Serumlaktat < 18 mmol/l)

Durchführung

- konventionelle CPR-Maßnahmen (Beatmung, Defibrillation, Medikamente, ggf. mit automatischer extrathorakaler Herzdruckmassage [ACCD]) durch „Team mCPR“ (Arzt, Pflegekraft)
- extrakorporale CPR-Maßnahmen (Gefäßkanülierung und Anschluss an ECMO) durch „Team eCPR“ (zwei Ärzte, Kardiotechniker, Pflegekraft)
- Der Einsatz extrakorporaler Verfahren erfordert spezielle räumliche (Schockraum, Herzkatheterlabor), personelle (Notfall-/Intensivmediziner, Perfusionist) und instrumentelle/apparative Voraussetzungen und hat einen Vorlauf von bis zu 60 Minuten.

3.6.20 Thoraxkompression durch Geräte / ACCD

Indikation

- Herzdruckmassage während des Transports auf Patiententrage (RTW/RTH)
- (längerer) Transport unter Reanimation, z. B. bei Ertrinkungsunfällen, Hypothermie, Intoxikation
- während einer Thrombolysebehandlung, z. B. bei Lungenembolie
- während Notfallkoronarangiografie

Hilfsmittel

- Thoraxkompressionsgerät verschiedener Hersteller/unterschiedlicher Bauart

Durchführung

- Einsatz der Geräte entsprechend den Herstelleranweisungen (MPG-Einweisung)

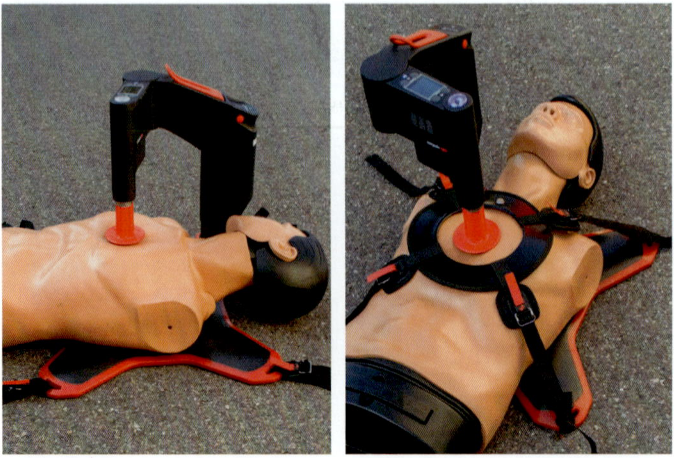

Abb. 3.62 a / b ▶ Automatisches Herzdruckmassagegerät (ACCD, Automatic Chest Compression Device): a) stationärer Einsatz, b) mobiler Einsatz

PraxisTipp

- Der Einsatz des Gerätes erfordert eine strenge Indikationsstellung.
- Das Anlegen des Gerätes ist ggf. aufwendig und zeitraubend (Unterbrechung der Herzdruckmassage).
- Voraussetzung zur Benutzung ist eine umfassende Einweisung in die Handhabung des jeweiligen Gerätes und regelmäßiges Training.

3.6.21 Manuelle Defibrillation

Indikation

- Kreislaufstillstand durch pulslose ventrikuläre Tachykardie oder Kammerflimmern
- wenn halbautomatische Defibrillation nicht möglich/erfolgreich

Alternative

- halbautomatische Defibrillation (AED-Modus)

Hilfsmittel

- Defibrillator mit der Möglichkeit zur manuellen Defibrillation
- möglichst Verwendung von Klebeelektroden

Durchführung

- je eine Elektrode rechts vom Sternum und über der Herzspitze positionieren
- EKG ableiten, bewerten
- Einstellung des Gerätes: manuelle Defibrillation
- Gerät laden (biphasisch 75 – 120 – 150 – 200 J)
- CPR-Maßnahmen kurzzeitig unterbrechen, Sicherheitsabstand einhalten
- Impulsabgabe
- sofortige Wiederaufnahme der CPR-Maßnahmen
- EKG-Bewertung und Kreislaufkontrolle nach 2 min

PraxisTipp

- bei Patienten mit Herzschrittmacher/AICD:
  - Stromfluss NICHT im Verlauf der Schrittmacherelektrode
  - Abstand der Elektroden vom Gerät mind. 10 cm, z. B. anterior-posterior, analog Position bei transthorakalem Schrittmacher

Tab. 3.25: Empfehlungen zur Energiewahl bei Kardioversion / Defibrillation

	Monophasisch [J]	Biphasisch [J]
Kardioversion		
Pulslose SVT, Vorhofflattern,	70–120, ggf. steigern	75–120–150–200
Vorhofflimmern	120–150, ggf. steigern	75–120–150–200
Kammertachykardie	120–150, ggf. steigern	75–120–150–200
Defibrillation	200–300–360–360 …	120–150– 200–200

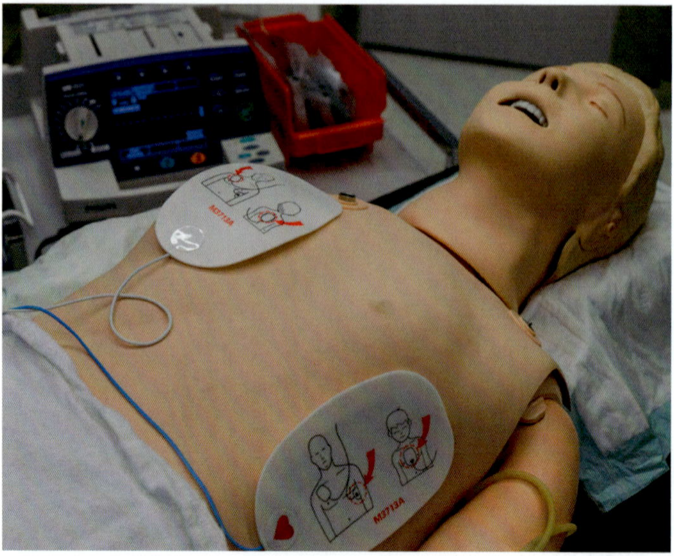

Abb. 3.63 ▶ Position der Defibrillatorelektroden

3.6.22 Kardioversion

Definition

R-Zacken-getriggerte Abgabe eines Elektroschocks bei instabilem Kreislauf (Bewusstseinsstörung, Schockzeichen, Atemnot, Angina pectoris, RR_{sys} < 90 mmHg)

Indikation

- instabile Tachykardie mit Bewusstseinsstörung (Synkope), Dyspnoe, Brustschmerz, RR_{sys} < 90 mmHg) durch:
  - Vorhofflattern/Vorhofflimmern mit schneller Überleitung
  - ventrikuläre Tachykardie (schmal/breit)

Hilfsmittel

- Defibrillator
- möglichst Klebeelektroden
- ggf. Analgosedierung
- Hilfsmittel zur Narkoseeinleitung, Intubation und Reanimation

Durchführung

- je eine Elektrode rechts vom Sternum und über der Herzspitze positionieren
- Monitoring: EKG, Herzfrequenz, Blutdruck, SpO_2
- Gerät einschalten
- Synchronisierungsmodus wählen
- Impulsstärke (abhängig von EKG-Bild) 75–120–150–200 J
- ggf. Sedierung, z. B. Midazolam 2–3 mg i. v. oder Propofol 1 mg/kgKG
- Impuls abgeben
- Puls tasten, SpO_2-Kurve prüfen
- EKG bewerten

PraxisTipp

- bei Erfolglosigkeit eines Kardioversionsversuchs: ggf. zusätzliche Gabe von Antiarrhythmika, z. B. Amiodaron 300 mg i. v.

- Defibrillatoren springen ggf. nach jeder Impulsabgabe in den Non-Synchron-Modus, deshalb muss bei wiederholten Kardioversionsversuchen jeweils der Synchronisierungsmodus neu aktiviert werden.

3.6.23 Transthorakaler Schrittmacher

Indikation

- instabile Bradykardie mit Bewusstseinsstörung (Synkope), Dyspnoe, Brustschmerz, Kreislaufinsuffizienz, RR_{sys} < 90 mmHg) durch:
  - AV-Block 2.° und 3.°
  - Atropin- bzw. Adrenalin/Epinephrin-resistente Bradykardie (< 40/min), z. B. bei Ausfall eines implantierten Herzschrittmachers

Hilfsmittel

- Schrittmachermodul im Defibrillator
- Stimulations-Pads

Durchführung

- Patienten über die Maßnahme und die Nebenwirkungen (Zuckungen/Schmerzen) informieren
- ggf. Brustkorb rasieren
- je eine Elektrode rechts vom Sternum und über der Herzspitze (wie bei Defibrillation); alternativ: Elektrodenposition anterior/posterior (eine Elektrode über Herzspitze, eine Elektrode unterhalb linkem Schulterblatt)
- EKG-Elektroden aufkleben
- Stimulationsmodul im Demand-Modus einschalten
- EKG-Ableitung prüfen (Ableitung mit höchstmöglichem R-Ausschlag wählen
- Prüfung, ob Eigenrhythmus korrekt erkannt wird (Markierung im EKG)
- Stimulationsfrequenz wählen, z. B. Eigenfrequenz plus 50 % (z. B. 30/min + 15/min = 45/min) bzw. standardmäßig mit 60/min

- Stromstärke wählen, z. B. zunächst 10 mA, ggf. schrittweise um 5–10 mA steigern
- Stimulation beginnen
- Stimulationserfolg prüfen: Folgt jeder Stimulation (Spike) ein QRS-Komplex? Ist nach jedem QRS-Komplex peripher eine Pulswelle tastbar? Verbessert sich die Symptomatik?
- ggf. Stromstärke 5 mA-weise steigern bis kontinuierlicher Stimulationserfolg eintritt, danach um weitere 10 mA erhöhen (Sicherheitsmarge)

PraxisTipp

- bei Schmerzen (NRS > 4) durch Stromimpulse: Analgesie, z. B. Morphin 2–3 mg i. v.
- Sondersituation: Bei Patienten mit Herzschrittmacher bzw. AICD → Elektroden mindestens 10 cm vom implantierten Aggregat entfernt; ggf. „Crossover“ anbringen.

PlusWissen: Perikardpunktion

Indikation

- Entnahme von Flüssigkeit (z. B. bei Herzinsuffizienz, Tumoren im Herzbereich)
- Entnahme von Blut aus dem Herzbeutel (z. B. bei Thoraxtrauma) zur Entlastung des Herzens bei Füllungsbehinderung (Herzbeuteltamponade)
- Gewinnung von Material für Laboruntersuchungen

Hilfsmittel

- Lochtuch steril
- Einweghandschuhe steril
- Punktionskanüle 14 G, > 6 cm lang, ersatzweise Venenverweilkanüle 14 G
- 10-ml-Einwegspritze
- 10 ml NaCl 0,9 %
- Desinfektionsmittel

Durchführung

- Verbringen des Patienten z. B. ins Herzkatheterlabor; notfallmäßig Durchführung in der Notaufnahme, auf Intensivstation
- Lagerung des Patienten
- EKG-Monitoring
- Punktionsstelle identifizieren: unterer Rippenrand, Winkel links der Schwertfortsatzspitze
- hygienische Händedesinfektion, sterile Einweghandschuhe anziehen
- Hautdesinfektion
- sterile Abdeckung
- Lokalanästhesie
- Punktion mit langer, großlumiger Kanüle bzw. Venenverweilkanüle 14 G mit aufgesetzter, halb mit NaCl 0,9 % gefüllter 10 ml Spritze, unter Röntgen- bzw. Ultraschallkontrolle
- Stichrichtung: rechte Schulter
- Punktionskanüle vorschieben bis Blut aspiriert werden kann
- bei Aspiration von Blut unter Verwendung der Venenverweilkanüle: Stahlmandrin zurückziehen, Verweilkanüle stumpf vorschieben
- Entlastung des Perikardergusses bzw. Materialentnahme
- bei Verwendung einer Venenverweilkanüle: diese offenlassen, knickfrei fixieren
- Verband anlegen
- Material/Einweghandschuhe entsorgen
- hygienische Händedesinfektion

PraxisTipp

- Gefahr der Verletzung
  - des Herzens mit Blutung in den Herzbeutel bzw.
  - der Herzkranzgefäße mit Auslösung eines Herzinfarktes
- mögliche Auslösung von Herzrhythmusstörungen

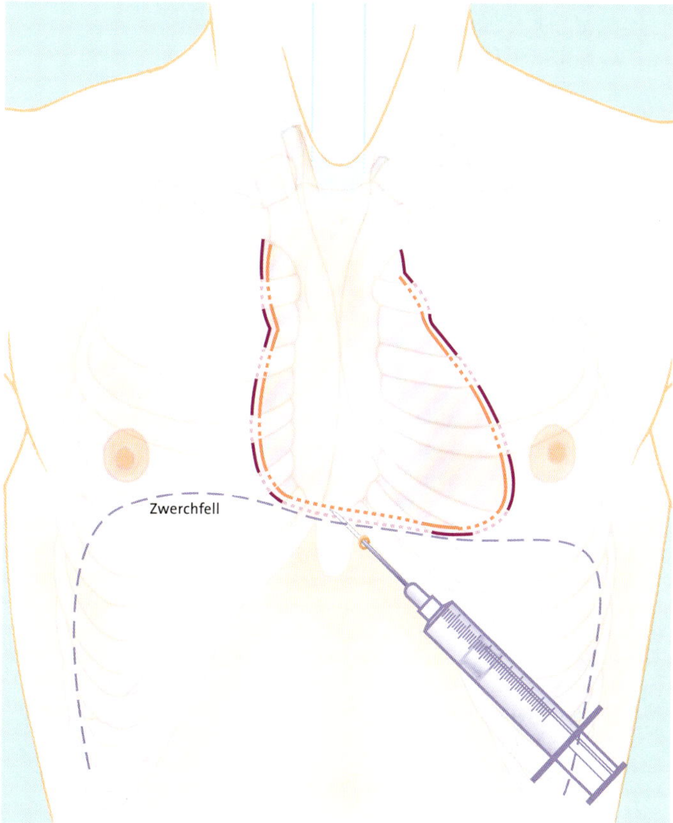

Abb. 3.64 ▶ Perikardpunktion

3.7 D – Disability / Differenzierung / neurologische Untersuchung

3.7.1 Blutzuckermessung

Indikation

- Ausschluss Hypo-/Hyperglykämie
- Verdacht auf oder bekannter Diabetes mellitus
- Kontrolle unter Glukokortikoidbehandlung

Hilfsmittel

- Blutzuckermessgerät
- Teststreifen
- automatische Lanzetten

Durchführung

- je nach Gerät unterschiedliche Durchführung erforderlich
- Fehlerquellen: z. B. Teststreifen falsch gelagert, Verschmutzungen an den Händen des Patienten, Fehlbedienung des Gerätes

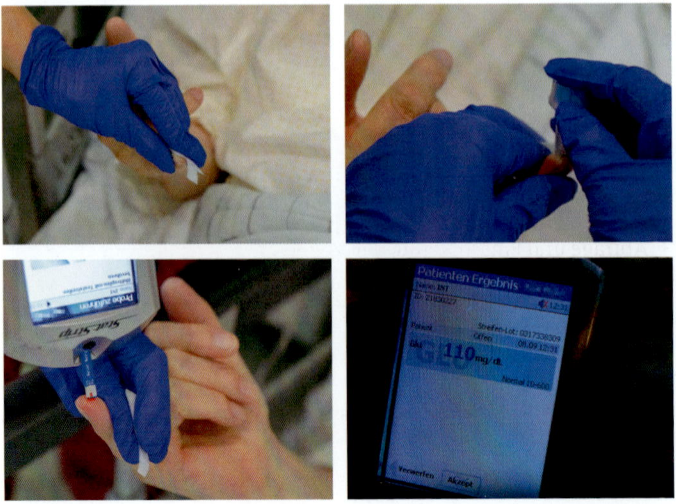

Abb. 3.65 a–d ▶ Blutzuckermessung: a) Hautdesinfektion, b) Punktion z. B. der Fingerkuppe, c) Blutaspiration, d) Blutzuckerbestimmung

- hygienische Händedesinfektion
- Material bereitstellen
- Einweghandschuhe anziehen
- Fingerbeere oder Ohrläppchen des Patienten desinfizieren
- Blutzuckermessgerät einschalten
- Anweisungen des Gerätes befolgen
- Teststreifen in das Gerät einführen
- Haut punktieren
- Blutprobe mit Teststreifen ansaugen
- Wert ablesen und dokumentieren
- Punktionsstelle versorgen: Tupfer auf die Einstichstelle drücken oder die Einstichstelle mit einem Pflaster abdecken
- Material/Einweghandschuhe entsorgen
- hygienische Händedesinfektion

3.7.2 Glasgow Coma Scale

Indikation

- Einschätzung der Schwere einer Störung der Gehirnfunktion und der Bewusstseinslage

Hilfsmittel

- Glasgow Coma Scale (GCS) zur Klassifizierung für Erwachsene und Kinder

Durchführung

- Abfrage und Einschätzung der einzelnen Bestandteile der GCS

PraxisTipp

Die ursprünglich nur für traumatische Hirnschädigungen konzipierte Skala wird auch bei (allen) anderen Störungen des Bewusstseins eingesetzt, z. B. Schlaganfall, Sepsis, Intoxikationen.

Tab. 3.26: Glasgow Coma Scale Erwachsene / Kinder

GCS-Kriterien	Reaktion	Punkte
Augen öffnen	Spontan	4
	Auf Ansprache	3
	Auf Schmerzreiz	2
	Überhaupt nicht	1
Worte / verbale Kommunikation	Spricht orientiert; Kinder: verständlich, angemessen	5
	Verwirrt; Kinder: schreien tröstbar	4
	Einzelne Worte	3
	Unpassende einzelne Worte; Kinder: schreien untröstbar	2
	Keine	1
Bewegung / motorische Reaktion	Befolgt Anweisungen	6
	Gezielte Schmerzreaktion	5
	Ungezielte Schmerzreaktion	4
	Beugemechanismen	3
	Streckmechanismen	2
	Keine	1
Beurteilung	Summe der erreichten Punkte	
Auswertung	< 13 Punkte: vitale Bedrohung	
	< 9 Punkte: unmittelbare Lebensgefahr	
	SHT: 15 – 13 Punkte: leichtes SHT 12 – 9 Punkte: mittelschweres SHT 8 – 3 Punkte: schweres SHT	

3.7.3 Pupillendiagnostik

Indikation

- jede Bewusstseinsstörung
- Verdacht auf Schädel-Hirn-Trauma, Schlaganfall (Stroke), intrakranielle-intrazerebrale Blutung

Hilfsmittel

- Lichtquelle (Pupillenlampe, keine LED-Leuchte)

Durchführung

Beurteilung von:

- Pupillenweite, Pupillenform und Pupillenreaktion auf Licht: prompt vs. verzögert (> 2 sec), direkt vs. indirekt

PraxisTipp

Bei Patienten mit angeborenen oder erworbenen Erkrankungen bzw. Verletzungen der Augen (z.B. akutes Augentrauma, Glasauge) führt die Pupillendiagnostik zu Fehleinschätzungen, z.B. SHT.

3.7.4 FAST-Schema / Schlaganfall

Indikation

- akute Bewusstseinsstörung
- Sprechstörung (Artikulation)
- Sprach- (Wortfindung/-verständnis)
- Lähmungen (arm-/beinbetont)

Durchführung / Abfrage (s. a. Kap. 4.2.5)

- Face
  - Hängender Mundwinkel?
  - Asymmetrie bei Aufforderung Stirn zu runzeln? Augen zukneifen? Pfeifen?

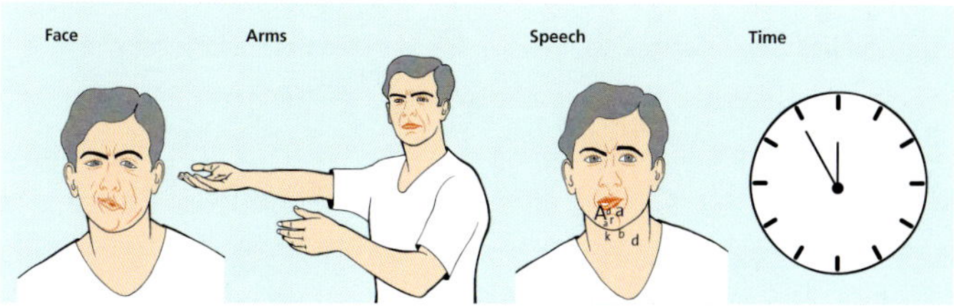

Abb. 3.66 ▶ FAST-Test

- Arms
  - Armhalteversuch mit Handflächen nach oben (bei geschlossenen Augen)
  - Absinken eines Arms?
- Speech
  - Sprechstörungen? (Artikulation undeutlich?)
  - Sprachstörungen? (Wortfindungsstörungen? Verständnisprobleme?)
- Time
  - Zeitpunkt des Beginns der Symptome?

3.7.5 Schmerzmessung – NRS / VAS / KUSS

Indikation

- Klassifizierung des Schweregrades von Schmerzen bei jedem Patienten, insbesondere nach Trauma, Eingriffen, Operationen

Hilfsmittel

- OPQRST-Schema
- VAS-Skala (Visuelle Analogskala) für Erwachsene und Kinder
- NRS-Skala (Numeric Rating Scale) für Erwachsene und Kinder
- KUSS-Skala (Kindliche Unbehagen- und Schmerzskala)

Durchführung

Tab. 3.27: Abfrage-Schema OPQRST zu Beschwerden und Schmerzen

O = Onset	Beginn der Beschwerden	Zeitpunkt, Ereignis, schleichend
P = Provocation	Auslösung der Schmerzen	Körperlage, Bewegung, Linderung
Q = Quality	Schmerztyp	Stechend vs. dumpf, ständig vs. kolikartig
R = Radiation	Ausstrahlung	In die Körpertiefe, nach peripher
S = Severity	Stärke	Numerische Skala 1 – 10
T = Time	Zeitlicher Verlauf	Seit Ereignis, seit Stunden bis Tagen

Visuelle Analogskala (VAS) bzw. Numeric Rating Scale (NRS): Einschätzung durch den Patienten selbst: Wie stark sind Ihre Schmerzen auf einer Skala von 0 (= kein Schmerz) bis 10 (= stärkste vorstellbare Schmerzen)?

Bewertung:

0 | 1	2 | 3	4 | 5	6 | 7 | 8	9 | 10
kein Schmerz	geringer Schmerz	mäßiger Schmerz	starker Schmerz	unerträglicher Schmerz

Maßnahmen:

Schmerzstärke:	VAS / NRS:	Maßnahmen:
keine/minimale Schmerzen	0–1	einfühlen, erklären
geringer Schmerz	2–3	Beruhigung, Lagerung Abdomen: z. B. Paracetamol 1.000 mg p. o. Trauma: z. B. Ibuprofen 400–600 mg p. o.
mäßiger Schmerz	4–5–6	Brustschmerz: z. B. Morphin 3–5 mg i. v. Trauma: z. B. Metamizol 1 g i. v. Kinder: z. B. Esketamin (50 mg/2 ml) 0,5 mg/kgKG = 0,02 ml/kgKG nasal jeweils ggf. + Sedierung: z. B. Midazolam 2–3 mg-weise i. v.
starker Schmerz	7–8	Abdomen: z. B. Butylscopolamin 20–40 mg i. v. + Metamizol 1 g i. v. Trauma: z. B. Fentanyl 0,1–0,2 mg i. v., z. B. Esketamin 10–20 mg i. v. Kinder: z. B. Fentanyl (0,1 mg/2 ml) 0,002 mg/kgKG = 0,04 ml/kgKG nasal jeweils + Sedierung: z. B. Midazolam 2–3 mg-weise i. v.
unerträglicher Schmerz	9–10	Narkoseeinleitung

Abb. 3.67 ▶ Schmerzmessung

PlusWissen: Sedierung

Indikation

- kurze schmerzhafte Maßnahmen, ggf. zusammen mit Analgesie (Analgosedierung)
- Grundsatz: So viel wie nötig, so kurz wie möglich!
- Ziel: ansprechbarer, kooperativer Patient

Durchführung

- Medikamente verabreichen (Propofol, Midazolam)

PraxisTipp

- Therapie von Delir: Neuroleptika, z. B. Haloperidol, Olanzapin, Quetiapin, ggf. plus Clonidin/Dexmedetomidin (insbesondere bei Entzugsdelir)
- tiefe Sedierung, ggf. in der Neurochirurgie
- zur Verminderung der Fettzufuhr (bei Langzeitsedierung) und Verlängerung der Laufzeit der Spritzenpumpen: Verwendung von Propofol 2 % (1 g in 50 ml)

Tab. 3.28: KUSS – Kindliche Unbehangens- und Schmerzskala

Weinen	Gesichts-ausdruck	Rumpf-haltung	Beinhal-tung	Motorische Unruhe	Punkte
Gar nicht	Entspannt, Lächeln	Neutral	Neutral	Keine	0
Stöhnen Jammern	Mund verzerrt	Unstet	Strampeln	Mäßig	1
Schreien	Mund/Augen Grimassieren	Krümmen Aufbäumen	Angezogen	Ruhelos	2

Jedes der fünf Kriterien über 15 sec beobachten und eindeutig bewerten; ggf. regelmäßig (z. B. nach Analgesie/Sedierung) wiederholen.
Beurteilung: max. 10 Punkte; 0 – 3 Punkte: kein Schmerz, ≥ 4 Punkte: Schmerz

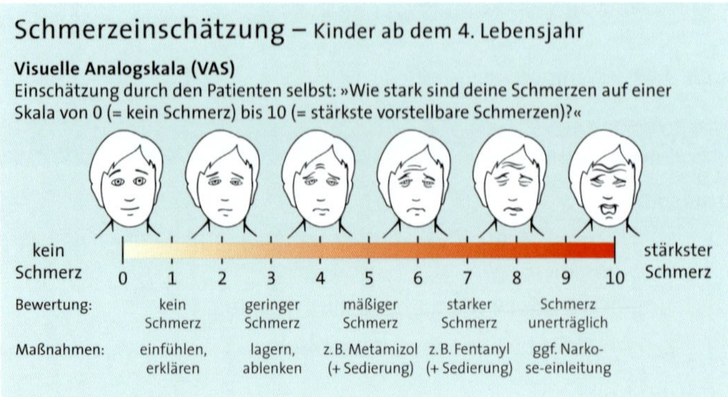

Abb. 3.68 ▶ Schmerzmessung bei Kindern

3.7.6 Analgesie

Indikation

- Trauma
- abdominelle Erkrankung
- schmerzhafte Maßnahme
- Beatmung in der Intensivmedizin (in Kombination mit Sedierung)

Tab. 3.29: WHO-Stufenschema der Schmerztherapie

	Stufe 1 leichte Schmerzen	Stufe 2 mäßig starke Schmerzen	Stufe 3 starke Schmerzen
Nicht-Opioide	Paracetamol 10 mg/kgKG/6 h Ibuprofen 600 mg/6 h Parecoxib 40 mg/12 h Metamizol 10 mg/kgKG/6 h	Paracetamol 10 mg/kgKG/6 h Ibuprofen 600 mg/6 h Parecoxib 40 mg/12 h Metamizol 10 mg/kgKG/6 h	Paracetamol 10 mg/kgKG/6 h Ibuprofen 600 mg/6 h Parecoxib 40 mg/12 h Metamizol 10 mg/kgKG/6 h
Schwache Opioide		Tramadol 100 mg/12 h Tilidin 50–100 mg/12 h Dihydrocodein 5–10 mg bis 50 mg/24 h	
Starke Opioide			Morphin 5 mg/6 h Fentanyl 0,1 mg/30 min Piritramid 3,75 mg/30 min Oxycodon ret. 10 mg/12 h

Tab. 3.30: Akutschmerztherapie mit Opioiden

	Medikament	Anlass	Dosierung (Erwachsene ca. 70 kg)
Bolusgabe:	Alfentanil	z. B. Reposition	10–20 µg/kgKG i. v., z. B. 1,0–2,0 mg i. v.
	Sufentanil	Trauma	0,2–0,5 µg/kgKG i. v., z. B. 5–20 µg i. v.
	Fentanyl	Trauma	1–2 µg/kgKG i. v., z. B. 0,05–0,2 mg i. v.
	Piritramid	Postoperativ	0,1–0,2 mg/kgKG i. v., z. B. 3,75–7,5 mg i. v.
	Morphin	ACS	0,05–0,15 mg/kgKG i. v., z. B. 2–5 mg i. v.
Kontinuierliche Analgesie und Sedierung:	Remifentanil (< 3 Tage)	z. B. Intensivtherapie	z. B. 0,05 mg/kgKG/h
	Sufentanil (< 7 Tage)		z. B. 0,005 µg/kgKG/h
	Fentanyl (Langzeit)		z. B. 0,05 µg/kgKG/h

Besonderheiten: ggf. zusätzlich Clonidin, Esketamin

3.8 E – Exposure / Environment – Erweiterte / Ergänzende Maßnahmen

3.8.1 Überempfindlichkeitsreaktion (Anaphylaxie)

<table>
<tr><th>Schweregrad</th><th>Klinische Symptome</th><th>Basismaßnahmen</th><th>Erweiterte Maßnahmen</th></tr>
<tr><td>Stadium I
Hautreaktionen</td><td>– Ödeme
– Quaddeln
– Rötung
– Juckreiz, Brennen</td><td>– Infusionswechsel (falls Ursache)
– Beruhigung
– Sauerstoffgabe</td><td>– venöser Zugang, Infusion Antihistaminika, z. B. Dimetinden (8 mg i. v.), ggf. Ranitidin (50 mg i. v.)</td></tr>
<tr><td>Stadium II
leichte Kreislauf-reaktionen</td><td>– Tachykardie (Puls: +20)
– Blutdruckabfall (RR: -20)
– Übelkeit, Erbrechen, Durchfall
– Atemnot</td><td>– Schocklagerung
– Hilfe beim Erbrechen
– venöser Zugang
– Infusion: kristalloide Lösung</td><td>zusätzlich:
– Kortikosteroide, z. B. Prednisolon (125 mg i. v.)</td></tr>
<tr><td>Stadium III
leichte Kreislauf-reaktionen</td><td>– Schock
– Bronchospasmus</td><td>– evtl. Beatmung, Intubation</td><td rowspan="2">– Epinephrin 0,5 mg i. m. bzw. 0,05 – 0,1 mg i. v., evtl. wiederholen
– Bronchialerweiterung, z. B. Salbutamol-Lösung (1,25 – 2,5 mg p. inh.)
– Infusion kristalloider Lösung
– Intubation
– Epinephrininfusion, ggf. wiederholte Bolusgabe</td></tr>
<tr><td>Stadium IV
Atem- und Kreislaufstillstand</td><td>– Bewusstlosigkeit
– Atemstillstand
– kein Karotispuls</td><td>– kardiopulmonale Reanimation
– Vorbereiten der Medikamente und Hilfsmittel</td></tr>
<tr><td>Prophylaxe</td><td>bei Hinweisen auf Überempfindlichkeiten</td><td>mindestens 30 min vor Exposition</td><td>– Dimetinden (0,1 mg/kgKG i. v.)
– Ranitidin (5 mg/kgKG i. v.)
– Prednisolon (125 mg i. v.)</td></tr>
</table>

Abb. 3.69 ▶ Überempfindlichkeitsreaktionen

3.8.2 Umlagerung von Patienten

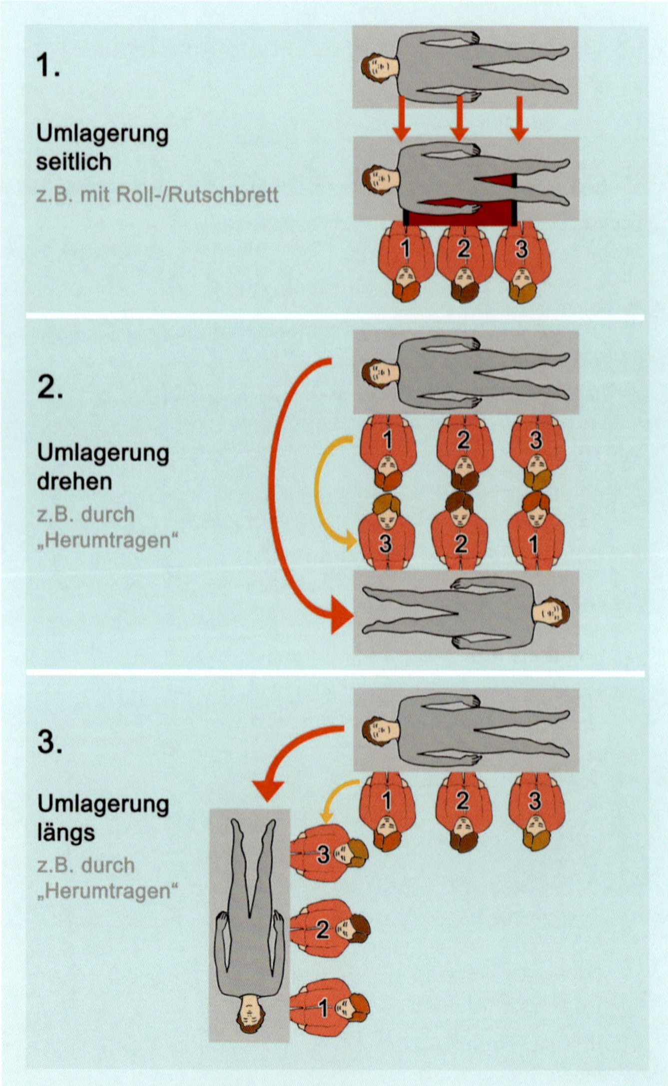

Abb. 3.70 ▶ Umlagerung von Patienten

3.8.3 Achsengerechte Reposition – Immobilisation

Indikation

- Wiederherstellung einer (annähernd) anatomisch korrekten Position nach Luxation/Fraktur, z. B. Luxation des oberen Sprunggelenks, Fraktur großer Röhrenknochen, z. B. Ober-/Unterschenkel-, Unterarm-, Handgelenk-, Fingerfraktur

Hilfsmittel

- Fixierungs- und Schienungsmittel

Durchführung

- hygienische Händedesinfektion
- Material bereitstellen
- Einweghandschuhe anziehen
- Aufklärung des Patienten über die geplante Maßnahme
- Lagerung des Patienten
- Prüfung der distalen Durchblutung, Motorik, Sensibilität (DMS)
- ggf. Analgesie und/oder Sedierung
- Herstellung einer achsengerechten Position unter dosiertem Längszug an der Extremität
- Immobilisation mittels Schiene, z. B. SAM®-Splint
- Prüfung der distalen Durchblutung, Motorik, Sensibilität (DMS)
- Material/Einweghandschuhe entsorgen
- hygienische Händedesinfektion

PraxisTipp

Schulterluxation

- differenziertes Vorgehen (nach Ausschluss einer Oberarmfraktur), vorsichtig, langsam, unter kontinuierlichem Zug
- Alternative 1: in Rückenlage, 90° im Ellenbogengelenk gebeugten Arm seitlich nach oben führen und über dem Kopf ablegen
- Alternative 2: in Bauchlage (z. B. auf Tisch) im Ellenbogengelenk gebeugten Arm behutsam Richtung Boden ziehen

3.9 Klinische Untersuchungsverfahren

3.9.1 Laboruntersuchungen

Indikation

- „rotes" Blutbild, einschl. Leukozyten-/Thrombozytenzahl
- Blutgerinnung: Quick/INR, PTT/PTZ
- Elektrolyte, Nieren-, Leberfunktion
- Troponin, Creatinkinase zur Herzinfarktdiagnostik
- natriuretisches Peptid (BNP, ANP) zur Herzinsuffizienzdiagnostik
- C-reaktives Protein (CRP) zur Entzündungsdiagnostik
- Laktat (Sepsisdiagnostik)
- Blutkulturen (jeweils paarweise aerob/anaerob, von zwei Punktionsstellen)

Hilfsmittel

- Blutröhrchen
- Butterfly-Kanüle

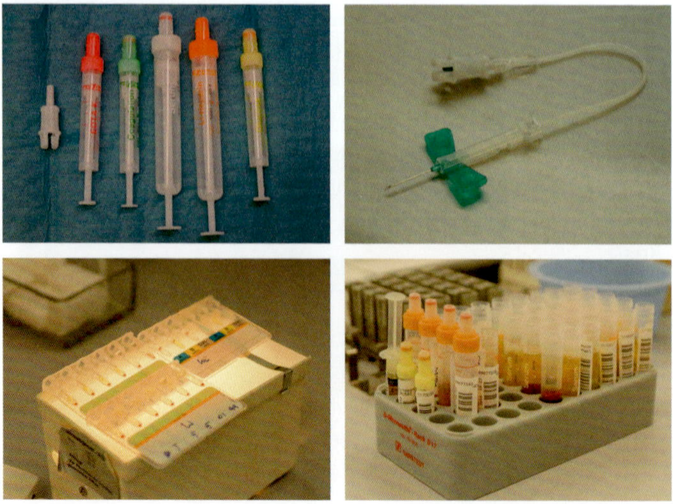

Abb. 3.71 a–d ▶ Laboranalysen: a) Blutentnahmeröhrchen, b) Butterfly-Kanüle zur Venenpunktion, c) Analysegerät, d) Kreuzproben bei Bluttransfusionen

3.9.2 Ultraschall (Sonografie)

- bildgebendes schmerzfreies Untersuchungsverfahren auf der Basis von hochfrequenten (unhörbaren) Schallwellen
- Die Schallwellen (1–20 MHz) werden in einem mit Kontaktgel versehenen beweglichen Gerätkopf erzeugt und in die jeweilige Körperregion gesendet.
- Die an den Grenzflächen unterschiedlich dichter Gewebe reflektierten Wellen werden wieder aufgefangen und in ein zweidimensionales Monitorbild (B-Mode) oder in ein Bewegungsbild (M-Mode) verwandelt.

Häufige Einsatzbereiche

- Traumatologie: fokussierte Ultraschalluntersuchung beim Trauma (eFAST [extended Focused Assessment with Sonography for Trauma], s. a. Abb. 4.20): Lunge, Abdomen, Herz
- Chirurgie: (akutes) Abdomen, Gallenwege
- Urologie: Niere, Harnwege (Harnwegsverlegung)
- Kardiologie: Echokardiografie, Ultraschallkardiogramm (UKG), transösophageales Echokardiogramm (TEE)
- Gefäßdiagnostik: Halsschlagader, Aorta (Dopplersonografie)
- Geburtshilfe: Herzton-/Wehen-Schreibung (Kardiotokogramm, CTG), vaginaler Ultraschall

Hilfsmittel

- Ultraschallgerät
- Kontaktgel
- Zellstoff zum Abwischen des Gels

PraxisTipp

Verlaufsbeobachtung: ggf. mehrere Untersuchungen in engem zeitlichem Abstand zur Feststellung von Veränderungen (z. B. Blutung im Bauchraum)

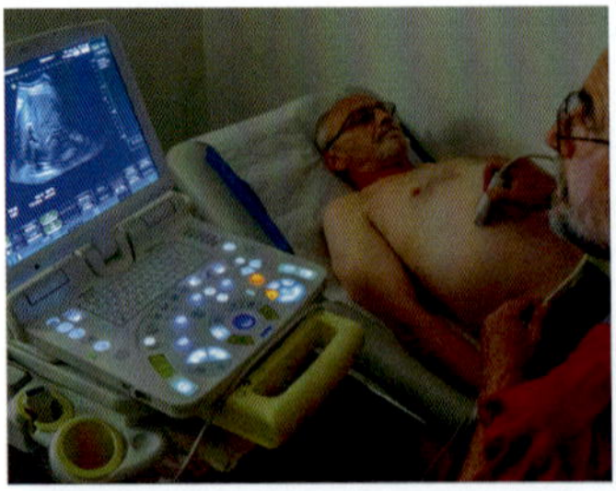

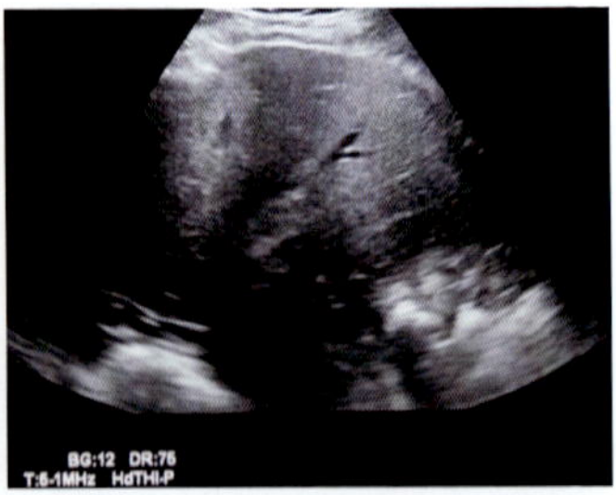

Abb. 3.72 a / b ▶ Sonografie des Abdomens: a) Gerät, b) Oberbauchbefund

PlusWissen: Bildgebende Verfahren

Konventionelles Röntgen

Indikation

- Trauma
- Pneumothorax/Hämatothorax
- Frakturen: Schädel, Rippen, Becken, Extremitäten, lange Röhrenknochen

Durchführung (MTRA)

- in der Röntgenabteilung
- ggf. spezielle Lagerung des Patienten erforderlich

Magnetresonanztomografie (Kernspintomografie)

Indikation

- spezielle Fragestellungen zu Gewebe- und Organveränderungen an Körperweichteilen
- zeitaufwendige Untersuchung, die einen ruhig liegenden Patienten erfordert
- Im MRT-Raum gibt es spezielle Verhaltensregeln, z. B.
  - keine Metallgegenstände im Raum
  - keine implantierten Geräte, z. B. Herzschrittmacher/Defibrillatoren, Insulinpumpen, Neurostimulatoren am Rückenmark, Cochlea-Hörgeräte
  - unbedenklich sind Zahn- oder Gelenkimplantate (Knie/Hüfte) und nicht-magnetische Piercings.

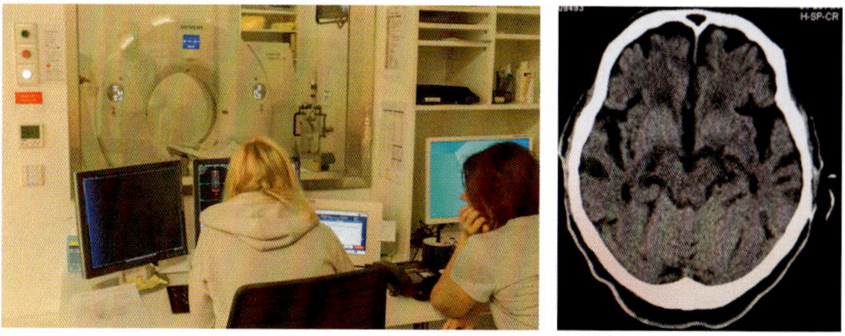

Abb. 3.73 a/b ▶ Computertomografie: a) Zentralpult, b) CT Schädel

Computertomografie

Indikation

- Schädel-Hirn- und/oder Wirbelsäulentrauma
- Abdominal-/Becken-Trauma
- Polytrauma
- Ausschluss: Hirnblutung (Stroke)

PraxisTipp

Praktikanten/Schüler sollten sich während der CT-Untersuchung nicht im Strahlenschutzbereich aufhalten.

3.10 Pflegerische Maßnahmen

3.10.1 Mobilisation von Patienten

Vorbereitung

- Patienten informieren, anleiten, motivieren
- situations- und patientengerechtes Vorgehen
- schrittweises, behutsames Vorgehen
- Rückmeldung des Patienten abwarten
- Abwägen, ob Maßnahmen (zügig) fortgesetzt werden können
- kontinuierliche Überwachung der Vitalfunktionen und des Wohlbefindens

Mobilisierung im Bett

- hygienische Händedesinfektion
- Einweghandschuhe anziehen
- Vitalwerte prüfen (im Liegen)
- Beine gewickelt/Antithrombosestrümpfe (korrekt) angelegt?
- Kopfteil des Bettes höher stellen; Höhe des Bettes so einstellen, dass Füße des Patienten im Sitzen den Fußboden erreichen
- Patienten zur diesseitigen Bettkante drehen
- vor dem Patienten positionieren (Auffangstellung, mit Abstützung durch Knie des Helfers)
- Patienten seitlich abstützen, z. B. Kissen
- bei Störungen der Vitalfunktionen/des Wohlbefindens ggf. Mobilisation abbrechen, zurücklegen
- Patienten die Schuhe anziehen, ggf. Rumpf/Beine zudecken
- Bettwäsche überprüfen, bei Verschmutzung ggf. wechseln, Laken/Durchzug glattziehen
- Material/Einweghandschuhe entsorgen
- hygienische Händedesinfektion

Führen – Unterstützen beim Gehen

- **Führen von hinten:** Hilfsperson läuft hinter dem Patienten, führt/stützt mit beiden Händen seitlich am Brustkorb, unterhalb der Achseln

- **Führen von der Seite:** Hilfsperson läuft neben dem Patienten, führt/stützt durch Unterfassen des Arms und Umfassen des Unterarms/Handgelenks des Patienten (ideal: beidseits durch zwei Hilfspersonen)

Einstellen von Gehhilfen – Stützstöcke

- Gummibezug an der Spitze auf Sitz/Funktion überprüfen
- Patient steht (leicht nach vorne gebeugt)
- Patient ergreift Handgriff der Gehhilfe → Länge wird genau auf Höhe des Handgelenks des entspannt herabhängenden Armes eingestellt
- identische Einstellung der anderen Gehhilfe
- Unterarmstützen am oberen Ende der Gehhilfen sollen sich bei korrekter Einstellung ca. drei Querfinger unterhalb des Ellenbogens befinden

Gehen mit Gehhilfen

Dreipunktgang (betroffenes Bein wird nicht belastet):

- beide Stöcke werden parallel vor den Körper gesetzt
- Gewicht nach vorne auf Gehhilfen verlagern
- betroffenes Bein nach vorne bringen
- Schritt nach vorne mit nicht betroffenem Bein

Vierpunktgang (leichte Belastung des betroffenen Beins möglich – Gehschule), abwechselnd Schreiten:

- linkes Bein mit rechter Gehhilfe im Wechsel mit
- rechtem Bein und linker Gehhilfe
- in kleinen Schritten nach vorne gehen

3.10.2 Unterstützung beim Erbrechen

Indikation

- Unwohlsein, Übelkeit
- Erbrechen (schwallartig bei Nahrungsmittelunverträglichkeit, Verschluss im oberen GI-Trakt, kontinuierlich bei Ileus)

Hilfsmittel

- Nierenschale, Brechbeutel
- Zellstoff

Durchführung

- hygienische Händedesinfektion
- Material bereitstellen
- Einweghandschuhe anziehen
- Oberkörperhochlage, abstützen
- bei Bewusstlosigkeit: Kontrolle leerer Mundraum → ggf. Laryngoskopie, Fremdkörperentfernung mit Magill-Zange, Patienten in stabile Seitenlage bringen
- (ausreichend große) Auffanggefäße vorhalten
- beruhigendes Einsprechen, ggf. Hand an die Stirn des Patienten legen
- anschließend Mund ausspülen lassen
- Antiemetika, z. B. Dimenhydrinat 62,5 mg i. v., Ondansetron 1 mg i. v.
- Erbrochenes beurteilen hinsichtlich
  - Menge
  - Farbe
  - Konsistenz
  - „Kaffeesatz" bzw. Blutbeimengung
  - Nahrungsbestandteile, Galle, Darminhalt
- Material/Einweghandschuhe entsorgen
- hygienische Händedesinfektion

3.10.3 Unterstützung bei der Urinausscheidung

Indikation

- Harndrang
- volle Blase

Hilfsmittel

- Toilettenstuhl, Steckbecken, Urinflasche
- Zellstoff

Durchführung

- hygienische Händedesinfektion
- Material bereitstellen
- Einweghandschuhe anziehen
- Füllungszustand der Blase tasten („Unterbauchtumor")
- Patienten ggf. zur Toilette führen, auf Toilettenstuhl platzieren, Steckbecken/Urinflasche geben, ggf. anlegen
- für ruhige Atmosphäre sorgen
- Urin beurteilen hinsichtlich
  - Menge (normal 20–30 ml/kgKG/Tag, Einzelportion 3–5 ml/kgKG)
  - Farbe (Konzentration)
  - Blutbeimengung/Gerinnsel
  - Urin ggf. sammeln
- Material/Einweghandschuhe entsorgen
- hygienische Händedesinfektion

PraxisTipp

- akuter Harnverhalt: Verstopfung der Harnröhre z. B. durch Nierenstein → Analgesie, ggf. Katheterisierung (Urologie)
- Sondersituation: Patient mit Blasendauerkatheter (über Harnröhre/suprapubische Harnableitung): häufig Verstopfung durch Sekret, Blutgerinnsel → Durchspülen, ggf. Katheterwechsel

3.10.4 Unterstützung bei der Stuhlausscheidung

Indikation

- Stuhldrang

Hilfsmittel

- Toilettenstuhl, Steckbecken, „Bettpfanne"/Steckbecken
- Toilettenpapier, Zellstoff, Feuchttücher, Waschhandschuh, Pflegeschaum

Durchführung

- hygienische Händedesinfektion
- Material bereitstellen
- Einweghandschuhe anziehen
- Patienten ggf. zur Toilette führen, auf Toilettenstuhl platzieren, max. 15 min sitzen lassen (Druckstellen)
- nach Abschluss des Stuhlgangs: Analbereich reinigen
- Stuhl beurteilen hinsichtlich
  - Häufigkeit (normal ≤ 2-mal/Tag bis ≤ 2-mal/Woche)
  - Menge
  - Beschaffenheit (flüssig/fest)
  - Farbe (Teerstuhl bei oberer GI-Blutung), Blutauflagerungen (hellrot/dunkelrot bei unterer GI-/Hämorrhoidalblutung)
- Material/Einweghandschuhe entsorgen
- hygienische Händedesinfektion

3.10.5 Umgang mit Bettwäsche / Wäschewechsel

Indikation

- tägliche Kontrolle, ggf. Austausch bei Verschmutzung

Durchführung

- hygienische Händedesinfektion
- Material bereitstellen
- Einweghandschuhe anziehen
- ausreichend Platz schaffen, Nachttisch zur Seite schieben
- Ablagefläche schaffen, z. B. zwei Stühle heranrücken
- erforderliches Material bereitlegen
- Bettbügel hochhängen, Kopfteil flach stellen
- Kopfkissen, Decke ablegen
- Unterlage/Betttuch entfernen, im Wäschesack entsorgen
- wasserundurchlässige Unterlage prüfen, richten bzw. entsorgen
- neues Betttuch/neue Unterlage auflegen, glattziehen
- Kopfkissen und Bettdecke aufschütteln, ggf. Bezüge wechseln
- Material/Einweghandschuhe entsorgen
- hygienische Händedesinfektion

PraxisTipp

- Wenn möglich, Bett frisch machen/Wäschewechsel zu einem Zeitpunkt, zu dem der Patient das Bett sowieso verlassen hat (z.B. Toilettengang).
- Kissen, Decke, frische Bettwäsche usw. nie auf dem Wagen mit Wäschesäcken, am Boden oder auf dem Nachttisch (des Bettnachbarn) o.Ä. ablegen.
- **Sondersituation:** bettlägeriger Patient → Patient wird nacheinander (ggf. unter Mithilfe durch Hochziehen am Bettbügel) zuerst auf die eine, dann auf die andere Körperseite gelegt; dabei wird jeweils die freigegebene Seite des Bettes gerichtet.
- Wechsel des „Flügelhemdes“ bei Patienten mit ununterbrochen laufender Infusion am Arm:
  1. infusionsfreien Arm aus Hemdärmel ausfädeln
  2. Infusion schließen und von peripher in den Ärmel einfädeln, in der Achsel herausnehmen
  3. Hemd ausziehen
  4. frisches Hemd anziehen, Infusionsbeutel von innen in den Ärmel einführen und am Handgelenk herausnehmen; Infusion wieder öffnen.

3.10.6 Verbandwechsel

Aufgabe Wundverband: ungestörte Wundheilung durch

- Schutz der Wunde vor mechanischen Einwirkungen
- Verhütung von Schmerzen
- Schutz vor Krankheitserregern

Indikation

- Lockerung des vorhandenen Verbands
- unvollständige Wundabdeckung
- Durchdringen des Verbands von Blut/Sekret

Hilfsmittel („Verbandwagen“)

- Verbandmaterial
- Instrumente
- Desinfektionsmittel

Durchführung

- hygienische Händedesinfektion
- Material bereitstellen
- Einweghandschuhe anziehen
- Patienten informieren
- bequeme Lagerung des Patienten
- funktionsgerechte Anordnung der erforderlichen Hilfsmittel
- ggf. Hinzuziehung einer zweiten Person
- ggf. Verband mit Desinfektionsmittel durchtränken (schmerzarmes Abziehen)
- ggf. Wunde reinigen
- Desinfizieren: aseptische, „saubere" Wunden von innen nach außen; septische, „kontaminierte" Wunden von außen nach innen
- ggf. Wunde behandeln, z. B. Klammern/Fäden entfernen
- neuen Verband anbringen
- Material/Einweghandschuhe entsorgen
- hygienische Händedesinfektion

Sondersituation: Verband bei Patienten mit Fixateur externe

Indikation

- vorübergehende Ruhigstellung bei mehrfach, ggf. offenen Frakturen

Durchführung

- Verband mit eingeschnittenen Kompressen anlegen

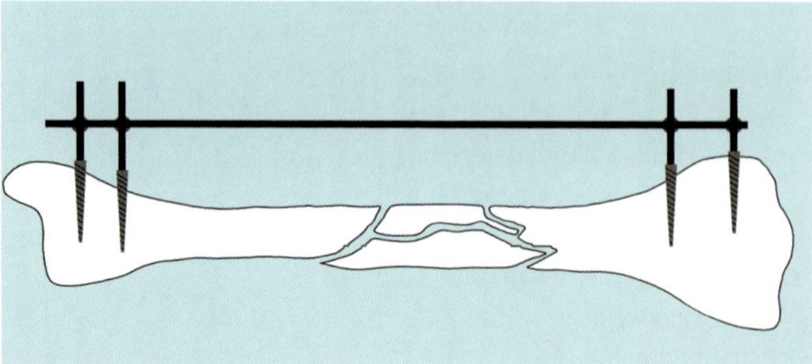

Abb. 3.74 ▶ Fixateur externe

3.10.7 Einlegen einer Magensonde

Indikation

- Ableitung von (dünnflüssigem) Mageninhalt bzw. Luft aus dem Magen, z. B.
  - bei Blutung im oberen Gastrointestinaltrakt
  - bei Ileus
  - vor Narkoseschnelleinleitung bei nicht nüchternen Patienten
  - bei großen Bauchoperationen

Hilfsmittel

- Absauggerät
- Magensonde geeigneter Größe
- Gleitmittel
- Wund- und Blasenspritze
- Stethoskop
- Sekretbeutel
- Nierenschale
- Zellstoff
- bei wachen Patienten Lokalanästhetikum, z. B. Prilocain-Spray

Tab. 3.31: Größen von Magensonden

Durchmesser [Ch]	Kennfarbe		Patient
8	Blau		Frühgeborene
10	Schwarz		Neugeborene
12	Weiß		Kinder
14	Dunkelgrün		schlanke Erwachsene
16	Orange		Erwachsene
18	Rot		kräftige Erwachsene

Durchführung

- hygienische Händedesinfektion
- Material bereitstellen
- Einweghandschuhe anziehen

- geeignete (kalte, steife) Magensonde auswählen
- Patienten informieren: Durchführung Schritt für Schritt erklären, um Mitarbeit bitten (schlucken)
- Nase- und Mund-Rachen-Raum mit Lokalanästhetika-Spray einsprühen (oft sehr unangenehm und mit Husten und Niesen verbunden)
- Einwirkzeit abwarten
- Magensonde mit Gleitgel bestreichen
- Sonde vorsichtig in ein Nasenloch einführen (Seite mit leichterer Passage suchen) und in untere Nasenmuschel vorschieben
- Magensonde langsam, unter Schluckbewegungen, bis zur Markierung III (30 cm) bzw. IIII (40 cm) vorschieben
- ständig damit rechnen, dass Mageninhalt aufsteigen kann (Absaugung bereithalten)
- Wenn Magensaft in der Sonde aufsteigt oder sich absaugen lässt, hat die Sondenspitze die korrekte Position erreicht.

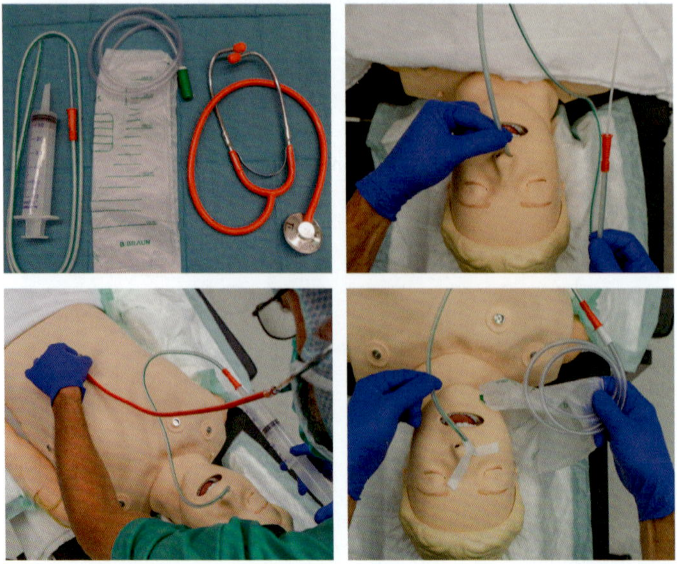

Abb. 3.75 a–d ▶ Anlage einer Magensonde: a) Material, b) Einführen der Sonde, c) Lagekontrolle, d) Fixierung

- Lagekontrolle: luftgefüllte Blasenspritze auf die Sonde aufstecken, Luft einblasen, gleichzeitig Magen auskultieren
  → bei korrekter Position hört man mit dem Stethoskop ein Gluckern über dem Magen
- Sonde an der Nase fixieren
- Sekretbeutel anschließen
- Material/Einweghandschuhe entsorgen
- hygienische Händedesinfektion

PraxisTipp

- Fehlposition in der Luftröhre (z. B. bei intubierten Patienten) möglich
- Sonde kann sich im Rachenraum aufrollen.
- bei Verletzungen im Gesichtsschädel und/oder bei Verdacht auf Schädelbasisfraktur: Einführen der Magensonde nur unter laryngoskopischer Kontrolle

→ Überprüfung der korrekten Position im Thorax-Röntgenbild möglich

PlusWissen: Enterale Ernährung

- Frühestmöglicher Beginn der normalen Ernährung nach Trauma, Operation, schwerer Erkrankung; beginnend mit (gesüßtem) Tee, Brühe, Suppe, Joghurt, Kartoffelbrei, Zwieback usw.
- Sondenernährung („Astronautenkost") über
  - Magensonde (ausnahmsweise, kurzzeitig)
  - Duodenal- bzw. Jejunalsonde (über Wochen, längerfristig)
  - perkutane endoskopische Gastrostomie (PEG), lebenslang für Pflegepatienten meist 1 kcal/ml, ggf. 1,5 kcal/ml
  - Beginn mit 20 ml/h bzw. 6 × 50 ml, nachspülen (Verstopfung verhindern)
  - Oberkörperhochlage, Peristaltik prüfen, Aspirationstest vor neuerlicher Gabe, Durchfall?
  - ggf. langsam steigern (6 × 100 ml → 6 × 150 ml → 6 × 200 ml pro Tag)

- Bolusgaben:
  - z.B. 3- bis 4-mal täglich 250 ml
  - kontinuierliche Zufuhr: z.B. 25 ml/h, ggf. steigern bis ca. 1.500 ml/24 h
  - zyklische Zufuhr: 100 ml/h über 15 h, dann 9 h Nachtpause

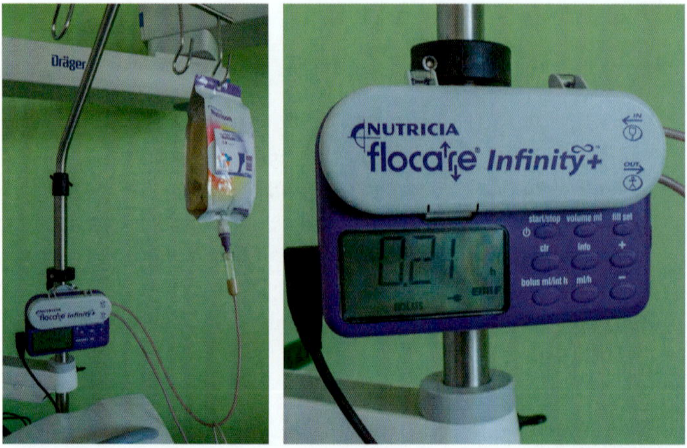

Abb. 3.76 a/b ▶ Enterale Ernährung über PEG-Sonde: a) bilanzierte Nährlösung, b) programmierbare Pumpe

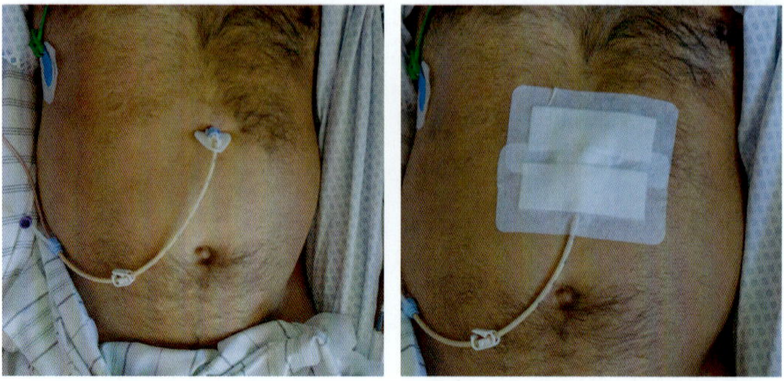

Abb. 3.77 a/b ▶ PEG-Sonde: a) Sonde im Oberbauchareal, b) Sonde mit Verband abgedeckt

PlusWissen: Einführen eines Blasenkatheters

Indikation

- akuter Harnverhalt
- Blutung in den Harnwegen
- längerfristige Harnableitung, z. B. bei Bewusstlosigkeit, zur Bilanzierung in der Intensivmedizin
- Inkontinenz

Hilfsmittel

Fertig gepackte Katheter-Sets mit:

- steriler Schale, Abdecktuch, Schale für Schleimhautdesinfektionsmittel, Tupfer, Pinzette, Einweghandschuhe, Blockerspritze, Gleitmittel
- Einmal- bzw. Dauerkatheter
- Urinbeutel bzw. geschlossenes Blasendrainagesystem mit Urimeter

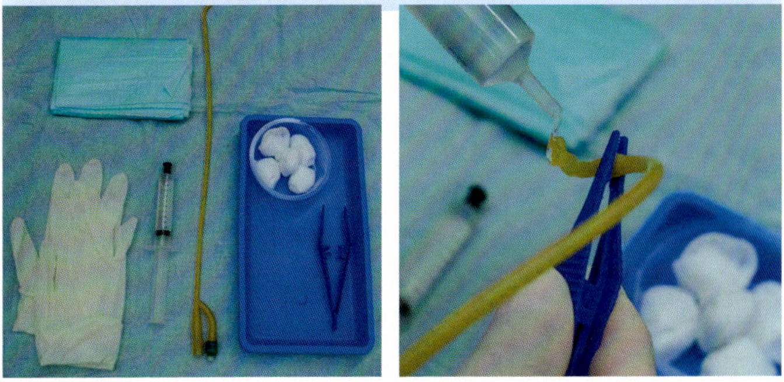

Abb. 3.78 a / b ▶ Anlage eines Blasendauerkatheters: a) Material, b) Gleitmittel

Durchführung

- hygienische Händedesinfektion
- Material bereitstellen
- sterile Handschuhe anziehen
- steriles Vorgehen

- Vorhaut zurückschieben bzw. Labien spreizen und Harnröhrenmündung identifizieren
- Desinfektion
- Gleitmittel auf Katheter auftragen
- Katheter vorsichtig einführen (Länge der Harnröhre: Frauen ca. 10 cm, Männer ca. 20 cm)
- bei Austritt von Urin:
  - Ballon blocken (ca. 10 ml)
  - Ableitungssystem anschließen
- Material/Einweghandschuhe entsorgen
- hygienische Händedesinfektion

PraxisTipp

- Widerstand beim Vorschieben:
  - bei Männern meist durch Prostatahyperplasie bedingt
  - bei Frauen Gefahr einer Fehllage in der Scheide
- **Alternative:** Suprapubischer Blasenkatheter (s. ONLINE-PORTAL)

3.11 Drainagesysteme

Indikation

- Ableitung von Wundsekret bzw. Blut

Hilfsmittel

bei Redon-Drainage:

- Saugdrainage, bestehend aus Plastikflasche mit Unterdruck und stabilem Plastikschlauch mit mehreren Perforationen an der Spitze, die in der Wundhöhle versenkt wird und Blut/Sekret nach außen ableitet
- **Indikation:** Ableitung von Wundsekret, Blut aus Weichteilen im OP-Gebiet

bei Easy-Flow- bzw. Robinson-Drainage:

- Kapillardrainage aus weichem Plastikmaterial, welche Sekret/ Blut z. B. aus der Bauchhöhle nach außen in einen Beutel ableitet
- **Indikation:** Ableitung von Blut, Sekret aus dem Bauchraum, z. B. nach Laparotomie

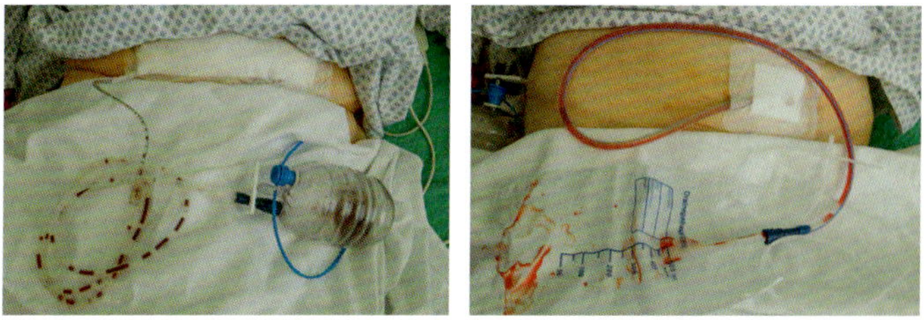

Abb. 3.79 a / b ▶ Drainagesysteme: a) Redon-Drainage, b) Easy-Flow- bzw. Robinson-Drainage

bei Vakuumverband:

- besteht aus Wundschwamm, der von einer luftdichten Plastikfolie abgedeckt ist und von einer kontinuierlich laufenden Vakuumpumpe mit Sekretbehälter über einen darin befindlichen Schlauch ausgesaugt wird
- **Indikation:** Ableitung von Sekret aus infizierten Weichteilen, z. B. bei großen Abszessen

3.12 Innerklinischer Transport

Indikation

- Transporte von Patienten mit unterschiedlichem Überwachungs- und Behandlungsniveau
- einfache Begleitung mit pflegerischer Betreuung
- aufwendige Transporte intensivpflichtiger Patienten ohne/mit laufender Organersatztherapie
- vorübergehender Transport zu einer speziellen Diagnostik, z. B. Computertomografie, oder Therapie, z. B. Operation
- Verlegung in eine andere Einheit der Klinik, z. B. von der Notaufnahme auf die Intensivstation

Hilfsmittel

- mobiles Beatmungsgerät, Sauerstoffversorgung, einschl. Reserven
- mobiles Absauggerät, einschl. Katheter
- mobiles Monitoring, inkl. Defibrillator
- transportable Spritzen- und Infusionspumpen, Reservespritzen und -infusionen
- „Notfall-Rucksack“ mit Beatmungsbeutel, Intubationsbesteck, Notfallmedikamenten, einschl. CPR
- individuelles Medikamenten-Set, z. B. Analgesie, Sedierung
- Patientenunterlagen
- mobiles Telefon
- geeignetes Personal

Durchführung

- hygienische Händedesinfektion
- Material bereitstellen
- Einweghandschuhe anziehen
- Indikationsstellung (unter Risiko-Nutzen-Abwägung)
- Organisation (Terminierung, erforderliches Personal, notwendige Ausrüstung)
- Vorbereitung des Patienten (laufende Therapie, Infektionsstatus)
- „Umhängen“ auf
  - Transportmonitoring

  - Transportbeatmungsgerät
  - transportable Spritzen- und Infusionspumpen
- kontinuierliche Fortsetzung der erforderlichen Therapie und des Monitorings während des Transportes
- Durchführung des Transportes, einschl. Übergabe am Zielort
- Material/Einweghandschuhe entsorgen
- hygienische Händedesinfektion

Checkliste: „Innerklinischer Transport" von Intensivpatienten

- Notfallausrüstung bereit? Transportweg frei? Absprachen mit Zielort?
- A – Atemweg gesichert?
- B – Beatmung angemessen?
- C – Kreislauf stabil? Zugänge gesichert?
- D – Sedierung/Analgesie erforderlich?
- E – Zugänge, Katheter, Drainagen gesichert, Wärmeerhalt?

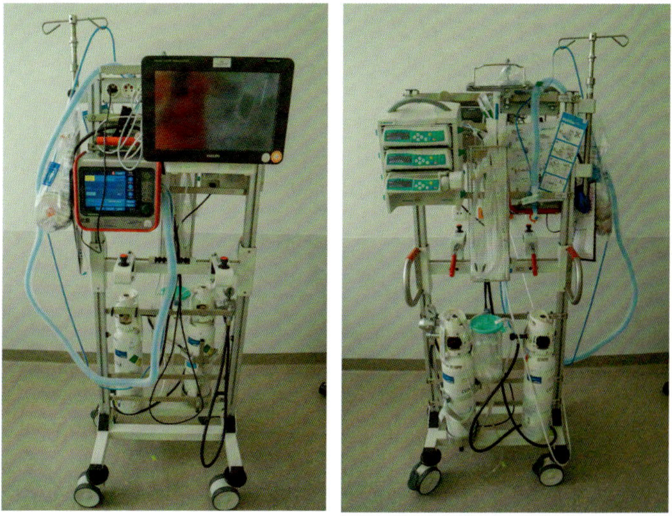

Abb. 3.80 a/b ▶ Wagen zum innerklinischen Transport von Intensivpatienten a) Vorderseite mit Beatmungsgerät, Monitor, b) Rückseite mit Infusions- und Spritzenpumpen, Absaugeinheit

Risiken

- Personeller und apparativer Aufwand jeweils vom individuellen Zustand und den gegebenen Risiken abhängig; grundsätzlich sollten aber immer „Reserven" vorhanden sein, um bei unerwarteten Schwierigkeiten adäquat reagieren zu können.
- jeder Transport stellt eine Stresssituation dar für
  - Patienten: Umlagerung, Lärm, Angst, Schmerz, Auskühlung
  - Mitarbeiter: ungewohnte Tätigkeit in instabiler Umgebung, mangelnde Erfahrung in der Vermeidung und Beherrschung von Problemen und Komplikationen

  → Durch systematische Planung des eingesetzten Personals und vollständige Vorbereitung des erforderlichen Materials kann hier gegengesteuert werden.
- häufige Ereignisse:
  - Tubusdislokation (Hinein- bzw. Hinausgleiten)
  - Herausrutschen von Kathetern, Drainagen, Sonden usw.
  - Störung bzw. Ausfall des Monitorings
  - ungenügende Sedierung/Analgesie (Patient hustet, bewegt sich, erwacht)
  - sonstige Zwischenfälle außerhalb der gewohnten Arbeitsumgebung

4

Klinische Ausbildung in den einzelnen Fachabteilungen

Ziel der klinischen Ausbildung ist ein abgestuft zu erwerbender Kenntnis- und Fertigkeitsstand für die verschiedenen notfallmedizinisch relevanten Inhalte und Fähigkeiten. In jedem Unterkapitel werden Lernziele sowohl für RettH/RettSan als auch für NotSan für die jeweils zu erreichende Kompetenzstufe formuliert:

Kompetenzstufe 1: Inhalt/Maßnahme wurde gezeigt/erklärt (ohne eigene Praxis)

Kompetenzstufe 2: Inhalt/Maßnahme wurde im Einzelnen verstanden/durchgeführt (mit eigener Praxis)

Kompetenzstufe 3: Inhalt/Maßnahme wird sicher/korrekt wiedergegeben/ausgeführt (Routine)

Inhalt

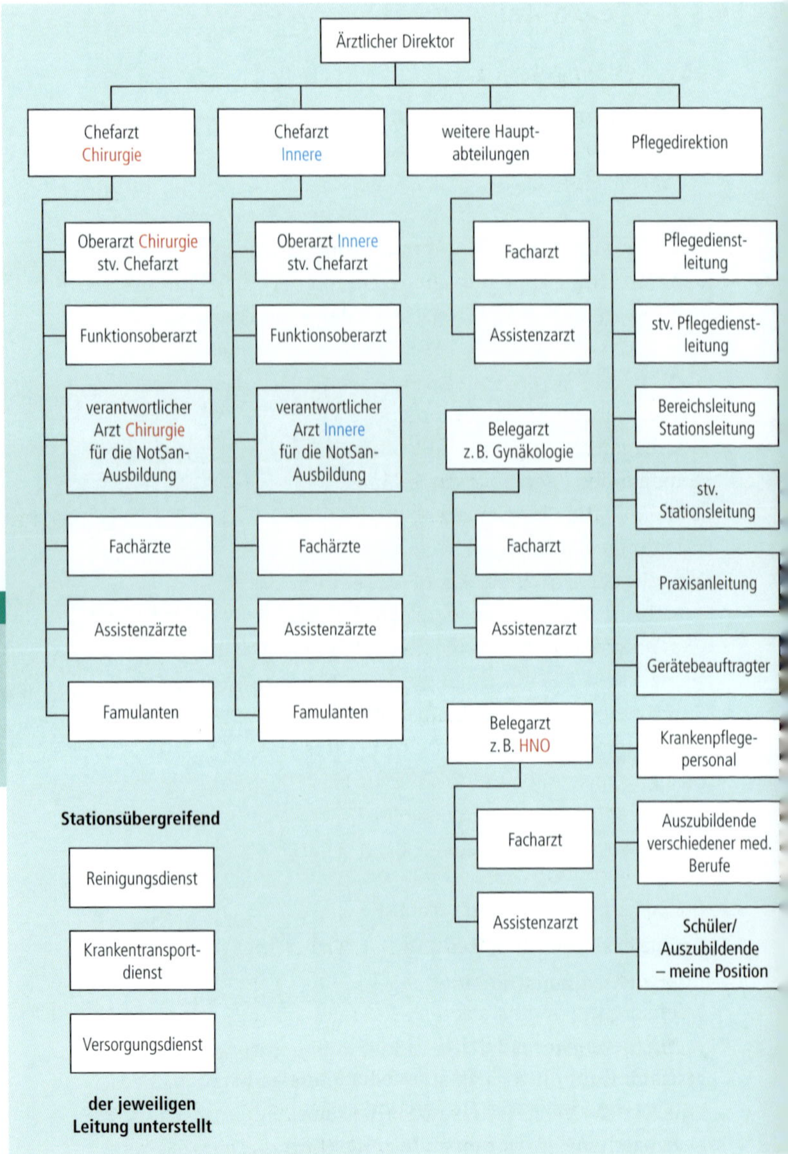

Abb. 4.1 ▶ Organigramm einer Klinik

4.1 Pflegeabteilung

4.1.1 RettH / RettSan

Ausbildungsdauer:
- RettH ggf. 40 Stunden
- RettSan 40 Stunden

Der für eine allgemeine Pflegestation vorgesehene 40-stündige Ausbildungsabschnitt kann auch in einem mit der Ausbildungseinrichtung kooperierenden Pflege-, Alten- oder Reha-Zentrum absolviert werden.

Typische Ausbildungsinhalte sind z. B.:
- Grundlagen der Hygiene
- Kennenlernen der klinischen Abläufe
- Kommunikation und Betreuung
- Patientenbeobachtung
- Kontrolle der Vitalparameter
- Statusbeurteilung des Patienten: klinisch und apparativ mit Ableitung/Durchführung erforderlicher Maßnahmen in eigener Kompetenz bzw. ggf. Hinzuziehung höherqualifizierter Kompetenz
- Mitwirkung bei der Herz-Lungen-Wiederbelebung
- Vorbereiten von Medikamenten und Infusionen
- Assistenz bei der Venenpunktion
- Wundversorgung und Verbände
- Grundlagen der Dokumentation

Lernziele:
- hygienisches Verhalten und Arbeiten **(sicher/korrekt)**
- Einblick in die Gegebenheiten und Abläufe der stationären Krankenversorgung und persönliche Einordnung in das komplexe System **(gezeigt/erklärt)**
- Verständnis für die Aufgaben und die interdisziplinäre Zusammenarbeit der verschiedenen Krankenhausabteilungen und der verschiedenen Berufsgruppen in einer Klinik **(gezeigt/erklärt)**

- Grundlagen der professionellen, vertrauensbildenden und situationsgerechten Kommunikation mit Patienten und ihren Angehörigen **(sicher/korrekt)**
- Umgang mit pflegebedürftigen Menschen **(sicher/korrekt)**
- Kennenlernen der elementaren Maßnahmen der Patientenuntersuchung und klinischen Versorgung **(gezeigt/erklärt)**
- Patientenbeobachtung und Betreuung **(verstanden/durchgeführt)**
- Kennenlernen der Maßnahmen der Grund- und Behandlungspflege **(verstanden/durchgeführt)**
- Erhebung und Kontrolle der Vitalfunktionen und Beurteilung des Patientenstatus mit und ohne einfache Geräte **(sicher/korrekt)**
- Vertiefung und Anwendung der Kenntnisse und Fähigkeiten in rettungsdienstlich relevanten Untersuchungs- und Behandlungsverfahren **(verstanden/durchgeführt)**
- Indikation und Durchführung der Venenpunktion **(gezeigt/erklärt)**
- Grundlagen des Medikamenteneinsatzes **(gezeigt/erklärt)**
- einfache Wundversorgungen und Verbände **(verstanden/durchgeführt)**
- Grundlagen der klinischen Dokumentation und Umgang mit Dokumenten **(verstanden/durchgeführt)**
- strukturierte Übergabe, z. B. bei Schichtwechsel **(verstanden/durchgeführt)**
- Durchführung innerklinischer Transporte **(verstanden/durchgeführt)**

4.1.2 NotSan

Ausbildungsdauer:

- 80 Stunden, z. B. im 1. Ausbildungsjahr
- „RettAss Ergänzungsausbildung 480 Stunden“: 40 Stunden
- „RettAss Ergänzungsausbildung 960 Stunden“: 80 Stunden

Ausbildungsziele:

Die Schülerinnen und Schüler sind zu befähigen,
a) bei der Grund- und Behandlungspflege mitzuwirken,
b) bei der Pflege spezieller Patientengruppen mitzuwirken. (NotSan-APrV, Anlage 3 zu § 1 Absatz 1 Nummer 3)

Lernziele:

- hygienisches Verhalten und Arbeiten **(sicher/korrekt)**
- Einblick in die Gegebenheiten und Abläufe der stationären Krankenversorgung und persönliche Einordnung in das komplexe System **(gezeigt/erklärt)**
- Verständnis für die Aufgaben und die interdisziplinäre Zusammenarbeit der verschiedenen Krankenhausabteilungen und der verschiedenen Berufsgruppen in einer Klinik **(gezeigt/erklärt)**
- Grundlagen der professionellen, vertrauensbildenden und situationsgerechten Kommunikation mit Patienten und ihren Angehörigen **(sicher/korrekt)**
- Kennenlernen der Maßnahmen der Grund- und Behandlungspflege **(verstanden/durchgeführt)**
- Erhebung und Kontrolle der Vitalfunktionen und Beurteilung des Patientenstatus mit und ohne einfache Geräte **(sicher/korrekt)**
- Vertiefung und Anwendung der Kenntnisse und Fähigkeiten in rettungsdienstlich relevanten Untersuchungs- und Behandlungsverfahren **(verstanden/durchgeführt)**
- Erlernen von Besonderheiten bei der Behandlung chirurgischer/internistischer stationärer Patienten **(gezeigt/erklärt)**
- Grundlagen des Medikamenteneinsatzes **(gezeigt/erklärt)**
- Vorbereitung und Assistenz bei Venenpunktion, Blutentnahme und Anlage venöser Zugänge **(verstanden/durchgeführt)**
- Applikation von Injektionen und Infusionen **(verstanden/durchgeführt)**
- Grundlagen der klinischen Dokumentation und Umgang mit Dokumenten **(verstanden/durchgeführt)**
- Durchführung innerklinischer Transporte **(verstanden/durchgeführt)**

4.1.3 Was mich erwartet

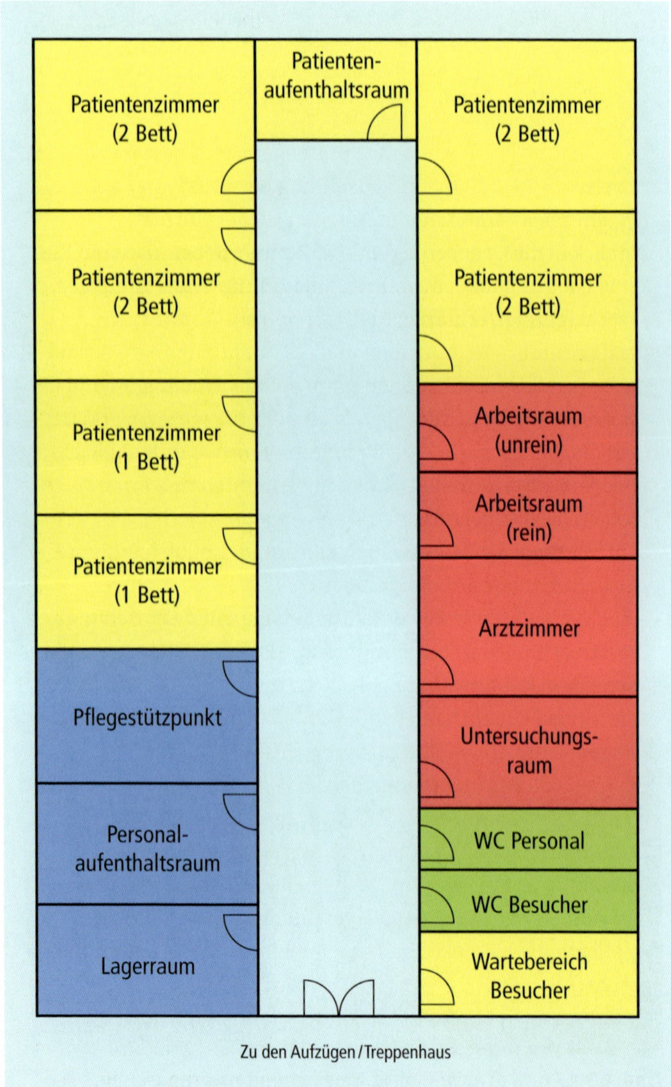

Abb. 4.2 ▶ Grundriss einer Pflegeabteilung

Räume, Personal, Abläufe

- zergliederter räumlicher Aufbau einer Pflegestation
- komplexe Versorgungsabläufe durch eine Vielzahl von Berufsgruppen
- Kennenlernen verschiedener Arbeitsorganisationsmodelle und Pflegesysteme wie
  - Funktionspflege (der einzelne Pfleger ist für bestimmte Aufgaben, z.B. Medikamentenausteilung bei allen Patienten der Station zuständig)
  - Gruppenpflege/Bereichspflege/Zimmerpflege (der einzelne Pfleger ist ganzheitlich zuständig, z.B. für alle organisatorischen und praktischen Maßnahmen des Stationsbereiches/Zimmers)
- Arbeitsteilung und Zusammenarbeit zwischen ärztlichem und pflegerischem Personal
- Eingliederung in das Pflegeteam der Station mit Unterordnung in deren Dienstplan, Arbeits- und Verantwortungsbereiche
- passive und aktive Teilnahme an Versorgungsaufgaben bei Patienten unterschiedlicher Altersstufen, Geschlechts und verschieden schwerer Erkrankungszustände
- Einblick in den stufenweisen Ablauf der klinischen Versorgung verschiedener Patientengruppen (z.B. elektive Patienten, Notfallpatienten, konservativ bzw. operativ versorgte Patienten)

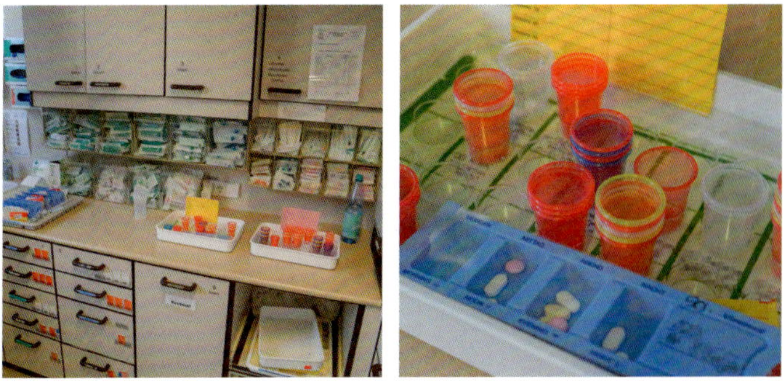

Abb. 4.3 a/b ▶ a) Arbeitsplatz Medikamentenvorbereitung, b) vorbereitete Medikamente

Tab. 4.1: Häufigste stationäre Aufnahmediagnosen

Innere Medizin / Neurologie	Operative Fachgebiete
1. Schlaganfall	1. Erkrankung/Tumor Magen-Darm-Bereich
2. Synkope	2. Hüftgelenkserkrankung
3. Alkoholintoxikation	3. Kniegelenkserkrankung
4. Herzinsuffizienz, ACS, Herzrhythmusstörungen	4. Erkrankung im Wirbelsäulenbereich
5. Pneumonie, COPD, Bronchialkarzinom	5. Nierensteine

Kommunikation

- eine Vielzahl von Fachausdrücken und Abkürzungen
- individuelle, kulturelle und religiöse Vorstellungen im Krankheitsverständnis und daraus folgenden Erwartungen an die Behandlung bei Patienten, Angehörigen und Mitarbeitern
- Verhaltensregeln für professionellen Umgang mit allen Berufsgruppen und Mitarbeitern im stationären Versorgungsbereich
- Notwendigkeit einer professionellen, vertrauensbildenden und situationsgerechten Kommunikation mit Patienten und ihren Angehörigen
- psychisch belastende Erlebnisse, z. B. Schmerzen, Leidenssituationen, Tod
- persönlich empfundene Kränkung durch Kritik, Unverständnis

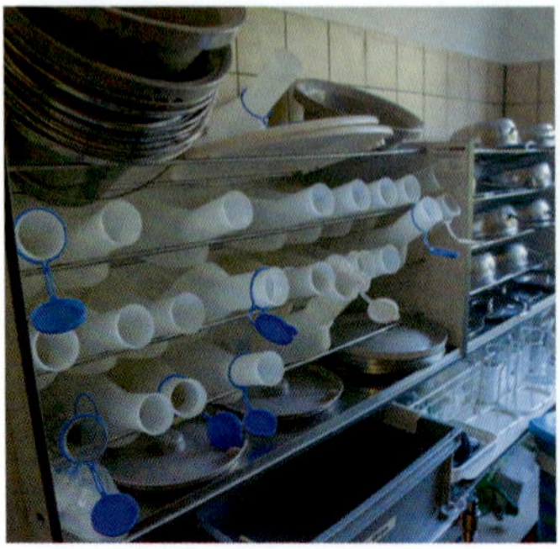

Abb. 4.4 ▶ Fäkalienraum

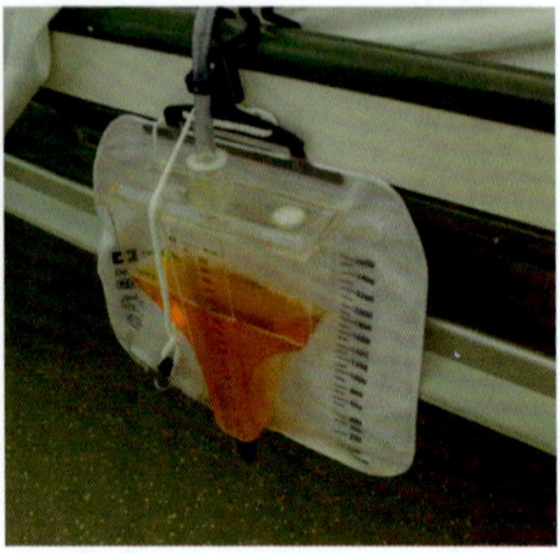

Abb. 4.5 ▶ Urinableitung

Hygiene

- Anforderungen an hygienisches Verhalten und Arbeiten

Betreuung, Versorgung

- Kennenlernen assistierender und selbstständiger Tätigkeiten im Rahmen der Grund- und Behandlungspflege bei operativen und/oder internistischen Patienten mit unterschiedlichem Abhängigkeitsgrad und bei verschiedenen Krankheitsbildern und Schweregraden der Erkrankung
- Pflege und Versorgung von chronisch Kranken, die immer wieder stationär aufgenommen werden (müssen)
- Beteiligung an der Versorgung von Patienten mit verschiedenen Vorerkrankungen und entsprechendem Versorgungsbedarf
- Vorbereitung von Patienten zu speziellen Untersuchungen und Eingriffen

Überwachung, Behandlung

- Umgang mit akut erkrankten Patienten unterschiedlicher Schweregrade der Erkrankung in der Inneren Medizin bzw. vor und nach Operationen in den operativen Fachgebieten
- Erhebung der Vitalparameter zur Bewusstseinslage, Atmung, Puls, Blutdruck, Körpertemperatur
- Umgang mit Medikamenten in verschiedenen Darreichungsformen

Spezielle Patientengruppen

- ältere Menschen
- Menschen mit geistigen/körperlichen Behinderungen
- Umgang mit unheilbar Kranken
- Menschen in der letzten Lebensphase

Dokumentation

- grundlegende Verfahren und Regeln der Dokumentation in der Klinik

4.1.4 Wie ich mich vorbereite

Räume, Personal, Abläufe

- systematischer und räumlicher Aufbau von Kliniken (s. a. Abb. 4.1)
- Aufgaben und Funktionen der klinischen Teilbereiche und Stationen (fachgebietsspezifisch oder organbezogen aufgeteilt) bei Erkrankungen/Verletzungen
- Zusammenarbeit der verschiedenen medizinischen Fachabteilungen, einschl. der Überschneidungen bei Patienten mit mehreren Erkrankungen/Verletzungen
- Patientenfluss innerhalb und zwischen den verschiedenen medizinischen Fachabteilungen → *s. Abgrenzung der medizinischen Fachgebiete*
- ärztliche und pflegerische Aufgabenteilung → s. *Ausbildungs- und Prüfungsverordnungen der medizinischen Berufe*
- strukturierte Übergabe von Patienten z. B. bei Schichtwechsel → *s. LPN1 Kap. 2.9.3; NfTB Kap. I/Schema: Übergabe des Patienten in der Klinik; TrB Kap. 3.4.1*

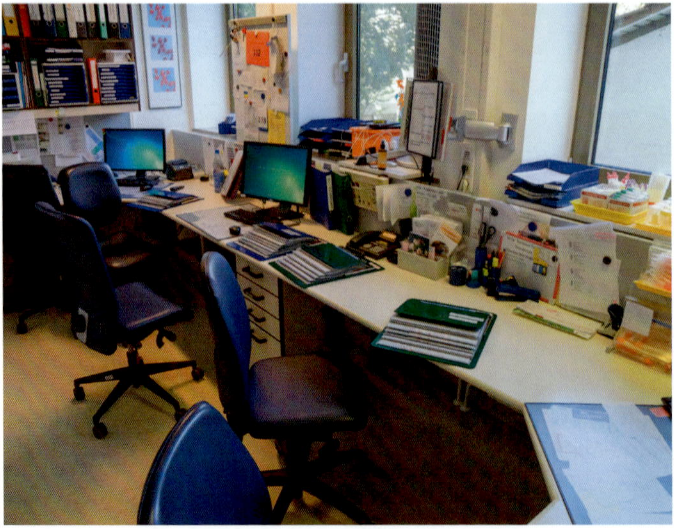

Abb. 4.6 ▶ Stationssekretariat

Kommunikation

- medizinische Fachbegriffe und häufig benutzte Abkürzungen → s. ONLINE-PORTAL
- Grundlagen der professionellen Kommunikation mit Krankenhausmitarbeitern, Patienten und ihren Angehörigen → s. KAP. 2.5; *LPN2 Kap. 5; LPN-San Kap. 8; NfTB Kap. I/Anregungen für einen besseren Umgang mit Patienten; Upg Kap. II/1, III/1.1*
- Arbeiten im Team → s. KAP. 2.5; *LPN2 Kap. 4.9; LPN-San Kap. 8.8; NfTB Kap. I/Vermeidung und Bewältigung von kritischen Situationen; Upg Kap. I/1.5; TrB Kap. 19*

Hygiene

- Hygienepläne → *s. LPN1 Kap. 5; LPN-San Kap. 5*
- persönliche Hygiene → s. KAP. 3.1.1
- hygienisches Arbeiten → s. KAP. 3.1
- Maßnahmen der Desinfektion → s. KAP. 3.1

Betreuung, Versorgung

- Maßnahmen der Grundpflege: Körper- und Hautpflege, Vorbeugung, Ernährung, Mobilität, Kommunikation, Förderung der Eigenständigkeit → s. KAP. 3.10; *Literatur Krankenpflege*
- Aufgaben der Behandlungspflege: medizinische Leistungen, die auf ärztliche Anweisung hin von Pflegekräften ausgeführt werden, wie Puls-, Blutdruck-, Blutzuckermessung, Medikamente (Lagerung, Darreichungsformen, Vorbereitung und Durchführung der Applikation), Umgang mit „Sondermedikament" Sauerstoff, Wundversorgung, Verbandwechsel (steriles Arbeiten) → s. KAP. 3; *LPN1 Kap. 2.8, 3, 4, 6; LPN-San Kap. 3.8, 4.5, 6, 7, 14*

Überwachung, Behandlung

- allgemeine körperliche Untersuchung von Patienten mit unterschiedlichen internistischen und chirurgischen Erkrankungen unter besonderer Berücksichtigung der Vitalfunktionen → s. KAP. 3; *LPN1 Kap. 2.2.2, 2.8, 6.6.2; LPN-San Kap. 3.8, 4.4, 7.6.2, 14; NfTB Kap. II/Erstuntersuchung, II/Anamnese; Upg Kap. II/3.2, II/3.3, III/1.3*

- Messung und Beurteilung der Vitalwerte mit und ohne (einfache) Hilfsmittel → s. Kap. 3; *LPN1 Kap. 2, 3; LPN-San Kap. 3, 4, 6; NfTB Kap. II/Monitoring, III; Upg Kap. II/3.3, TrB Kap. 10*
- Basismaßnahmen und erweiterte Maßnahmen der kardiopulmonalen Reanimation unter besonderer Berücksichtigung der Abläufe auf einer Krankenstation → s. Kap. 3.6; *LPN1 Kap. 2.6; LPN-San Kap. 3.6, 4.3; NfTB Kap. III, VII; Upg Kap. II/3.2.4, II/3.3, II/4*

Spezielle Patientengruppen

- ältere Patienten → *s. LPN1 Kap. 6.8; LPN-San Kap. 7.9; NfTB Kap. II/Der ältere Patient; Upg Kap. II/1.3.2, II/1.3.4*
- Patienten mit schwerwiegenden Vorerkrankungen → *s. LPN1 Kap. 6; LPN-San Kap. 7.9, 8.3.1; NfTB Kap. IV; Upg Kap. II/3.3*
- Infektionspatienten: typische Erreger häufiger Infektionskrankheiten, einschl. Infektionen mit sog. Problemkeimen
- grundlegende Vorgehensweisen bei übertragbaren Erkrankungen, einschl. Isolierungsmaßnahmen → s. Kap. 3.1; *LPN1 Kap. 5; LPN-San Kap. 5; NfTB Kap. I/Meldepflicht übertragbarer Krankheiten*

Dokumentation

- Dokumentation von Befunden und Maßnahmen → *s. LPN1 Kap. 2.10; LPN-San Kap. 3.10; Upg Kap. II/2.8*

4.1.5 Was ich hier lernen will

Tab. 4.2: Auf der Pflegestation zu erlernende/übende Maßnahmen

ABCDE	Maßnahme
A	**Inhalation von Bronchodilatatoren**
B	Prüfung: Atemtätigkeit
B	Sauerstoffgabe
C	Prüfung: Kreislauftätigkeit
C	Assistenz: periphervenöser Zugang/**Durchführung**
C	**Blutentnahme, Injektion**
C	Infusion vorbereiten/**anlegen**

C	Medikamente vorbereiten/**applizieren**
C	Kardiopulmonale Reanimation
D	Beurteilung: Bewusstseinslage/Pupillenstatus
D	Blutzucker messen
D	Schmerzmessung
E	Anamneseerhebung
E	Körperliche Untersuchung
E	Temperaturmessung
E	Lagerungsmaßnahmen
E	Verbandtechniken
Weitere Maßnahmen	
Hygienemaßnahmen	
Desinfektionsmaßnahmen	
Umgang mit sterilen Materialien	
Patientenisolierung	
Unterstützung beim Erbrechen	
Unterstützung beim Stuhlgang	
Unterstützung beim Wasserlassen	
Assistenz: Magensonde legen	
Assistenz: Blasenkatheter legen	
Umgang mit unkooperativen Patienten	
Innerklinische Transporte	

normaler Text: RettH/RettSan, **hervorgehobener Text: NotSan** (zusätzlich zu RettSan)

Räume, Personal, Abläufe

- Aufteilung: Patientenbereiche, Versorgungsräume, Personalbereich kennenlernen
- Zusammenarbeit zwischen Ärzten und Pflegedienst erleben
- Arbeitsablauf: Ansprechpartner, Kleidung/Schuhe, Dienstzeiten, Tagesablauf, Pausen, Übergaben, Visiten
- Kennenlernen der Einzelprozesse: Patientenaufnahme, Einschleusung in den Stationsablauf, Behandlungsplanung, Wiederaufnahme, z.B. nach einer Operation oder einem Aufenthalt auf

der Intensivstation bzw. innerklinischer Verlegung, und bei Entlassung (Bettplatz richten, administrative Maßnahmen usw.)

- Umgang mit persönlichem Eigentum und Wertgegenständen von Patienten
- Handhabung und Benutzung von Geräten zur Messung von Vitalwerten, Untersuchung und Behandlung
- Vorgehensweisen bei medizinischen Notfällen kennenlernen, einschl. Aktivierung des Reanimationsteams und Bereitstellung der örtlichen Notfallausrüstung

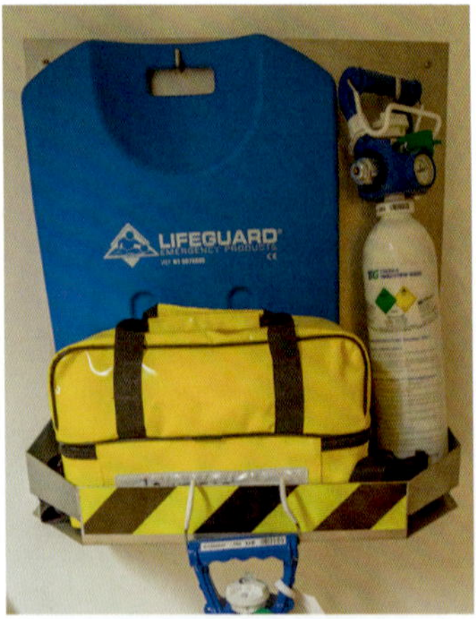

Abb. 4.7 ▶ Notfallausrüstung

- Organisation von allgemeinen Notfallsituationen (Alarm- und Evakuierungsmaßnahmen, Einbindung der Security, Fluchtwege, Brandalarm usw.)

Kommunikation

- Verhaltensregeln für professionellen Umgang mit allen Berufsgruppen und Mitarbeitern im stationären Versorgungsbereich, einschl. Beachtung der Diskretion (Schweigepflicht)
- aufmerksame, lernbereite und angemessene Kommunikation mit Kollegen, Mitarbeitern und Ausbildern
- professionelle, vertrauensbildende, situationsgerechte Kommunikation mit Patienten und Angehörigen
- Kommunikation mit Menschen mit Einschränkungen (Hörstörungen, Sehstörungen, Zahnprothesen, Paresen usw.)

Hygiene

- allgemeine Hygieneregeln, Hygienepläne, einschl. Maßnahmen des Hygieneschutzes, z. B. hygienischer Umgang mit Geräten und Hilfsmitteln, Sekreten, Ausscheidungen, infektiösem Material

- Reinigungs-, Pflege- und Desinfektionsmaßnahmen für Flächen und Patientenzimmer
- Grundregeln der persönlichen Hygiene (Hände, Kleidung) und der Erfordernisse für den Patienten
- Grundlagen des Infektionsschutzes
- Krankenhausinfektionen, multiresistente Erreger (z. B. MRSA, VRE, Clostridium difficile, 3MRGN, 4MRGN, Norovirus usw.), Verhaltensregeln bei Problemkeimen und Isolationsmaßnahmen kennen
- Umgang mit Patienten mit Nachweis von Erregern (Kontamination, Infektion) und daraus folgenden Infektionen, z. B. Atem- oder Harnwege
- Umgang mit scharfem und spitzem Material

Betreuung, Versorgung

- Erhebung einer Sozial- und Pflege- bzw. medizinischen Anamnese, z. B. anhand eines Überleitungsbogens aus einem Pflege- oder Altersheim bzw. durch gezielte Befragung des Patienten und/oder der Angehörigen und auf der Basis von Vorbefunden (Notarzt/Rettungsdienstprotokoll, Erstbefund aus der Notaufnahme, alte Arztbriefe usw.)
- Beobachten von Kranken und Verletzten hinsichtlich des Wohlbefindens, Erfassung von Bedürfnissen, Gesundheitszustand (Verhalten, Äußerungen, Mimik, Gestik, Hautfarbe, Vitalfunktionen, Körpertemperatur)
- Handhabung von Pflegebetten
- Umgang mit Bettwäsche, einschl. Entsorgung gebrauchter Wäschestücke
- Grundlagen des rückengerechten (kinästhetischen) Arbeitens, z. B. beim Bettenmachen, der Positionierung und Lagerung
- Übernahme von assistierenden und selbstständigen Aufgaben mit systematischer, zuverlässiger und korrekter Ausführung
- Prinzipien der Patientenpflege
  - Grundpflege (Körperpflege, Ernährung, Mobilität, Prophylaxen, Förderung von Eigenständigkeit und Kommunikation)
  - Behandlungspflege („Medizinische Maßnahmen“)

  - spezielle Patientenpflege („Fachmedizinische Behandlung“)
- Aufgaben bei der Grundpflege
  - Wahrnehmung der Bedürfnisse und Wünsche des Patienten bezüglich der Körperpflege (Geschlecht, ethisch-religiöse Vorstellungen, individuelle Erwartungen, einschl. der Wahrung der Intimsphäre), insbesondere bei Durchführung durch Personen jugendlichen Alters und des anderen Geschlechts
  - Ablauf der Körperpflege und einzelne Maßnahmen:
    - Körper waschen
    - Haare waschen/kämmen
    - Umgang mit Haarersatz
    - Zähne putzen
    - Umgang mit Zahnersatz
    - Gesicht waschen
    - Rasur
    - Haut- und Haarpflege, einschl. Beurteilung des Hautzustandes (trocken, Wunden usw.) und Auswahl von Körperpflegemitteln
  - Augen-, Nasen- bzw. Tubuspflege
  - Unterstützung bei der Handhabung von Brillen, Hörgeräten usw.
  - Mahlzeiten bereitstellen, Unterstützung beim Essen und Trinken, einschl. Sondenernährung
  - Unterstützung bei Verschlucken, Übelkeit und Erbrechen
  - Unterstützung bei der Ausscheidung (Miktion, Inkontinenz, Urinableitung, Stuhlgang) mit Einsatz von Steckbecken/Urinflasche, Toilettenstuhl, Toilettengang (sicheres Hinführen), einschl. Umgang mit Harnableitungssystemen (Blasenkatheter)
  - Beurteilung von Ausscheidungen (Geruch, Menge, Farbe, Konzentration, Blutbeimengung usw.), einschl. deren Entsorgung
  - Unterstützung beim Aufstehen, An- und Ausziehen, Wäschewechsel
  - Positionieren und Lagern von Patienten (druckfrei, schmerzfrei) entsprechend dem aktuellen Zustand, ggf. unter Einsatz

  von Lagerungsmitteln und -techniken entsprechend den Erfordernissen und Möglichkeiten
  - Maßnahmen zur Prophylaxe und Behandlung von Pneumonie, Thrombose, Dekubitus (z.B. spezielle Verbandmittel) und Kontrakturen (z.B. Mobilisierung), einschl. Einsatz von Gehhilfen, z.B. von Rollator und Rollstuhl
    - Dekubitusprophylaxe: Lagerungsvoraussetzungen, Verwendung geeigneter Wäsche usw.
    - Pneumonieprophylaxe, z.B. Einreibungen, Atemgymnastik, Lagerungsmaßnahmen
    - Thromboseprophylaxe, z.B. Mobilisierung, Lagerung, Kompressionsstrümpfe, Antikoagulation
- Methoden der Temperaturmessung (axillär, rektal usw.)
- Anlegen von (kleineren) Verbänden und einfache Verbandwechsel, einschl. kleiner Wundversorgungen (Material/Vorgehen)
- Grundlagen der Flüssigkeitsbilanzierung von Ein- und Ausfuhrmenge, einschl. regelmäßigem Wiegen
- Vorbereiten des Patienten auf spezielle Untersuchungsverfahren, Eingriffe und Operationen
  - Ablegen von Brillen, Hörgeräten, Zahnprothesen
  - Bereithaltung der Unterlagen, z.B. für Röntgen, CT, MRT, Sonografie, EKG, Herzkatheter
- Vorbereitung und Begleitung innerklinischer Transporte
- Prinzipien im Umgang mit Medikamenten:
  - im Bereich übliche Medikamente und Infusionen kennen
  - korrekte Lagerung (Temperatur) der verschiedenen Medikamentenformen (s. Kap. 3.6.14)
  - sichere Aufbewahrung von Nahrungsergänzungsmitteln
  - vorschriftsmäßiger Einsatz von rezeptfreien und verschreibungspflichtigen bzw. der BtM-Verschreibungsverordnung unterliegenden Substanzen, einschl. Dokumentation
  - Vorbereitung und Mithilfe von Punktionen, Blutentnahmen, Injektionen und Infusionen
  - Vorbereitung von Medikamenten (aufziehen, Trockensubstanzen auflösen, Verdünnungen herstellen, kennzeichnen)

- Kontrolle der Medikation vor Applikation nach der 5-R-Regel (s. Kap. 3.6.14)
- Beobachtung des Patienten während und nach der Medikamentengabe

Überwachung, Behandlung

- Anamneseerhebung der aktuellen Beschwerden, ggf. chronischer Erkrankungen und Beeinträchtigungen sowie insbesondere eine gezielte Medikamentenanamnese (Substanz- bzw. Handelsnamen)
- einfache klinische Untersuchungs- und Messverfahren zur Beurteilung der Vitalfunktionen
- Überwachung der Vitalfunktionen (mit/ohne Geräte), insbesondere Feststellung und Bewertung der klinischen Zeichen zur Einschätzung:
  - Bewusstsein, z. B. Verhalten, Sprache, Motorik, Sensibilität, Pupillenweite, Lichtreaktion, GCS, einschl. Schmerzmessung (z. B. VAS)

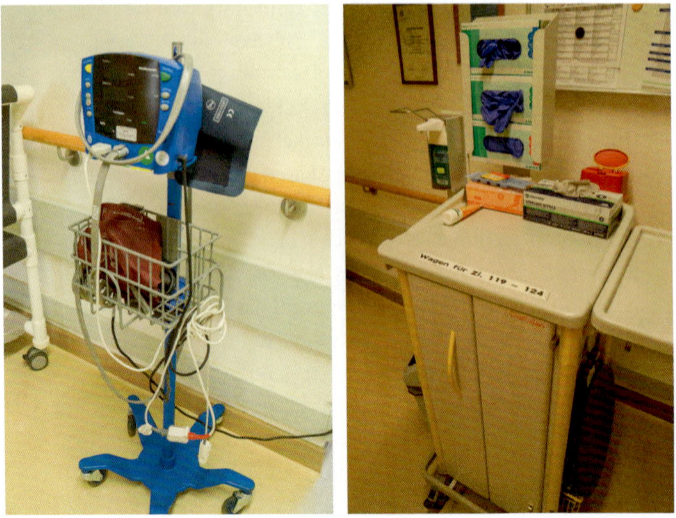

Abb. 4.8 a / b ▶ a) Mobiler Monitor, b) Visitenwagen

- Atmung, z. B. Atemrhythmus, -tiefe, -frequenz, -geräusche
- Kreislauf, z. B. Pulsfrequenz, -qualität, Regelmäßigkeit und periphere Zirkulation

- Methoden der Blutdruckmessung (palpatorisch, auskultatorisch, oszillatorisch)
- Vorbereitung und Durchführung der Blutzuckermessung mit einfachen Geräten am Patienten
- Zusammenführung von Messwerten und klinischem Bild
- Überblick über den Zustand des Patienten und Bewertung hinsichtlich einer akuten Lebensbedrohung (kritisch/nicht kritisch)
- Einordnung der Messwerte bezüglich „Normalwerte" und Erkennen und Bewerten von (akuten) Veränderungen der Vitalwerte
- Mitarbeit bei der Ableitung eines 12-Kanal-EKG
- Indikation und z. T. Durchführung spezieller Untersuchungsmethoden:
  - Röntgen
  - CT, MRT usw.
  - endoskopische Untersuchungen
  - Sonografie
  - Blut-, Urin-, Stuhllabor, Blutgasanalyse
- Überwachung insbesondere hinsichtlich Vitalfunktionen sowie des Schmerzmittelbedarfs eines Patienten nach (Rück-)Übernahme, z. B. aus dem Aufwachraum oder von der Intensivstation
- Durchführung der Medikamentenapplikation, z. B. Unterstützung bei
  - Einnahme
  - Sprayanwendung/-inhalation
  - Injektion (i. v., s. c., i. m.) (unter Anleitung)
- rettungsdienstlich wichtige Maßnahmen kennenlernen und ggf. unter Anleitung/selbstständig durchführen, z. B.:
  - Anlage venöser Zugang, einschl. Aufklärung des Patienten, Auswahl des Punktionsortes, Hautdesinfektion, Punktionstechnik, Fixierung der Venenverweilkanüle, Verband, Versorgung erfolgloser Punktionsstellen, Katheterpflege, Entfernen eines venösen Zugangs
  - Blutentnahme

  - Infusion anlegen
  - Indikation und Durchführung der Sauerstoffgabe, z. B. mittels Nasensonde bzw. -brille und verschiedenen Maskensystemen und in unterschiedlichen Dosierungen
  - steriles Arbeiten
- Überwachung, Kontrolle, Pflege, ggf. Wechsel, von Drainagen, Sonden, Extensionen, Fixateur externe
- fachgerechte Assistenz bei der Blasenkatheterisierung
- fachgerechte Assistenz beim Legen einer Magensonde

Spezielle Patientengruppen

- Umgang mit Patienten mit
  - chronischen und akuten (sich überlagernden) Erkrankungen und ggf. Verletzungen
  - Seh- und/oder Hörstörungen
  - Senilität, Delir, Demenz
  - geistigen und/oder körperlichen Behinderungen
  - Übergewicht, Abmagerung
  - insulinpflichtigem Diabetes mellitus
  - Niereninsuffizienz (Dialysepatienten)
  - Multimorbidität
- Umgang mit postoperativen Patienten
- Umgang mit Schmerzpatienten
- Umgang mit Patienten in persönlichen Krisensituationen
- Betreuung/Versorgung schwer Kranker und Sterbender

Dokumentation

- systematische und vollständige Dokumentation von Befunden und Maßnahmen entsprechend dem eingeführten Informationssystem
- Kennenlernen der klinischen Dokumentation in verschiedenen Medien (Patientenkurve [„Kurve“], Patientenakte, Befunde, Klinikinformationssystem [KIS])
- Pflegedokumentation kennen und durchführen (z. B. Wunddokumentation)

- besondere Dokumente kennen (z. B. Allergiepass, Herzschrittmacherpass)
- verschiedene Dokumentationsformen (Pflegedokumentation, Arztbriefe, Patientenakte usw.) als Quelle nutzen
- Beachtung und Wahrung des Datenschutzes

4.2 Interdisziplinäre Notfallaufnahme

4.2.1 RettH / RettSan

Ausbildungsdauer:
- RettH ggf. 40 Stunden
- RettSan 40 Stunden

Typische Ausbildungsinhalte sind z. B.:
- Grundlagen der Hygiene
- Kennenlernen der klinischen Abläufe
- Kommunikation und Betreuung
- Patientenbeobachtung
- Kontrolle der Vitalparameter
- Statusbeurteilung des Patienten: klinisch und apparativ mit Ableitung/Durchführung erforderlicher Maßnahmen in eigener Kompetenz bzw. ggf. Hinzuziehung höherqualifizierter Kompetenz
- Mitwirkung bei der Herz-Lungen-Wiederbelebung
- Vorbereiten von Medikamenten und Infusionen
- Assistenz bei der Venenpunktion
- Wundversorgung und Verbände
- Grundlagen der Dokumentation

Lernziele:
- Ersteinschätzung (z. B. <c>ABCDE, kritisch/nicht kritisch, SAMPLER[S]) **(sicher/korrekt)**
- Grundregeln von Hygiene und Infektionsschutz, einschl. gesetzlicher und berufsgenossenschaftlicher Regelungen **(sicher/korrekt)**
- Kennenlernen von organisatorischen Strukturen und Abläufen **(gezeigt/erklärt)**
- Aufnahme von Patienten, inkl. administrativer Verfahren **(gezeigt/erklärt)**
- Anmeldeprozess: Voranmeldung und strukturierte Übergabe, einschl. der Dokumentation **(verstanden/durchgeführt)**
- strukturierte Übergabe an der Schnittstelle Rettungsdienst – Klinik von der anderen Seite kennenlernen **(gezeigt/erklärt)**

- strukturierte und vollständige Kommunikation bei der Patientenübergabe als „Closed Loop“ **(gezeigt/erklärt)**
- Ablauf der technischen Übergabe des Monitorings **(verstanden/durchgeführt)**
- Standards der Triage/Sichtung (z. B. Manchester-Triage-System) in der Notaufnahme **(gezeigt/erklärt)**
- zuverlässiges und zielgerichtetes Handeln unter Notfallbedingungen **(verstanden/durchgeführt)**
- Ausstattung, Kommunikation und Verhalten im Schockraum **(gezeigt/erklärt)**
- professionelle Kommunikation mit Patienten, Angehörigen, Klinikpersonal und Rettungsdienst **(sicher/korrekt)**
- Wahrnehmung spezifischer Bedürfnisse des Patienten **(sicher/korrekt)**
- Beachtung des sozialen Umfeldes und des kulturellen Wertesystems des Patienten und der Angehörigen **(sicher/korrekt)**
- Vorbereitung und Mitwirkung bei der Erstversorgung von Patienten aus unterschiedlichen Fachgebieten **(verstanden/durchgeführt)**
- strukturierte rettungsdienstgemäße Erstuntersuchung (Atemweg – Belüftung – Kreislauf – Bewusstseinslage/Pupillen/Blutzucker – Verletzungsmuster **(verstanden/durchgeführt)**
- Assistenz bei der ärztlichen Erstuntersuchung von Notfallpatienten **(sicher/korrekt)**
- Diagnostikverfahren und deren Auswertung: 12-Kanal-EKG, Pulsoxymetrie (SpO_2), Blutgasanalyse **(gezeigt/erklärt)**
- Grundlagen der erweiterten Patientenuntersuchung **(gezeigt/erklärt)**
- Umgang und Behandlung typischer Notfallbilder (Hypo-/Hyperglykämie, COPD, Asthma bronchiale, Lungenarterienembolie, Herzinsuffizienz, ACS, Intoxikationen, Herzrhythmusstörungen, Schlaganfall, Ileus usw.) und Leitsymptome (Atemnot, Schmerz, Bewusstseinsstörung usw.) **(verstanden/durchgeführt)**
- typische Notfallmaßnahmen kennen und bei Versorgung mitwirken, z. B. Atemwegsmanagement, Sauerstoffapplikation, Beckenschlinge, Blutstillung **(sicher/korrekt)**

- Abläufe der Patientenversorgung unterschiedlicher, primär nicht in der Notaufnahme präsenter Fachgebiete und in verschiedenen Altersgruppen **(gezeigt/erklärt)**
- Krankenbeobachtung und Patientenüberwachung **(verstanden/durchgeführt)**
- Grundlagen der Pharmakologie **(gezeigt/erklärt)**
- Vorbereitung von Medikamenten und Infusionen **(sicher/korrekt)**
- Assistenz bei der Venenpunktion, der Blutentnahme und Anlage venöser Zugänge **(sicher/korrekt)**
- allgemeine Wundversorgung **(verstanden/durchgeführt)**
- Miterleben von „besonderen" Situationen, z. B. psychische Ausnahmesituation, Schmerzzustände, Intoxikation, Drogeneinfluss **(gezeigt/erklärt)**
- Zusammenarbeit mit Polizei, Sicherheitsdienst **(gezeigt/erklärt)**
- klinische Dokumentationsverfahren (Rettungsdienstprotokoll, Übergabeprotokoll, Dokumentation der Voranmeldung, Aufnahmedokumentation) **(verstanden/durchgeführt)**

4.2.2 NotSan

Ausbildungsdauer:

- insgesamt 120 Stunden:
  - 40 Stunden, z. B. im 1. Ausbildungsjahr (interdisziplinär oder internistisch)
  - 80 Stunden im 2. Ausbildungsjahr (interdisziplinär oder jeweils 40 internistisch und 40 chirurgisch)
- „RettAss Ergänzungsausbildung 480 Stunden": ggf. 40 Stunden
- „RettAss Ergänzungsausbildung 960 Stunden": ggf. 80 Stunden

Ausbildungsziele:

Die Schülerinnen und Schüler sind zu befähigen,

a) Maßnahmen der klinischen Erstuntersuchung unter Berücksichtigung patientenbezogener und situativer Besonderheiten unter Anleitung durchzuführen,
b) diagnostische Maßnahmen selbständig oder unter Anleitung durchzuführen,

c) Maßnahmen zur Vorbereitung der Erstversorgung durchzuführen,
d) bei der Durchführung der Erstversorgung mitzuwirken.

Wenn die Ausbildung nicht vollständig in einer interdisziplinären Notfallaufnahme absolviert werden kann, sind 80 Stunden in einer internistischen Notfallaufnahme und 40 Stunden in einer chirurgischen Notfallaufnahme zu absolvieren. (NotSan-APrV, Anlage 3 zu § 1 Absatz 1 Nummer 3)

Lernziele:

- Ersteinschätzung (z. B. <c>ABCDE, kritisch/nicht kritisch, SAMPLER[S]) **(sicher/korrekt)**
- Grundregeln von Hygiene und Infektionsschutz, einschl. gesetzlicher und berufsgenossenschaftlicher Regelungen **(sicher/korrekt)**
- Kennenlernen von organisatorischen Strukturen und Abläufen **(gezeigt/erklärt)**
- Aufnahme von Patienten, inkl. administrativer Verfahren **(gezeigt/erklärt)**
- Anmeldeprozess: Voranmeldung und strukturierte Übergabe, einschl. Einschätzung Behandlungspriorität und Dokumentation **(sicher/korrekt)**
- strukturierte Übergabe an der Schnittstelle Rettungsdienst – Klinik von der anderen Seite kennenlernen **(gezeigt/erklärt)**
- strukturierte und vollständige Kommunikation bei der Patientenübergabe („Closed Loop") **(sicher/korrekt)**
- Ablauf der technischen Übergabe des Monitorings **(sicher/korrekt)**
- Standards der Triage/Sichtung (z. B. Manchester-Triage-System) in der Notaufnahme **(gezeigt/erklärt)**
- zuverlässiges und zielgerichtetes Handeln unter Notfallbedingungen **(sicher/korrekt)**
- Ausstattung, Kommunikation und Verhalten im Schockraum **(gezeigt/erklärt)**
- professionelle Kommunikation mit Patienten, Angehörigen, Klinikpersonal und Rettungsdienst **(sicher/korrekt)**
- Stellenwert und Praxis der Kommunikation mit Patienten, Angehörigen, Klinikpersonal und Rettungsdienst **(sicher/korrekt)**

- Wahrnehmung spezifischer Bedürfnisse des Patienten **(sicher/korrekt)**
- Beachtung des sozialen Umfeldes und des kulturellen Wertesystems des Patienten und der Angehörigen **(sicher/korrekt)**
- Vorbereitung und Mitwirkung bei der Erstversorgung von Patienten aus unterschiedlichen Fachgebieten **(verstanden/durchgeführt)**
- strukturierte rettungsdienstgemäße Erstuntersuchung und erweiterte Diagnostik unter Berücksichtigung patientenbezogener und situativer Besonderheiten unter Anleitung (Atemweg – Belüftung – Kreislauf – Bewusstseinslage/Pupillen/Blutzucker – Verletzungsmuster) **(sicher/korrekt)**
- Assistenz bei der ärztlichen Erstuntersuchung von Notfallpatienten **(sicher/korrekt)**
- Diagnostikverfahren und deren Auswertung: 12-Kanal-EKG, Pulsoxymetrie (SpO_2), Blutgasanalyse **(verstanden/durchgeführt)**
- Untersuchung und Behandlung typischer Notfallbilder (Hypo-/Hyperglykämie, COPD, Asthma bronchiale, Lungenarterienembolie, Herzinsuffizienz, ACS, Intoxikationen, Herzrhythmusstörungen, Schlaganfall, Ileus usw.) und Leitsymptome (Atemnot, Schmerz, Bewusstseinsstörung usw.) **(sicher/korrekt)**
- typische Notfallmaßnahmen kennen und bei Versorgung mitwirken: Atemwegsmanagement, Sauerstoffapplikation, Thoraxpunktion, -drainage, Blutstillung **(sicher/korrekt)**
- Anamnese (pflegerisch, sozial, medizinisch, einschl. Medikamente) **(verstanden/durchgeführt)**
- Patiententransfer, einschl. praktisches Vorgehen bei Monitoring, Beatmung, Infusionstherapie usw. kennenlernen und anwenden **(sicher/korrekt)**
- Kennenlernen relevanter Algorithmen der Notaufnahme, z. B. im Schockraum **(gezeigt/erklärt)**
- körperliche Untersuchung: Kopf – Hals – Brust – Bauch – Extremitäten **(sicher/korrekt)**
- Arbeitsdiagnosen sowie dazu passende Therapievorschläge erstellen und begründen **(verstanden/durchgeführt)**

- Abläufe der Patientenversorgung unterschiedlicher, primär nicht in der Notaufnahme präsenter Fachgebiete und in verschiedenen Altersgruppen **(verstanden/durchgeführt)**
- Krankenbeobachtung und Patientenüberwachung **(sicher/korrekt)**
- Grundlagen der Pharmakologie **(verstanden/durchgeführt)**
- Umgang mit unterschiedlichen Medikamentenformen **(sicher/korrekt)**
- Vorbereitung und Durchführung der Medikamentenapplikation **(sicher/korrekt)**
- Assistenz und Durchführung der Venenpunktion, der Blutentnahme und Anlage venöser Zugänge **(sicher/korrekt)**
- allgemeine Wundversorgung **(verstanden/durchgeführt)**
- Assistenz bei Reposition von Gelenken **(verstanden/durchgeführt)**
- Mitwirken bei achsengerechter Immobilisation **(sicher/korrekt)**
- Miterleben von „besonderen" Situationen, z. B. psychische Ausnahmesituation, Schmerzzustände, Intoxikation, Drogeneinfluss **(verstanden/durchgeführt)**
- Zusammenarbeit mit Polizei, Sicherheitsdienst **(gezeigt/erklärt)**
- Deeskalationstechniken in Stress- und Konfliktsituationen **(gezeigt/erklärt)**
- eigene Emotionen und Bedürfnisse zurücknehmen **(verstanden/durchgeführt)**
- Flexibilität, zuverlässiges und zielgerichtetes Handeln erlernen **(sicher/korrekt)**
- klinische Dokumentationsverfahren (Rettungsdienstprotokoll, Übergabeprotokoll, Dokumentation der Voranmeldung, Aufnahmedokumentation) **(verstanden/durchgeführt)**

Wünschenswert:

- Mitwirken bei Thoraxentlastungspunktion/-drainage
- Assistieren bei der Anlage eines ZVK
- Anlage einer Beckenschlinge
- pneumatische Blutsperre anlegen/Tourniquet

4.2.3 Was mich erwartet

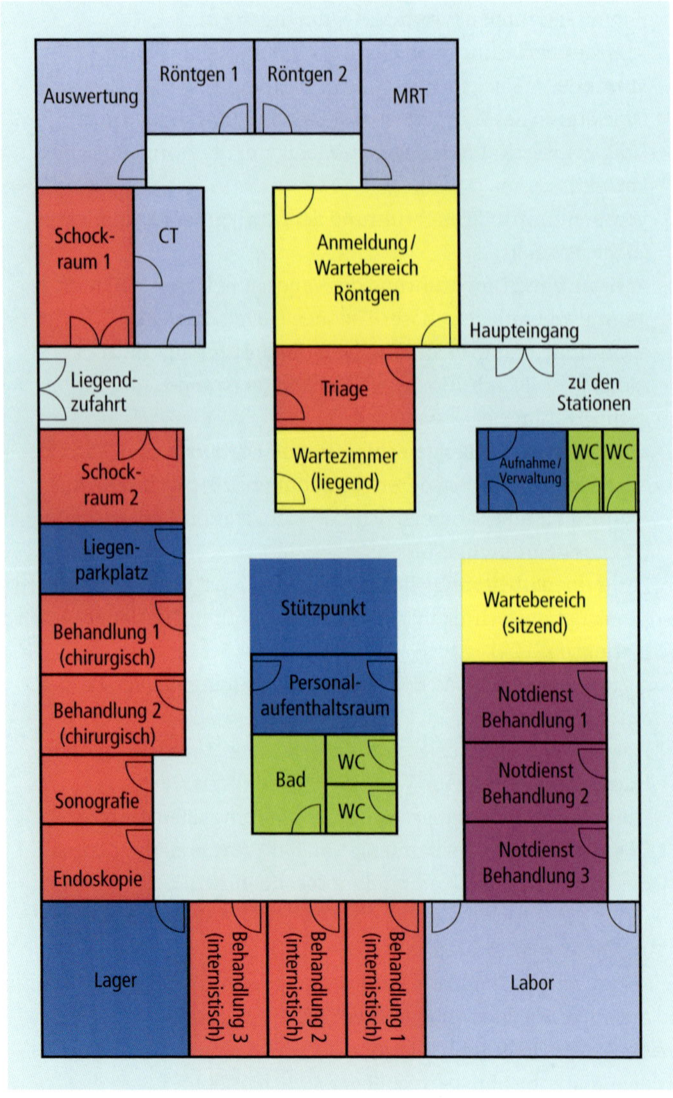

Abb. 4.9 ▶ Grundriss einer Notaufnahme

Räume, Personal, Abläufe

- zergliederter räumlicher Aufbau einer Notaufnahme: Schockraum, Patientenanmeldung, Untersuchungs- und Behandlungsräume usw.
- zentraler Anlaufpunkt für (mitunter interdisziplinäre) Notfallversorgungen – rund um die Uhr, sieben Tage die Woche
- Arbeitsteilung und Zusammenarbeit zwischen ärztlichem und pflegerischem Personal
- Eintreffen von Patienten mit Erkrankungen/Verletzungen mit unterschiedlichem Schweregrad, die sich selbst in der Notaufnahme vorstellen oder vom Rettungsdienst in die Klinik verbracht werden
- Schnittstelle zum Rettungsdienst: Kennenlernen der „anderen Seite"
- Schockraum: Struktur, Abläufe und Übergabe
- Triage/Sichtung: Feststellung der Behandlungsdringlichkeit
- unterschiedliche Versorgungsabläufe bei internistischen und chirurgischen Patienten
- Praxis der kassenärztlichen Bereitschaftsdienste häufig angegliedert; Abläufe und Unterschiede kennenlernen
- Kooperationen mit anderen Kliniken/Verbund/Belegabteilungen

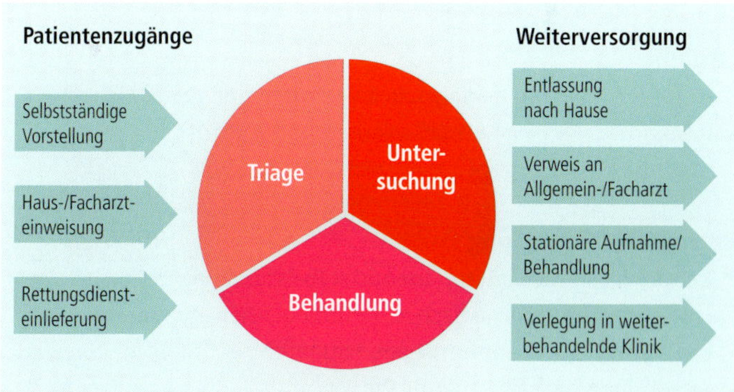

Abb. 4.10 ▶ Drehscheibe Notaufnahme

PraxisTipp

Liegt ein Arbeitsunfall (einschl. Schulunfall und Wegeunfall) vor, ist Folgendes zu beachten:

- Kostenträger: Berufsgenossenschaft (BG) oder regionale Unfallversicherung
- Behandlung nur in Einrichtungen, die von der BG zur Behandlung (Verletztenartenverfahren [VAV] bzw. spezialisierte VAV, S-VAV) zugelassen sind (D-Arzt)
- in Einrichtungen ohne Zulassung kann nur die Erstversorgung erfolgen, anschließend muss der Patient in zugelassene Klinik verlegt werden

→ Transport möglichst primär in geeignete (zugelassene) Klinik

Kommunikation

- Schnittstelle Rettungsdienst und Selbsteinweiser (Aufnahme- und Übergabegespräche)
- eine Vielzahl von Fachausdrücken und Abkürzungen
- individuelle, kulturelle und religiöse Vorstellungen im Krankheitsverständnis und daraus folgenden Erwartungen an die Behandlung bei Patienten, Angehörigen und Mitarbeitern
- patientenzentrierte Kommunikation

Hygiene

- Anforderungen an hygienisches Verhalten und Arbeiten
- Infektionen: ggf. Isoliermaßnahmen und persönliche Schutzmaßnahmen (z. B. gegen multiresistente Keime)

Betreuung, Versorgung

- Kennenlernen assistierender und selbstständiger Tätigkeiten bei chirurgischen, internistischen, neurologischen, gynäkologischen, urologischen und pädiatrischen Patienten bei unterschiedlichem Schweregrad der Erkrankung/Verletzung
- Versorgung von Patienten unterschiedlicher Altersstufen und aus unterschiedlichen Kulturkreisen
- passive und aktive Teilnahme an Pflegeaufgaben

- Vorbereitung und Begleitung von Patienten zu speziellen Untersuchungen

Überwachung, Behandlung

- Erhebung der Vitalparameter zur Bewusstseinslage, Atmung, Puls, Blutdruck, Körpertemperatur
- Umgang mit Medikamenten

Spezielle Patientengruppen

- breites Patientenspektrum: von akutem, vital bedrohlichem Notfall bis zu banalen Befindlichkeitsstörungen
- Betreuung von chronisch Kranken, die bereits häufig behandelt wurden
- Umgang mit Patienten mit hoffnungslosen Erkrankungen
- Umgang mit „Problemkundschaft“, z. B. intoxikierte, aggressive Patienten, „schwierige“ Angehörige

Dokumentation

- grundlegende Verfahren und Regeln der Dokumentation in der Notaufnahme

4.2.4 Wie ich mich vorbereite

Räume, Personal, Abläufe

- Schnittstelle Rettungsdienst: Übergabegespräch zwischen Präklinik und Klinik; Erkennen des Stellenwerts von guter und zielgerichteter Kommunikation → *s. LPN1 Kap. 2.9; LPN-San Kap. 3.9*
- strukturierte Übergabe von Patienten → *s. LPN1 Kap. 2.9.3; NfTB Kap. I/Schema: Übergabe des Patienten in der Klinik; TrB Kap. 3.4.1*
- Patientenfluss zwischen der Notaufnahme, Funktionsbereichen und Fachabteilungen → *s. Abgrenzung der medizinischen Fachgebiete*

Kommunikation

- medizinische Fachbegriffe und häufig benutzte Abkürzungen → s. Online-Portal

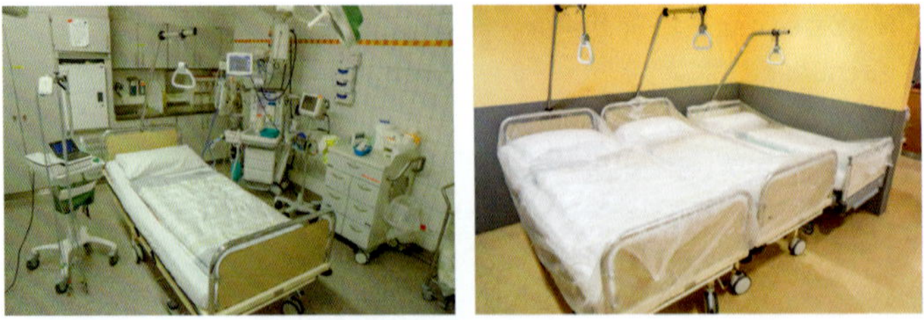

Abb. 4.11 a / b ▶ a) Notfallbehandlungszimmer mit erweiterter Ausstattung, b) Bettendepot in der Notaufnahme

- Grundlagen der professionellen Kommunikation mit Krankenhausmitarbeitern, Patienten und ihren Angehörigen → s. Kap. 2.5; *LPN2 Kap. 5; LPN-San Kap. 8; NfTB Kap. I/Anregungen für einen besseren Umgang mit Patienten; Upg Kap. II/1, III/1.1*
- Arbeiten im Team → s. Kap. 2.5; *LPN2 Kap. 4.9; LPN-San Kap. 8.8; NfTB Kap. I/Vermeidung und Bewältigung von kritischen Situationen; Upg Kap. I/1.5; TrB Kap. 19*

Hygiene

- Hygienepläne → *s. LPN1 Kap. 5; LPN-San Kap. 5*
- persönliche Hygiene → s. Kap. 3.1.1
- hygienisches Arbeiten → s. Kap. 3.1

Betreuung, Versorgung

- Aufgaben der Behandlungspflege: medizinische Leistungen, die auf ärztliche Anweisung hin von Pflegekräften ausgeführt werden, wie z.B. Puls-, Blutdruck-, Blutzuckermessung, Medikamente (Lagerung, Darreichungsformen, Vorbereitung und Durchführung der Applikation), Umgang mit „Sondermedikament" Sauerstoff, Wundversorgung, Verbandwechsel (steriles Arbeiten) → s. Kap. 3; *LPN1 Kap. 2.8, 3, 4, 6; LPN-San Kap. 3.8, 4.5, 6, 7, 14*
- Vorbereitung des Patienten für spezielle Untersuchungen, Eingriffe und Operationen, wie Nüchternheit, Ablegen von Brillen, Hörgeräten, Zahnprothesen, Bereithaltung der Unterlagen, ggf. medikamentöse Vorbereitung → s. Kap. 3; *NfTB Kap. I/Sekundärtransport*

Überwachung, Behandlung

- allgemeine körperliche Untersuchung von Patienten mit unterschiedlichen internistischen und chirurgischen Erkrankungen unter besonderer Berücksichtigung der Vitalfunktionen → s. Kap. 3; *LPN1 Kap. 2.2.2, 2.8, 6.6.2; LPN-San Kap. 3.8, 4.4, 7.6.2, 14; NfTB Kap. II/Erstuntersuchung, II/Anamnese; Upg Kap. II/3.2, II/3.3, III/1.3*
- Messung und Beurteilung der Vitalwerte mit und ohne (einfache) Hilfsmittel → s. Kap. 3; *LPN1 Kap. 2, 3; LPN-San Kap. 3, 4, 6; NfTB Kap. II/Monitoring, III; Upg Kap. II/3.3; TrB Kap. 10*
- Basismaßnahmen und erweiterte Maßnahmen der kardiopulmonalen Reanimation unter besonderer Berücksichtigung der Abläufe in einer Notaufnahme → *s. einschlägige Leitlinien des ERC zur kardiopulmonalen Reanimation Basismaßnahmen, erweiterte Maßnahmen, innerklinische Reanimation* → s. Kap. 3.6; *LPN1 Kap. 2.6; LPN-San Kap. 3.6, 4.3; NfTB Kap. III, VII; Upg Kap. II/3.2.4, II/3.3, II/4*
- systematische EKG-Kurven-Beurteilung, einschl. Erkennen häufiger Herzrhythmusstörungen → s. Kap. 3.6.3; *LPN1 Kap. 2.6.6.3, 2.8.3.6, 6.2.7; LPN-San Kap. 3.6.6.3, 4.5.5, 7.2.7; NfTB Kap. II/Das Elektrokardiogramm; Upg Kap. II/3.2.6.4*
- Prinzip Thoraxdrainage und die Assistenz hierbei → s. Kap. 3.11; *LPN1 Kap. 6.6.5; LPN-San Kap. 7.6.5; NfTB Kap. III/Maßnahmen bei Atemstörungen; Upg Kap. II/3.2.3; TrB Kap. II, III*

Spezielle Patientengruppen

- Patienten mit Migrationshintergrund bzw. mit Verständigungsproblemen → s. Kap. 2.5.3; *LPN2 Kap. 5.3.3, 5.6; LPN-San Kap. 8.8.3; Upg Kap. II/1.3.3, II/1.6*
- alkoholisierte Patienten → *LPN2 Kap. 4.4; LPN-San Kap. 8.7*
- ältere Patienten → *s. LPN1 Kap. 6.8; LPN-San Kap. 7.9; NfTB Kap. II/Der ältere Patient; Upg Kap. II/1.3.2, II/1.3.4*
- Patienten mit schwerwiegenden Vorerkrankungen (Multimorbidität) → *s. LPN1 Kap. 6; NfTB Kap. IV; LPN-San Kap. 7.9, 8.3.1; Upg Kap. II/3.3*
- Patienten nach Trauma → *s. LPN Kap. 6.6; LPN-San Kap. 7.6, 14*

- Infektionspatienten: typische Erreger häufiger Infektionskrankheiten, einschl. Infektionen mit sog. Problemkeimen
- grundlegende Vorgehensweisen bei übertragbaren Erkrankungen, einschl. Isolierungsmaßnahmen → s. Kap. 3.1; *LPN1 Kap. 5; LPN-San Kap. 5; NfTB Kap. I/Meldepflicht übertragbarer Krankheiten*
- Umgang mit Verstorbenen und ihren Angehörigen → *s. LPN2 Kap. 5.3, 5.5; LPN-San Kap. 8.4, 8.5; Upg II/1.4, II/1.5.2*
- Kinder (mit und ohne Begleitpersonen) → *s. LPN1 Kap. 6.7; LPN2 Kap. 5.3.1; LPN-San Kap. 7.8, 8.3.2; NfTB Kap. IV/Kinder; Upg Kap. II/1.3.1*

Dokumentation

- Dokumentation von Befunden und Maßnahmen → *s. LPN1 Kap. 2.10; LPN-San Kap. 3.10; Upg Kap. II/2.8*
- Schockraumdokumentation
- Patientenübergabe → *s. LPN1 Kap. 2.9, 6.6.2.8; LPN-San Kap. 3.9, 7.6.2.8*

4.2.5 Was ich hier lernen will

Tab. 4.3: In der Notaufnahme zu erlernende/übende Maßnahmen

ABCDE	Maßnahme
A	Freimachen/Freihalten der Atemwege
A	Assistenz: Intubation
A	**Endotracheales Absaugen, inkl. Tracheostoma**
A	**Inhalation von Bronchodilatatoren**
B	Prüfung: Atemtätigkeit
B	Sauerstoffgabe
B	Beutel-Masken-Beatmung
B	Nicht-invasive Beatmung (NIV), invasive Beatmung
B	**Thoraxentlastungspunktion**
B	**Assistenz: Thoraxdrainage**
B	Versorgung von Patienten mit Ateminsuffizienz/Atemstillstand

C	Prüfung: Kreislauftätigkeit
C	Monitoring
C	Ableitung 12-Kanal-EKG
C	Assistenz: periphervenöser Zugang/**Durchführung**
C	**Blutentnahme, Injektion**
C	Infusion vorbereiten/**anlegen**
C	Medikamente vorbereiten/**applizieren**
C	**Spritzenpumpen vorbereiten**
C	**Assistenz: Perikardpunktion**
C	**Assistenz: arterielle Kanülierung**
C	**Assistenz: zentralvenöser Katheter**
C	Kardiopulmonale Reanimation
C	Defibrillation/**Kardioversion**
C	**Transthorakaler Schrittmacher**
C	Versorgung von Patienten mit akutem Koronarsyndrom, Kreislauf-insuffizienz/Kreislaufstillstand, akuter Infektion/Sepsis
D	Beurteilung: Bewusstseinslage/Pupillenstatus
D	Blutzucker messen
D	Schmerzmessung
D	Versorgung von Patienten mit akuten neurologischen Störungen
E	Anamneseerhebung
E	Körperliche Untersuchung
E	Temperaturmessung
E	Lagerungsmaßnahmen
E	Verbandtechniken
E	Versorgung von schwer Verletzten/Polytraumapatienten

Weitere Maßnahmen
Hygienemaßnahmen
Desinfektionsmaßnahmen
Umgang mit sterilen Materialien
Patientenisolierung
Unterstützung beim Erbrechen

Unterstützung beim Stuhlgang
Unterstützung beim Wasserlassen
Assistenz: Magensonde legen
Assistenz: Blasenkatheter legen
Umgang mit unkooperativen Patienten
Innerklinische Transporte

normaler Text: RettH/RettSan, **hervorgehobener Text: NotSan** (zusätzlich zu RettSan)

Räume, Personal, Abläufe

- Aufteilung: Räume und deren Funktionen
- Arbeitsablauf: Eingliederung in das Pflegeteam der Station mit Einordnung in deren Arbeits- und Verantwortungsbereich
- Zusammenarbeit des ärztlichen Personals (Basisbesetzung, Konsiliare), des Pflegepersonals und der Unterstützungsdienste
- Patientenströme in die und aus der Notaufnahme
- Kennenlernen der Einzelprozesse: Patientenaufnahme, Übergabe und Entlassung
  - Aufnahmebogen/Stammblatt
  - Abfrage benötigter Daten
  - Namensetiketten, Patientenarmband
- Ablauf der Entgegennahme von Patientendaten durch die Integrierte Leitstelle, ggf. EDV-unterstütze Patientenzuweisung (z.B. IVENA), Datenübermittlung, z.B. Telemetrie
- Umgang mit persönlichem Eigentum und Wertgegenständen von Patienten
- Triage/Sichtung (s. Tab. 4.5 und 4.6): Feststellung der Behandlungsdringlichkeit (Ziel: Der richtige Patient zum richtigen Zeitpunkt am richtigen Ort)
- Katastrophenschutz bzw. MANV/E (Massenanfall von Verletzten/Erkrankten, s.u.)

Definitionen:

- **(Zentrale) Notaufnahme, Rettungsstelle:** Fachübergreifender Anlaufpunkt für selbstständig vorgestellte, von Hausärzten akut eingewiesene und durch den Rettungsdienst zugeführte Patien-

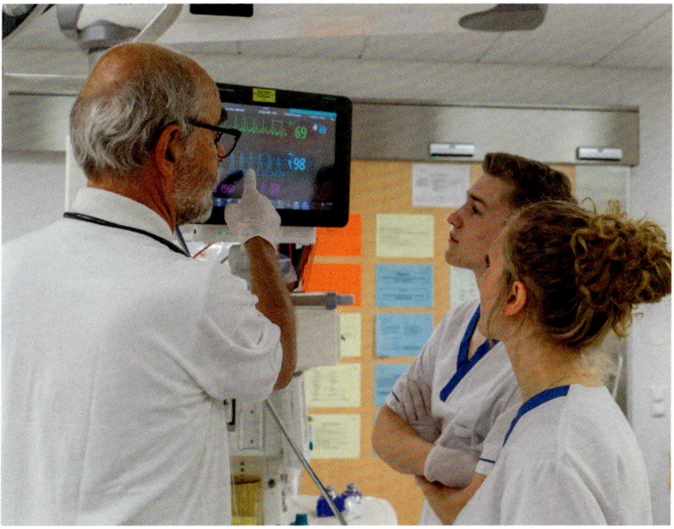

Abb. 4.12 ▶ Praxisanleitung in der interdisziplinären Notaufnahme

ten für eine klinische Versorgung bei akuten Erkrankungen/Verletzungen

- **Fachambulanz:** Anlaufpunkt für fachspezifische klinische Untersuchung und Behandlung, z. B. Augenklinik, Kreißsaal
- (Kassenärztlicher) **Bereitschaftsdienst/Bereitschaftsdienstpraxis:** Anlaufpunkt für Patienten zur ambulanten ärztlichen Untersuchung und Behandlung außerhalb der üblichen Öffnungszeiten von Arztpraxen

Patientenzuweisungssystem (z. B. IVENA)

- Echtzeitvernetzung zwischen Rettungsleitstelle und Kliniken
- Kliniken melden, differenziert nach klinischen Abteilungen, derzeit vorhandene Versorgungsressourcen
- Rettungsleitstellen erhalten Gesamtüberblick über regional aktuell freie Versorgungskapazitäten
- Anmeldung von Patienten i. d. R. über Personenzuweisungscodes (bestehend aus Rückmeldeindikation, Alter und Behandlungspriorität)

Merke

Bettenzuweisungs- und Versorgungsnachweissysteme können nur funktionieren, wenn ausschließlich auf dem vorgesehenen Weg angemeldet wird. Umgehung des Systems (z.B. durch die Anmeldung über Mobiltelefone direkt in der Klinik) führt durch nicht zugewiesene/freie Ressourcen zu Problemen.

Vorteile:

- automatische Zuordnung von Patienten auf freie Kapazitäten
- Wegfall zeitverzögernder Bettensuche im Bedarfsfall (z.B. MANV)
- Vermeidung nachfolgender Sekundärtransporte
- Möglichkeit für Kliniken, temporär einzelne Bereiche/Stationen (z.B. wegen Überlastung) abzumelden
- kürzere Übergabezeiten und somit höhere Verfügbarkeit der Rettungsdienstressourcen
- einfache Auswertbarkeit als Grundlage zur Verbesserung des Gesamtsystems (Monitoring)
- Vorbereitungen, z.B. des Schockraums mit allen Geräten und Hilfsmitteln, und Alarmierung des benötigten Personals (inkl. evtl. Isolierungsmaßnahmen) nach Anmeldung von Patienten durch Integrierte Leitstelle
- Datenübertragung aus der Präklinik (Telemetrie)
- Arbeitsabläufe ggf. in einer gemeinsamen/getrennten internistischen/chirurgischen Notaufnahme

Cardiac Arrest Center (CAC)

German Resuscitation Council e.V. (GRC)

Indikation:

- spezialisierte Behandlung außerklinisch reanimierter Patienten

Voraussetzungen Rettungsdienst:

- festgelegte Behandlungsalgorithmen, z.B. Einsatz mechanischer Reanimationshilfen
- telemedizinische Anbindung (EKG)

- Maßnahmen zur Verkürzung des Intervalls bis zur definitiven Behandlung
- strukturierte Kommunikation zur Anmeldung

Voraussetzungen Klinik:
- Notaufnahme/Schockraum 24 Stunden/7 Tage mit Sonografie
- Herzkatheterlabor, Echokardiografie (innerhalb 20 min verfügbar)
- Anästhesieabteilung
- Radiologieabteilung, Computertomografie
- ggf. Unfallchirurgie
- Neurologieabteilung
- jederzeit verfügbares Intensivbett, Beatmungs-/Dialyseausstattung
- definierte Behandlungsprozesse, z. B. STEMI/N-STEMI, Trauma-CPR, Temperaturmanagement
- qualitätssichernde Maßnahmen

Stroke-Unit (Schlaganfall-Einheit, SU)
Deutsche Schlaganfall-Gesellschaft e. V. (DSG)

Personelle Voraussetzungen:
- ärztliches Personal, ggf. über die Routinebesetzung hinausgehende zusätzliche Verstärkung
- Pflegepersonal 1,25 – 1,75 Vollkräfte/Bett/Schicht
- tägliche Physio-, Logo- und Ergotherapie

Untersuchungsstandards:
- ≥ 80 % der Schlaganfall-/TIA-Patienten der Klinik erhalten Ultraschalluntersuchung der hirnversorgenden Arterien
- Untersuchung/Monitoring hinsichtlich Vorhofflimmern
- kontinuierliche Voraussetzung zur Angiografie mit Kontrastmitteln
- ≥ 20 % aller Schlaganfall-/TIA-Patienten werden akut mittels CT- bzw. MRT-Angiografie untersucht

Behandlungs- und Überwachungsstandards:

- ≥ 80 % der Schlaganfall-/TIA-Patienten der Klinik werden auf SU behandelt
- ≥ 60 % der Patienten auf SU sind Schlaganfall-/TIA-Patienten
- Kooperation mit (Neuro-)Radiologie, Kardiologie, Neuro- und Gefäßchirurgie, Intensivmedizin
- Transportzeiten ≤ 30 min zu neuroradiologischem/neurochirurgischem Kooperationspartner

Tab. 4.4: Typen von Stroke-Units

Überregionale Stroke-Unit (ÜR-SU)	≥ 6 Monitorbetten ≥ 500 Patienten/Jahr Interventionsbereitschaft Thrombektomie an > 80 % aller Tage (≥ 2 „Neurointerventionalisten")
Regionale Stroke-Unit (R-SU)	≥ 4 Monitorbetten ≥ 350 Patienten/Jahr
Telemedizinische Stroke-Unit (Tele-SU)	≥ 200 Patienten/Jahr

Massenanfall von Verletzten/Erkrankten (MANV/E)

Aktivierung Klinik-Katastrophenplan:

- Herausforderung für Rettungsdienst und Klinik
- hoher Stellenwert einer erfahrenen Sichtung (sonst mögliche Gefahr einer Übertriage!)
- katastrophenmedizinisches Vorgehen (beachte Missverhältnis von Patienten zu Personal) sichert das Überleben einer größeren Anzahl an Patienten
- möglichst frühzeitige Rückkehr zur effizienten Individualversorgung

Kennenlernen von

- Material für den Katastrophenfall (inkl. Reserven)
- Funktionen des in Dienst befindlichen Personals
- Alarmierungsstruktur für zusätzliche Mitarbeiter
- Organisation, Behandlungskapazität, Klinikeinsatzleitung, Ablauf

PlusWissen: Triage-/Sichtungssystem

- Zeit zur Erhebung bis Einordnung: 2–3 min
- Erhebung (nur) von relevanten Befunden
- Einordnung nach Dringlichkeit
- Einordnung nach Leitsymptomen/Vitalparametern
- unterschiedliche, etablierte Systeme, z. B. Manchester-Triage-System (MTS), Emergency-Severity-Index (ESI)

Tab. 4.5: Manchester-Triage-System

Gruppe/ Priorität	Behandlungsbedarf	Leitsymptom	Max. Zeit bis zur Behandlung
1 Rot	Sofort	Gefährdeter Atemweg, unzureichende Atmung, Schock	0 Minuten
2 Orange	Sehr dringend	Akutes neurologisches Defizit, auffälliger Verletzungsmechanismus, heißes Kind, sehr heißer Erwachsener, Abdominalschmerz, stärkster Schmerz	10 Minuten
3 Gelb	Dringend	Frisches neurologisches Defizit, direktes Rückentrauma, unfähig zu gehen, heißer Erwachsener, kolikartige Schmerzen, unpassende Vorgeschichte, mäßiger Schmerz	30 Minuten
4 Grün	Normal	Kürzlich entstandenes Problem, kürzlich entstandener leichter Schmerz	90 Minuten
5 Blau	Nicht dringend	Keines der vorgenannten dringlichen Leitsymptome	120 Minuten

Traumazentrum

Deutsche Gesellschaft für Unfallchirurgie e. V. (DGU)

- Unterteilung in lokale, regionale oder überregionale Traumazentren (je nach räumlicher, fachgebietsspezifischer und personeller Ausstattung, s. u.)
- regelmäßige Rezertifizierungen (z. B. durch das TraumaNetzwerk DGU®)
- enger Kontakt mit anderen Traumazentren (Qualitätssicherung)
- Regelung: Ablauf der Alarmierung (Schockraum)

- Regelung: Dokumentation
- schwer verletzte Patienten: Transport in geeignetes Traumazentrum; Transport ggf. mit Luftrettung

Mindestvoraussetzungen:

- Einsatzbereitschaft: 24 Stunden/7 Tage die Woche
- Zuweisung der Patienten nach definierten Kriterien

Tab. 4.6: Early Warning Signs (modifiziert nach Royal College of Physicians: National Early Warning Score, NEWS)

ABCDE	Physiologische Parameter	3	2	1	0	1	2	3
A	Atmung [/min]	≤ 8	-	9–11	12–20	-	21–24	≥ 25
B	SpO_2 [%] Raumluft (bei Bedarf einer O_2-Zufuhr zur Erreichung der SpO_2-Werte: +2 Punkte)	≤ 91	92–93	94–95	95–96	-	-	-
C	Puls [/min]	≤ 40	-	41–50	51–90	91–110	111–130	≥ 131
C	RR_{sys} [mmHg]	≤ 90	91–100	101–110	111–129	-	-	≥ 220
D	Bewusstsein	getrübt	-	-	wach	-	-	-
E	Temperatur [°C]	≤ 35	-	35,1–36,0	36,1–38,0	38,1–39,0	≥ 39,1	-

Bewertung (Summe der Einzelpunkte der verschiedenen Parameter)	
0 Punkte	Keine vitale Bedrohung
1–4 Punkte	Pflegerische Betreuung
3 Punkte eines Parameters	Baldige ärztliche Vorstellung
≥ 5	Notarztindikation, sofortige (fach-)ärztliche Untersuchung/Behandlung, Monitoring
≥ 7	Schockraumindikation, intensivmedizinische Untersuchung/Behandlung/Überwachung
Bei Verschlechterung → Reevaluierung	

- Behandlung entsprechend den aktuellen Leitlinien
- Fortbildung des Personals: ATLS® bzw. ETC®

Lokales Traumazentrum (LTZ)

Personelle Ausstattung:

- Facharzt Orthopädie/Unfallchirurgie, ggf. Facharzt Chirurgie
- Facharzt Anästhesie
- Pflege Chirurgie, Pflege Anästhesie
- Oberarztkompetenz innerhalb 30 min verfügbar (Rufbereitschaft)

Räumliche Ausstattung:

- Spezielle Unfallchirurgie
- Viszeral- bzw. Allgemeinchirurgie
- Anästhesie
- Radiologie, ggf. als Teleradiologie

Patientengut: ≥ 5 Patienten/Jahr

Regionales Traumazentrum (RTZ)

Personelle Ausstattung:

- Facharzt Orthopädie/Unfallchirurgie + Spezielle Unfallchirurgie, ggf. Facharzt Chirurgie (Schwerpunkt Unfallchirurgie)
- Facharzt Anästhesie
- Pflege zweimal Chirurgie, Pflege Anästhesie, Pflege zweimal OP
- Oberarztkompetenz innerhalb 30 min verfügbar (Rufbereitschaft)

Räumliche Ausstattung:

- CT, ggf. MRT
- Spezielle Unfallchirurgie
- Viszeral- bzw. Allgemeinchirurgie
- ggf. Gefäß-/Neurochirurgie
- Anästhesie
- Radiologie, ggf. als Teleradiologie

Patientengut: ≥ 20 Patienten/Jahr, ≥ 10 schwerverletzte Patienten/Jahr

Überregionales Traumazentrum (ÜTZ)

Personelle Ausstattung:

- Facharzt Orthopädie/Unfallchirurgie + Spezielle Unfallchirurgie, ggf. Facharzt Chirurgie (Schwerpunkt Unfallchirurgie), mit Vertreter
- Facharzt Anästhesie
- Pflege zweimal Chirurgie, Pflege Anästhesie, Pflege zweimal OP
- Oberarztkompetenz innerhalb 30 min verfügbar (Rufbereitschaft)

Räumliche Ausstattung:

- CT, ggf. MRT
- Spezielle Unfallchirurgie
- Viszeral- bzw. Allgemeinchirurgie
- Gefäß-, Neurochirurgie
- Thorax- oder Herzchirurgie
- Urologie
- Augenheilkunde
- Hals-Nasen-Ohren-Heilkunde / Mund-Kiefer-Gesichtschirurgie
- ggf. Hand-/Kinder-/Plastische Chirurgie, Gynäkologie, Pädiatrie
- Anästhesie
- Radiologie

Patientengut: ≥ 40 schwerverletzte Patienten/Jahr

TraumaNetzwerk DGU®

Voraussetzungen:

- Mindestzahl der beteiligten Kliniken: einmal ÜTZ + zweimal RTZ + dreimal LTZ
- Mindestausstattung personell, räumlich, apparativ
- abgestimmte Versorgungsstandards
- strukturierte Konzepte zur Behandlung z. B. bei Rückenmark- oder Brandverletzungen
- formulierte Verlegungskriterien innerhalb des Netzwerks, z. B. Neuro-/Gefäßchirurgie
- Absprachen über Kommunikationswege (z. B. TKmed®)
- qualitätssichernde Maßnahmen

Schockraum

- Ort für Versorgung schwerverletzter bzw. mehrfach verletzter Patienten
- Übergabe- und Erstbehandlungspunkt aller akut oder potenziell vital gefährdeten/traumatologischen Patienten
- hohe Anforderung an Behandlungsteam (Ausbildungskonzept erforderlich)
- Bedarf an speziellem Equipment, Material und logistischen Prozessen
- etablierte Abläufe/Standard Operating Procedures (SOP)
- Radiologie, OP-Abteilung, Intensivstation und Hubschrauberlandeplatz in räumlicher Nähe

Häufige Schockraumindikationen

(vgl. S3 Leitlinie „Polytrauma")

- schweres Schädel-Hirn-Trauma bzw. offene Schädelverletzung
- Querschnittsverletzung
- GCS < 9 (nach Trauma)
- Atemstörung/intubationspflichtig (nach Trauma)
- Blutdruck unter 90 mmHg systolisch (Trauma)

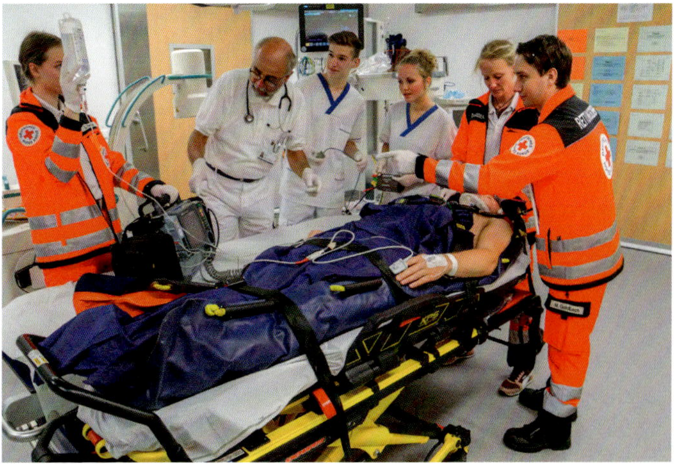

Abb. 4.13 ▶ Patientenübergabe im Schockraum

- Thoraxverletzung mit Instabilität
- Beckenfrakturen
- Fraktur ≥ 2 große Röhrenknochen
- Amputationsverletzung proximal Hände/Füße
- Penetrations- und/oder Schussverletzungen Rumpf-/Halsregion
- Verbrennungen > 20 % KOF und ≥ 2b (s. TAB. 4.11)
- Unfallmechanismus: hohe Geschwindigkeit, Aufprall mit hoher Krafteinwirkung, kollidierter Fußgänger/Radfahrer, Tod von Insassen, Sturz > 3 m

PraxisTipp

Häufig haben Kliniken einen eigenen Kriterienkatalog für zusätzliche oder abweichende Schockraumindikationen (z. B. „Internistischer Schockraum").

TAB. 4.7: Voranmeldung Schockraumpatienten durch Rettungsdienst

Frage	Antwort
Geschlecht	Männlich/weiblich/divers
Alter, insbesondere bei Kindern	Bekannt, ggf. geschätzt
Zeit bis Ankunft in Klinik	Angabe bei aktueller Verkehrssituation
A – Ansprechbarkeit	Wach/ansprechbar/bewusstlos
B – Intubiert/beatmet?	Ja/nein
C – Kreislaufstabil	Ja/nein – laufende CPR/ROSC
D – Neurologisch auffällig?	Ja/nein
E – Verletzungsmuster/Erkrankung	Verdachts- bzw. Arbeitsdiagnose

Wichtige Arbeitsschritte im Schockraum

- Ersteinschätzung des Patientenzustands (Primary Survey)
- Erstellung der Verdachts- bzw. Arbeitsdiagnose
- Kontrolle bereits erfolgter Maßnahmen
- Einleitung der weiteren Therapie
- weitere Diagnostik und Maßnahmen (Secondary Survey)
- Nachbearbeitung und Debriefing

PraxisTipp

Grundsätze der Arbeit im Schockraum:

- gute Vorbereitung vor und nach der Anmeldung eines Patienten
- Schutzkleidung tragen (ggf. Schutzbrille und Röntgenschürze)
- klare Absprachen über die Aufgabenverteilung
- Teamwork unter Führung des Schockraum-Leaders
- klare und eindeutige Kommunikation (gemeinsame Sprache)
- systematisches, kooperatives und zügiges Arbeiten
- zeitnahes Erfassen der Verletzungsschwere
- keine Verzögerungen durch nachgeordnete Maßnahmen
- prioritätenorientiertes Handeln („Treat first, what kills first.")
- Ressourcen sinnvoll nutzen
- Nachbesprechung

Schockraumteam

- je nach Größe und Versorgungsstufe der Klinik besetzt
- Mindestbesetzung (Traumazentrum):
  - Unfallchirurg (Facharzt)
  - Chirurg (z.B. in Weiterbildung)
  - Ambulanzpflegekräfte
  - Anästhesist (Facharzt)
  - Anästhesiepflegekraft
  - MTRA (medizinisch-technische Radiologieassistenz)
  - ggf. Ärzte weiterer Fachabteilungen, z.B. Viszeralchirurgie, Neurochirurgie, Urologie, HNO usw.

Tab. 4.8: Aufgabenverteilung des Schockraumteams

	Personal	Aufgaben
Team Chirurgie	Oberarzt Unfallchirurgie Arzt Chirurgie Pflege Chirurgie	Teamleitung, Trauma: Schädel/Thorax/Becken? Blutungskontrolle, körperliche Untersuchung, eFAST-Sonografie, Entkleidung, Wärmeerhaltung, Dokumentation

Team Anästhesie	Facharzt Anästhesie Pflege Anästhesie	Freie Atemwege, Belüftung: SpO_2/etCO_2? Monitoring: RR, EKG, venöse/arterielle Zugänge, Laborblut, Volumenzufuhr, Blutgasanalyse, Magensonde, Antibiose
Team Radiologie	Facharzt Radiologie MTRA	Röntgen-Thorax, ggf. CT: Schädel, HWS, Körperstamm Konventionelle Röntgenaufnahmen
Bei Bedarf: weitere Teams	z. B. Urologie z. B. HNO/MKG/ZMK/ Augen usw.	Bei Unterbauchtrauma Bei Gesichtsschädelverletzungen

Übergabe eines Notfallpatienten im Schockraum

- Schockraumteam vollständig anwesend
- Benennung eines Teamleiters ist essenziell
- strukturierte Übergabe (Situation vor Ort, Erstbefunde, Erstmaßnahmen, Zusatzbefunde, Verlauf, z. B. iSoBAR, Einsatzprotokoll) durch Verantwortlichen des Rettungsdienstteams (maximal zwei Minuten)
- nur der Notarzt/NotSan spricht bei der Übergabe, alle hören konzentriert zu
- keiner arbeitet währenddessen am Patienten
  → Ziel: Alle besitzen nach der Übergabe alle für sie nötigen Informationen!
- Klinikteamleiter wiederholt die wichtigen Details und gibt das weitere Vorgehen an (häufig mit einer klaren Zielformulierung: „In 10 Minuten fahren wir ins CT – bis dahin sind folgende Maßnahmen durchzuführen: …")
- häufig farbcodierte große Stoppuhr im Schockraum vorhanden (Zielzeitpunkt definieren)
- Patient bleibt bis zum Ende der Übergabe auf der Rettungsdiensttrage
- Durch die Umlagerung überträgt sich die Verantwortung vom Rettungsdienstteam auf das Schockraumteam.
- Patient bleibt in der Regel bis zum CT auf Vakuummatratze/ Spineboard
- Der Notarzt/NotSan übergibt dem Schockraumteam die Rettungsdienstdokumentation.

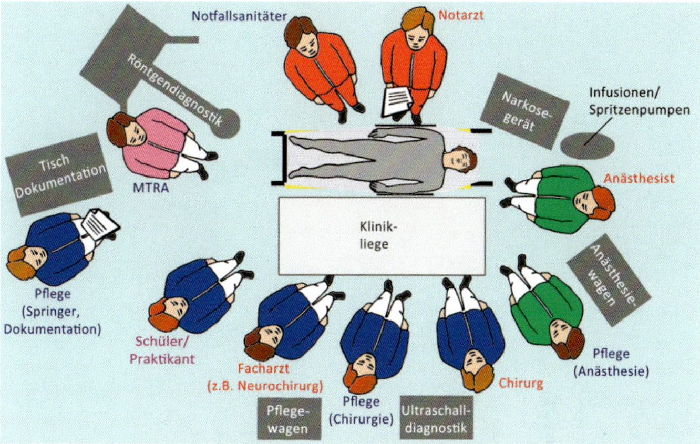

Abb. 4.14 ▶ Patientenübergabe im Schockraum

Merke

- regelmäßige Reevaluation durch den Teamleiter (mind. bei jeder Schnittstellensituation oder Zustandsverschlechterung)
- Team-Time-Out („10 Sekunden für 10 Minuten“) kann Fehler verhindern.

Tab. 4.9: Mindestinformationen bei Übergabe eines Notfallpatienten (iSoBAR)

i	Identifizierung	Eindeutige Identifizierung: Übergebender – Übernehmender – Patient
S	Situation	Was ist passiert? Welche Hauptprobleme bestanden primär?
o	Observationen	Welche Leitsymptome lagen vor? Welche Vitalparameter wurden erhoben? ABCDE?
B	Background	Welche Nebendiagnosen, Vorerkrankungen, Zusatzinformationen sind bekannt? SAMPLER(S)? Ggf. Infektionsstatus, Pflegesituation
A	Assessment-Aufgaben	Wie ist der aktuelle Status? ABCDE? Welche Maßnahmen sind (unmittelbar) erforderlich?
R	Rückfragen	Bestehen noch Fragen? Werden weitere Informationen benötigt?

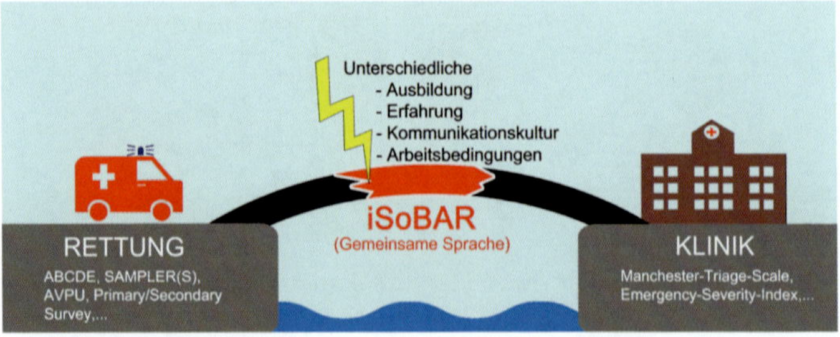

Abb. 4.15 ▶ Herausforderungen bei der Patientenübergabe

Herausforderungen im Schockraum

- Einsatzfähigkeit zu jeder Tages- und Nachtzeit
- unterschiedliche Schweregrade von Verletzungen
- unterschiedliche Versorgungs- und präklinische Übergabequalität
- evtl. nicht immer gleiche Ressourcen (Radiologie, Neurochirurgie) verfügbar
- große Anzahl an Personen führt zu Unruhe

Tab. 4.10: Strukturiertes Vorgehen: Diagnostik im Schockraum

	Team	Zeit	Fragestellung	Aufgabe
A	Anästhesie	< 1 min	Atemwege frei?	Spontanatmung: Indikation zur Intubation? Patient intubiert: korrekte Tubusposition?
B	Anästhesie	< 1 min	Belüftung beidseits? Oxygenierung ausreichend?	Pneumothorax? FiO_2 und Beatmungsmuster angemessen?
C	Anästhesie Chirurgie	< 5 min	Circulation ausreichend?	Hinweis auf Blutung? Volumensubstitution? Venöse, ggf. arterielle Zugänge, Basislabor, Kreuzblut
D	Chirurgie	< 5 min	Bewusstseinslage? Pupillen? Lähmungen? Krämpfe? Sensibilitätsstörungen?	Schädel-Hirn- und/oder Wirbelsäulentrauma? Verletzungen der langen Röhrenknochen? Blutzuckerspiegel? Intoxikation? Unterkühlung?

E	Chirurgie, ggf. weitere Teams	< 10 min	Schmerzen? Unfallmechanismus? Unfallzeitpunkt? Weitere Verletzte?	Trauma Körperstamm? Periphere Verletzungen? Voroperationen? Medikamenteneinnahme?

PraxisTipp

Frage das Schockraumteam, bevor der Patienten eintrifft, ob und in welchem Umfang Du bei der Arbeit helfen kannst/darfst.

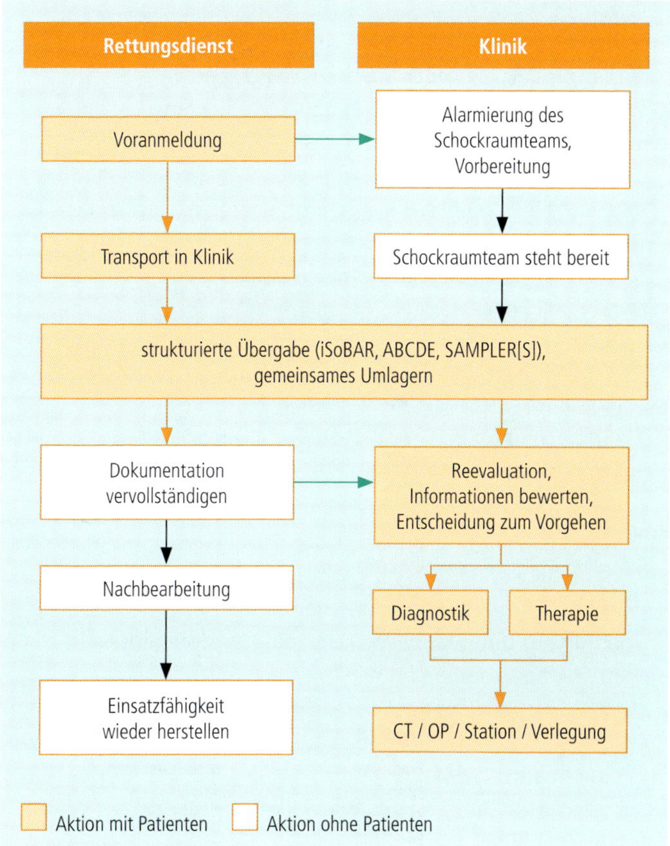

Abb. 4.16 ▶ Ablauf bei Übernahme von Schockraumpatienten

PraxisTipp

Feedback an der Schnittstelle Schockraum

- Feedbackbögen für Rettungsdienstteam/Notarzt bzgl. Ablauf im Schockraum
- Gespräch suchen für konstruktive Kritik (mit zeitlichem Abstand zum Einsatz)

Kommunikation

- Verhaltensregeln für professionellen Umgang mit allen Berufsgruppen und Mitarbeitern im stationären Versorgungsbereich, einschl. Beachtung der Diskretion (Schweigepflicht)
- aufmerksame, lernbereite und angemessene Kommunikation mit Kollegen, Mitarbeitern und Ausbildern
- professionelle, vertrauensbildende, situationsgerechte Kommunikation mit Patienten und deren Angehörigen (verschiedene Altersgruppen; Erkrankungsschwere)
- Team/Crew Resource Management (TRM/CRM)
- Erstkontakt zum Patienten, Kurzanamnese
- Besonderheiten (Verhalten) spezifischer Patientengruppen
- klinikinterne Kommunikationsstruktur und Informationssysteme
- Kommunikation bei der Übergabe („Closed Loop")
- Einsatz geeigneter, standardisierter Kommunikationsmethoden
- strukturierte Übergabe an der Schnittstelle Notaufnahme (z.B. iSoBAR, s. Tab. 4.9)
  - unterstützt systematisches Arbeiten
  - gibt der Übergabe einen logischen Aufbau
  - verhindert Informationsverluste und Missverständnisse
  - erhöht die Sicherheit für den Patienten und alle Beteiligten
  - erhöht die Effizienz des Übergabevorgangs
  - verbessert die Zusammenarbeit zwischen Rettungsdienst und Klinikteam
  - fördert den Teamgeist und erhöht die Mitarbeiterzufriedenheit

Hygiene

- allgemeine Grundregeln der Hygiene
- Grundregeln der persönlichen Körper- und Patientenhygiene
- Bereichskleidung mit entsprechendem Wechselintervall
- Maßnahmen (Organisation, Schutzkleidung, Vorgehen) des Infektionsschutzes und der Isolation von Patienten
- Umgang mit infektiösen Patienten (Kontamination, Infektion)
- Krankenhausinfektionen, multiresistente Erreger (z. B. MRSA, VRE, Clostridium difficile, 3MRGN, 4MRGN, Norovirus usw.), Verhaltensregeln bei Problemkeimen
- Arbeitsflächen hygienisch vorbereiten, desinfizieren
- Reinigung, Desinfektion und Pflege von medizinischen Untersuchungs- und Behandlungsgeräten und Untersuchungszimmern

PraxisTipp

Wenn unklar ist, welche Schutzmaßnahmen nötig sind, vorher beim Klinikpersonal nachfragen.

Betreuung, Versorgung

- Verantwortlichkeiten und Zuständigkeiten von ärztlichem und pflegerischem Personal
- Zuständigkeiten von Unterstützungsdiensten (Hol- und Bringedienst, Essens- und Materialversorgung, Apotheke, Reinigungsdienst usw.)
- Organisation der Hilfeleistung bei allgemeinen Notfallsituationen und besonderen Gefahrenlagen:
  - Alarm- und Evakuierungsmaßnahmen
  - Einbindung der Security
  - Aktivierung des Reanimationsteams
  - Bereitstellung der örtlichen Notfallausrüstung
- Prinzipien der Patientenpflege: Grundpflege (Körperpflege), Behandlungspflege („Medizinische Maßnahmen“) und spezielle Patientenpflege („Fachmedizinische Behandlung“)

- Hilfe bei der Grundpflege
  - Unterstützung bei Verschlucken, Übelkeit und Erbrechen
  - Unterstützung bei der Ausscheidung mit Einsatz von Steckbecken/Urinflasche, Toilettenstuhl, Toilettengang bei Patienten mit Blasenkatheter, Inkontinenz
  - Unterstützung bei der Handhabung von Brillen, Hörgeräten usw.
  - Unterstützung beim Aufstehen, An- und Ausziehen und der Mobilisierung
  - Positionierung und Lagerung von Patienten
- Methoden der Temperaturmessung (axillär, rektal usw.)
- Beobachten von Kranken und Verletzten hinsichtlich des Wohlbefindens, beachten der Bedürfnisse
- Patientenbeobachtung, insbesondere Beurteilung der Bewusstseinslage, der Atemsituation (z. B. Atemfrequenz, -tiefe, Regelmäßigkeit) und der Kreislaufsituation (z. B. Pulsfrequenz, Blutdruck, periphere Durchblutung)
- Arten des Umlagerns eines Patienten
- Verband- und Schienungsarten, inkl. DMS-Kontrolle, Erkennen von Frakturzeichen, Reposition von Gelenkverletzungen, achsengerechte Fixierung und Immobilisation von Extremitätenverletzungen
- Einschätzung von Wunden
- Formen der Wundversorgung und Blutstillung
- Prinzipien im Umgang mit Medikamenten in verschiedenen Darreichungsformen
- Begleitung (innerhalb der Klinik) zu (speziellen) Untersuchungen, Behandlungen und Eingriffen in Funktionsbereichen, je nach Erkrankung/Verletzung mit Liege oder Rollstuhl

PlusWissen: Organisatorische Vorbereitung von Patienten auf spezielle Untersuchungen und Eingriffe

- Aufklärungsgespräch durch Operateur und Anästhesist
- Einhaltung der präoperativen Nüchternheit (> 2 h keine klare Flüssigkeit, > 6 h keine feste Nahrung)

- Bereithaltung der vollständigen Patientenunterlagen:
  - Einverständniserklärung Operation/Anästhesieverfahren
  - Narkoseprotokoll
  - Patientenkurve, ggf. Laborbefunde, Röntgenbilder
- Einsatz bzw. Abarbeitung von OP-Checklisten

Überwachung, Behandlung

- Kennenlernen assistierender und selbstständiger Tätigkeiten bei chirurgischen, internistischen, neurologischen, gynäkologischen, urologischen und pädiatrischen Patienten bei unterschiedlichem Schweregrad der Erkrankung
- Erhebung der aktuellen Anamnese, einschl. gezielter Medikamentenanamnese (Substanz- bzw. Handelsnamen)
  - durch Patienten oder auch Angehörige
  - Medikamentenplan des Hausarztes
- Erstuntersuchung
- Mitwirken beim Erstellen einer Arbeitsdiagnose
- Überblick/Bewertung des Patientenzustands (kritisch/nicht kritisch)
- Erhebung und Überwachung der Vitalfunktionen
  - Bewusstsein, z. B. Verhalten, Sprache, Motorik, Sensibilität, Pupillenweite, Lichtreaktion, GCS, einschl. Schmerzmessung (z. B. VAS)
  - Atmung, z. B. Atemrhythmus, -tiefe, -frequenz, -geräusche
  - Kreislauf, z. B. Pulsfrequenz, -qualität, Regelmäßigkeit und periphere Zirkulation
- Überprüfung des Kreislaufs ohne technische Hilfsmittel
- Durchführung und Bewertung der Pulsoxymetrie
- Methoden der Blutdruckmessung (palpatorisch, auskultatorisch, oszillatorisch)
- Versorgung von Patienten mit akuter respiratorischer Insuffizienz
- Gabe von Sauerstoff (Nasensonde bzw. -brille, verschiedene Maskensysteme), unterschiedliche Sauerstoffdosierungen (bei verschiedenen Krankheitsbildern) kennen und verabreichen
- Verabreichen von inhalativen Medikamenten

- EKG-Monitoring (inkl. 12-Kanal-EKG) durchführen und auswerten
- Anlegen der Defibrillations-/Kardioversions-/Schrittmacher-Pads
- Mitwirken bei der Untersuchung und Behandlung von Schockpatienten
- allgemeiner Umgang mit Medikamenten, Dokumentation der Applikation, einschl. BtM
- Vorbereitung und Gabe von Medikamenten
- Assistenz/Durchführung einer Injektion (i. v./i. m./s. c.)
- Anlage eines periphervenösen Zugangs
- Vorbereitung und Verabreichung von Infusionen
- Blutentnahme aus peripheren Gefäßen
- Blutgasanalyse (kapillar) durchführen
- Blutzuckermessung
- Beurteilung der Wirkung von Medikamenten am Patienten
- Indikation und z. T. Durchführung spezieller Untersuchungsmethoden:
  - Röntgen
  - CT, MRT usw.
  - endoskopische Untersuchungen
  - Sonografie
  - Blut-, Urin-, Stuhllabor
- Vorbereitung des Patienten für diagnostische Maßnahmen
- Assistenz beim Legen einer Magensonde
- Assistenz bei der Blasenkatheterisierung
- Vorgehen (körperliche Untersuchung, Zusatzuntersuchungen, Maßnahmen, Medikamente) bei häufigen Leitsymptomen/Krankheitsbildern:
  - akute neurologische Störung, z. B. Kopfschmerz, Schlaganfall, Hirnblutung, Bewusstseinsstörung, Krampfanfall, Delir/Demenz
  - Atemnot, z. B. Asthma bronchiale/COPD, Bronchitis/Pneumonie, Lungenembolie, Pneumothorax, Herzinsuffizienz/Lungenödem, Hyperventilation
  - Brustschmerz, z. B. akutes Koronarsyndrom/Aortendissektion, Herzrhythmusstörungen, Herzschrittmacher-/AICD-Notfall,

Herzinsuffizienz, Lungenembolie, thorakale Muskel-/Gelenkschmerzen
  - akutes Abdomen, z.B. Entzündung Blinddarm, Gallenwege, Bauchspeicheldrüse, Magen, Dünn-/Dickdarm, obere/untere Darmblutung, Gefäßverschluss, Ileus
  - Verletzungen von Kopf, Hals, Thorax, Abdomen, Extremitäten: Frakturen/Gelenkverletzungen, Wunden

Wundversorgung

Definition

Wunde = Verletzung durch unterschiedliche Krafteinwirkungen

Diagnostik

- Unfallmechanismus (Begleitverletzungen?)
- Prüfung: Durchblutung, Motorik, Sensibilität (DMS) in der Umgebung, insbesondere distal der Verletzung
- Inspektion der Wunde:
  - Blutung
  - Gefäßverletzung
  - Fremdkörper

PraxisTipp

- primärer Wundverschluss: innerhalb von 6 h, danach offene Wundbehandlung, ggf. Sekundärnaht
- kein Wundverschluss bei infizierten Wunden, z.B. Bissverletzungen
- Tetanusschutz abklären: letzte Impfung > 5 Jahre oder unsicher
  → aktive Tetanol®- und passive Tetagam®-Impfung i.m. (z.B. Oberarm, an kontralateralen Stellen)
- am Einsatzort die Verletzung, z.B. Amputationsstumpf (ggf. mehrfach, aus verschiedenen Blickwinkeln) fotografieren, dann steril verbinden
  → Bilder vorab übermitteln/in der Klinik zeigen
  → Verbandanlage unter sterilen Bedingungen
  → nur im sterilen Bereich (z.B. im OP) öffnen

PlusWissen: Wundversorgung – Naht

Indikation

- primärer Wundverschluss bei „sauberen“ Verletzungen
- nicht bei Bisswunden oder stark verschmutzten und älteren Wunden → „offene“ Wundversorgung: ggf. mit „Sekundärnaht“ (nach ca. einer Woche = Sekundärheilung)

Hilfsmittel

- Kopfhaube, Mundschutz, sterile Handschuhe anlegen
- Nadelhalter, Faden mit Nadel, Pinzette, Schere
- Desinfektion, Tupfer, Verbandmittel
- Nahtmaterial: nicht resorbierbare Kunststofffäden, z. B. Polyamid, Polyäthylen

Durchführung

- Tetanusschutz gegeben? Ggf. passive/aktive Immunisierung
- ggf. Umgebung rasieren
- ggf. Blutsperre
- ggf. Lokalanästhesie, z. B. Oberst'sche Leitungsanästhesie der Finger/Zehen
- mehrfache Sprüh-, ggf. Wischdesinfektion
- ggf. Fremdkörperentfernung, Spülung (NaCl 0,9 %), Wundrevision
- ggf. (zurückhaltende) Entfernung von zerstörtem Gewebe (Débridement) zur Schaffung glatter Wundränder
- Wundverschluss (z. B. Naht, Klammerpflaster)
- Verband anlegen
- Ruhigstellung
- ggf. Antibiotikagabe
- Wundkontrolle nach 24 h, z. B. durch Hausarzt
- 3–5 Tage Wundregion nicht waschen, duschen usw.
- Fäden entfernen, abhängig von der Lokalisation und der Heilung, nach ca. einer Woche

Fadenentfernung

- Kopf, insbesondere Gesicht nach 5–6 Tagen
- an Körperstamm und Extremitäten nach 9–10 Tagen

Durchführung

- Desinfektion der betroffenen Stelle
- Faden mit Pinzette am Knoten ergreifen
- Faden einseitig durchtrennen und herausziehen
- Verband anlegen

PraxisTipp

Alternativen zur Wundnaht:

- Klammerpflaster, z. B. Typ Leukostrip®
- im OP: Klammern („Tackern“) → Wundverschluss mit dichtgesetzten Metallklammern

Ruhigstellung

Definition

Fixierung einer Körperregion, meist der Extremitäten, zur Sicherung des Heilungsprozesses, Vermeidung von Schmerzen, sekundären Schädigungen

Diagnostik

- Überprüfung DMS (vor und nach Ruhigstellungsmaßnahmen)
- Ausschluss Gefäß-/Nervenverletzung

Maßnahmen (Beispiel)

- elastische Binde
- Schanzkrawatte der HWS
- Rucksackverband bei Claviculafraktur
- Schiene an Finger, Hand, Zehe, Fuß, Bein

Hilfsmittel

- z.B. Gilchrist-Verband der Schulter, Orthesentutoren
- z.B. bei Knöchelfraktur: Gips- bzw. Kunststoffschienungen, z.B. bei Unterarmfraktur
- ggf. Thromboseprophylaxe, z.B. Heparin s.c. alle 24 h

PraxisTipp

- In der Klinik werden meist präklinische Ruhigstellungsmaßnahmen (z.B. Luftkammer- oder Alu-Polsterschienen) zur Diagnostik und für klinische Maßnahmen entfernt.
- Fixierung immer in Neutral-Null-Stellung („entspannt, körpergerecht")
- Wickeln immer von körperfern nach körpernah (Vermeidung Ödem, Thrombose)
- Gipsschienen werden abschließend immer „aufgeschnitten".
- nach Ruhigstellung immer DMS-Kontrolle

Verbrennungen

Tab. 4.11: Einteilung von Verbrennungen

Erstgradig (epidermal)	**Nur obere Hautschicht** Rötung, Schwellung, Schmerz Vollständige Regeneration möglich
Zweitgradig (dermal: oberflächlich/tief)	**Bis in tiefere Hautschichten** Zusätzlich zu erstgradig: Blasen, Wundgrund feucht, Schmerzen auf Berührung, kaum Blutung Unterteilung: Grad a) Blasenbildung rot Grad b) Blasenbildung weiß Regeneration möglich
Drittgradig (subdermal: oberflächlich/tief)	**Völlige Zerstörung der Haut** Völlige Gewebezerstörung, trockene Wunde, wachsartig-prall, Haare/Nägel fallen aus Später Hautübertragung notwendig
Viertgradig	**Verkohlung** Irreversible Schädigung Erfordert chirurgisch-plastische Maßnahmen

TAB. 4.12: Ermittlung der betroffenen Oberfläche mit der Neuner-Regel nach Wallace

Körperregion	betroffene Körperoberfläche (KOF) eines Erwachsenen
Kopf + Hals	9 % KOF
Arm	9 % KOF
Rumpf vorne	18 % KOF
Rumpf hinten	18 % KOF
Bein	18 % KOF

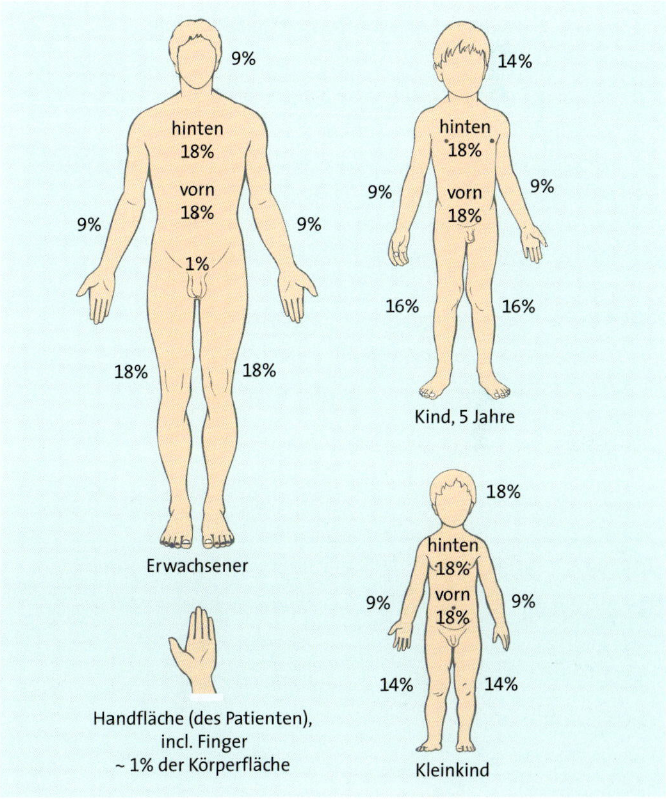

ABB. 4.17 ▶ Ermittlung der verbrannten Körperoberfläche bei Erwachsenen und Kindern

PraxisTipp

- Handinnenfläche des Patienten entspricht ca. 1 % KOF
- Faustregel zur Berechnung des Infusionsbedarfs in der ersten Stunde:

  ml/h = kgKG × % verbrannte KOF / 2

  z. B. 75 kg × 20 % / 2 = 750 ml

PlusWissen: Verbrennungen

- Baxter-Parkland-Formel
  - Berechnung der benötigten Flüssigkeitszufuhr bei Verbrennungen:
  - viermal Körpergewicht in kg × verbrannter Körperoberfläche = ml Vollelektrolytlösung in 24 h
  - Hälfte des Volumens innerhalb der ersten 8 h
- Schock zu erwarten ab: 15 % verbrannter Körperoberfläche bei Erwachsenen und 8–10 % KOF bei Kindern

  → Zentrum für Brandverletzte, ggf. Sekundärtransport (weitere Indikationen z. B. Gesichts-/Hand-/Genitalbeteiligung)

Zeitkritische Krankheitszustände („Big Five")

1. Akutes Koronarsyndrom (ACS)
2. Kreislaufstillstand
3. Sepsis
4. Stroke
5. Polytrauma

Tab. 4.13: Häufige Aufnahmediagnosen in der Notaufnahme

Akutes Abdomen	Magen-Darmblutung (GI-Blutung)
Akute Atemnot *	Diabetes mellitus
Infekt/Fieber (unklarer Genese) ***	Kopfschmerzen/Migräne
Akuter Brustschmerz *	Intoxikation (Alkohol, Drogen)
Hypo-/Hypertonie	Akutes Koronarsyndrom (ACS) *
Rückenschmerzen	Durchblutungsstörungen Extremitäten
Synkope und Kollaps *	Volumenmangel/Hypovolämie

Gastroenteritis, akute Durchfallerkrankung	Thoraxtrauma *****
Schädel-Hirn-Trauma (SHT) *****	Stroke/Apoplex/TIA ****
Akute Herzrhythmusstörungen *	Krampfanfall/Epilepsie
Akuter Schwindel	Polytrauma *****
Gallen-/Nierensteine	Atem-Kreislauf-Stillstand **
Pneumonie ***	Sepsis ***
Proximale Femurfraktur (Schenkelhals)	Hirnblutung ****

Zuordnung zu den „Big Five": *ACS, **Kreislaufstillstand, ***Sepsis, ****Stroke, *****Polytrauma

Akutes Koronarsyndrom (ACS)

Definition:

kompletter/teilweiser Verschluss der Koronararterien bzw. ihrer Äste

Formen:

- ST-Hebungsinfarkt (STEMI)
- Nicht-ST-Hebungsinfarkt (N-STEMI)
- instabile Angina pectoris (IAP)

Symptome:

- Brustschmerz
  - anhaltend (> 20 min)
  - atemunabhängig
  - ausstrahlend (Hals, Kiefer, linker Arm)
- bekannte koronare Herzerkrankung
- 12-Kanal-EKG:
  - STEMI:
    - ST-Hebung in zwei benachbarten Ableitungen: Männer > 0,2 mV, Frauen > 0,1 mV
    - Linksschenkelblock (neu aufgetreten)
  - N-STEMI:
    - ST-Senkungen
    - T-Wellen-Veränderungen
    - keine pathologischen EKG-Zeichen

Maßnahmen:

- O_2-Gabe, wenn SpO_2 < 90 %
- Analgesie: z. B. Morphin 2–3 mg-weise i. v.
- ggf. Sedierung: z. B. Midazolam 1–2 mg i. v.
- ggf. Nitrate: z. B. Nitro-Spray 2 Hübe p. o.
- Thrombozytenaggregation: z. B. ASS 250 mg i. v.
- Antikoagulation: z. B. Heparin 70 I. E./kgKG i. v.
- Thrombolyse, wenn Herzkatheterbehandlung erst > 120 min möglich

PraxisTipp

- Merkhilfe zum akuten Koronarsyndrom: MONA-BH-Schema
  - Morphin
  - Oxygen (nur bei SpO_2 < 90 %)
  - Nitroglycerin (Glyceroltrinitrat)
  - ASS (Acetylsalicylsäure)
  - Beta-Blocker (z. B. Metoprolol)
  - Heparin
- 12-Kanal-EKG, einschl. Befundung: ≤ 10 min nach Eintreffen in der Klinik

Atem-Kreislauf-Stillstand

Symptome:

- Bewusstlosigkeit
- Atemstillstand
- Pulslosigkeit

Basismaßnahmen:

- Überprüfung: Kreislaufsituation (Puls, EKG-Monitoring)
- Überprüfung: Atemweg/Belüftung, ggf. Intubation
- Herzdruckmassage : Beatmung im Verhältnis 30 : 2
- FiO_2 1,0, ggf. Anschluss an Beatmungsgerät
- ggf. Anschluss an Thoraxkompressionsgerät (ACCD)
- ggf. venöser Zugang, Infusion

Bezeichnung	Typisches Koronargefäß	Betroffener Herzmuskel	Typische EKG-Veränderung
massiver Infarkt	LCA 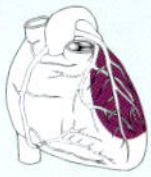	linker Ventrikel 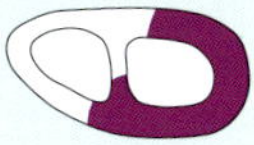	avL, I, V1–V6
Vorderwand-spitzen-infarkt	RIVA 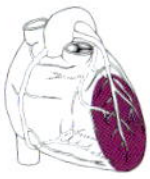	Vorderwand 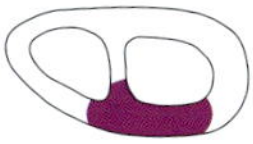	avL, I, V2–V4
Vorderwand-septum-infarkt	septale Äste RIVA 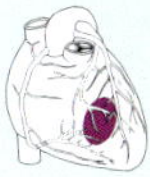	septumnahe Vorderwand 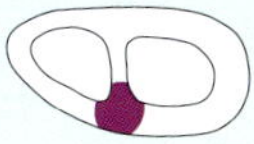	V1–V3
Vorder-Seitenwand-infarkt	lat. Äste RIVA 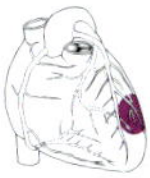	vordere Seitenwand 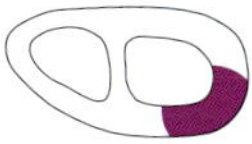	avL, I, V5–V6
Hinterwand-Seitenwand-infarkt	RCX 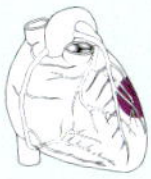	hintere Seitenwand 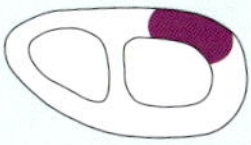	avF, III, V5–V6
Hinterwand-infarkt	Endäste RCX o. RCA 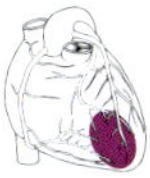	Hinterwand 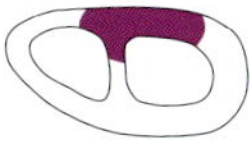	avF, II, III, invers V1–V2
Rechtsherz-infarkt	RCA 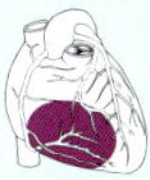	rechter Ventrikel 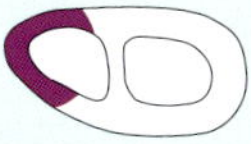	III, V3r–V4r

Abkürzungen: LCA = linke Koronararterie; RCA = rechte Koronararterie;
RIVA = linke vordere absteigende Koronararterie;
RCX = linke umlaufende Koronararterie

Abb. 4.18 ▶ Lokalisation eines Koronarverschlusses im 12-Kanal-EKG

Ziel

- Beseitigung reversibler Ursachen des Atem-Kreislauf-Stillstands (HITS, 4 H → s. Tab. 3.24)

Maßnahmen:

- Sofort-PCI (perkutane Koronarintervention) (Transfer: Herzkatheterlabor)?

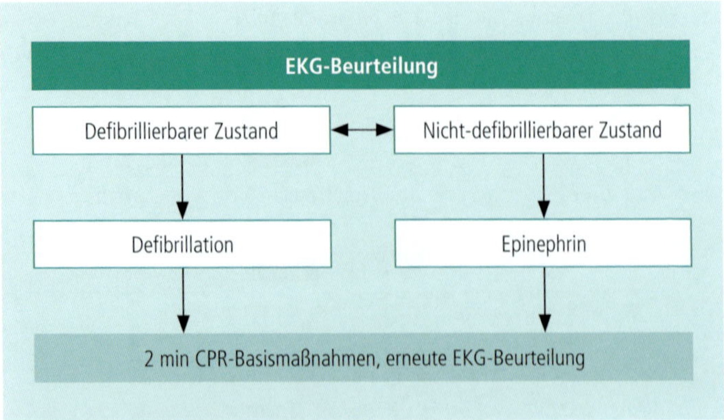

Abb. 4.19 ▶ Maßnahmen bei Atem-Kreislauf-Stillstand

- extrakorporale CPR (eCPR)?
- verlängerte Reanimationsmaßnahmen z. B.
  - defibrillationsresistentes Kammerflimmern → PCI
  - Lungenarterienembolie → Thrombolyse
  - Unterkühlung → Aufwärmung
  - Intoxikation, Elektrolytstörung → Hämodialyse

PraxisTipp

- 12-Kanal-EKG ≤ 10 min nach Eintreffen in der Klinik
- schnellstmögliche Sonografie (eFAST): Ausschluss reversibler Ursachen (4 H und HITS), Füllung und Funktion der Ventrikel, Zustand (Bauch-)Aorta prüfen, ob freie Flüssigkeit im Bauchraum

Infektion / Sepsis

Definition:

- Sepsis: lebensbedrohliche Organfunktionsstörung durch Fehlregulation der Immunabwehr infolge einer Infektion
- schwere Sepsis: Sepsis (s. u.) + akute Organfunktionsstörung, z. B.
  - Bewusstseinsstörung
  - Atemstörung, z. B. $paO_2 < 75$ mmHg

- metabolische Azidose, z.B. BE ≤ 5 mmol/l
- Nierenfunktionsstörung, z.B. Urinausscheidung < 0,5 ml/kgKG/h (über ≥ 2 h)
- septischer Schock: Sepsis + Kreislaufstörung, z.B. RR_{sys} ≤ 90 mmHg bzw. arterieller Mitteldruck ≤ 65 mmHg oder Vasopressorbedarf trotz ausreichender Volumenzufuhr

SIRS-Kriterien (Systemic Inflammatory Response Syndrome)

- Temperatur > 38,0 °C oder < 36,0 °C
- Herzfrequenz ≥ 90/min
- Atemfrequenz ≥ 20/min oder $paCO_2$ ≤ 33 mmHg
- Leukozytenzahl ≥ 12.000 oder ≤ 4.000/mm^3

Tab. 4.14: Infektionszeichen

Körperregion	Symptome	Diagnose
Gehirn, Hirnhäute	Kopfschmerzen, Meningismus	Enzephalitis, Meningitis
Atemwege	Husten, Auswurf	Bronchitis, Pneumonie
Herz, Kreislauf	Herzinsuffizienz, Arrhythmien	Endokarditis, Myokarditis
Abdomen	Schmerzen im Bauchraum	Infektionen im Verdauungstrakt
Harnwege	Brennen, Schmerzen, beim Wasserlassen, Urinfarbe	Urogenitalinfektion
Knochen, Weichteile	Rötung, Schwellung, Schmerzen	Osteomyelitis, Abszess, Prothesen-/Weichteilinfektion
Fremdkörper	Allgemeinsymptome	Katheter-, Schrittmacherinfektion

PlusWissen: Pneumonie (häufigste Sepsisursache)

Formen (mit jeweils unterschiedlichem typischem Erregerspektrum)

- ambulant erworbene Pneumonie
- hospital erworbene Pneumonie
- Pneumonie bei Immunsuppression

Schwere Pneumonie (CRB-65-Score)

- **C**onfusion – Bewusstseinsstörung GCS < 15
- **R**espiration – Atemfrequenz ≥ 30/min
- **B**lood Pressure – Blutdruck ≤ 90/60 mmHg
- **65** – Alter > 65 Jahre

Tab. 4.15: Schweregrade Sepsis (zzt. in wissenschaftlicher Diskussion)

	Kriterien
Sepsisverdacht	Infektion(-sverdacht) + ≥ 2 qSOFA-Kriterien
Schwere Infektion	Infektion(-sverdacht) + ≥ 2 SIRS-Kriterien
Sepsis	Infektion(-sverdacht) + Anstieg qSOFA ≥ 2 Kriterien
Schwere Sepsis	Sepsis + RR_{mittel} ≤ 65 mmHg + Laktat ≥ 2 mmol/l

Diagnostik:

- mind. zwei, besser drei Venenpunktionen und Abnahme von jeweils zwei Blutproben (ca. 10 ml) und Einbringen des Blutes in Blutkulturflaschen (paarweise für aerobe/anaerobe Erreger)
- Infektionsherdsuche

Diagnose:

- Vorliegen einer Infektion und mind. zwei SIRS-Kriterien
- qSOFA (quick Sepsis-Related/Sequential Organ Failure Assessment) zur Abschätzung der Wahrscheinlichkeit einer Sepsis
  - Bewusstsein: GCS < 15 bzw. Verschlechterung des Ausgangsbefundes
  - Atemfrequenz ≥ 22/min
  - RR_{sys} ≤ 100 mmHg
    → Auswertung: mind. zwei Kriterien erfüllt: erhöhte Wahrscheinlichkeit für Intensivtherapiebedarf und erhöhte Krankenhaussterblichkeit

Behandlung:

- Behandlung des Infektionsherds, z. B. operative Sanierung
  - Volumenbehandlung, z. B. 10–20 ml/kgKG Kristalloide i. v.

- Therapie mit Noradrenalin zur Erreichung eines mittleren arteriellen Drucks ≥ 65 mmHg
- ggf. zusätzliche Dobutamintherapie

PlusWissen: Sondersituation bakterielle Meningitis

- sofortige Blutkulturentnahme, Liquorpunktion, Antibiotikagabe, z. B. Ceftriaxon + Ampicillin, Dexamethason 10 mg i. v. alle 6 h, ggf. CT-Schädel bei GCS < 10, Krämpfen
- Beginn einer „kalkulierten" Antibiotikabehandlung (≤ 1 h) entsprechend der vermuteten Lokalisation der Infektion, z. B. Atemwege, Gallenwege, Harnwege, Bauchraum, Weichteile mit jeweils typischem Erregerspektrum, bzw. vermuteten Grunderkrankung, z. B.
  - Enzephalitis/Meningitis: Ceftriaxon
  - Atemwegs- und abdominelle Infektion: Ampicillin/Sulbactam
  - Harnwegsinfektion: Ciprofloxacin
  - Weichteilinfektion: Cefazolin
  - Meningitis: Ampicillin, Ceftriaxon
  - manifeste Sepsis: Piperacillin/Tazobactam + Ciprofloxacin

Stroke / Schlaganfall / TIA

Formen:

- ischämischer Schlaganfall: plötzliche Durchblutungsstörung des Gehirns durch Gefäßverschluss (85 %)
- „blutiger Schlaganfall": Hirnfunktionsstörung durch Hirnblutung (15 %)

Symptome (s. a. Kap. 3.7.4):

- Bewusstseinsstörung
- Wortfindungs-/Sprechstörungen
- Sehstörungen
- Pupillendifferenz
- hängender Mundwinkel
- einseitiges Taubheitsgefühl und Lähmungen (Hemiparese)
- Schwindel, Übelkeit, Erbrechen, Kopfschmerzen

Diagnostik:

- Vitalfunktionen, einschl. Blutzucker- und Temperaturmessung
- GCS
- Kontraindikationen für Thrombolyse/Rekanalisation überprüfen (z. B. kürzlich zurückliegende OP, Hinweis auf Hirnblutung)

Maßnahmen:

- Atemwege freihalten, ggf. O_2-Gabe
- ggf. Blutdruck senken (wenn RR_{sys} > 180/100 mmHg ohne arterielle Hypertonie)
- ggf. Blutdruck senken (wenn RR_{sys} > 220 mmHg bei bekannter arterieller Hypertonie)
- ggf. Blutdruck steigern (wenn RR_{sys} < 130 mmHg)
- ggf. Blutzucker korrigieren (wenn < 60 bzw. > 200 mg/dl)
- ggf. Temperatur senken (wenn > 37,5 °C)
- frühestmögliche kranielle CT (CCT) bzw. MRT des Schädels

Polytrauma

Definition:

Schwere, gleichzeitig entstandene Verletzung von mindestens zwei Körperregionen oder Organen bzw. Organsystemen, bei der entweder eine einzelne Verletzung oder die Kombination lebensbedrohlich ist.

Ziel der Behandlung (Golden Hour of Shock):

- Innerhalb einer Stunde (ab Unfallzeitpunkt) soll die notwendige Behandlung (z. B. einschl. einer Operation in der Klinik) erfolgen.
- Algorithmen dienen einer systematischen, schnellen Untersuchung, Beurteilung und Behandlung.
- Es werden nur unmittelbar erforderliche Maßnahmen durchgeführt, um erforderliche lebensrettende Maßnahmen, z. B. unmittelbare Operation, nicht zu verzögern.

Diagnostik Thorax-/Halstrauma:

- klinische Untersuchung, einschl. Auskultation
- ggf. Sonografie (eFAST: Pleura, Perikard)
- ggf. Röntgen-Thorax, Spiral-CT Thorax mit Kontrastmittel

- SpO_2-, Blutdruck-, EKG-Monitoring, ggf. 12-Kanal-EKG
- ggf. Entlastung Spannungspneumothorax, anschließend Thorax-drainage
- ggf. Perikardentlastung bei Herzbeuteltamponade

Diagnostik Abdominaltrauma:

- klinische Untersuchung
- Sonografie (eFAST: Abdomen, Retroperitoneum, Blase)
- ggf. Spiral-CT Abdomen
- ggf. sofortige Laparotomie
- Ausschluss einer (lebensbedrohlichen) Beckenverletzung (ggf. Beckenübersicht bzw. CT Becken)
- ggf. Notfallstabilisierung des Beckens
- ggf. Ausschluss einer Verletzung der Nieren und der Harnwege
- Beurteilung, zusätzlich:
  - Füllung Herz, große Gefäße (Volumenmangel? Stauung?)
  - Pumpfunktion des Herzens (Herzinsuffizienz?)

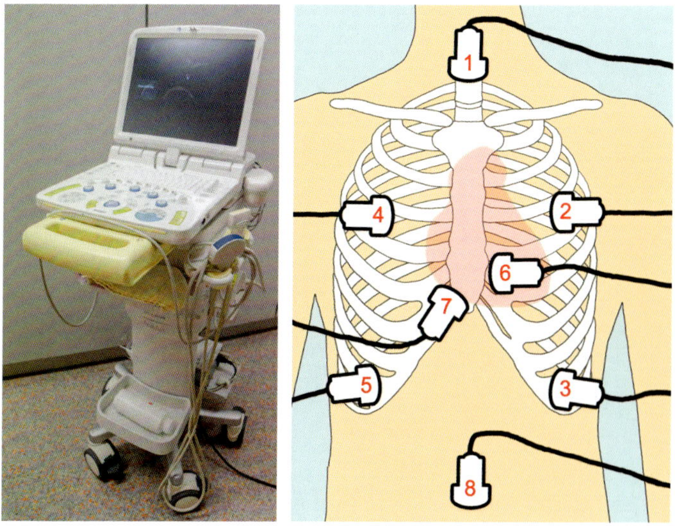

Abb. 4.20 a / b ▶ a) Sonografiegerät, b) Positionen der Notfallsonografie

Tab. 4.16: Schallkopfpositionen zur gezielten Notfallsonografie

ABC	Position	Organ	Position vertikal	Position horizontal	Fragestellung
A	1	Trachea	Schilddrüse	Mittellinie	Tubusposition? Ösophagus?
B	2	Pleura links	2.–3. ICR links	Medioklavikularlinie links	Pneumothorax links? Lungenkontusion links? Lungenödem?
C	3	Pleura links Milzloge Niere links Pankreas Darm	8. ICR links	Mittlere Axillarlinie links	Hämatothorax links? Freie Flüssigkeit Pleura/Abdomen links? Verletzung Retroperitoneum/Pankreas/Darm?
B	4	Pleura rechts	2.–3. ICR rechts	Medioklavikularlinie rechts	Pneumothorax rechts? Lungenkontusion rechts? Lungenödem?
C	5	Pleura rechts Leber Niere rechts Pankreas Darm	8. ICR rechts	Mittlere Axillarlinie rechts	Hämatothorax rechts? Freie Flüssigkeit Pleura/Abdomen rechts? Verletzung Retroperitoneum/Pankreas/Darm?
C	6	V. cava Aorta	Parasternal rechts bzw. links	Oberbauch	Füllung untere Hohlvene: Volumenstatus? Aortenverletzung/-aneurysma?
C	7	Herz	Schwertfortsatz, 4-Kammer-Blick	Mittellinie	Perikarderguss? Ventrikelfüllung? Pumpfunktion rechts/links Ventrikel?
C	8	Unterbauch	Symphyse	Mittellinie	Freie Flüssigkeit Unterbauch? Verletzung Becken/Blase?

Diagnostik Schädel-Hirn-Trauma:
- GCS (regelmäßig wiederholt)
- Sicherstellung der Atemfunktion (SpO_2 > 90 %)
- ggf. Intubation, Beatmung
- Sicherstellung der Kreislauffunktion (RR_{sys} > 90 mmHg)
- ggf. CT Schädel, ggf. wiederholt

Diagnostik Wirbelsäulentrauma:
- klinischer Ausschluss einer Wirbelsäulenverletzung
- ggf. konventionelles Röntgen bzw. Spiral-CT

Diagnostik Extremitätentrauma:
- klinische Untersuchung (DMS-Kontrolle)
- konventionelles Röntgen
- ggf. Reposition, Fixierung (DMS-Kontrolle)
- ggf. bei Gefäßverletzung: Duplex-Sonografie, Angiografie, Angio-CT, ggf. Embolisation

Diagnostik Hand-/Fußtrauma:
- ggf. spezifisches Vorgehen erforderlich

Ganzkörper-CT:
(ggf. mit Kontrastmittel)
- bei Störung der Vitalparameter, relevantem Unfallmechanismus, Nachweis mind. zwei relevant verletzter Körperregionen

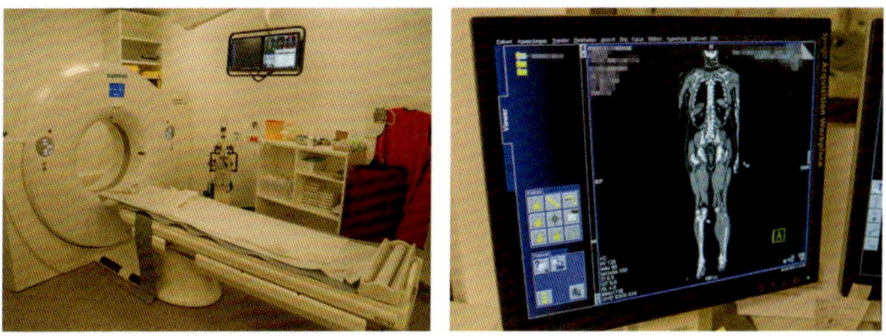

Abb. 4.21 a / b ▶ Klassisches CT-Gerät und Aufnahme einer „Traumaspirale" (Ganzkörper-CT)

Labor (Basisuntersuchungen):

- Blutbild, Gerinnung, Elektrolyte, Leber-, Nierenwerte, Blutzucker, Kreuzblut, arterielle Blutgasanalyse

Maßnahmen (<c>ABCDE):

- **<c>:** Stillung schwerer Blutungen
- **A:** Atemwege freimachen, Absaugbereitschaft
- **B:** adäquate Ventilation, ggf. Sauerstoffapplikation, Beatmungsbereitschaft
- **C:** Kreislaufstabilisierung (ggf. Volumentherapie), Lagerung, Stillung sämtlicher übriger Blutungen
- **D:** Erhebung AVPU/GCS/Blutzucker
- **E:** Wärmeerhalt, weitere Untersuchungen/Diagnostik (CT, Sonografie, SAMPLER[S], OPQRST)

Reevaluation/weitere Maßnahmen:

- unmittelbare vitale Bedrohung:
  - Atemfrequenz < 6/min bzw. > 29/min
  - SpO_2 < 90 % trotz O_2-Gabe
  - schweres Schädel-Hirn-Trauma (GCS < 9)
  - instabiler Kreislauf (RR_{sys} < 90 mmHg)

    → Inline-Stabilisation ohne HWS-Schiene (RSI, ggf. Einsatz von Esketamin)

    → Intubation (RSI), Beatmung (Normoventilation), Kapnografie
- mind. zwei (großlumige) venöse Zugänge
- ggf. kristalloide Infusionslösungen (10–20 ml/kgKG i. v., ggf. wiederholen)
- ggf. Tranexamsäure, z. B. 1 g i. v.
- ggf. Erythrozytenkonzentrate (ggf. „ungekreuzt“ 0 negativ)
- ggf. Frischplasma (FFP)
- ggf. Gerinnungsfaktoren, Thrombozytenkonzentrate

Spezielle Patientengruppen

- Umgang mit Patienten mit chronischen, akuten Erkrankungen und ggf. Verletzungen bzw. Operationen

- Berücksichtigung von Hörbeeinträchtigungen
  - deutlich und langsam sprechen
  - Blickkontakt beim Kommunizieren
  - lange, geschachtelte Sätze vermeiden
  - ggf. Hilfsmittel oder Alternativen (Hörgerät, Schreiben)
- Berücksichtigung von Sehbeeinträchtigungen
  - Patienten niemals ohne vorherige Ansprache anfassen
  - über jeden Arbeitsschritt, jede Tätigkeit und Fortbewegung vorab informieren
- Berücksichtigung von chronischen (neurologisch bedeutsamen) Erkrankungen, wie Demenz und M. Parkinson
- Pflege und Betreuung spezieller Behandlungsgruppen wie ältere, demente, geistig und/oder körperlich behinderte Patienten
- Umgang mit Patienten in persönlichen Krisensituationen (professionelle Vorgehensweisen)
  - Patienten kontinuierlich beaufsichtigen
  - Verständnis für die Situation zeigen
  - Arzt und Pflegepersonal über evtl. Äußerungen von Suizidgedanken informieren
- Betreuung/Versorgung schwer Kranker und Sterbender (adäquater Umgang im Behandlungsablauf, Möglichkeiten der akuten professionellen Hilfe zur Krisenbewältigung)
- Umgang mit aggressiven Patienten
- Umgang mit intoxikierten Patienten

Dokumentation

- Daten der Voranmeldung
- Übergabeprotokoll
- Patientenkurve
- Patientenakte
- vollständige, eindeutige Kennzeichnung (Patientenetikett)
- Dokumentation von Befunden und Maßnahmen
- eine Pflegedokumentation sollte enthalten:
  - Stammblatt
  - Anamnese
  - Medikamentenplan

- Name der Behandelnden
- Übergabe persönlicher Gegenstände (evtl. vom Patienten/Zeugen unterschreiben lassen)
- Patientenzustand (bei Übernahme und Übergabe)
- Pflegeplanung, ggf. Durchführungsnachweise
- Uhrzeiten (Aufnahme, Behandlung, Übergabe, Entlassung)

• korrekter Umgang mit sensiblen Patientendaten (Datenschutz)
• spezielle Dokumentation:
  - Fotodokumentation von Verletzungen/Erkrankungen zum Aufnahmezeitpunkt oder im Krankheitsverlauf (Patienten aufklären bzgl. Zweck der Fotos)
  - Dokumentation von evtl. Komplikationen oder Konfliktsituationen

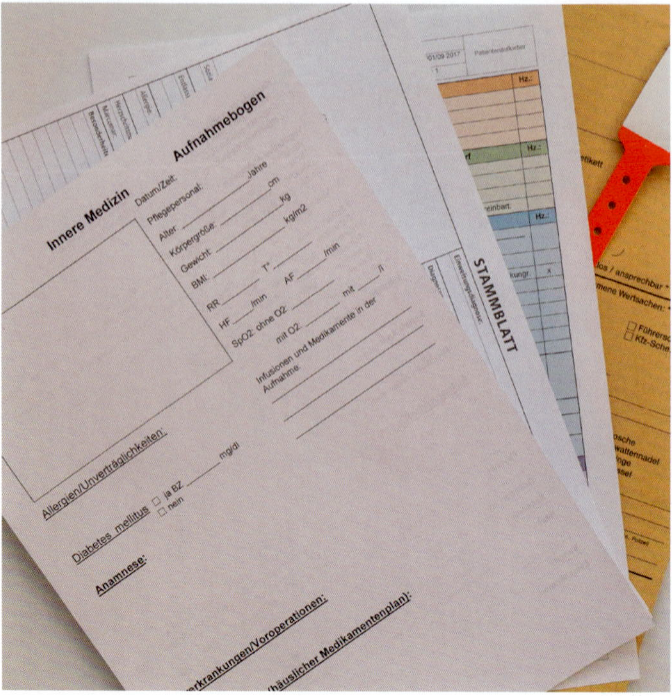

Abb. 4.22 ▶ Aufnahmebogen Notaufnahme

PraxisTipp

- Dokumentation ist gleichzeitig Pflege- und Leistungsnachweis.
- Es wurde nur durchgeführt, was dokumentiert ist!
- So knapp wie möglich, so ausführlich wie nötig formulieren.
- Immer gut leserlich schreiben.
- Information für Weiterbehandlung
- Häufig kommen Fragen erst nach großem zeitlichem Abstand auf, Dokumentation hilft bei der Aufarbeitung.
- Vollständige Dokumentation bedeutet Sicherheit für Personal und Patienten.

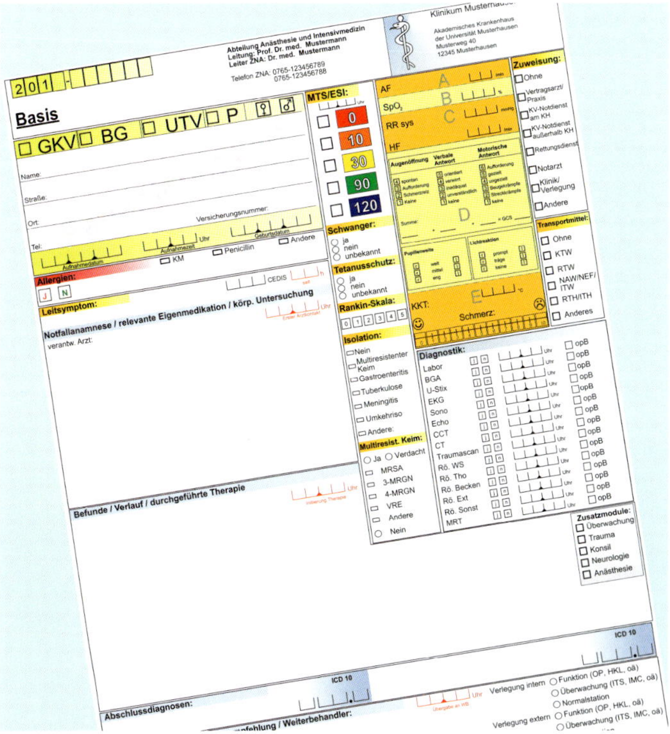

Abb. 4.23 ▶ Basis-Notaufnahmeprotokoll (© Sektion Notaufnahmeprotokoll der DIVI)

4.3 Anästhesie- und OP-Abteilung

4.3.1 RettH / RettSan

Ausbildungsdauer:
- RettH: ggf. 40 Stunden
- RettSan: 40 Stunden

Typische Ausbildungsinhalte sind z. B.:
- Grundlagen der Hygiene
- Kennenlernen der klinischen Abläufe
- Kommunikation und Betreuung
- Patientenbeobachtung
- Kontrolle der Vitalparameter
- Statusbeurteilung des Patienten: klinisch und apparativ mit Ableitung/Durchführung erforderlicher Maßnahmen in eigener Kompetenz bzw. ggf. Hinzuziehung höher qualifizierter Kompetenz
- Maskenbeatmung mit Atemwegsmanagement
- Mitwirkung bei der Herz-Lungen-Wiederbelebung
- Vorbereiten von Medikamenten und Infusionen
- Assistenz bei der Venenpunktion
- Assistenz bei der Intubation
- Assistenz bei der Narkose: Vorbereitung, Durchführung, Überwachung
- Grundlagen der Dokumentation

Lernziele:
- Grundlagen des hygienischen Arbeitens **(sicher/korrekt)**
- Umgang mit sterilem Material **(sicher/korrekt)**
- Verhalten in Patientenschleusen bei infektiösen Patienten **(sicher/korrekt)**
- Gegebenheiten und Abläufe eines OP-Betriebs kennen **(gezeigt/erklärt)**
- Wahrnehmung der allgemeinen Bedürfnisse des Patienten im Umfeld einer Operation **(sicher/korrekt)**
- Umlagerung des Patienten vom Bett auf OP-Tisch (Umlagerungshilfen) **(sicher/korrekt)**

- Möglichkeiten der Fixierung und Lagerung kennen, inkl. Druckstellen, Lagerungsschäden **(gezeigt/erklärt)**
- Maßnahmen des Wärmeerhalts kennen und umsetzen **(verstanden/durchgeführt)**
- Beachtung individueller, sozialer und kultureller Aspekte der Patientenbetreuung **(verstanden/durchgeführt)**
- Erlernen der professionellen und situationsgerechten Kommunikation mit Patienten unter OP-Bedingungen **(sicher/korrekt)**
- strukturierte Übergabe von Patienten vor und nach Operationen **(gezeigt/erklärt)**
- Patientenbeobachtung **(sicher/korrekt)**
- pflegerische Maßnahmen bei Patienten verschiedener Altersstufen und mit verschiedenen Vorerkrankungen bzw. körperlichen Einschränkungen, mit unterschiedlich schweren akuten Erkrankungen, die operativ behandelt werden müssen **(verstanden/durchgeführt)**
- Kontrolle der Vitalparameter **(sicher/korrekt)**
- Statusbeurteilung des Patienten: klinisch und apparativ **(verstanden/durchgeführt)**
- Basismonitoring kennen und während der OP anwenden (EKG, Blutdruck, Temperatur, Sauerstoffsättigung usw.) **(sicher/korrekt)**
- Assistenz bei der Venenpunktion **(sicher/korrekt)**
- elementare pharmakologische Grundlagen von Medikamenten, z. B. Sedativa, Hypnotika, Muskelrelaxanzien, Notfallmedikamenten **(gezeigt/erklärt)**
- Vorbereiten von Medikamenten und Infusionen **(sicher/korrekt)**
- Narkosearbeitsplatz kennen **(gezeigt/erklärt)**
- Assistenz bei der Intubation **(sicher/korrekt)**
- Assistenz bei der Narkoseeinleitung: Vorbereitung, Durchführung, Überwachung **(verstanden/durchgeführt)**
- Maskenbeatmung mit Atemwegsmanagement **(sicher/korrekt)**
- Assistenz bei der Herz-Lungen-Wiederbelebung **(sicher/korrekt)**
- Verhalten in besonderen Gefahrenbereichen (Röntgen, Laser) **(verstanden/durchgeführt)**

4.3.2 NotSan

Ausbildungsdauer:

- insgesamt 280 Stunden
  - z.B. 160 Stunden im 2. Ausbildungsjahr
  - z.B. 120 Stunden im 3. Ausbildungsjahr
- „RettAss Ergänzungsausbildung 480 Stunden“: 40 Stunden
- „RettAss Ergänzungsausbildung 960 Stunden“: 60 Stunden, ggf. 100 Stunden

Ausbildungsziele:

Die Schülerinnen und Schüler sind zu befähigen,
a) mit sterilen Materialien umzugehen,
b) Maßnahmen der Narkoseeinleitung unter Anleitung durchzuführen,
c) einen periphervenösen Zugang zu legen,
d) beim Anlegen zentralvenöser Zugänge und arterieller Messsysteme mitzuwirken,
e) einen freien Atemweg bei narkotisierten Patientinnen und Patienten zu schaffen,
f) Maßnahmen zum oralen und nasalen Absaugen durchzuführen.
(NotSan-APrV, Anlage 3 zu § 1 Absatz 1 Nummer 3)

Lernziele:

- Grundlagen des hygienischen Arbeitens **(sicher/korrekt)**
- Umgang mit sterilem Material **(sicher/korrekt)**
- Verhalten in Patientenschleusen bei infektiösen Patienten **(sicher/korrekt)**
- Gegebenheiten und Abläufe eines OP-Betriebs kennen und persönliche Einordnung in das komplexe System **(gezeigt/erklärt)**
- Verständnis für die Aufgaben und die interdisziplinäre Zusammenarbeit der verschiedenen Fachabteilungen und Berufsgruppen in der operativen Medizin **(gezeigt/erklärt)**
- Wahrnehmung der allgemeinen Bedürfnisse des Patienten im Umfeld einer Operation **(sicher/korrekt)**
- Umlagerung des Patienten vom Bett auf OP-Tisch (Umlagerungshilfen) **(sicher/korrekt)**

- Möglichkeiten der Fixierung und Lagerung kennen, inkl. Druckstellen, Lagerungsschäden **(verstanden/durchgeführt)**
- Maßnahmen des Wärmeerhalts kennen und umsetzen **(verstanden/durchgeführt)**
- Beachtung individueller, sozialer und kultureller Aspekte der Patientenbetreuung **(verstanden/durchgeführt)**
- Erlernen der professionellen und situationsgerechten Kommunikation mit Patienten unter OP-Bedingungen **(sicher/korrekt)**
- pflegerische Maßnahmen bei Patienten verschiedener Altersstufen und mit verschiedenen Vorerkrankungen bzw. körperlichen Einschränkungen, mit unterschiedlich schweren akuten Erkrankungen, die operativ behandelt werden müssen **(verstanden/durchgeführt)**
- Messung und Beurteilung der Vitalfunktionen im OP-Bereich, einschl. der Weitergabe auffälliger Befunde und Beobachtungen **(sicher/korrekt)**
- Statusbeurteilung des Patienten: klinisch und apparativ **(verstanden/durchgeführt)**
- Umgang mit Monitoren und Beatmungsgeräten **(verstanden/durchgeführt)**
- Narkosearbeitsplatz kennen **(gezeigt/erklärt)**
- Assistenz bei der Intubation **(sicher/korrekt)**
- Assistenz bei der Narkoseeinleitung: Vorbereitung, Durchführung, Überwachung **(verstanden/durchgeführt)**
- rettungsdienstlich relevante Medikamente in der Anästhesie kennen und erläutern (Wirkstoff, Dosierung, Indikation, Kontraindikationen, Wirkweise, Nebenwirkungen) **(sicher/korrekt)**
- Anästhesieformen kennen und unterscheiden (Lokalanästhesie, TIVA usw.) **(gezeigt/erklärt)**
- Umgang mit Spritzen- und Infusionspumpen **(sicher/korrekt)**
- Vorbereitung und Durchführung der Anlage venöser Zugänge **(sicher/korrekt)**
- Vorbereitung und Durchführung der Medikamentengabe **(sicher/korrekt)**
- Grundlagen der Infusionstherapie **(verstanden/durchgeführt)**
- Durchführung der Beutel-Masken-Beatmung **(sicher/korrekt)**

- Assistenz und Durchführung des Einführens von (supraglottischen) Atemwegshilfen **(sicher/korrekt)**
- Assistenz und Durchführung der Herz-Lungen-Wiederbelebung **(sicher/korrekt)**
- Überwachung und Pflege von Sonden, Kathetern und Drainagen **(verstanden/durchgeführt)**
- Verhalten in besonderen Gefahrenbereichen (Röntgen, Laser) **(gezeigt/erklärt)**
- Grundlagen der Dokumentation unter OP-Bedingungen **(sicher/korrekt)**

4.3.3 Was mich erwartet

Räume, Personal, Abläufe

- funktionale Struktur eines OP-Bereiches mit spezifischen Räumen zum Ein- und Ausschleusen von Personal und Patienten, OP-Säle, Ein- und Ausleitungsräume, Sterilisation, Lagerung, Aufenthaltsraum usw.
- vielfältig organisatorisch, fachlich, medizinisch, ärztlich/pflegerisch strukturierte Umgebung, die sowohl fachlich als auch mental anspruchsvoll ist
- Organisations- und Ablaufsteuerung durch OP-Manager bzw. OP-Koordinator
- komplexe Versorgungsabläufe durch eine Vielzahl von Fachdisziplinen und Berufsgruppen unter räumlichen Bedingungen eines OP-Bereiches
- Arbeitsteilung und Zusammenarbeit zwischen ärztlichem und pflegerischem Personal sowie weiteren Unterstützungsdiensten im OP-Betrieb
- Eingliederung in das Anästhesiepflegeteam mit Unterordnung in deren Dienstplan, Arbeits- und Verantwortungsbereiche
- Umgang mit einer Vielzahl von Geräten und Verfahren zur Überwachung und Unterstützung der Vitalfunktionen
- Vorgehensweisen vor und nach Operationen bei ambulanten und stationären Patienten, bei geplanten (Elektiv-)Eingriffen bzw. Notfalloperationen

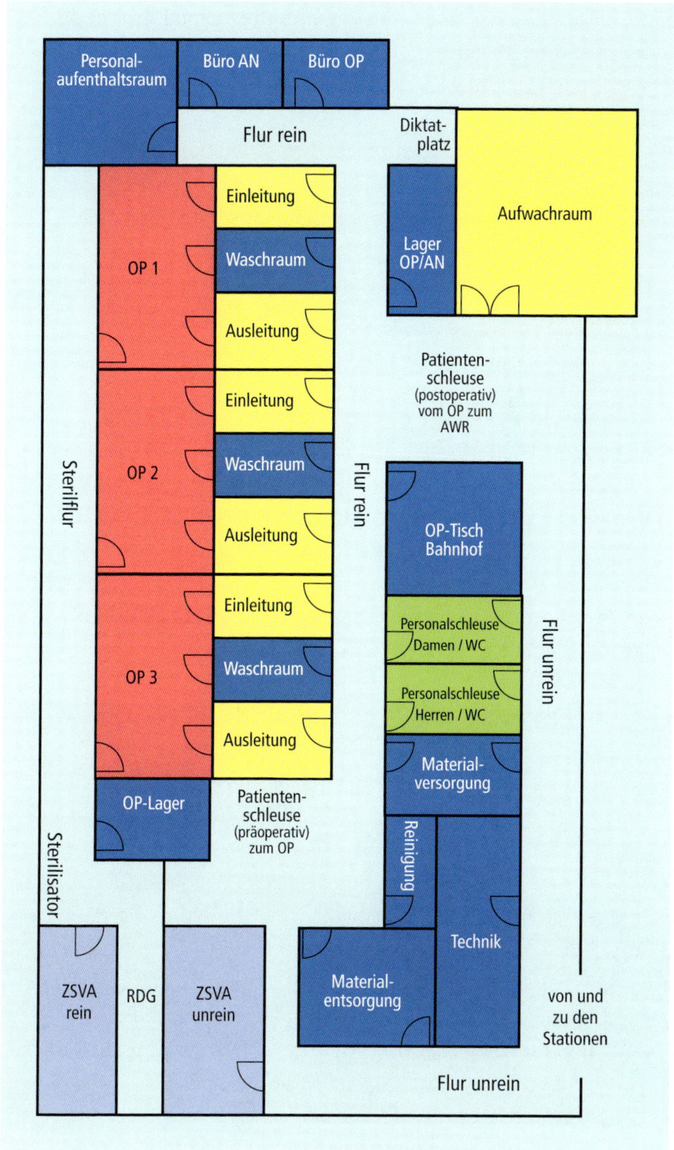

Abb. 4.24 ▶ Grundriss des Operationsbereiches

- grundsätzliche Abläufe bei Patienten mit Regionalanästhesien, bei „Stand-by-Verfahren", in Analgosedierung und Vollnarkosen

Kommunikation

- eine Vielzahl von Fachausdrücken und Abkürzungen
- individuelle, kulturelle und religiöse Vorstellungen im Krankheitsverständnis und daraus folgenden Erwartungen an die Behandlung im Zusammenhang mit einer Operation
- psychisch belastende Erlebnisse, z.B. Schmerzen, Leidenssituationen, Tod

Hygiene

- Anforderungen an hygienisches Verhalten und Arbeiten
- allgemeine Hygienerichtlinien/-pläne, spezielle Hygienepläne in „unreinen", „reinen" und „sterilen" Bereichen, einschl. Maßnahmen des Hygieneschutzes, z.B. hygienischer Umgang mit Hilfsmitteln und Materialien, Sekreten und Ausscheidungen
- Grundregeln der persönlichen Hygiene (Hände, Kleidung) und der Erfordernisse bei der Versorgung von operativen Patienten verschiedener Fachgebiete

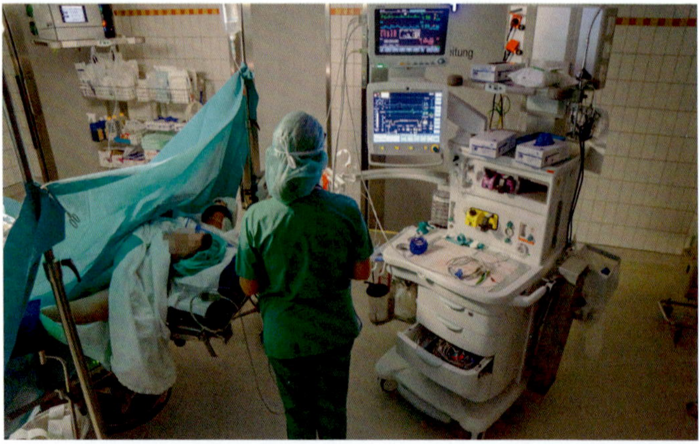

Abb. 4.25 ▶ Narkosearbeitsplatz im OP

- Grundlagen des Infektionsschutzes
- Reinigung, Desinfektion und Pflege von medizinischen Untersuchungs- und Behandlungsgeräten und Arbeitsflächen
- Krankenhausinfektionen, multiresistente Erreger
- Umgang mit (möglicherweise) infektiösen Patienten → Isolierungsmaßnahmen

Betreuung, Versorgung

- passive und aktive Teilnahme an Pflegeaufgaben bei Patienten unterschiedlicher Altersstufen, Vorerkrankungen, verschiedenen Geschlechts und verschieden schwerer Erkrankungszustände
- Versorgung von Patienten mit akuten Störungen der Vitalfunktionen
- innerklinische Transporte, z. B. von beatmeten Patienten zwischen Notaufnahme, Intensivstation und OP-Bereich mit umfangreicher medikamentöser Therapie

Überwachung, Behandlung

- Erhebung der Vitalparameter zur Bewusstseinslage, Atmung, des Herz-Kreislauf-Systems und des inneren Milieus wie Atemparameter, Sauerstoffsättigung, CO_2-Messung, Puls, Blutdruck, periphere Durchblutung, Temperatur, jeweils mit und ohne Monitorunterstützung
- Sicherung der Vitalfunktionen bei Patienten vor, während und unmittelbar nach Operationen
- technisches invasives Monitoring, komplexe medikamentöse Therapie und Organersatzverfahren (wie Beatmung, Kreislauftherapie)
- Labordiagnostik, u. a. mit vor Ort befindlichen Geräten (z. B. Blutzuckermess- und Blutgasanalysegerät)
- Umgang mit Medikamenten, insbesondere Sedativa, Hypnotika, Analgetika, Muskelrelaxanzien
- Patienten in besonders kritischen Krankheitsphasen
- Durchführung von Wiederbelebungsmaßnahmen

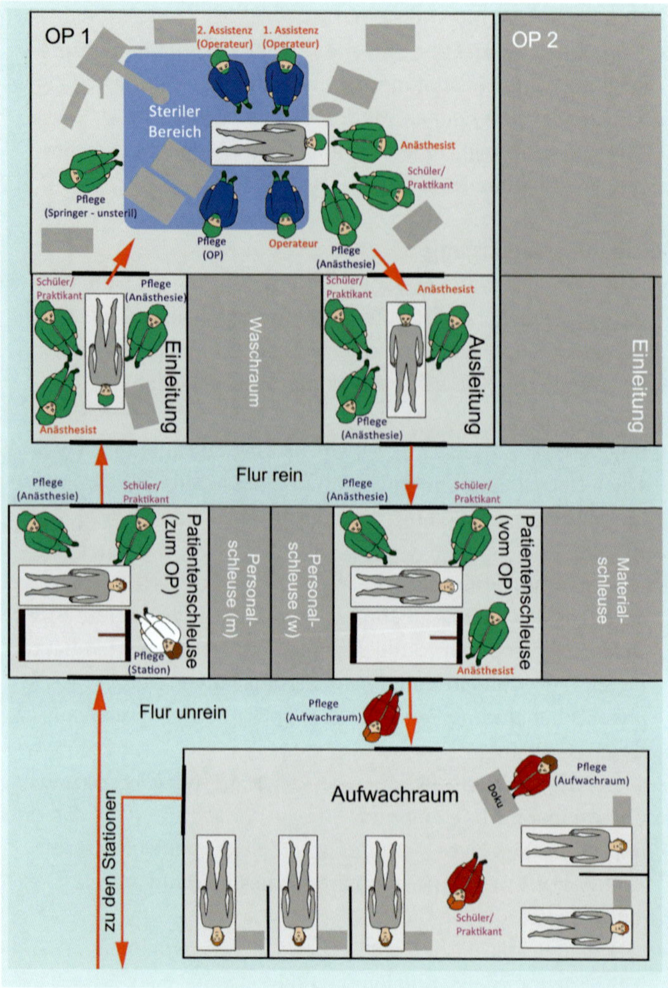

Abb. 4.26 ▶ Patientenablauf im OP

Spezielle Patientengruppen

- Notfallpatienten
- unheilbar Kranke
- Kinder (und ihre Angehörigen)
- Betreuung Schwangerer (Schnittentbindung [Sectio], evtl. Not-Sectio) und Erstversorgung von Neugeborenen

Dokumentation

- grundlegende Verfahren und Regeln der Dokumentation in der Anästhesie
- Vollständigkeit der Unterlagen, Befunde, Einverständnis, Narkoseprotokoll

4.3.4 Wie ich mich vorbereite

Räume, Personal, Abläufe

- Patientenfluss zwischen der Notaufnahme, der Intensivstation und dem OP-/Aufwachraumbereich und den Funktionsbereichen und Fachabteilungen → *s. Abgrenzung der medizinischen Fachgebiete*
- ärztliche und pflegerische Aufgabenteilung → *s. Berufs-, Ausbildungs- und Prüfungsverordnungen der medizinischen Berufe*
- strukturierte Übergabe von Patienten → *s. LPN1 Kap. 2.9.3; NfTB Kap. I/Schema: Übergabe des Patienten in der Klinik; TrB Kap. 3.4.1*

Kommunikationen

- medizinische Fachbegriffe und häufig benutzte Abkürzungen → s. ONLINE-PORTAL
- Grundlagen der professionellen Kommunikation mit Krankenhausmitarbeitern, Patienten und ihren Angehörigen → s. KAP. 2.5; *LPN2 Kap. 5; LPN-San Kap. 8; Upg Kap. II/1, III/1.1; NfTB Kap. I/Anregungen für einen besseren Umgang mit Patienten*
- Arbeiten im Team → s. KAP. 2.5; *LPN2 Kap. 4.9; LPN-San Kap. 8.8; NfTB Kap. I/Vermeidung und Bewältigung von kritischen Situationen; Upg Kap. I/1.5; TrB Kap. 19*

Suggestionen in der Anästhesie

- Narkose und Operation sind für alle Patienten Ausnahmesituationen, insbesondere Notfalleingriffe wie ein Notkaiserschnitt
- durch positive Suggestion kann präoperativer Stress vermindert werden

TAB. 4.17: Beispiele für Formulierungen bei der Narkoseeinleitung

Negativ = ungeeignet	Positiv = günstig
„Wir verkabeln Sie."	„Wir schließen die Überwachung von Blutdruck, EKG und Sauerstoffsättigung an."
„Ich hole noch Gift."	„Ich muss noch Medikamente holen."
„Ich bin Ihr Narkosearzt, ich betäube Sie jetzt."	„Mein Name ist Dr. … zusammen mit Schwester/Pfleger … leite ich die Narkose bei Ihnen ein."
Vor Gabe von Fentanyl: „Kann sein, dass Ihnen schwindelig wird." „Das ist der erste Schnaps."	„Sie bekommen jetzt ein starkes Schmerzmittel, das es für Sie angenehmer macht." „Wenn Sie eine Wirkung merken, sagen Sie es uns."
Vor Gabe von Propofol: „Das kann brennen."	„Nun kommt das Schlafmittel. Das können Sie im Arm spüren. So als würde die Sonne darauf scheinen. Das ist ganz normal und geht gleich vorbei."
„Haben Sie keine Angst."	„Wir passen während der ganzen Narkose gut auf Sie auf."
„Machen Sie sich keine Sorgen."	„Wir sorgen vor, während und nach der Operation für Ihre Sicherheit."
„Gib ihm den Rest." (Fentanyl, Propofol)	„Spritze nochmal … mg … nach."
„Jetzt gibt es einen Stich."	„Nun lege ich die Infusion an." Ggf. ablenken, z. B. Husten lassen
„Haben Sie Schmerzen?"	„Geht es Ihnen gut?" „Kann ich etwas Gutes für Sie tun?"
„Dann machen wir Sie jetzt fertig."	„Wir bereiten Sie auf den Eingriff/die Operation vor."
„Jetzt schläfern wir Sie ein, gleich ist alles vorbei."	„Jetzt lassen wir Sie einschlafen. Wenn die OP zu Ende ist, wecken wir Sie wieder auf."
„Wenn Sie Schmerzen haben, können Sie sich rühren."	„Bitte sagen Sie, wenn Sie Schmerzen haben. Dann bekommen Sie Medikamente dagegen."

- Studien belegen eine Reduktion von postoperativer Übelkeit/ Erbrechen (PONV), weniger Fieber und geringerem Bedarf an Analgetika durch positive Suggestionen
- entspanntes Einschlafen und Aufwachen kann durch positive Suggestionen verbessert werden
- Wenn Anästhesiepersonal den Patienten mit aufgesetztem Mund-Nasen-Schutz anspricht, wird das den Beziehungsaufbau einschränken. Besonders bei Kindern sollte man es unterlassen und sich zudem immer von vorne dem Patienten nähern.
- langsam und ruhig sprechen
- für ruhige Umgebung sorgen
- auf eigene nonverbale Kommunikation achten
- Patienten aktiv einbeziehen (z. B. Arm hochhalten beim Anlegen der Blutdruckmanschette, Maske bei der Narkoseeinleitung selbst halten lassen)

Hygiene

- Hygienepläne → *s. LPN1 Kap. 5; LPN-San Kap. 5*
- persönliche Hygiene → s. Kap. 3.1.1
- hygienisches Arbeiten → s. Kap. 3.1
- Maßnahmen der Desinfektion → s. Kap. 3.1

Betreuung, Versorgung

- pflegerische Maßnahmen in der operativen Medizin → s. u. und Kap. 3.8.2; *spezielle Literatur zur Pflege*
- situationsgerechter Umgang mit Patienten unterschiedlichen Alters und Schweregrades der Erkrankung, einschl. deren Einschränkungen und individuellen Wünschen → *s. LPN1 Kap. 6; LPN2 Kap. 5.3; LPN-San Kap. 7, 8.3; NfTB Kap. II/Der ältere Patient; Upg Kap. II/1.3*

Überwachung, Behandlung

- allgemeine körperliche Untersuchung von Patienten mit unterschiedlichen chirurgischen Haupterkrankungen und ggf. zusätzlichen internistischen Nebenerkrankungen unter besonderer Berücksichtigung der Vitalfunktionen → s. Kap. 3; *LPN1*

Kap. 2.2.2, 2.8, 6.6.2; LPN-San Kap. 3.8, 4.4, 7.6.2, 14; NfTB Kap. II/Erstuntersuchung, II/Anamnese; Upg Kap. II/3.2, II/3.3, III/1.3

- Messung und Beurteilung der Vitalwerte mit und ohne (einfache) Hilfsmittel → s. KAP. 3; *LPN1 Kap. 2, 3; LPN-San Kap. 3, 4, 6; NfTB Kap. II/Monitoring, III; Upg Kap. II/3.3; TrB Kap. 10*
- Basismaßnahmen und erweiterte Maßnahmen der kardiopulmonalen Reanimation unter besonderer Berücksichtigung der Abläufe auf einer Krankenstation → s. KAP. 3.6; *einschlägige Leitlinien des ERC zur kardiopulmonalen Reanimation Basismaßnahmen, erweiterte Maßnahmen, innerklinische Reanimation; LPN1 Kap. 2.6; LPN-San Kap. 3.6, 4.3; NfTB Kap. III, VII; Upg Kap. II/3.2.4, II/3.3, II/4; TrB Kap. 12*
- Aktualisierung der Kenntnisse grundlegender Fakten zur Pathologie und Pathophysiologie → *s. LPN A; LPN1 Kap. 6; LPN-San Kap. 7; NfTB Kap. IV; Upg Kap. II/3.3; TrB Kap. 2.2, 4–18*
  - häufiger chirurgischer Erkrankungen der Brust- und Bauchorgane, einschl. typischer Komplikationen → *s. LPN1 Kap. 6.1, 6.4; LPN-San Kap. 7.1, 7.4; TrB Kap. 5, 14*
  - Verletzungen wie Schädel-Hirn-, Thorax-, Abdominal-, Extremitätentrauma, einschl. Mehrfachverletzungen und Polytrauma → *s. LPN1 Kap. 6.6; LPN-San Kap. 7.6; Upg Kap. II/3.3.4, II/3.3.10; TrB Kap. 13–18*
  - operative Eingriffe in weiteren medizinischen Fachgebieten, insbesondere der Geburtshilfe → *s. LPN1 Kap. 6.7, 6.9; LPN-San Kap. 7.7, 7.8; NfTB Kap. IV/Gynäkologie – Geburtshilfe, IV/Kinder*
- Arzneimittellehre der in der Anästhesie eingesetzten Medikamente → *s. LPN1 Kap. 4; LPN-San Kap. 6; NfTB Kap. V; Upg Kap. II/3.3.12, II/3.3.13; TrB Kap. 11*
- Vorbereitung und Einsatz von Geräten
  - zur Überwachung (Monitoring) von Atmung und Kreislauf → s. KAP. 3; *LPN1 Kap. 2.8.3; LPN-San Kap. 3.8.3; NfTB Kap. II/Erweiterte Diagnostik: Atmung, II/Erweiterte Diagnostik: Herz-Kreiskauf, II/Monitoring; Upg Kap. II/3.2.6.4, II/3.2.6.5; TrB Kap. 10*
  - zur Behandlung von Störungen der Atmung (Beatmungsgeräte, Absauggeräte) wie Beatmungsmodi und Entwöhnung (Weaning), einschl. Inhalation von Bronchodilatatoren mit ein-

fachen Hilfsmitteln und Geräten → s. Kap. 3.4, 3.5 und Online-Portal; *LPN1 Kap. 6.1; LPN-San Kap. 7.1; NfTB Kap. II/A-Problem: Maßnahmen bei Atemwegsstörungen; Upg Kap. II/3.3; TrB Kap. 4, 5*
  - zur Behandlung von Störungen des Kreislaufs (Defibrillator, Herzschrittmacher, mechanische Reanimationsgeräte, Infusions-/Spritzenpumpen) → s. Kap. 3.6; *LPN1 Kap. 2.6; LPN-San Kap. 3.6; NfTB Kap. III/C-Problem: Maßnahmen bei Herz-Kreislauf-Störungen; Upg Kap. II/3.2.4; TrB Kap. 6*
- systematische EKG-Kurven-Beurteilung, einschl. Erkennen häufiger Herzrhythmusstörungen → s. Kap. 3.6.3; *LPN1 Kap. 2.6.6.3, 2.8.3.6, 6.2.7; LPN-San Kap. 3.6.6.3, 4.5.5, 7.2.7; NfTB Kap. II/Das Elektrokardiogramm; Upg Kap. II/3.2.6.4*
- Durchführung Kardioversion → s. Kap. 3.6.22; *LPN1 Kap. 2.6; NfTB Kap. III/C-Problem: Maßnahmen bei Herz-Kreislauf-Störungen, Algorithmus 10*
- peripher- und zentralvenöse Zugänge: Anatomie und Technik → s. Kap. 3.6; *LPN1 Kap. 2.6.3, 4; LPN-San Kap. 3.6.3, 6; NfTB Kap. III/C-Problem: Maßnahmen bei Herz-Kreislauf-Störungen; Upg Kap. II/3.2.4.3, II/3.3.12*
- Indikation, Vorbereitung, Durchführung und Kurvenbeurteilung der invasiven Blutdruckmessung → s. Kap. 3.6.13; *LPN1 Kap. 2.8.3.1; LPN-San Kap. 4.5.1; Upg Kap. II/3.2.6.4*
- Prinzip Anlage einer Thoraxdrainage, Indikation und Durchführung → s. Kap. 3.5.11; *LPN1 Kap. 6.6.5.5; LPN-San Kap. 7.6.5.5; NfTB Kap. III/B-Problem: Maßnahmen bei Atemstörungen; Upg Kap. II/3.2.3.6; TrB Kap. 5.5*
- Indikation, Wirkweise, Nebenwirkung, Dosierung und praktische Anwendung typischer anästhesiologischer Medikamente zur Analgesie, Sedierung, Hypnose, Muskelrelaxation, Kreislaufstabilisierung usw. → s. u. und Kap. 6.1; *LPN1 Kap. 4.2; LPN-San Kap. 6.4; NfTB Kap. II/Erfassung des Sedierungsgrades, III/E-Problem: Maßnahmen bei Verletzungen, V; Upg Kap. II/4 Prakt. Ausbildung; TrB Kap. 11*
- Grundlagen der Infusions- und Blutkomponententherapie → s. Kap. 3.6; *LPN1 Kap. 2.6.3, 4; LPN A Kap. 3; LPN-San Kap. 3.6.3; 6, 14.2*

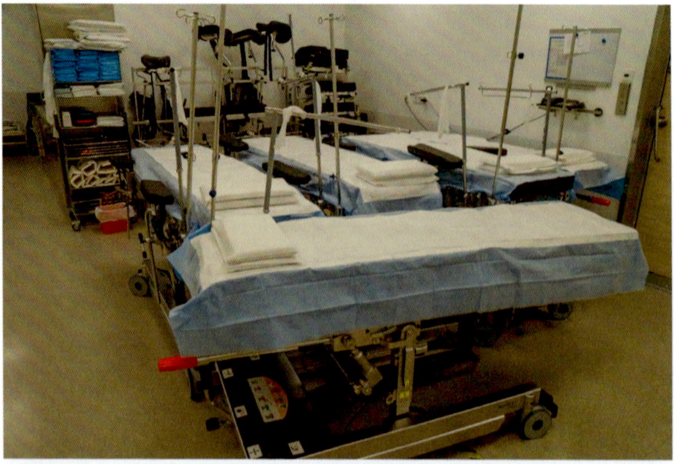

Abb. 4.27 ▶ Lager für OP-Tische und Lagerungszubehör

- (innerklinischer) Transport von Intensivpatienten → s. Kap. 3.12; *LPN1 Kap. 2.9; LPN-San Kap. 3.9; NfTB Kap. I/Sekundärtransport; TrB Kap. 3*

Spezielle Patientengruppen

- Kinder verschiedener Altersgruppen → *s. LPN1 Kap. 6.7; LPN2 Kap. 5.3.1; LPN-San Kap. 7.8, 8.3.2; NfTB Kap. IV/Kinder; Upg Kap. II/1.3.1*
- ältere Patienten → *s. LPN1 Kap. 6.8; LPN-San Kap. 7.9; NfTB Kap. II/Der ältere Patient; Upg Kap. II/1.3.2, II/1.3.4*
- Patienten mit schwerwiegenden Vorerkrankungen (Multimorbidität) → *s. LPN1 Kap. 6; LPN-San Kap. 7.9, 8.3.1; NfTB Kap. IV; Upg Kap. II/3.3*
- Infektionspatienten: typische Erreger häufiger Infektionskrankheiten, einschl. Infektionen mit sog. Problemkeimen
- grundlegende Vorgehensweisen bei übertragbaren Erkrankungen, einschl. Isolierungsmaßnahmen → s. Kap. 3.1; *LPN1 Kap. 5; LPN-San Kap. 5; NfTB Kap. I/Meldepflicht übertragbarer Krankheiten*

Dokumentationen

- Dokumentation von Befunden und Maßnahmen → *s. LPN1 Kap. 2.10; LPN-San Kap. 3.10; Upg Kap. II/2.8*

4.3.5 Was ich hier lernen will

Tab. 4.18: In der Anästhesie/im OP zu erlernende/übende Maßnahmen

ABCDE	Maßnahme
A	Freimachen/Freihalten der Atemwege
A	Assistenz: Intubation
A	**Endotracheales Absaugen, inkl. Tracheostoma**
A	**Inhalation von Bronchodilatatoren**
B	Prüfung: Atemtätigkeit
B	Sauerstoffgabe
B	Beutel-Masken-Beatmung
B	Invasive Beatmung
B	**Thoraxentlastungspunktion**
B	**Assistenz: Thoraxdrainage**
B	Versorgung von Patienten mit Ateminsuffizienz/Atemstillstand
C	Prüfung: Kreislauftätigkeit
C	Monitoring
C	Assistenz: periphervenöser Zugang/**Durchführung**
C	**Blutentnahme, Injektion**
C	Infusion vorbereiten/**anlegen**
C	Medikamente vorbereiten/**applizieren**
C	**Spritzen-/Infusionspumpen vorbereiten**
C	**Assistenz: Perikardpunktion**
C	**Assistenz: arterielle Kanülierung**
C	**Assistenz: zentralvenöser Katheter**
C	Kardiopulmonale Reanimation

C	Defibrillation/**Kardioversion**
C	**Transthorakaler Schrittmacher**
D	Beurteilung: Bewusstseinslage/Pupillenstatus
D	Blutzucker messen
D	Schmerzmessung
E	Temperaturmessung
E	Lagerungsmaßnahmen
E	Verbandtechniken
E	operative Versorgung von schwer Verletzten/Polytraumapatienten
Weitere Maßnahmen	
Hygienemaßnahmen	
Desinfektionsmaßnahmen	
Umgang mit sterilen Materialien	
Patientenisolierung	
Unterstützung beim Erbrechen	
Unterstützung beim Stuhlgang	
Unterstützung beim Wasserlassen	
Assistenz: Magensonde legen	
Assistenz: Blasenkatheter legen	
Umgang mit unkooperativen Patienten	
Innerklinische Transporte	

normaler Text: RettH/RettSan, **hervorgehobener Text: NotSan** (zusätzlich zu RettSan)

Räume, Personal, Abläufe

- Aufteilung: Schleusen für Patienten, Personal, Material, Ein- und ggf. Ausleitungsräume, Aufwachraum, Lager (s. Abb. 4.27), Aufenthaltsraum (s. Abb. 4.24)
- Arbeitsablauf: Dienstzeiten, Tagesablauf, Übergaben, Visiten
- Zusammenarbeit zwischen Ärzten, Pflegedienst und Unterstützungsdiensten
  - Basis der Zusammenarbeit der Vielzahl der Berufe und Personen ist ein verbindliches **OP-Statut**, in dem die „Spielregeln" eines reibungslosen OP-Betriebs festgelegt sind

- Aufgaben des OP-Koordinators: verantwortliche Ablaufsteuerung des OP-Betriebs, einschl. Eingliederung von Notfällen und Nachmeldungen in das laufende OP-Programm, Laufzeit der Säle
- Kernprozess OP: Übernahme und Einschleusung von Patienten, Lagerung, Anästhesievorbereitung, Narkoseeinleitung, Transfer in OP, Operation, Ausleitung, Transfer in den Aufwachbereich, Übergabe an Nachsorgestation
- Kenntnis des Standorts und der Zusammensetzung der Ausrüstung für Notfälle im OP (z. B. Notfallwagen, Defibrillator, schwieriger Atemweg)
- Vorbereitung und Begleitung von prä- und postoperativen Transporten von und zur Notaufnahme bzw. Intensivstation: Organisation, Ausrüstung, einschl. Transport von Infektionspatienten

PraxisTipp

Mache Dich möglichst schnell mit Standort und Inhalt der Notfallausrüstungen vertraut. Das kann im Notfall wichtig sein!

Einschleusen des Personals in den OP (Umkleiden)

Vorbereitung

- tägliche Körperhygiene, gründliches Händereinigen
- tägliches Wechseln der Unterwäsche und Socken (Gummischuhe im OP)
- Fingernägel kurzgeschnitten und gereinigt, Fingernägel nicht lackiert und keine künstlichen Nägel
- vor Tätigkeitsbeginn im OP-Bereich: ausreichend essen und trinken
- Imbiss und Getränk in den OP-Bereich mitnehmen
- ggf. Toilettengang vor Betreten des OP-Bereiches

Einschleusen – unreine Seite

- Schuhe, Privat- bzw. Schutzkleidung bis auf die Unterwäsche ausziehen
- Schmuck (Ohrringe, Ketten), Armbanduhr ablegen und ggf. mit anderen Wertsachen zusammen wegschließen

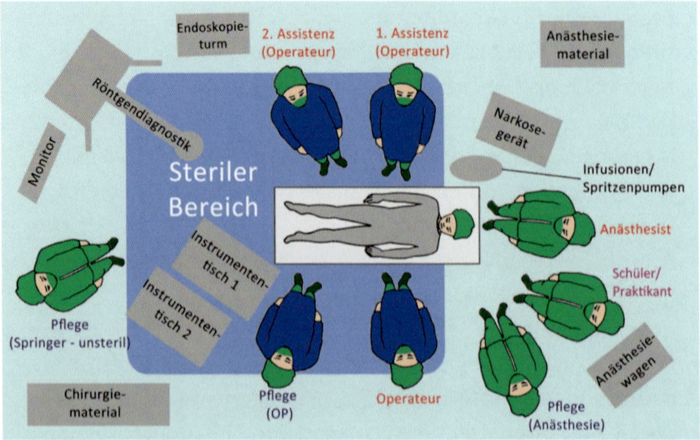

Abb. 4.28 ▶ Personal und Geräte im OP

- lange Haare hochstecken bzw. zum Zopf zusammenfassen
- Namensschild anstecken
- Stift, Stethoskop einstecken
- ggf. Mobiltelefon in den Aufenthaltsraum mitnehmen, lautlos einstellen

Einschleusen – reine Seite

- Händedesinfektion
- mitgebrachte Gegenstände, z. B. Stethoskop, Mobiltelefon, desinfizieren
- Bereichskleidung OP-Hose und OP-Hemd anziehen
- OP-Hemd in die Hose stecken
- ggf. OP-Strümpfe anziehen
- OP-Schuhe anziehen
- OP-Haube anlegen, Ohrlöcher für Stethoskop in die Haube machen
- Mund-Nasen-Schutz anlegen (obere und untere Zügel verknoten, Bügel am Oberrand an Nase anformen, alle zwei Stunden bzw. bei Durchfeuchtung wechseln, anschließend Händedesinfektion)
  - spezieller Mund-Nasen-Schutz für Bart- und/oder Brillenträger

- bei Bedarf Brille aufsetzen
  - Kontrolle: kein Beschlagen? ggf. Position optimieren
- abschließende Händedesinfektion vor Betreten des OP-Bereiches

PraxisTipp

- Atme nur durch die Nase.
- Kontrolle: Sind alle Kopf- und Barthaare bedeckt?
- Blick in den Spiegel, um den korrekten Sitz von OP-Haube und Mund-Nasen-Schutz zu überprüfen, ggf. korrigieren.

Ausschleusen des Personals

- Mund-Nasen-Schutz, OP-Haube abnehmen, entsorgen
- OP-Kleidung ausziehen, in Wäschesack entsorgen
- OP-Schuhe ausziehen, in entsprechendem Behälter entsorgen
- Händedesinfektion
- Schuhe, Privat- bzw. Schutzkleidung anziehen

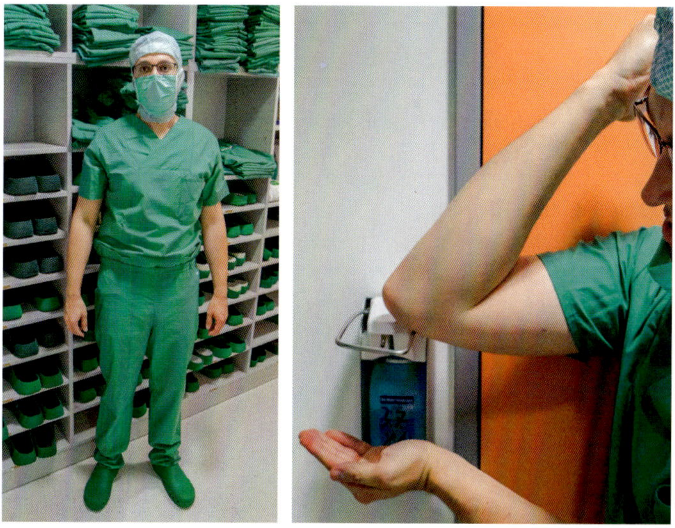

Abb. 4.29 a / b ▶ a) Korrekt angelegte Bereichskleidung, b) hygienische OP-Händedesinfektion

- persönliche Ausrüstung und ggf. deponierte Wertgegenstände an sich nehmen
- Händedesinfektion

Tagesverlauf

- häufige Händedesinfektion nach jeweiligem Bedarf und Hautschutz/Hautpflege (s. Kap. 3.1.2)
- regelmäßig Mund-Nasen-Schutz wechseln (Durchfeuchtung)
- Grundsätzlich: Nach Verlassen des OP-Saals Mund-Nasen-Schutz entfernen und entsorgen und vor Betreten eines OP-Saals neuen Mund-Nasen-Schutz anlegen. Das „Herunterhängen lassen" ist eine Unart.
- bei einem Toilettengang zwischendurch: „alte" OP-Kleidung komplett ablegen, Gang auf die Toilette; anschließend Händedesinfektion, komplett neu einkleiden (neue Hose und neues Hemd, OP-Haube, Mund-Nasen-Schutz; abschließende Händedesinfektion)
- beim Verlassen des OP-Bereiches, z. B. zur Mittagspause, bei Dienstende: s. o. Ausschleusen

Merke

Den OP-Bereich niemals mit OP-Kleidung verlassen!

Verhalten im OP-Bereich

- persönlich bei Abteilungsleitung, Praxisanleiter und Gerätebeauftragten vorstellen
- Imbiss und Getränk im Aufenthaltsraum bzw. im dortigen Kühlschrank deponieren.
- räumlich orientieren (Patientenschleuse, Einleitungsräume, OP-Säle, OP-Zentrale/OP-Steuerung, Aufbewahrung Röntgenschürzen, Position Notfallausstattung, Aufenthaltsraum, Fluchtwege, Personalausschleusung)
- Abstand von einem Meter zum „sterilen Bereich" stets einhalten
- bei Röntgenuntersuchungen: Raum verlassen oder zumindest größtmöglichen Abstand zur Strahlenquelle → Röntgenschürze

tragen; nur im Strahlenschutzbereich aufhalten, wenn es dem Ausbildungszweck dient!

Kommunikation

- Verhaltensregeln für professionellen Umgang mit allen Berufsgruppen und Mitarbeitern im OP-Bereich
- professionelle, vertrauensbildende, situationsgerechte Kommunikation mit Patienten verschiedener Altersgruppen und mit unterschiedlicher Erkrankungsschwere

Pflegeleitbild Anästhesie (Beispiel)

- Wir Pflegekräfte (Krankenschwestern und -pfleger) sind ein erfahrenes Team, teilweise mit spezieller Fachweiterbildung für Anästhesie und Intensivmedizin.
- Wir wissen, dass die bevorstehende Operation für unsere Patienten eine Ausnahmesituation darstellt.
- Wir geben uns größte Mühe, um es Patienten so „angenehm" wie möglich zu machen.
- Wir empfangen unsere Patienten freundlich und stellen uns mit Namen vor.
- Wir erklären alle Handlungsabläufe und versuchen, individuell auf Patientenwünsche einzugehen.
- Wir begleiten und überwachen die Patienten vor, während und nach der Operation gemeinsam mit unseren Narkoseärztinnen und -ärzten und den Kolleginnen und Kollegen der Intensivstation.

Unsere Hauptziele für den Patienten

- stressfreies Umfeld
- wenig bis keine Schmerzen
- normale Körpertemperatur
- wenig bis keine Übelkeit und Erbrechen
- Zufriedenheit der Patienten

Wenn die Patienten zufrieden sind, sind wir es auch.

- aufmerksame, lernbereite und angemessene Kommunikation mit Kollegen, Mitarbeitern und Ausbildern
- Prinzip des Team-Time-Out
- Berücksichtigung von Seh- und Hörbeeinträchtigungen des Patienten und chronischen (neurologisch bedeutsamen) Erkrankungen, wie Demenz und M. Parkinson
- Kommunikation mit intubierten/tracheotomierten Patienten

PraxisTipp

- Stelle Dich an den ersten Tagen (immer wieder) mit Namen und Ausbildungsziel vor.
- Im OP-Bereich wird von vielen Personen mit- und nebeneinander hochkonzentriert, mit hohem Qualitätsanspruch und unter Zeitdruck gearbeitet: So kommt es schnell einmal zu einer (ggf. unbeabsichtigt harschen) kritischen Bemerkung gegenüber Anfängern → nicht verschrecken lassen!
- Jeder Fehler ist Ausgangspunkt für Verbesserungen.
- Wenn etwas nicht auf Anhieb klappt: Nicht verzagen, neu anfangen.
- Viele (gute) Fragen stellen; ggf. ist es ein unpassender Moment, deshalb über Ablehnung einer ausführlichen/lehrreichen Antwort nicht enttäuscht sein; zu anderem Zeitpunkt erneut fragen.

Hygiene

- allgemeine Grundregeln der Hygiene
- Grundregeln der persönlichen Körper- und Patientenhygiene
- Umgang (auspacken, benutzen) mit sterilen Materialien (z. B. Handschuhe, Abdecktuch usw.)
- Umgang und Entsorgung von Sekreten, Ausscheidungen, infektiösem Material
- Entsorgung gebrauchter Einwegartikel
- Grundlagen der Reinigung und Desinfektion
- typische Reinigungs- und Desinfektionsmaßnahmen von Flächen, Geräten und Instrumenten

- Maßnahmen (Organisation, Schutzkleidung, Vorgehen) des Infektionsschutzes und der Isolation von Patienten
- Krankenhausinfektionen, multiresistente Erreger (z. B. MRSA, VRE, Clostridium difficile, 3MRGN, 4MRGN, Noroviren usw.), Verhaltensregeln bei Problemkeimen
- Umgang mit Patienten mit Nachweis von Erregern (Kontamination, Infektion) und daraus folgenden sog. nosokomialen Infektionen

Betreuung, Versorgung

- Grundlagen der Pflege im OP-Bereich, inkl. Aufwachraum
- Patientenbeobachtung, insbesondere Beurteilung der Bewusstseinslage, der Atemsituation vor Operation bzw. bei Patienten in Regionalanästhesie (z. B. Atemfrequenz, -tiefe, Regelmäßigkeit) und der Kreislaufsituation (z. B. Pulsfrequenz, Blutdruck, periphere Durchblutung)
- Überwachung des Monitorings der Vital- und Beatmungsparameter bei Patienten in Allgemeinanästhesie
- Gerätekunde (z. B. Monitore, Narkosegeräte, Absauggeräte, Bronchoskop, Videolaryngoskop)
- Methoden der Temperaturmessung (axillär, rektal usw.)
- Blutzuckermessung bei Diabetikern
- Grundlagen der Flüssigkeitsbilanzierung von Ein- und Ausfuhr während der OP
- Planung und Durchführung der Infusionstherapie während der OP

PlusWissen: Lagerung

Die Lagerung des Patienten auf dem OP-Tisch ist eine gemeinsame Aufgabe des Chirurgen und des Anästhesisten. Der Anästhesist ist verantwortlich für die Lagerung des Kopfes, des „Infusionsarms“ mit Pulsoxymetrie, Blutdruckmessung, Relaxometrie usw. Der Chirurg trägt die Verantwortung für die Lagerung des Patienten zur Operation.

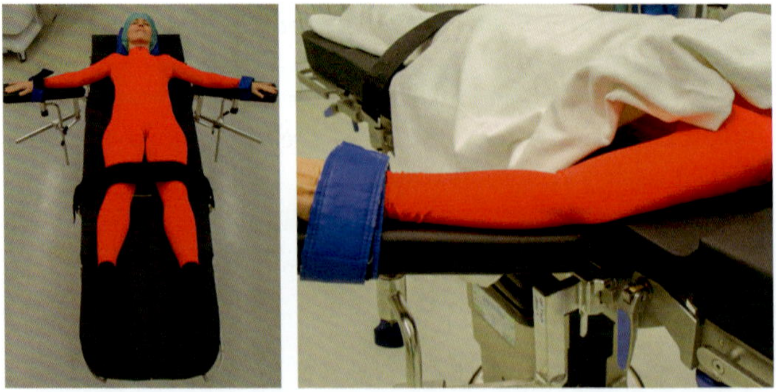

Abb. 4.30 a / b ▶ a) Lagerung zur Narkoseeinleitung, b) Lagerung des Unterarms (besondere Gefährdung des N. ulnaris)

Überwachung, Behandlung

Ablauf Anästhesie / Narkose

Anästhesieverfahren

Allgemeinanästhesie

(Masken-, Larynxmasken-, Intubationsnarkose)

- Inhalationsanästhesie (z. B. Sevofluran)
- intravenöse Anästhesie (z. B. TIVA, total intravenöse Anästhesie)
- balancierte Anästhesie (Kombination aus Inhalations- und intravenöser Anästhesie); ist die häufigste Narkoseform

Regionalanästhesie

- rückenmarksnah (Spinal-/Periduralanästhesie)
- periphere Anästhesie (z. B. Arm-/Bein-Plexusanästhesie)
- intravenöse Regionalanästhesie

Aufklärungsgespräch durch Anästhesisten

- Auswertung des Anamnesefragebogens
- Aufklärung über mögliche Anästhesieverfahren, Risiken
- Festlegung des Anästhesieverfahrens, ggf. zusätzlicher Maßnahmen wie zentralvenöser Katheter, Intensivtherapie usw.
- Darstellung des geplanten Ablaufs

- Festlegung von medikamentöser Prämedikation ggf. für den Vorabend und für den OP-Tag
- schriftliche Einwilligung des Patienten
- Unterschrift des Patienten und des Arztes

PraxisTipp

Im Klinikjargon wird das Aufklärungsgespräch auch Prämedikation genannt.

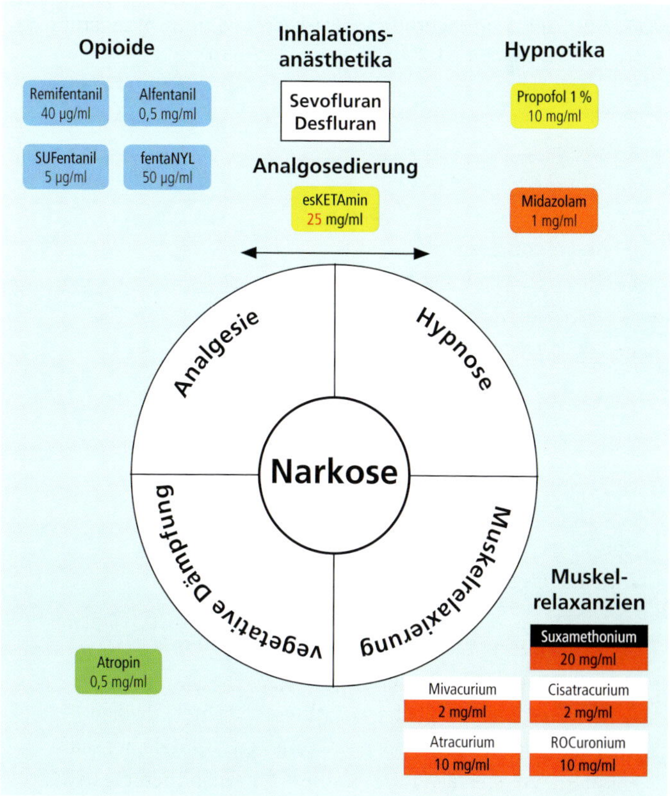

Abb. 4.31 ▶ Die „vier Komponenten“ der Allgemeinanästhesie (Auswahl gängiger Arzneimittel)

Voruntersuchung

- Patientendaten (Namensetikett)
- Größe, Gewicht, Schwangerschaft, Nüchternheit
- geplanter Eingriff

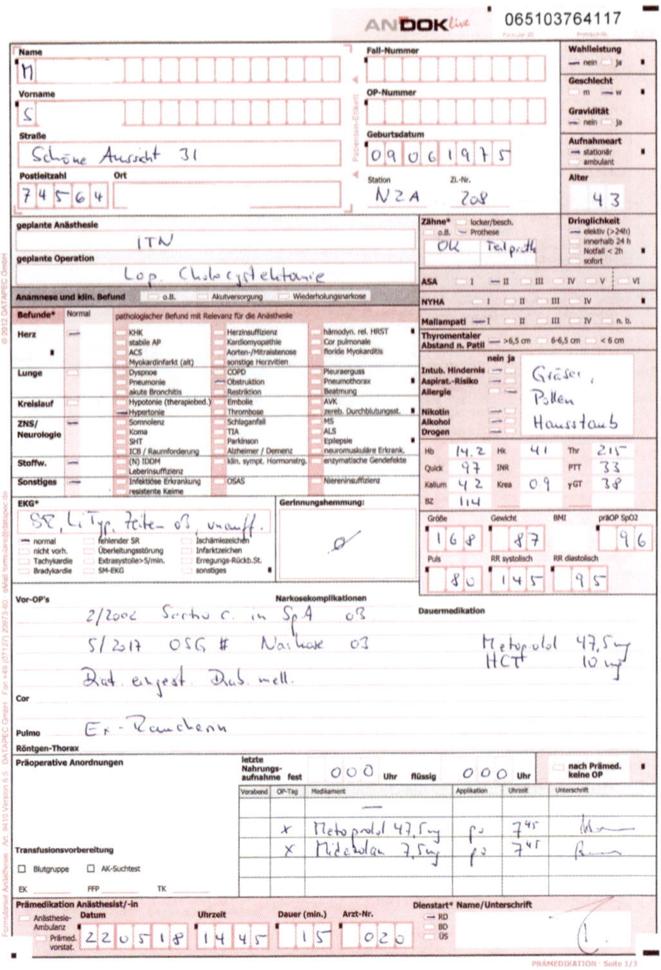

ANDOK live 065103764117

Name: M
Vorname: S
Straße: Schöne Aussicht 31
Postleitzahl: 74564 Ort:
Fall-Nummer:
OP-Nummer:
Geburtsdatum: 09061975
Station: NZA Zi.-Nr.: 208
Wahlleistung: nein / ja
Geschlecht: m / w
Gravidität: nein / ja
Aufnahmeart: stationär / ambulant
Alter: 43
geplante Anästhesie: ITN
geplante Operation: Lap. Cholecystektomie
Zähne: o.B. / locker/besch. / Prothese — OK Teilprothese
Dringlichkeit: elektiv (>24h) / innerhalb 24 h / Notfall < 2h / sofort
ASA: I / II / III / IV / V / VI
NYHA: I / II / III / IV
Mallampati: I / II / III / IV / n. b.
Thyromentaler Abstand n. Patil: >6,5 cm / 6-6,5 cm / < 6 cm

Anamnese und klin. Befund: o.B. / Akutversorgung / Wiederholungsnarkose

Befunde	Normal	pathologischer Befund mit Relevanz für die Anästhesie		
Herz	–	KHK, stabile AP, ACS, Myokardinfarkt (alt)	Herzinsuffizienz, Kardiomyopathie, Aorten-/Mitralstenose, sonstige Herzvitien	hämodyn. rel. HRST, Cor pulmonale, floride Myokarditis
Lunge		Dyspnoe, Pneumonie, akute Bronchitis	COPD, – Obstruktion, Restriktion	Pleuraerguss, Pneumothorax, Beatmung
Kreislauf		Hypotonie (therapiebed.), – Hypertonie	Embolie, Thrombose	AVK, zereb. Durchblutungsst.
ZNS/Neurologie	–	Somnolenz, Koma, SHT, ICB / Raumforderung	Schlaganfall, TIA, Parkinson, Alzheimer / Demenz	MS, ALS, Epilepsie, neuromuskuläre Erkrank.
Stoffw.	–	(N) IDDM, Leberinsuffizienz	klin. sympt. Hormonstrg.	enzymatische Gendefekte
Sonstiges	–	Infektiöse Erkrankung, resistente Keime	OSAS	Niereninsuffizienz

Intub. Hindernis / Aspirat.-Risiko / Allergie / Nikotin / Alkohol / Drogen (nein / ja) — Allergie: Gräser, Pollen, Hausstaub

Hb	14,2	Hk	41	Thr	215
Quick	97	INR		PTT	33
Kalium	4,2	Krea	0,9	γGT	38
BZ	114				

EKG: SR, LiTyp, Zeiten o.B., unauff.
– normal / nicht vorh. / Tachykardie / Bradykardie / fehlender SR / Überleitungsstörung / Extrasystolie>5/min. / SM-EKG / Ischämiezeichen / Infarktzeichen / Erregungs-Rückb.St. / sonstiges
Gerinnungshemmung: ∅
Größe: 168 Gewicht: 87 BMI: präOP SpO2: 96
Puls: 80 RR systolisch: 145 RR diastolisch: 95

Vor-OP's / Narkosekomplikationen:
2/2002 Sectio c. in SpA o.B.
5/2017 OSG # Narkose o.B.
Rat. erfragt Dub. mell.
Dauermedikation: Metoprolol 47,5 mg; HCT 10 mg
Cor
Pulmo: Ex-Raucherin
Röntgen-Thorax

Präoperative Anordnungen
letzte Nahrungsaufnahme fest 0:00 Uhr flüssig 0:00 Uhr
nach Prämed. keine OP

Vorabend	OP-Tag	Medikament	Applikation	Uhrzeit	Unterschrift
		–			
	x	Metoprolol 47,5 mg	p.o.	7:45	
	x	Midazolam 7,5 mg	p.o.	7:45	

Transfusionsvorbereitung: ☐ Blutgruppe ☐ AK-Suchtest
EK FFP TK

Prämedikation Anästhesist/-in: Anästhesie-Ambulanz / Prämed. vorstat.
Datum: 220518 Uhrzeit: 1445 Dauer (min.): 15 Arzt-Nr.: 020
Dienstart: RD / BD / ÜS Name/Unterschrift

PRÄMEDIKATION · Seite 1/3

Abb. 4.32 ▶ Narkosevoruntersuchung

- Anamnese: Vorerkrankungen, insbesondere Lunge, Herz-Kreislauf-System, Stoffwechsel, Neurologie
- EKG-Befund, Röntgen-Thorax, Laborwerte
- Medikamenteneinnahme, Allergien, Rauchen, Alkohol-/Drogenkonsum
- Voroperationen, Implantate, z. B. Hüft-TEP, Herzschrittmacher usw.
- Probleme bei früheren Anästhesieverfahren, z. B. Intubationsprobleme, Übelkeit/Erbrechen (PONV)
- anatomische Besonderheiten wie Mundöffnung, Zahnstatus, Mallampati-Status, Zahnteil-/-vollprothese, Hörgerät, Brille/Kontaktlinsen, Piercing
- ASA-Klassifizierung (American Society of Anesthesiologists, s. u.)
- NYHA-Klassifizierung (New York Heart Association) (Schweregrad Herzinsuffizienz, s. Tab. 4.31)
- Dringlichkeit des Eingriffs (Einschätzung des Operateurs)

Mallampati-Klassifizierung

Die Klassifizierung dient zur Abschätzung der Schwierigkeit einer endotrachealen Intubation anhand des Blickes in den Rachen des Patienten bei maximal geöffnetem Mund (s. Abb. 4.33).

Tab. 4.19: Sichtbarkeit anatomischer Strukturen zur Mallampati-Klassifizierung

Sichtbar	Harter Gaumen	Weicher Gaumen	Gaumenzäpfchen	Seitliche Gaumenbögen
I	Vollständig	Vollständig	Vollständig	Beidseits
II	Vollständig	Vollständig	Teilweise	Nicht
III	Vollständig	Weitgehend	Nicht	Nicht
IV	Vollständig	Nicht	Nicht	Nicht

ASA-Klassifizierung

Die ASA-Klassifizierung (s. Tab. 4.20) dient zur Einschätzung des Allgemeinzustandes des Patienten vor Operationen bzw. des Narkoserisikos. Die ASA-Einstufung wird vom präoperativ betreuenden Anästhesisten im Rahmen der Voruntersuchung vorgenommen.

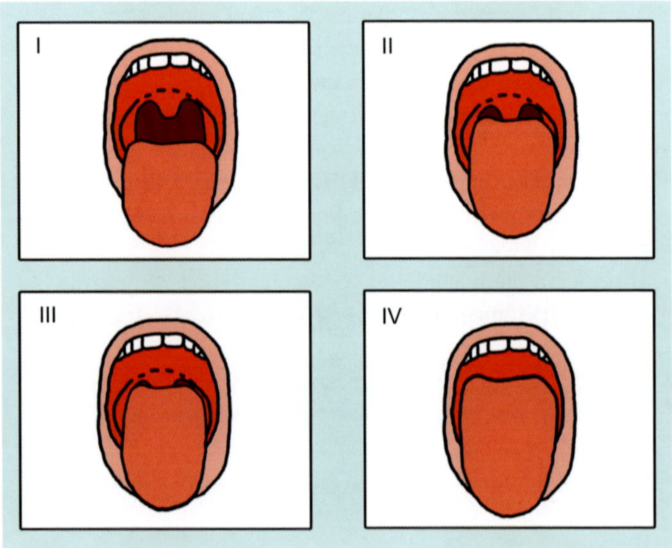

Abb. 4.33 ▶ Mallampati-Klassifizierung

Tab. 4.20: ASA-Klassifizierung

ASA-Klasse	Symptomatik
ASA 1	Normaler, gesunder Patient
ASA 2	Patient mit leichter Allgemeinerkrankung (ohne Leistungseinschränkung)
ASA 3	Patient mit schwerer Allgemeinerkrankung (mit Leistungseinschränkung)
ASA 4	Patient mit schwerer Allgemeinerkrankung, die eine ständige Lebensbedrohung ist (mit und ohne Operation)
ASA 5	Moribunder Patient, der ohne Operation voraussichtlich nicht überleben wird (fragliches Überleben in den nächsten 24 h)
ASA 6	Hirntoter Patient, dessen Organe zur Organspende entnommen werden können

Vorbereitung des Patienten zur Operation (z.B. auf Station)

- Nüchternheitsregelungen (Nahrungskarenz: 6 h für feste Nahrung, 2 h für klare Flüssigkeiten; Säuglinge 4 h Stillpause)
- ggf. Duschen/Waschen mit antiseptischer Seife, ggf. Enthaarung/Rasur des Operationsgebietes, Bett frisch beziehen
- persönliche Gegenstände des Patienten wie Ringe, Uhr, Brille, Zahnprothese verbleiben auf Station; Hörgeräte bei Bedarf mitgeben

Checkliste OP-Vorbereitung

Patientenetikett

Pflegestation bzw. Notaufnahme	verantwortlich Station HZ angefordert	HZ erledigt
☒ Krankenkurve	X	
☒ Krankengeschichte aktuell	X	
☐ Krankengeschichte alt		
☒ Patientenetiketten (mind. 1 ganzer Bogen)	X	
☒ Namenarmband	X	
☒ Einverständniserklärung zur Anästhesie	X	
☒ Anästhesie-Protokoll	X	
☒ Einverständniserklärung zur OP / zur Intervention	X	
☐ EKG		
☐ Labor ☐ Befund ausgedruckt		
☐ Blutgruppe		
☐ Blutkonserven		
☐ Einverständniserklärung Fremdblutübertragung		
☐ Diabetiker ☐ Nüchternblutzucker _____ mg / dl ________ Uhrzeit		
☐ Konsiliarunterlagen ☐ Sono ☐ Szintigramm ☐ sonstiges		
☐ DK gelegt		
☐ Kontrastmittelunverträglichkeit ☐ JA ☐ Nein		
☐ **Richtige OP-Seite markiert ?** ☐ JA ☐ nicht erforderlich		

Präoperative Pflege	Station	
☐ Vorbereitung siehe Standard-OP		
☐ Bettgitter (Kinder bis ca. 12 Jahre und Erwachsene bei Bedarf)		
Orthopädie: ☐ Eisbeutel / Antithrombosestrumpf		
☐ Hilfsmittel ☐ flache / hohe Schiene ☐ Schulterorthese		
☐ EMLA®-Pflaster rechts und links HR (bei Kindern bis ca. 12 Jahre)		
☐ VAC-Pumpe ☐ VAC-Container ☐ VAC-Schaumstoff		
Sectio: ☐ Natriumcitrat verabreicht ☐ Einwilligungsbogen Bezugsperson		
☐ Stomamarkierung		
☐ Zahnprothesen ☐ Schmuck ☐ Piercing entfernt		
☐ Rasur OP-Gebiet		

Letzte Kontrolle vor Transport in den OP	Station	
☒ **RICHTIGER PATIENT ?** ☐ **JA**		
☒ **Unterlagen vollständig ?** ☐ **JA**		
☐ **Toilettengang** ☐ **Urinbeutel entleert**		

Datum	Name Pflegekraft	Unterschrift Pflegekraft

Abb. 4.34 ▶ Beispiel-Checkliste zur OP-Vorbereitung

- Einnahme der Prämedikation und der erlaubten Routinemedikation:
  - Weiterführung der Behandlung mit
    - Beta-Blockern, Nitraten, Calciumantagonisten, Statinen (Lipidsenker)
    - den allermeisten Psychopharmaka und Parkinsonmedikamenten
- Absetzen von Diuretika, ACE-Hemmern und Metformin am OP-Tag, spezielles Vorgehen bei Medikamenten mit Einfluss auf die Blutgerinnung wie:
  - Thrombozytenaggregationshemmern wie ASS, Clopidogrel
  - Antikoagulanzien wie Phenprocoumon (Marcumar®) und sog. neuen Marcumar-ähnlichen Medikamenten (NOAK = neue orale Antikoagulanzien) wie Apixaban (Eliquis®), Rivaroxaban (Xarelto®)
  - niedermolekulares Heparin (keine Applikation in den letzten 12 h)
- Vorgehen bei
  - insulinpflichtigem Diabetes mellitus nach Vorgabe von Insulin (z.B. Blutzuckerkontrolle präoperativ auf Station oder vor Narkoseeinleitung), ggf. Glucoseinfusion
  - chronischer Kortisontherapie nach Vorgabe

Patientenübernahme

- Patienten einschleusen (s. Abb. 4.36)
- Patienten begrüßen und sich selbst vorstellen

Vorbereitung des Patienten auf die Narkoseeinleitung

- Patientenkontakt herstellen und alle Maßnahmen erklären
- Patientenunterlagen auf Vollzähligkeit und Vollständigkeit überprüfen
- WHO-Checkliste ausfüllen (s. Abb. 4.35)
- Patienten auf den OP-Tisch umlagern; das Nachthemd dabei anlassen; Patienten mit warmen Tüchern zudecken und darunter das Nachthemd ausziehen; Intimsphäre wahren
- i.v. Zugang und die Infusion anlegen

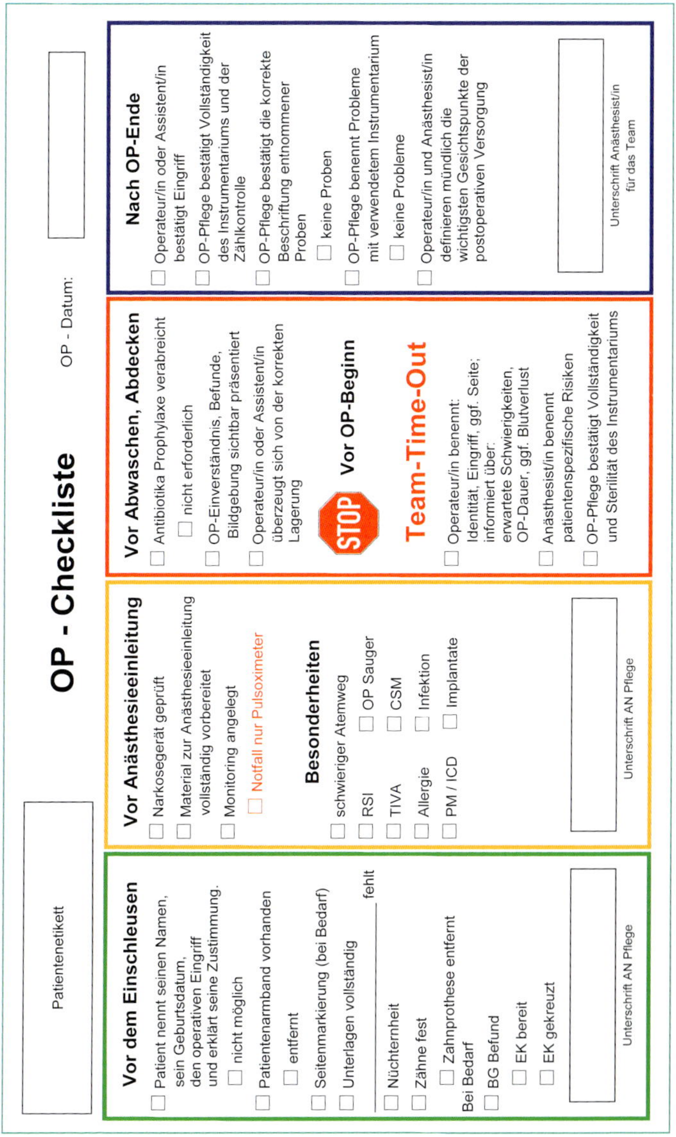

OP - Checkliste

Patientenetikett

OP - Datum:

Vor dem Einschleusen

- ☐ Patient nennt seinen Namen, sein Geburtsdatum, den operativen Eingriff und erklärt seine Zustimmung.
  - ☐ nicht möglich
- ☐ Patientenarmband vorhanden
  - ☐ entfernt
- ☐ Seitenmarkierung (bei Bedarf)
- ☐ Unterlagen vollständig ______ fehlt
- ☐ Nüchternheit
- ☐ Zähne fest
  - ☐ Zahnprothese entfernt

Bei Bedarf

- ☐ BG Befund
  - ☐ EK bereit
  - ☐ EK gekreuzt

Unterschrift AN Pflege

Vor Anästhesieeinleitung

- ☐ Narkosegerät geprüft
- ☐ Material zur Anästhesieeinleitung vollständig vorbereitet
- ☐ Monitoring angelegt
  - ☐ Notfall nur Pulsoximeter

Besonderheiten

- ☐ schwieriger Atemweg
- ☐ RSI ☐ OP Sauger
- ☐ TIVA ☐ CSM
- ☐ Allergie ☐ Infektion
- ☐ PM / ICD ☐ Implantate

Unterschrift AN Pflege

Vor Abwaschen, Abdecken

- ☐ Antibiotika Prophylaxe verabreicht
  - ☐ nicht erforderlich
- ☐ OP-Einverständnis, Befunde, Bildgebung sichtbar präsentiert
- ☐ Operateur/in oder Assistent/in überzeugt sich von der korrekten Lagerung

STOP **Vor OP-Beginn**

Team-Time-Out

- ☐ Operateur/in benennt: Identität, Eingriff, ggf. Seite; informiert über: erwartete Schwierigkeiten, OP-Dauer, ggf. Blutverlust
- ☐ Anästhesist/in benennt patientenspezifische Risiken
- ☐ OP-Pflege bestätigt Vollständigkeit und Sterilität des Instrumentariums

Nach OP-Ende

- ☐ Operateur/in oder Assistent/in bestätigt Eingriff
- ☐ OP-Pflege bestätigt Vollständigkeit des Instrumentariums und der Zählkontrolle
- ☐ OP-Pflege bestätigt die korrekte Beschriftung entnommener Proben
  - ☐ keine Proben
- ☐ OP-Pflege benennt Probleme mit verwendetem Instrumentarium
  - ☐ keine Probleme
- ☐ Operateur/in und Anästhesist/in definieren mündlich die wichtigsten Gesichtspunkte der postoperativen Versorgung

Unterschrift Anästhesist/in für das Team

Abb. 4.35 ▶ Beispiel OP-Checkliste (nach WHO-Vorgaben)

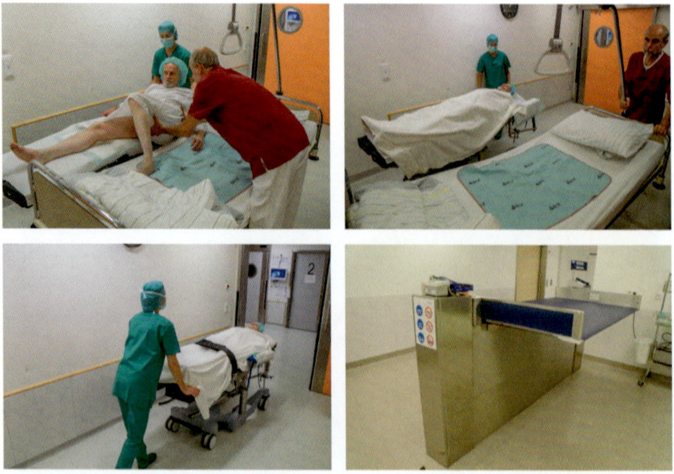

Abb. 4.36 a–d ▶ Patienten einschleusen: a) Patient steigt auf OP-Tisch, b) Patient liegt auf dem OP-Tisch mit Wärmedecke, c) Patient ist fixiert und wird in den Einleitungsraum/OP gefahren, d) elektrische Umbettanlage

- Instrumente und Medikamente vorbereiten
- Funktionsprüfung am Narkosegerät durchführen und dokumentieren
- Zubehör auf dem Narkosetisch vollständig herrichten
- Standardmonitoring anlegen (Herzfrequenz, EKG, Blutdruck, Sauerstoffsättigung)
- Patienten zur Narkoseeinleitung fachgerecht lagern

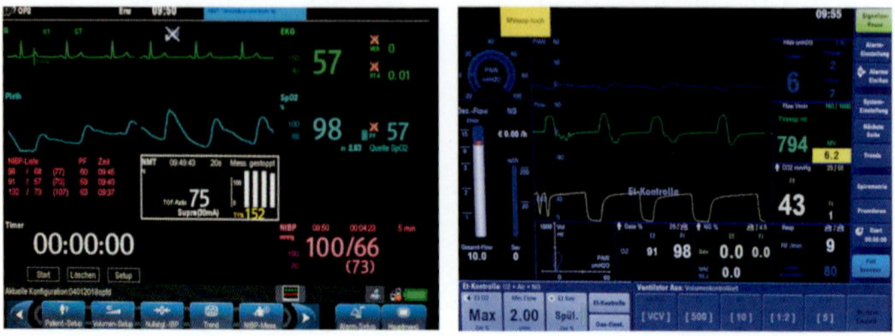

Abb. 4.37 a / b ▶ a) Periopertaives Monitoring von Kreislauf, b) Atmung

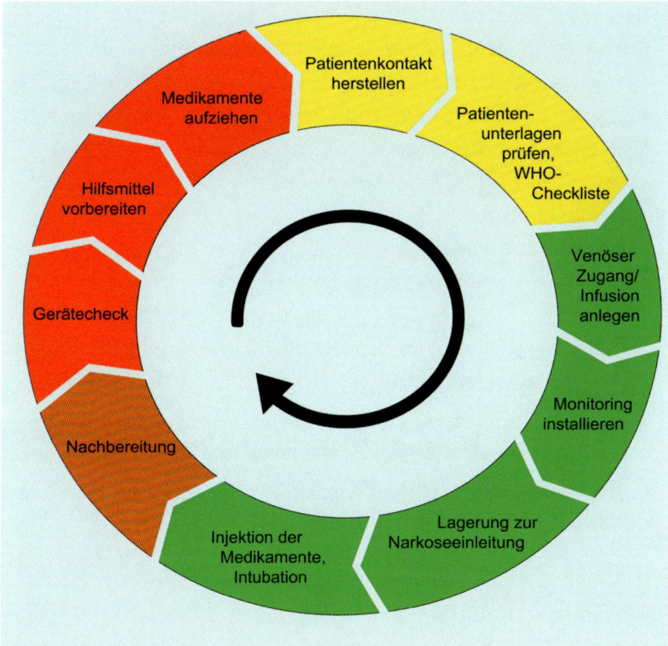

Abb. 4.38 ▶ Narkosevorbereitung

Vorbereitung der Hilfsmittel zur Narkoseeinleitung

Zu jeder Narkoseeinleitung – unabhängig vom geplanten Narkoseverfahren – stehen grundsätzlich

- alle Geräte (z. B. Narkosegerät, Absauggerät) sowie
- die Ausrüstung (z. B. Laryngoskop, Endotrachealtuben, Beatmungsbeutel) und
- Medikamente bereit, die für eine eventuell nötige Intubation erforderlich sind.
- Die Geräte werden bei Dienstbeginn und vor jeder Anwendung auf Funktion überprüft.
- Die notwendigen Medikamente werden unmittelbar vor Narkoseeinleitung aufgezogen. Die Spritzen werden vor dem Aufziehen nach den DIVI-Empfehlungen mit Etiketten beklebt (s. Kap. 6.1.1).

- Besondere Zusatzausrüstung (wie z. B. Videolaryngoskop, Bronchoskop, Defibrillator, Thoraxkompressionsgerät oder Notfallwagen für unterschiedliche Einsätze, z. B. „schwieriger Atemweg", „Reanimation") steht in jeder Klinik – mit unterschiedlicher Ausstattung – zur Verfügung.

Narkosearbeitsplatz

Zum Narkosearbeitsplatz gehören:

- Narkosegerät, inkl. Monitoring der Vitalparameter Atmung und Kreislauf
- Narkosewagen (Vorrat an Einwegartikeln und Medikamenten)
- Tisch zur Narkoseeinleitung

PraxisTipp

Mache Dich frühestmöglich mit dem Inhalt, der Anordnung von Narkosewagen und den Narkosestandards (SOP) vertraut.

Medikamente zur Narkoseeinleitung

(Beispiel, hausinternen Standard der Ausbildungsklinik beachten!)

- Opioide: z. B. Fentanyl, Sufentanil, Alfentanil
- Hypnotikum: z. B. Propofol
- Muskelrelaxans: z. B. Atracurium, Rocuronium
- Antiemetika: z. B. Dexamethason, Granisetron

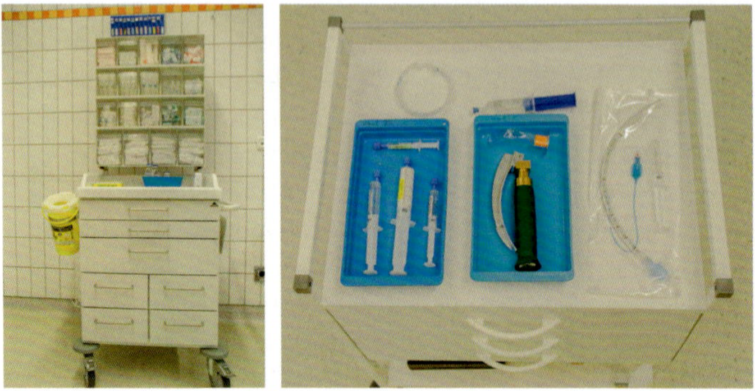

Abb. 4.39 a / b ▶ a) Narkosewagen, b) Tisch zur Narkoseeinleitung

PraxisTipp

Für den Notfall bereitlegen:

- Atropin 0,5 mg/1 ml
- Suxamethonium 100 mg/5 ml
- Vasopressor z.B. Ephedrin, Akrinor®

PraxisTipp

- Alle Medikamente langsam bei laufender Infusion spritzen. Hand am Puls!
- Wenn das Infusionssystem kein Rückschlagventil hat, muss man beim Spritzen den Schlauch abknicken oder die Infusion schließen.
- Opioide müssen besonders langsam gespritzt werden. Bei zu schneller Injektion: Rigidität (Starrheit) der Thoraxmuskulatur → manuelle Beatmung schwierig/unmöglich
  - erstes Alarmzeichen: Patient hustet → Narkose muss zügig eingeleitet werden, Patient muss u.U. relaxiert werden.
  - häufiger Anfängerfehler: Opioid wird zwar langsam gespritzt, aber das Hypnotikum wird ohne Pause/zu schnell danach verabreicht → Opioid wird schnell eingeschwemmt und es kann zum zuvor genannten Problem kommen.

Ablauf Narkoseeinleitung

- EKG-, Blutdruck- und SpO_2-Messgerät anschließen
- Armlage: Abduktion (Abspreizen) < 90°; auf möglichst großflächige Auflage des Unterarmes achten; beachte besonders N. ulnaris am Ellenbogen (s. Abb. 4.30)
- i.v. Zugang und Infusion anlegen
- Präoxygenierung ca. 1 min mit FiO_2 1,0 (Abb. 4.40 a)
- auf Anordnung des Anästhesisten Narkosemedikamente spritzen
- sobald der Patient schläft, Lidreflex überprüfen
- Hals überstrecken, Maske dicht aufsetzen
- Maskenbeatmung, ggf. Guedel-Tubus einlegen
- ggf. Injektion eines Muskelrelaxans

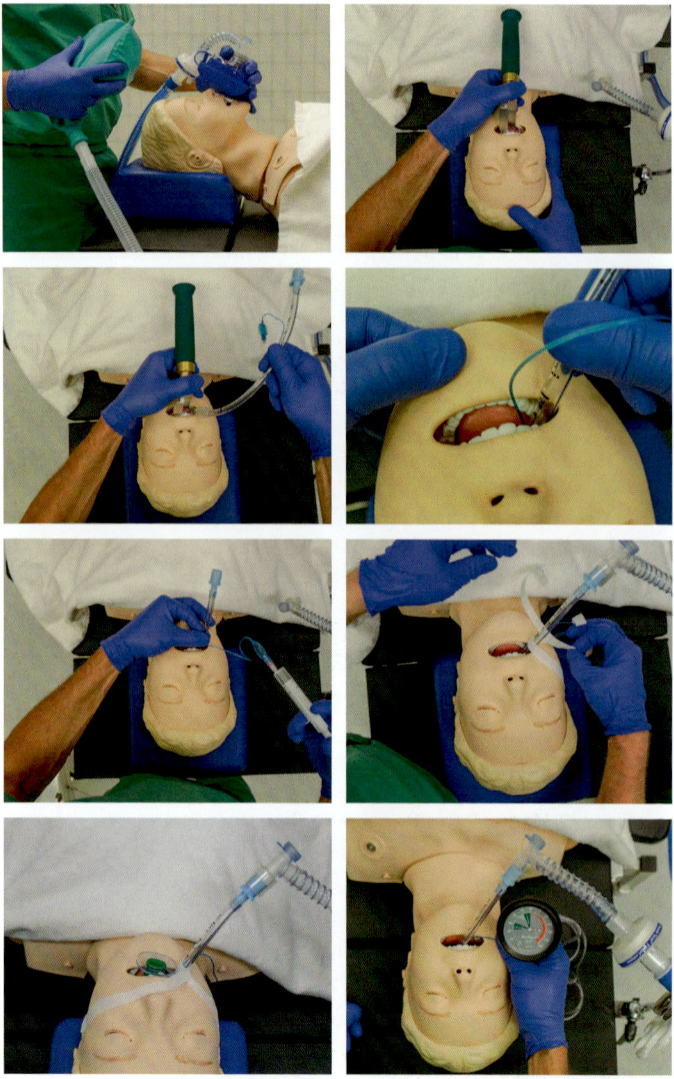

Abb. 4.40 a–h ▶ a) Präoxygenierung, b) Intubation/Laryngoskopie, c) Einführen des Tubus, d) Kontrolle der Einführtiefe, e) Blocken des Cuffs, f) Fixierung des Endotrachealtubus, g) Guedel-Tubus als Beißschutz einlegen, h) Messung des Cuff-Drucks einmalig/kontinuierlich

- Anreichen von Larynxmaske bzw. Laryngoskop und Endotrachealtubus
- Vorgehen wie in ABB. 4.40 B–E
- Anschluss an Narkosegerät
- zunächst manuelle Beatmung
- Vorgehen wie in ABB. 4.40 F/G
- maschinelle Beatmung
- Messung des Cuff-Drucks einmalig/kontinuierlich (ABB. 4.40 H)
- Auskultation der Lunge (S.A. KAP. 3.4.7 UND 3.5.1)

Narkoseeinleitung bei nicht nüchternen Patienten
(Crush-Induction, Ileuseinleitung, Rapid Sequence Induction [RSI])

Indikation

- letzte feste Nahrung < 6 h
- letztes Stillen/Milchflasche < 4 h
- letzte flüssige Nahrung < 2 h
- bei Darmverschluss (Ileus), akutes Abdomen
- Schwangere ab der 26. Woche (3. Trimenon)
- Hiatus-Hernie, Reflux-Krankheit

PraxisTipp

Im Rettungsdienst gelten alle Patienten als nicht nüchtern, insbesondere Traumapatienten (Minderdurchblutung der Verdauungsorgane → Magen-Darm-Passage verzögert).

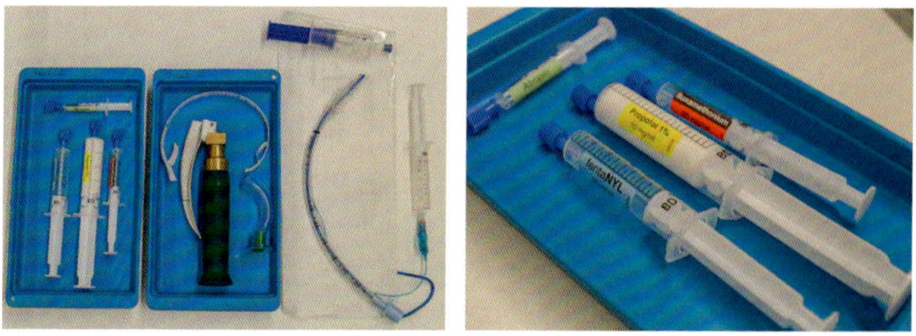

ABB. 4.41 A / B ▶ Zubehör zur Narkoseeinleitung/RSI: a) Instrumente, b) Medikamente

Hilfsmittel

- Absauggerät eingeschaltet, mit aufgestecktem großlumigem Absaugkatheter, z. B. Ch 18 (rot)
- wenn möglich, zweites Absauggerät (z. B. OP-Sauger mit dickem Schlauch)
- Tubus: mit gleitfähigem Führungsstab und aufgesetzter Blockerspritze

Durchführung

- Magensonde vor Narkoseeinleitung legen → sehr unangenehm für Patienten, ggf. Lokalanästhesie mit Prilocain-Spray
- Sekret aus der Magensonde absaugen, Sonde ggf. zurückziehen
- Alternativen zur Lagerung:
  - OP-Tisch/Oberkörper ca. 30° hoch lagern (Anti-Trendelenburg-Lagerung, verhindert Hochsteigen von Mageninhalt) oder
  - ca. 45° tief lagern (Trendelenburg-Lagerung, erleichtert Abfluss von hochgestiegenem Mageninhalt nach außen)
- gute Präoxygenierung (acht tiefe Atemzüge oder 3 min mit FiO_2 1,0, mit dicht sitzender Maske)
- Opioid
  - z. B. Fentanyl 1–2 μg/kgKG i. v.
  - alternativ: Sufentanil 0,1–0,2 μg/kgKG i. v.
- Hypnotikum, z. B. Propofol 2 mg/kgKG i. v.
- Muskelrelaxans
  - z. B. Suxamethonium 1,5 mg/kgKG i. v.
  - alternativ: Rocuronium 1 mg/kgKG i. v.
- keine Zwischenbeatmung (Aspirationsschutz)
- Erleichterung der Intubation:
  - BURP-Manöver (nach Aufforderung, s. Abb. 4.42 b)
  - OELM-Manöver (nach Aufforderung)
- Tubus nach erfolgreicher Intubation sofort blocken
- Führungsstab entfernen
- Auskultation an fünf Stellen: Magen, linker, rechter Oberlappen, rechter und linker Unterlappen (s. Abb. 3.16)
- $etCO_2$ Messung anschließen
- Tubus fixieren

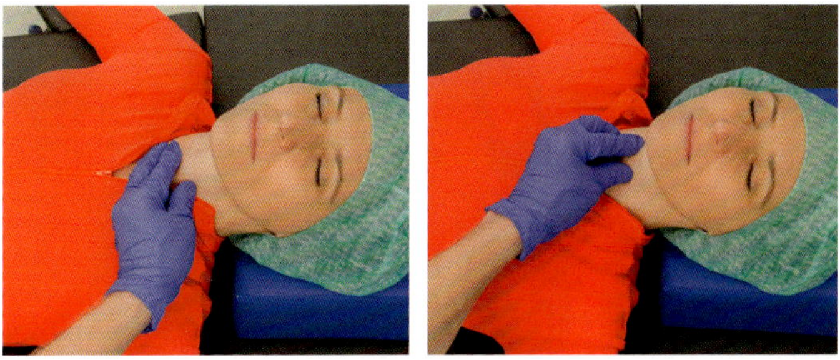

Abb. 4.42 a / b ▶ a) BURP-Manöver falsch (= Sellick), b) BURP-Manöver korrekt

PraxisTipp

- Vorgehen mit dem Team absprechen
- Sellick-Handgriff (isolierter Druck auf den Ringknorpel) ist wegen fehlender Wirksamkeit und des Verletzungsrisikos obsolet
- BURP- bzw. OELM-Manöver nur nach Aufforderung anwenden

Lagerungen zur Operation

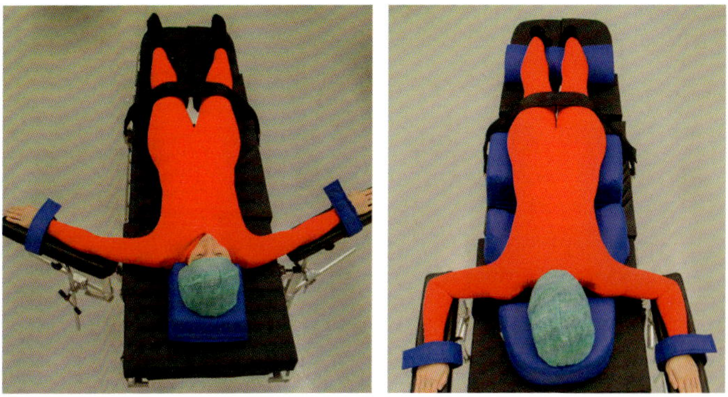

Abb. 4.43 a / b ▶ Beispiele für häufige Lagerungen zur Operation: a) Rückenlage, b) Bauchlage

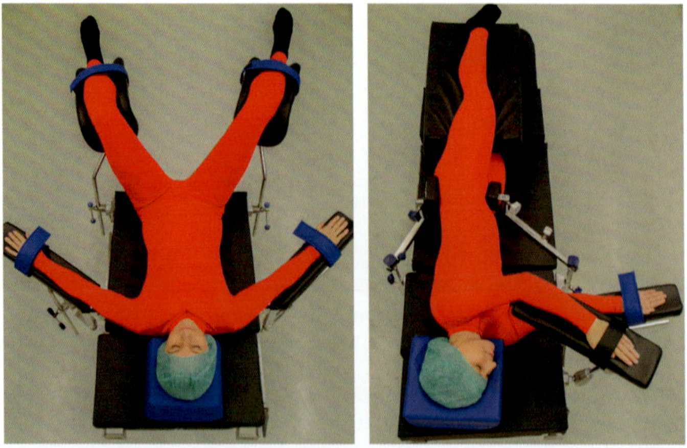

Abb. 4.43 c/d ▶ Beispiele für häufige Lagerungen zur Operation: c) Steinschnittlage, d) Rechtsseitenlage

PraxisTipp

- Achtung: Gefahr von Nervenschäden bei Lagerung exponierter Stellen: Ellenbogengelenk (N. ulnaris), Kniegelenk (N. peroneus) z. B. an OP-Tisch-Kanten
- Gleiches Problem ergibt sich bei Lagerung des Patienten auf der Rettungsdiensttrage!

Temperaturmanagement

Unterkühlung (Hypothermie) führt zu:

- Erhöhung des Sauerstoffverbrauchs
- Herz-Kreislauf-Störungen
- verstärkte/verlängerte Medikamentenwirkung
- Gerinnungsstörungen
- Kältezittern/Shivering (postoperativ)
- Wundheilungsstörungen

Ursache der Hypothermie im OP

- Vasodilatation durch Narkosemedikamente, dadurch erhöhter Wärmeverlust

- verminderter Stoffwechsel in Narkose mit verminderter Wärmeproduktion
- offene Wundflächen mit Abkühlung durch Verdunstung, insbesondere bei Spülungen

Indikation
- Eingriffe > 30 min
- Eingriffe an der offenen Bauchhöhle
- Risikopatienten (Kinder, ältere, schwer kranke Patienten)

Hilfsmittel
- warme Decken
- Warmluftgebläse-Decken
- Temperaturmessgerät

Maßnahmen
- Temperatur präoperativ messen
- nach dem Entkleiden den Patienten sofort mit warmem „Saunahandtuch“/Baumwolldecke versorgen
- ggf. Vorwärmen der Patienten („Prewarming“) mit Warmluftgebläse-Decken (10–20 min) vor/während Narkoseeinleitung
- für spezifischen Eingriff geeignete Wärmedecke wählen, z. B. Arme/Oberkörper
- Decke sicher befestigen
- Gerät einschalten
- Temperaturbereich auswählen (initial 43 °C, ggf. senken auf 40 bzw. 38 °C)
- vorgewärmte Infusionen verwenden
- ggf. Inline-Infusionswärmer bei hohen Infusionsmengen/Transfusionen > 500 ml/h
- Raumtemperatur erhöhen („Kindersaal“ 24 °C, Erwachsene 21 °C)
- Die Betten werden während der OP gewärmt, damit der Patient postoperativ in ein warmes Bett gelegt werden kann.

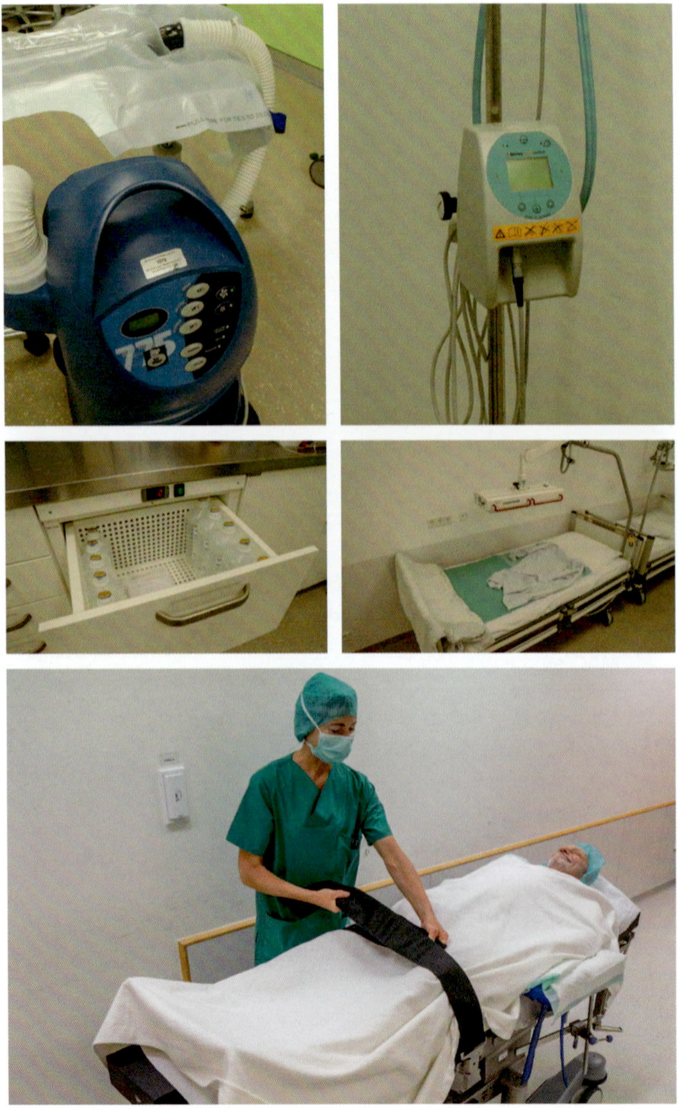

Abb. 4.44 a–e ▶ Möglichkeiten, auf die Temperatur des Patienten Einfluss zu nehmen: a) Warmluftgebläse, b) Infusionswärmegerät, c) Wärmeschrank für Infusionen, d) Infrarotstrahler, e) Wärmedecke

PraxisTipp

- Temperaturmessung (ösophageal/oral, tympanal, nicht axillär)
- Kinder < 2 Jahre: rektale Messung
- Bereich für venösen/arteriellen Zugang von Warmluftgebläse-Decken freilassen
- Decken nach sterilem Abdecken aufblasen
- Heizleistung der Decken nach Körpertemperatur regulieren

Narkoseführung

Aufrechterhaltung Inhalationsanästhesie

- kontinuierliche Zufuhr des Inhalationsanästhetikums z.B. Desfluran, Sevofluran (Konzentration nach MAC in Vol% des Frischgases, meist Luft-Sauerstoff-Gemisch, selten noch Lachgas N_2O, s. TAB. 4.21)
- Sauerstoffkonzentration des Gasgemisches muss bei mindestens 30 % liegen

PlusWissen: Inhalationsanästhesie

- MAC: minimale alveoläre Konzentration, bei der 50 % der Patienten nicht auf einen Hautschnitt, z.B. mit Abwehrbewegungen, reagieren
- Sevofluran eignet sich wegen seines angenehmen Geruchs zur Maskeneinleitung bei Kindern (ausreichende Narkosetiefe nach ca. 2 min Inhalation)

Balancierte Anästhesie (häufigste Narkoseform)

- intravenöse Narkoseeinleitung
- Narkoseführung als Inhalationsanästhesie mit Gabe von Opioiden, z.B. Fentanyl/Sufentanil und ggf. Muskelrelaxanzien
- Vorteil: niedrige Dosis der Medikamente vermindert typische Nebenwirkungen (z.B. Blutdruckabfall)
- Nachinjektion Opioid nach jeweils ca. 20–30 min
- Nachinjektion des Muskelrelaxans je nach Medikament und Dauer des Eingriffs

TAB. 4.21: Inhalationsanästhetika

Wirkstoff	Handelsname	Indikationen	Dosierung	
			Alter [Jahre]	MAC [Vol% in O_2]
Desfluran	Suprane®	Einleitung und Aufrechterhaltung einer Inhalationsnarkose bei Erwachsenen	2	9,1
			4	8,6
			7	8,1
			25	7,3
			45	6,0
			70	5,2
Sevofluran	Sevorane®	Einleitung und Aufrechterhaltung einer Inhalationsnarkose bei Erwachsenen und Kindern	< 3	3,3–2,6
			3–< 5	2,5
			5–12	2,4
			25	2,5
			35	2,2
			40	2,05
			50	1,8
			60	1,6
			80	1,4

Total intravenöse Anästhesie (TIVA)

Narkoseeinleitung und -führung ausschließlich durch intravenöse Medikamente, z.B. über je eine Spritzenpumpe, wird kontinuierlich oder intermittierend ein Opioid und ein Hypnotikum zugeführt, z.B.

- Remifentanil (z.B. 2 mg in 50 ml), z.B. 0,2 µg/kgKG/min i.v. und
- Propofol (z.B. 1 %), z.B. 0,1 mg/kgKG/min i.v.
- Muskelrelaxans, z.B. Atracurium bzw. Rocuronium (10 mg) ca. alle 20–30 min nach Bedarf

Alternatives Vorgehen zu TIVA:

- nur Hypnotikum, z.B. Propofol, mit Spritzenpumpe verabreichen
- Opioid (z.B. Fentanyl, Sufentanil) ca. alle 20–30 min nachinjizieren

PraxisTipp

Alle Medikamente werden nach aktueller Wirkung dosiert.

Narkoseausleitung

- „Ausschleichen" der Dosis des Inhalationsanästhetikums
- Abwarten des Wiedereinsetzens der Spontanatmung
- bei Narkoseende Mund, Rachen und evtl. Magen (Magensonde) absaugen
- bei ausreichender Spontanatmung: Entfernen der supraglottischen Atemwegshilfe bzw. Extubation (unter manueller Überdruckbeatmung)
  - entweder in tiefer Narkose oder
  - beim wachen Patienten (nicht in der Exzitationsphase)
- Abbau des Monitorings, als letztes SpO_2, bzw. Fortführung bis zum/im Aufwachraum mit transportablem Monitormodul
- Ausschleusen bzw. Umlagerung ins Bett des Patienten
- Entsorgung von Einwegartikeln
- Desinfektion benutzter Teile
- mehrfach verwendbare Teile der Aufbereitung zuführen
- strikte Trennung zwischen Schmutzphase und sauberer Phase
- nach Beendigung der Schmutzphase:
  - Einweghandschuhe ausziehen
  - hygienische Händedesinfektion
- Sobald die Hände trocken sind, nächste Vorbereitungen durchführen und Bereitstellung des Materials zur nächsten Narkose.

Merke

Bei Midazolam gibt es die Konzentrationen 1 mg/ml und 5 mg/ml. Beide Konzentrationen werden unverdünnt verabreicht, die niedrige Konzentration i. v. und die hohe nasal.

Bei Esketamin gibt es die Konzentrationen 5 mg/ml und 25 mg/ml.

Tab. 4.22: Sedierung, Analgesie bei Kindern

	Gewicht	Midazolam	Midazolam*	Esketamin	Esketamin*	Paracetamol	Metamizol
Indikation		Sedierung i.v.	Sedierung nasal	Analgesie i.v.	Analgesie nasal	Analgesie i.v./p. o	Analgesie i.v./p.o.
Dosierung		0,1 mg/kgKG	0,3 mg/kgKG	0,25 mg/kgKG	0,5 mg/kgKG	10 mg/kgKG	15 mg/kgKG
Konzentration		1 mg/ml	5 mg/ml	5 mg/ml	25 mg/ml	10 mg/ml	500 mg/ml
[Jahre]	[kg]	[ml]	[ml]	[ml]	[ml]	[ml]	[ml]
Neugeborenes	4	0,4	0,24	0,2	0,4	4	0,12
1/2	7	0,7	0,42	0,4	0,7	7	0,21
1	10	1,0	0,6	0,5	1,0	10	0,3
2	12	1,2	0,72	0,6	1,2	12	0,36
4	16	1,6	0,96	0,8	1,6	16	0,48
6	20	2,0	1,2	1,0	2,0	20	0,6
9	30	3,0	1,8	1,5	3,0	30	0,9
12	40	4,0	2,4	2,0	4,0	40	1,2
14	50	5,0	3,0	2,5	5,0	50	1,5

Midazolam: Ampulle 5 mg/1 ml, 15 mg/3 ml für nasale Applikation;
Midazolam: Ampulle 5 mg/5 ml für i.v. Applikation

Esketamin: Ampulle 50 mg/2 ml

* Die für Midazolam und Esketamin zur nasalen Gabe angegebene Menge sollte je zur Hälfte auf die beiden Nasenlöcher aufgeteilt werden.

Tab. 4.23: Narkoseeinleitung bei Kindern

	Gewicht	Midazolam	Esketamin	Fentanyl*	Sufentanil*	Propofol	Suxamethonium	Rocuronium
Indikation		Sedierung i.v.	Analgesie i.v.	Analgesie i.v.	Analgesie i.v.	Hypnose i.v.	Relax i.v.	Relax i.v.
Dosierung		0,2 mg/kgKG i.v.	1 mg/kgKG i.v.	2 µg/kgKG i.v.	0,2 µg/kgKG i.v.	4 mg/kgKG i.v.	1 mg/kgKG i.v.	0,6 mg/kgKG i.v.
Konzentration bzw. Verdünnung		1 mg/ml	5 mg/ml	2 ml + 8 ml verdünnen	2 ml + 8 ml verdünnen	10 mg/ml	20 mg/ml	10 mg/ml
[Jahre]	[kg]	[ml]	[ml]	[ml]	[ml]	[ml]	[ml]	[ml]
Neugeborenes	4	0,8	0,8	0,8	0,8	1,6	0,2	2,5
1/2	7	1,4	1,4	1,4	1,4	2,8	0,35	0,4
1	10	2,0	2,0	2,0	2,0	4,0	0,5	0,6
2	12	2,4	2,4	2,4	2,4	4,8	0,6	0,7
4	16	3,2	3,2	3,2	3,2	6,4	0,8	1,0
6	20	4,0	4,0	4,0	4,0	8,0	1,0	1,2
9	30	6,0	6,0	6,0	6,0	12,0	1,5	1,8
12	40	8,0	8,0	8,0	8,0	16,0	2,0	2,4
14	50	10,0	10,0	10,0	10,0	20,0	2,5	3,0

*Fentanyl- bzw. Sufentanil-Verdünnung: 2 ml + 8 ml verdünnen:
2 ml-Ampulle Fentanyl (0,1 mg = 100 µg) mit 8 ml NaCl 0,9 % aufziehen = 0,01 mg/ml = 10 µg/ml
2 ml-Ampulle Sufentanil (10 µg) mit 8 ml NaCl 0,9 % aufziehen = 1 µg/ml

Tab. 4.24: Narkoseführung bei Kindern

Alter	Gewicht	AF	AZV	Tubusdurchmesser	Einführtiefe ab Zahnreihe	Einführtiefe ab Nasenloch	Larynxmaske
[Jahre]	[kg]	[1/min]	[ml]	[mm]	[mm]	[mm]	[Gr.]
Neugeborenes	4	40	30	3,0	8	12	1,0
1/2	7	35	50	3,5	11	13	1,5
1	10	30	80	4,0	12	14	1,5
2	12	26	100	4,5	13	15	2,0
4	16	24	150	5,0	15	16	2,5
6	20	20	200	5,5	16	18	2,5
9	30	18	250	6,0	17	20	3,0
12	40	16	300	6,5	18	22	3,0
14	50	12	400	7,0	20	24	3,0

Anhaltswerte: Atemzugvolumen (AZV) 6–8 ml/kgKG, PEEP 3–5 mbar, max. Atemwegsdruck (P_{max}) 15–20 mbar

Tab. 4.25: Kreislaufparameter und Infusions-/Transfusionsvolumina bei Kindern

	Gewicht	HF	RR_{sys}	Infusion – Basisbedarf	Infusion – Bolus	normales Blutvolumen	Erythrozytenkonzentrate FFP
Dosierung				4–2 ml/kgKG (altersabhängig)	20 ml/kgKG	80 ml/kgKG	10 ml/kgKG
[Jahre]	[kg]	[1/min]	[mmHg]	[ml/h]	[ml in 20 min]	[ml]	[ml]
Neugeborenes	4	140	60/40	12	80	320	40
1/2	7	130	65/50	30	140	560	70
1	10	120	70/55	40	200	800	100
2	12	110	75/60	45	240	960	120
4	16	100	80/60	52	320	1.280	160
6	20	95	85/60	60	400	1.600	200
9	30	90	90/65	70	600	2.400	300
12	40	85	95/65	80	800	3.200	400
14	50	80	100/70	90	1.000	4.000	500

Infusionsbolus Vollelektrolytlösung: 20 ml/kgKG, ggf. (mehrfach) wiederholen

Häufige Komplikationen während der Narkose

- mangelnde Narkosetiefe
  - Symptome: Tachykardie, Herzrhythmusstörungen, Blutdruckanstieg, Schwitzen, Gegenatmen, Bauchpresse, Extremitätenbewegungen
  - Maßnahmen: Narkosevertiefung → Steigerung der Konzentration des Inhalationsanästhetikums, Opioidgabe, Hypnotikagabe, Nachrelaxierung
- Blutdruckabfall durch relativen Volumenmangel → Maßnahmen: Kristalloidinfusion 10–20 ml/kgKG i.v., Vasopressor, z.B. Ephedrin 10 mg i.v., und/oder Kardiostimulation, z.B. Akrinor 0,5 ml-weise i.v.
- verzögertes Aufwachen durch Überhang von Narkosegasen, Muskelrelaxanzien, Opioiden und deren Kombination:
  - Maßnahmen: Abklingen abwarten, überwachen, (assistierte) Beatmung bis Eigenatmung ausreichend in Frequenz und Atemtiefe ist (SpO_2, $etCO_2$)
  - Unterschiede der „Überhänge“
    - Opioide: wenige, tiefe Atemzüge, enge Pupillen (zentrale Atemdepression)
    - Muskelrelaxanzien: viele, flache Atemzüge (fehlende Muskelkraft)
    - Narkosegase: wenige, langsame, flache Atemzüge (allgemeine Depression)
  - Antagonisierung:
    - Opioide – Naloxon (0,1 mg-weise i.v. bis zum Erwachen)
    - Relaxanzien – Neostigmin (0,5–3 mg i.v. + Atropin 0,5 mg i.v.)
- Atemwegsverlegung nach Extubation durch Zurückfallen der Zunge
  → Maßnahmen: Esmarch-Handgriff, ggf. Wendl- oder Guedel-Tubus
- Bronchospasmus, Laryngospasmus
  → Maßnahme: assistierte Beatmung

- PONV (Postoperative Nausea and Vomiting, postoperative Übelkeit und Erbrechen):
  - Risikofaktoren (Apfel-Schema)
    1. weibliches Geschlecht
    2. Nicht-Raucher
    3. PONV-Anamnese und/oder Reisekrankheit
    4. postoperative Opioidgabe

Tab. 4.26: Medikamente zur PONV-Prophylaxe und -Therapie

Dexamethason	4 mg i.v.
Droperidol	0,625–1,25 mg i.v.
Granisetron	1 mg i.v.
Dimenhydrinat	31–62 mg fraktioniert i.v.

PraxisTipp

- Bei Antagonisten immer Kontraindikationen und Nebenwirkungen der Substanzen beachten.
- (verlängerte) postoperative Überwachung bei allen Komplikationen

Anästhesieverlauf dokumentieren

- Anästhesieverfahren
- Atemweg, Beatmungsparameter
- zusätzliche Maßnahmen wie Lagerung, Gefäßzugänge, Sonden, Katheter, Drainagen
- Monitoring, insbesondere Atmung, Herz-Kreislauf, SpO_2, $etCO_2$, Temperatur, ggf. Ausscheidung
- Medikamente, Infusion, Transfusion
- Besonderheiten, Komplikationen (Anästhesieverlaufsbeobachtungen, Schweregrad)

PraxisTipp

Mache Dich frühestmöglich mit dem Dokumentationssystem der Ausbildungsklinik vertraut (elektronisch/schriftlich), z.B. auf Protokollen: Voruntersuchung, Anästhesieverlauf, Aufwachraumprotokoll.

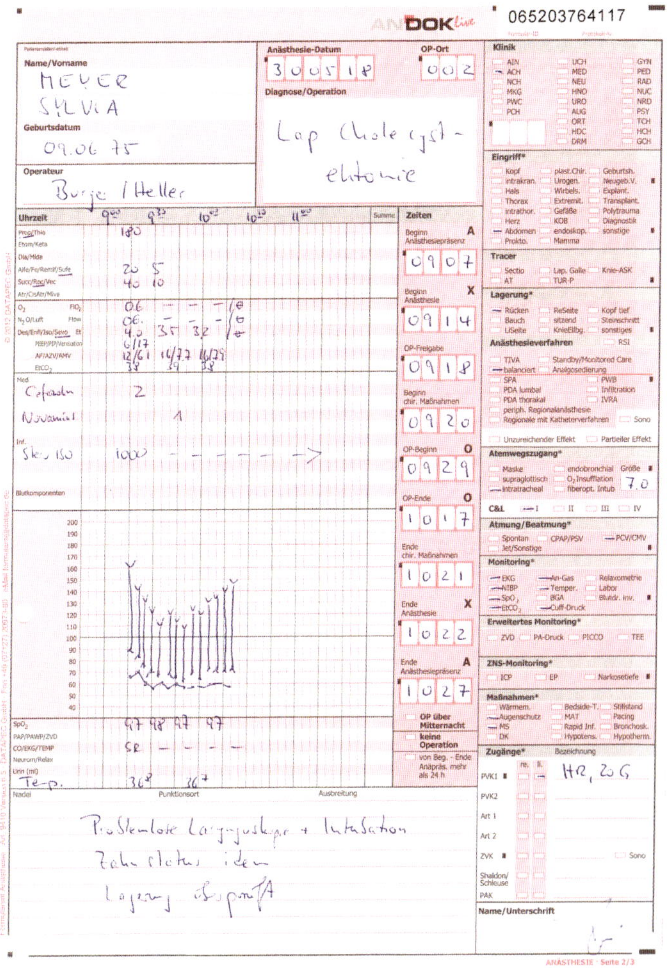
ANDOK live 065203764117

Name/Vorname: MEYER SYLVIA
Geburtsdatum: 09.06.75
Operateur: Burje / Heller
Anästhesie-Datum: 300518
OP-Ort: 002
Diagnose/Operation: Lap Cholecystektomie

Klinik: AIN, ACH, NCH, MKG, PWC, PCH, UCH, MED, NEU, HNO, URO, AUG, ORT, HDC, DRM, GYN, PED, RAD, NUC, NRD, PSY, TCH, HCH, GCH

Eingriff: Kopf, intrakran., Hals, Thorax, intrathor., Herz, Abdomen, Prokto., plast.Chir., Urogen., Wirbels., Extremit., Gefäße, KOB, endoskop., Mamma, Geburtsh., Neugeb.V., Explant., Transplant., Polytrauma, Diagnostik, sonstige

Tracer: Sectio, AT, Lap. Galle, TUR-P, Knie-ASK

Lagerung: Rücken, Bauch, LSeite, ReSeite, sitzend, KnieEllbg., Kopf tief, Steinschnitt, sonstiges

Anästhesieverfahren: RSI, TIVA, balanciert, Standby/Monitored Care, Analgosedierung, SPA, PDA lumbal, PDA thorakal, periph. Regionalanästhesie, Regionale mit Katheterverfahren, PWB, Infiltration, IVRA, Sono, Unzureichender Effekt, Partieller Effekt

Atemwegszugang: Maske, supraglottisch, intratracheal, endobronchial, O_2-Insufflation, fiberopt. Intub, Größe 7.0

C&L: I, II, III, IV

Atmung/Beatmung: Spontan, CPAP/PSV, PCV/CMV, Jet/Sonstige

Monitoring: EKG, NIBP, SpO_2, $EtCO_2$, An-Gas, Temper., BGA, Cuff-Druck, Relaxometrie, Labor, Blutdr. inv.

Erweitertes Monitoring: ZVD, PA-Druck, PICCO, TEE

ZNS-Monitoring: ICP, EP, Narkosetiefe

Maßnahmen: Wärmem., Augenschutz, MS, DK, Bedside-T., MAT, Rapid Inf., Hypotens., Stillstand, Pacing, Bronchosk., Hypotherm.

Zeiten:

Beginn Anästhesiepräsenz (A)	0907
Beginn Anästhesie (X)	0914
OP-Freigabe	0918
Beginn chir. Maßnahmen	0920
OP-Beginn (O)	0929
OP-Ende (O)	1017
Ende chir. Maßnahmen	1021
Ende Anästhesie (X)	1022
Ende Anästhesiepräsenz (A)	1027

OP über Mitternacht; keine Operation; von Beg. - Ende Anäpräs. mehr als 24 h

Uhrzeit: 9^{00}, 9^{30}, 10^{00}, 10^{30}, 11^{00}

Prop/Thio: 180
Alfe/Fe/Remif/Sufe: 20, 5
Succ/Roc/Vec: 40, 10
O_2 FiO_2: 0.6
N_2O/Luft Flow: 0.6
Des/Enfl/Iso/Sevo Et: 4.0, 3.5, 3.2
PEEP/PP/Ventilation: 6/17
AF/AZV/AMV: 12/6.1, 14/7.7, 16/7.9
$EtCO_2$: 38, 39, 38
Med: Cefazolin 2; Novaminsulfon 1
Inf.: Sterofundin ISO 1000 →
Blutkomponenten

SpO_2: 97, 98, 97, 97
PAP/PAWP/ZVD
CO/EKG/TEMP: SR
Neurom/Relax
Urin (ml)
Temp: 36,8, 36,7

Nadel / Punktionsort / Ausbreitung

Problemlose Laryngoskopie + Intubation
Zahnstatus idem
Lagerung überprüft

Zugänge: PVK1 – li. – HR, 20 G; PVK2; Art 1; Art 2; ZVK (Sono); Shaldon/Schleuse; PAK

Name/Unterschrift

ANÄSTHESIE · Seite 2/3

Abb. 4.45 ▶ Narkoseprotokoll

Patienten ausschleusen

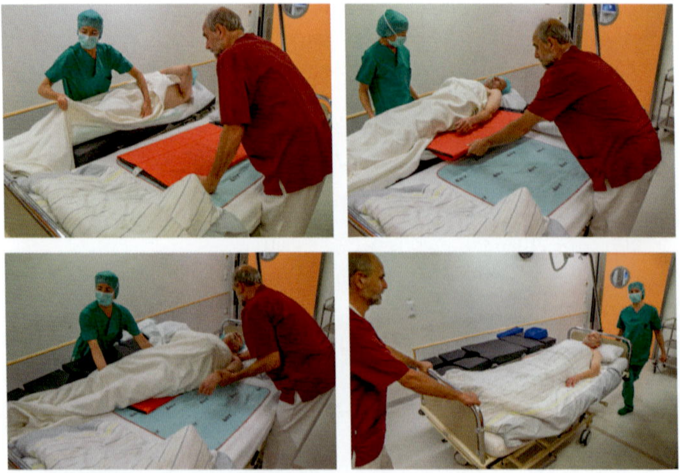

Abb. 4.46 a–d ▶ Ausschleusen des Patienten mit dem Rollboard: a) Patient wird leicht zur Seite gedreht, b) Rollboard wird untergeschoben, c) Patient wird mit Rollboard ins Bett geschoben, d) Patient liegt im Bett, Transport zum Aufwachraum (AWR)

Überwachung im Aufwachraum

- Überwachung von Patienten nach operativen Eingriffen in Narkose/Regionalanästhesie bezüglich Komplikationen der Operation und der Anästhesie
- insbesondere:
  - Sicherstellung der Vitalfunktionen
  - Restwirkung von Narkotika/Muskelrelaxanzien
  - Verbandkontrolle (Nachblutung)
  - Schmerztherapie
  - Therapie von Übelkeit/Erbrechen
  - Vermeidung/Behandlung von Auskühlung bzw. Kältezittern,
- Monitoring, insbesondere Atmung, Herz-Kreislauf, SpO_2, $etCO_2$ Temperatur, ggf. Ausscheidung
- Medikamente, Infusion, Transfusion
- Besonderheiten, Komplikationen

- Entlassung: Zeitpunkt, Zustand, Anordnungen, z. B. Schmerztherapie
- Laborkontrollen
- Zeitpunkt möglicher Beginn der Flüssigkeits- und Nahrungsaufnahme, abhängig von:
  - Art des Eingriffs
  - Narkoseverfahren
  - Wachheit des Patienten
  - vorhandene Schutzreflexe
- ggf. Zusatzfunktionen des Aufwachraums:
  - präoperative Vorbereitung von Notfallpatienten, z. B. Volumenersatz
  - Normalisierung der Gerinnungsfunktion, Laborkontrollen
  - Anlage von Kathetern und Sonden, z. B. ZVK, Magensonde
  - Anlage von Regionalanästhesien vor operativen Eingriffen

TAB. 4.27: Postoperative Übernahme von Patienten (iSoBAR)

i	Identifizierung	Patientenname operierende Abteilung, ambulant/stationär
S	Situation	Diagnose/n, durchgeführte Operation, Anästhesieverfahren, OP-Verlauf/Komplikationen, Blutverlust
o	Observationen	Vitalfunktionen, Anästhesieprobleme, Wachheitszustand, ggf. Wirkung der Regionalanästhesie, Körpertemperatur Schmerzmittelbedarf, Übelkeit/Erbrechen
B	Background	Allergien, Vorerkrankungen, Dauermedikation, Schrittmacher/AICD, ggf. Infektionsstatus, Pflegesituation
A	Aufgaben	Unmittelbar erforderliche Maßnahmen, Sauerstoffgabe, Überwachung, Analgesie, Laborkontrollen
R	Rückfragen	Informationslücken erfragen/schließen

Überwachung

A:

- Freie Atemwege?
- Atembewegungen?
- Atemstoß?

- Atemgeräusche?
- Wendl- bzw. Guedel-Tubus erforderlich?

B:

- ausreichende Spontanatmung?
- Atemfrequenz?
- Zyanose?
- SpO_2?
- Sauerstoffzufuhr erforderlich?

C:

- OP-Gebiet: Blutung? Drainagen, Katheter adäquat?
- Kreislaufsituation: Pulsfrequenz? Zentralisation? Blutdruck?
- EKG wie präoperativ?
- Venöser Zugang funktionsfähig?
- Basisinfusionstherapie, z.B. 2 ml/kgKG/h i.v.
- Volumenzufuhr erforderlich? → z.B. Bolus 10 ml/kgKG i.v., ggf. wiederholen

D:

- Bewusstseinslage, Schutzreflexe, Orientierung, Kooperation
- Narkoseüberhang? → Pupillen, Atemfrequenz, Atemtiefe
- Relaxanzienüberhang? → Kopf anheben >10 sec Zunge herausstrecken, Händedruck
- Übelkeit/Erbrechen? → Medikation: z.B. Dexamethason 4 mg i.v., Granisetron 1 mg i.v., Dimenhydrinat 62 mg langsam i.v., ggf. als Kurzinfusion (s.a. Tab. 4.26 und 4.29)
- Schmerzen? NRS > 2–3? → Analgesie z.B. Piritramid 0,1 mg/kgKG i.v., ggf. wiederholen
- Weiterführung eines Regionalanästhesieverfahrens: Wirkung adäquat? Ggf. Medikation, z.B. Ropivacain 0,2 %-Bolus plus kontinuierliche Dosis erhöhen

E:

- Körpertemperatur?
- Kältezittern (Shivering)?
- Ausscheidung?

Tab. 4.28: Postoperative Schmerztherapie

Substanz	Dosierung
Paracetamol	10–15 mg/kgKG i.v./p.o. (alle 6 h)
Metamizol	10 mg/kgKG i.v./p.o. (alle 6 h)
Parecoxib	0,5 mg/kgKG i.v. (alle 12 h)
Diclofenac	1 mg/kgKG p.o. (alle 6 h)
Ibuprofen	5–8 mg/kgKG p.o. (alle 6 h)
Piritramid	0,1 mg/kgKG i.v. bis Schmerz NRS < 2–3

Tab. 4.29: Typische postoperative Probleme

Problem	Maßnahme
Bewusstseinsstörung (GCS < 12)	• Antagonisierung Opioid → Naloxon: 0,1 mg-weise nach Wirkung
Atemwegsverlegung	• Esmarch-Handgriff, Hals überstrecken, ggf. Guedel- oder Wendl-Tubus
verminderte Atemtätigkeit	• Oberkörperhochlage, Sauerstoffgabe 2–3 l/min über Sonde 5–6 l/min über Maske (Vorsicht: CO_2-Rückatmung), ggf. steigern bis SpO_2 > 94 % • Antagonisierung Muskelrelaxans: → Neostigmin 0,5–3 mg i.v. bei Bedarf Atropin 0,5 mg i.v. → Antagonisierung Opioid: → Naloxon: 0,1 mg-weise nach Wirkung
Muskelzittern	• z.B. Clonidin 0,075–0,150 mg i.v., Pethidin 25 mg i.v.
Hypertonie	• Gabe der antihypertensiven Dauermedikation • durch volle Blase bedingt? → Wasserlassen, ggf. Blasenkatheterisierung • durch Schmerzen bedingt → Opioid, z.B. Piritramid 3,75 mg i.v.
Brustschmerz	• Ausschluss akutes Koronarsyndrom, Pneumothorax? → 12-Kanal-EKG, Röntgen-Thorax; Laborkontrollen
Übelkeit/Erbrechen	• Antiemetika, z.B. Granisetron 1 mg i.v., Dexamethason 4 mg i.v. Dimenhydrinat 62 mg langsam i.v., ggf. als Kurzinfusion in 100 ml NaCl 0,9 %

Betreuung

- Patienten auffordern, ruhig und tief durchzuatmen
- Patienten über Aufenthalt im Aufwachraum aufklären
- Patienten auffordern, vorhandene Schmerzen und/oder Unwohlsein anzugeben

Verlegungskriterien, z.B. auf Pflegestation

- bewusstseinsklar (GCS ≥ 13) bzw.
- wiederhergestellte neurologische Funktion (nach Regionalanästhesie)
- wach, Augen öffnen auf Ansprache, Kopf anheben/Hand drücken
- Atemwege frei, ausreichende Spontanatmung, ohne, ggf. mit Sauerstoffgabe (SpO_2)
- Kreislauf stabil (Blutdruck und EKG wie präoperativ)
- keine/geringe Schmerzen (Schmerzskala VAS ≤ 2)
- normale Körpertemperatur
- keine Nachblutung
- keine PONV

PraxisTipp

Bei Komplikationen erfolgt ggf. eine Verlegung auf die Intensivstation.

Übergabe

- nach iSoBAR-Protokoll (s. Tab. 4.27)
- Unterlagen mitgeben
  - Narkoseprotokoll
  - Patientenunterlagen (Patientenkurve, Patientenakte , Befunde usw.)
  - persönliche Gegenstände, z.B. Zahnprothese, Brille, Hörgeräte usw.

Entlassungskriterien (bei ambulanten Patienten)

- bewusstseinsklar, orientiert, kooperativ
- stabile Vitalfunktionen, z. B. SpO_2 > 95 % (ohne Sauerstoffgabe)
- keine Blutung

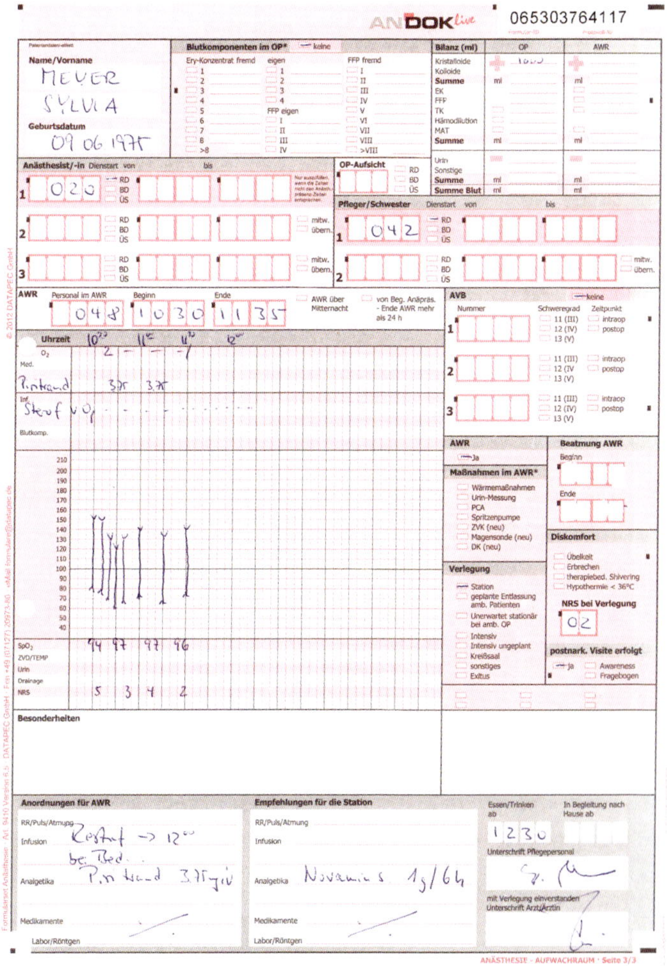

ANDOK live 065303764117

Name/Vorname: MEYER SYLVIA
Geburtsdatum: 09 06 1975

Blutkomponenten im OP* – keine
Ery-Konzentrat fremd 1 2 3 4 5 6 7 8 >8 | eigen 1 2 3 4 | FFP eigen I II III IV | FFP fremd I II III IV V VI VII VIII >VIII

Bilanz (ml) | OP | AWR
Kristalloide, Kolloide, Summe ml, EK, FFP, TK, Hämodilution, MAT, Summe ml, Urin, Sonstige, Summe ml, Summe Blut ml

Anästhesist/-in Dienstart von bis: 1 020 RD BD ÜS; 2 RD BD ÜS; 3 RD BD ÜS; mitw. überm.
OP-Aufsicht RD BD ÜS
Pfleger/Schwester Dienstart von bis: 1 042 RD BD ÜS; 2 RD BD ÜS; mitw. überm.

AWR Personal im AWR 048 | Beginn 1030 | Ende 1135 | AWR über Mitternacht | von Beg. Anäpräs. - Ende AWR mehr als 24 h

AVB – keine: Nummer, Schweregrad 11 (III) 12 (IV) 13 (V), Zeitpunkt intraop postop (1, 2, 3)

Uhrzeit 10³⁰ 11⁰⁰ 11³⁰ 12⁰⁰
O₂ 2 – – –
Med.: Piritramid 3,75 3,75
Inf.: Sterofundin VO
Blutkomp.
210–40
SpO₂ 94 97 97 96
ZVD/TEMP, Urin, Drainage
NRS 5 3 4 2

AWR – ja
Maßnahmen im AWR*: Wärmemaßnahmen, Urin-Messung, PCA, Spritzenpumpe, ZVK (neu), Magensonde (neu), DK (neu)
Beatmung AWR: Beginn, Ende
Verlegung: Station, geplante Entlassung amb. Patienten, Unerwartet stationär bei amb. OP, Intensiv, Intensiv ungeplant, Kreißsaal, sonstiges, Exitus
Diskomfort: Übelkeit, Erbrechen, therapiebed. Shivering, Hypothermie < 36 °C
NRS bei Verlegung 02
postnark. Visite erfolgt – ja, Awareness Fragebogen

Besonderheiten

Anordnungen für AWR: RR/Puls/Atmung; Infusion: Restinf -> 12⁰⁰ bei Bed.; Analgetika: Piritramid 3,75 i.v.; Medikamente; Labor/Röntgen
Empfehlungen für die Station: RR/Puls/Atmung; Infusion; Analgetika: Novamins 1 g/6 h; Medikamente; Labor/Röntgen
Essen/Trinken ab 1230 | In Begleitung nach Hause ab
Unterschrift Pflegepersonal
mit Verlegung einverstanden Unterschrift Arzt/Ärztin

ANÄSTHESIE · AUFWACHRAUM · Seite 3/3

ABB. 4.47 ▶ Überwachungsprotokoll Aufwachraum

- keine/geringe Schmerzen (NRS ≤ 2)
- keine Übelkeit/Erbrechen
- Mobilisierung
- evtl. Trinkversuch und Gang zur Toilette
- Begleitperson zur Abholung
- Informationen über Verhalten zu Hause
- Informationen über Schmerzmitteleinnahme
- Wiederaufnahme der Dauermedikation
- Hinweis auf Möglichkeiten zur Kontaktaufnahme

Spezielle Patientengruppen

- respektieren der individuellen Wünsche des Patienten bezüglich seiner Intimsphäre und persönlichen Menschenwürde
- Umgang mit Kindern mit oder ohne Elternbegleitung
- Umgang mit Patienten mit (häufig sich überlagernden) chronischen und akuten Erkrankungen/Verletzungen
- Pflege und Betreuung spezieller Behandlungsgruppen, wie ältere, demente, geistig und/oder körperlich behinderte Patienten
- Betreuung/Versorgung schwer Kranker und Sterbender
- Multimorbidität

Dokumentation

- Anästhesieverfahren (Vorbesprechung, Verlauf)
- OP-Checklisten
- Aufwachraum
- Beachtung und Wahrung des Datenschutzes

4.4 Intensivmedizinische Abteilung – Intensiv- oder Wachstation

4.4.1 RettH / RettSan

Ausbildungsdauer:
- RettH ggf. 40 Stunden
- RettSan 40 Stunden, ggf. 80 Stunden

Typische Ausbildungsinhalte sind z. B.:
- Grundlagen der Hygiene
- Kennenlernen der klinischen Abläufe
- Kommunikation und Betreuung
- Patientenbeobachtung
- Kontrolle der Vitalparameter
- Statusbeurteilung des Patienten: klinisch und apparativ mit Ableitung/Durchführung erforderlicher Maßnahmen in eigener Kompetenz bzw. ggf. Hinzuziehung höherqualifizierter Kompetenz
- Grundpflege im Intensivbereich
- Mitwirkung bei der Herz-Lungen-Wiederbelebung
- Vorbereiten von Medikamenten und Infusionen
- Assistenz bei der Venenpunktion
- Wundversorgung und Verbände
- Grundlagen der Dokumentation

Lernziele:
- Grundlagen des hygienischen Arbeitens **(sicher/korrekt)**
- grundsätzlicher Einblick in die Gegebenheiten und Abläufe der intensivmedizinischen Krankenversorgung **(gezeigt/erklärt)**
- Verständnis für die Aufgaben und die interdisziplinäre Zusammenarbeit der verschiedenen Krankenhausabteilungen und der Berufsgruppen in der Intensivmedizin **(gezeigt/erklärt)**
- Wahrnehmung der individuellen Bedürfnisse des Patienten unter intensivmedizinischen Bedingungen **(sicher/korrekt)**
- Grundlagen der professionellen, vertrauensbildenden und situationsgerechten Kommunikation mit Patienten ihren Angehörigen **(sicher/korrekt)**

- Kennenlernen der elementaren Maßnahmen der Patientenuntersuchung, -beobachtung, -überwachung, -pflege und -behandlung in der Intensivmedizin **(verstanden/durchgeführt)**
- Beurteilung des Patientenstatus (klinisch, apparativ) anhand der Vitalparameter **(sicher/korrekt)**
- Vertiefung und Anwendung elementarer, rettungsdienstlich relevanter Untersuchungs- und Behandlungsverfahren **(verstanden/durchgeführt)**
- Assistenz bei medizinischen Maßnahmen, z. B. Zugang legen **(sicher/korrekt)**
- Vorbereiten von Medikamenten und Infusionen **(sicher/korrekt)**
- Wundversorgung und Verbände anlegen, inkl. Kenntnisse zu Redon-Drainagen **(verstanden/durchgeführt)**
- Grundlagen der Dokumentation unter intensivmedizinischen Bedingungen **(gezeigt/erklärt)**

4.4.2 NotSan

Ausbildungsdauer:

- 120 Stunden, z. B. im 2./3. Jahr
- „RettAss Ergänzungsausbildung 960 Stunden“: ggf. 40 Stunden

Ausbildungsziele:

Die Schülerinnen und Schüler sind zu befähigen,

a) Spritzenpumpen anwenden zu können,
b) Kontrolle und Wechsel von Drainagen, Sonden und Verbänden
c) durchzuführen,
d) einen periphervenösen Zugang zu legen,
e) beim Anlegen zentralvenöser Zugänge und arterieller Messsysteme mitzuwirken,
f) Maßnahmen zur Anwendung von Beatmungsformen selbstständig
g) oder unter Anleitung durchzuführen,
h) Maßnahmen zum oralen und nasalen Absaugen selbstständig oder
i) unter Anleitung durchzuführen. (NotSan-APrV, Anlage 3 zu § 1 Absatz 1 Nummer 3)

Lernziele:

- Grundlagen des hygienischen Arbeitens **(sicher/korrekt)**
- Einblick in die räumlichen Gegebenheiten und Abläufe der intensivmedizinischen Krankenversorgung und persönliche Einordnung in das komplexe System **(gezeigt/erklärt)**
- Verständnis für die Aufgaben und die interdisziplinäre Zusammenarbeit der verschiedenen Krankenhausabteilungen und der Berufsgruppen in der Intensivmedizin **(gezeigt/erklärt)**
- Erlernen der professionellen, vertrauensbildenden und situationsgerechten Kommunikation mit Patienten ihren Angehörigen **(sicher/korrekt)**
- Berücksichtigung von unterschiedlichen Wertevorstellungen und Erwartungen bei Patienten und ihren Angehörigen bzw. medizinischem Personal **(gezeigt/erklärt)**
- Umgang und Kommunikation mit sedierten/beatmeten Patienten **(sicher/korrekt)**
- Erlernen pflegerischer Maßnahmen bei Patienten mit unterschiedlich schweren chirurgischen bzw. internistischen Erkrankungen und in verschiedenen Altersstufen **(verstanden/durchgeführt)**
- Erstuntersuchung und weitere diagnostische Maßnahmen selbstständig oder unter Anleitung durchführen **(sicher/korrekt)**
- Vertiefung und Anwendung der Kenntnisse und Fähigkeiten rettungsdienstlich relevanter Untersuchungs- und Behandlungsverfahren **(verstanden/durchgeführt)**
- Messung und Beurteilung der Vitalfunktionen im intensivmedizinischen Umfeld mit und ohne Geräte, einschl. der Weitergabe auffälliger Befunde und Beobachtungen **(sicher/korrekt)**
- Umgang mit Monitoren und Beatmungsgeräten **(verstanden/erklärt)**
- Assistenz und Durchführung von Maßnahmen zur Sicherung freier Atemwege, inkl. Lagerung, Absaugen, Auswahl der Tuben, Intubation (Indikation, Durchführung, Lagekontrolle, Überwachung) **(verstanden/durchgeführt)**
- Indikation und Durchführung der Sauerstoffgabe und Beutel-Masken-Beatmung und maschinellen Beatmung, Kenntnis über

Beatmungsformen (PEEP, BiPAP druck-/volumenkontrollierte Formen usw.), Versorgung beatmeter Patienten, z. B. NIV-Therapie, Blutgasanalyse, Cuff- und Tubuskontrolle **(verstanden/durchgeführt)**
- Umgang mit Trachealkanülen **(gezeigt/erklärt)**
- Assistenz und ggf. Durchführung der Venenpunktion, Blutentnahme und Anlage venöser Zugänge **(sicher/korrekt)**
- Assistenz bei der Anlage zentralvenöser und arterieller Katheter **(verstanden/durchgeführt)**
- Grundlagen der Pharmakologie intensivmedizinischer Medikamente **(verstanden/durchgeführt)**
- Kenntnis über rettungsdienstlich relevante Medikamente in der Intensivmedizin **(verstanden/durchgeführt)**
- Vorbereitung und Durchführung der Medikamentengabe **(sicher/korrekt)**
- Ablauf und Durchführung der Analgesie und Sedierung, inkl. Medikation, Dokumentation **(gezeigt/erklärt)**
- Grundlagen der Infusionstherapie **(verstanden/durchgeführt)**
- Umgang und Verwendung von Spritzen- und Infusionspumpen **(verstanden/durchgeführt)**
- manuelle Defibrillation bzw. Kardioversion **(verstanden/durchgeführt)**
- Anlage externer Schrittmacher **(erklärt/verstanden)**
- Kennenlernen invasiver Maßnahmen zur Kreislaufunterstützung, Nierenersatzverfahren usw. **(gezeigt/erklärt)**
- Umgang mit Unterstützungssystemen (ECMO, IABP usw.) **(gezeigt/erklärt)**
- Überwachung und Pflege von Sonden, Kathetern und Drainagen **(gezeigt/erklärt)**
- Umgang mit Leitungssystemen, z. B. Dreiwegehahn **(sicher/korrekt)**
- Wundversorgung und Verbände anlegen, inkl. Kenntnisse zu Redon-Drainagen **(verstanden/durchgeführt)**
- Vorbereitung und Begleitung innerklinischer Transporte **(verstanden/durchgeführt)**
- strukturierte Übergabe, z. B. bei Schichtwechsel **(gezeigt/erklärt)**

- Grundlagen der Dokumentation unter intensivmedizinischen Bedingungen **(verstanden/durchgeführt)**

4.4.3 Was mich erwartet

Räume, Personal, Abläufe

- vielfältige räumliche und organisatorische Gliederung (Abb. 4.49)
- fachlich, mental und körperlich anspruchsvoller Arbeitsplatz
- komplexe Versorgungsabläufe durch eine Vielzahl von Fachdisziplinen und Berufsgruppen unter speziellen räumlichen Bedingungen einer Intensivstation
- Arbeitsteilung und Zusammenarbeit zwischen ärztlichem und pflegerischem Bereich sowie weiteren Unterstützungsdiensten
- Eingliederung in das Pflegeteam der Station mit Einordnung in deren Dienstplan, Arbeits- und Verantwortungsbereiche
- Umgang mit einer Vielzahl von Geräten und Verfahren zur Überwachung und Unterstützung der Vitalfunktionen, einschl. sog. Organersatzverfahren

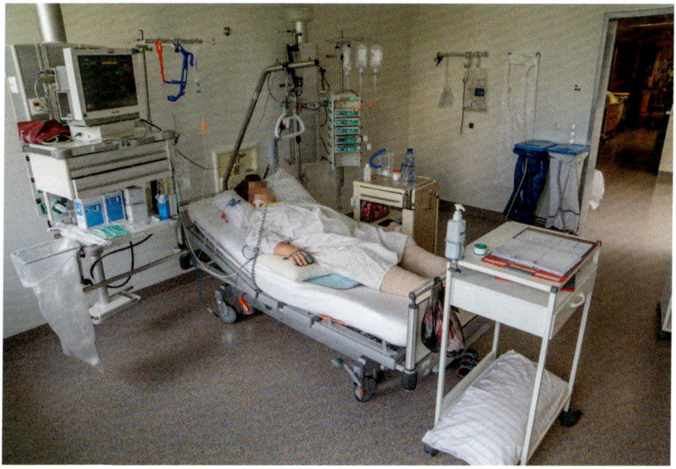

Abb. 4.48 ▶ Intensivpflegeplatz

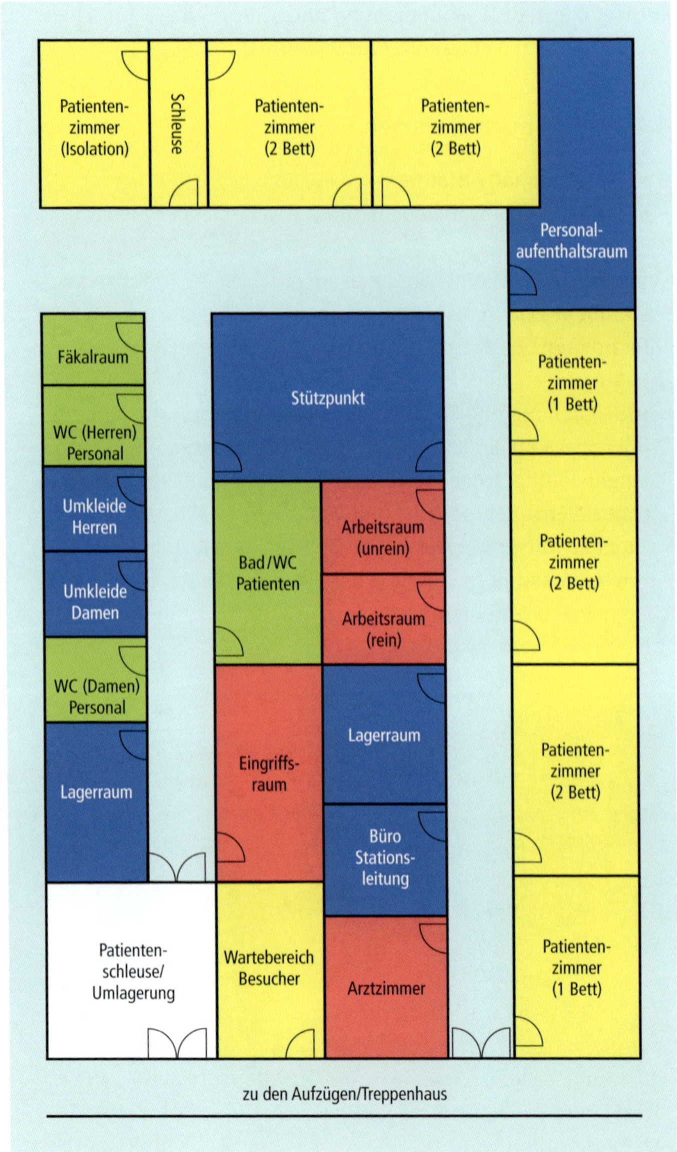

Abb. 4.49 ▶ Grundriss einer intensivmedizinischen Abteilung

Kommunikation

- eine Vielzahl von Fachausdrücken und Abkürzungen
- individuelle, kulturelle und religiöse Vorstellungen im Krankheitsverständnis und daraus folgenden Erwartungen an die Behandlung bei Patienten, Angehörigen und Mitarbeitern
- psychisch belastende Erlebnisse, z.B. Schmerzen, Leidenssituationen, Tod

Hygiene

- Grundregeln der persönlichen Hygiene (Hände, Kleidung) und der hygienischen Erfordernisse bei der Versorgung von Intensivpatienten
- Reinigung, Desinfektion und Pflege von medizinischen Untersuchungs- und Behandlungsgeräten, Arbeitsflächen und Patientenzimmern
- Krankenhausinfektionen, multiresistente Erreger
- Umgang mit (möglicherweise) infektiösen Patienten → Isolierungsmaßnahmen

Betreuung, Versorgung

- Kennenlernen assistierender und selbstständiger Tätigkeiten bei medizinisch hochabhängigen Intensivpatienten im Rahmen der Grundpflege
- Teilnahme an Pflegeaufgaben bei Patienten unterschiedlicher Altersstufen, aus unterschiedlichen Kulturkreisen und mit unterschiedlichem Schweregrad der Erkrankung

Überwachung, Behandlung

- Erhebung der Vitalparameter zur Bewusstseinslage, Atmung, des Herz-Kreislauf-Systems und des inneren Milieus wie Atemparameter, Puls, Blutdruck, periphere Durchblutung, Körpertemperatur mit und ohne Monitorunterstützung
- aufwendiges technisches invasives Monitoring, komplexe medikamentöse Therapie, Organersatzverfahren (wie Beatmung, Hämofiltration)

- umfangreiche Labordiagnostik, u.a. mit auf der Station befindlichen Geräten (POC, Point of Care)
- Versorgung von Patienten mit akuten Störungen der Vitalfunktionen
- Durchführung von Wiederbelebungsmaßnahmen
- aufwendige innerklinische Transporte, z.B. Patienten mit umfangreicher medikamentöser Therapie und/oder Organersatzverfahren (Beatmung)

PlusWissen: Intensivmedizinische Krankheitsbilder

Ateminsuffizienz

- spontan atmende Patienten: Beurteilung anhand arterieller Blutgasanalyse
- beatmete Patienten: Beurteilung anhand des Horowitz-Quotienten: paO_2/FiO_2 (s. ONLINE-PORTAL)

TAB. 4.30: Beurteilung der Ateminsuffizienz durch arterielle Blutgasanalyse

Atemfunktion	paO_2 [mmHg]	Bewertung	$paCO_2$ [mmHg]	Bewertung
Respiratorische Partialinsuffizienz	< 60	Vermindert	< 45	Normal
Respiratorische Globalinsuffizienz	< 60	Vermindert	> 45	Erhöht

Herzinsuffizienz

Klassifizierung nach NYHA anhand der Symptome:

- allgemeine Schwäche
- Müdigkeit
- Atemnot
- Angina pectoris
- Zyanose
- Ödeme
- nächtliches Wasserlassen

Tab. 4.31: NYHA-Klassifikation der Herzinsuffizienz		
Klasse	**Belastbarkeit**	**Symptomatik**
I	Keine Einschränkung	Keine Symptome, auch bei hoher Belastung
II	Leichte Einschränkung	Keine Symptome in Ruhe/bei geringer Belastung
III	Starke Einschränkung	Keine Symptome in Ruhe, Symptome bei geringer Belastung
IV	Bettlägerigkeit	Symptome in Ruhe

Spezielle Patientengruppen

- Umgang mit (möglicherweise) infektiösen Patienten
- Umgang mit Patienten mit laufenden Organersatzverfahren (komplexe Infusionstherapie, Beatmung, Dialyse/Hämofiltration usw.)
- Umgang mit Patienten in besonders kritischen Krankheitsphasen
- Umgang mit unheilbar Kranken und Menschen am Ende ihres Lebens unter intensivmedizinischen Bedingungen, einschl. Betreuung ihrer Angehörigen

Dokumentation

- grundlegende Verfahren und Regeln der Dokumentation in der Intensivmedizin

4.4.4 Wie ich mich vorbereite

Räume, Personal, Abläufe

- Patientenfluss zwischen der Intensivstation, Notaufnahme, OP/Aufwachraum, Funktionsbereichen und Fachabteilungen → *s. Abgrenzung der medizinischen Fachgebiete*
- ärztliche und pflegerische Aufgabenteilung → *s. Berufs-, Ausbildungs- und Prüfungsverordnungen der medizinischen Berufe*
- strukturierte Übergabe von Patienten → *s. LPN1 Kap. 2.9.3; NfTB Kap. I/Schema: Übergabe des Patienten in der Klinik; TrB Kap. 3.4.1*

Kommunikation

- medizinische Fachbegriffe und häufig benutzte Abkürzungen → s. Online-Portal
- Grundlagen der professionellen Kommunikation mit Krankenhausmitarbeitern, Patienten und ihren Angehörigen → s. Kap. 2.5; *LPN2 Kap. 5; LPN-San Kap. 8; NfTB Kap. I/Anregungen für einen besseren Umgang mit Patienten; Upg Kap. II/1, III/1.1*
- Arbeiten im Team → s. Kap. 2.5; *LPN2 Kap. 4.9; LPN-San Kap. 8.8; NfTB Kap. I/Vermeidung und Bewältigung von kritischen Situationen; Upg Kap. I/1.5; TrB Kap. 19*

Hygiene

- Hygienepläne → *s. LPN1 Kap. 5; LPN-San Kap. 5*
- persönliche Hygiene → s. Kap. 3.1.1
- hygienisches Arbeiten → s. Kap. 3.1
- Maßnahmen der Desinfektion → s. Kap. 3.1

Betreuung, Versorgung

- Maßnahmen der Grundpflege: Körper- und Hautpflege, Vorbeugung, Ernährung, Mobilität, Kommunikation, Förderung der Eigenständigkeit → s. Kap. 3.10; *Literatur Krankenpflege*
- Aufgaben der Behandlungspflege: medizinische Leistungen, die auf ärztliche Anweisung hin von Pflegekräften ausgeführt werden, wie Puls-, Blutdruck-, Blutzuckermessung, Medikamente (Lagerung, Darreichungsformen, Vorbereitung und Durchführung der Applikation), Umgang mit „Sondermedikament“ Sauerstoff, Wundversorgung, Verbandwechsel (steriles Arbeiten) → s. Kap. 3; *LPN1 Kap. 2.8, 3, 4, 6; LPN-San Kap. 3.8, 4.5, 6, 7, 14*
- Vorbereitung des Patienten für spezielle Untersuchungen, Eingriffe und Operationen, wie Nüchternheit, Ablegen von Brillen, Hörgeräten, Zahnprothesen, Bereithaltung der Unterlagen, ggf. medikamentöse Vorbereitung → *s. NfTB Kap. I/Sekundärtransport*

Überwachung, Behandlung

- allgemeine körperliche Untersuchung von Patienten mit unterschiedlichen internistischen und chirurgischen Erkrankungen unter besonderer Berücksichtigung der Vitalfunktionen → s. Kap. 3; *LPN1 Kap. 2.2.2, 2.8, 6.6.2; LPN-San Kap. 3.8, 4.4, 7.6.2, 14; NfTB Kap. II/Erstuntersuchung, II/Anamnese; Upg Kap. II/3.2, II/3.3, III/1.3*
- Messung und Beurteilung der Vitalwerte mit und ohne (einfache) Hilfsmittel → s. Kap. 3; *LPN1 Kap. 2, 3; LPN-San Kap. 3, 4, 6; NfTB Kap. II/Monitoring, III; Upg Kap. II/3.3; TrB Kap. 10*
- Basismaßnahmen und erweiterte Maßnahmen der kardiopulmonalen Reanimation unter besonderer Berücksichtigung der Abläufe auf einer Krankenstation → s. Kap. 3.6; *einschlägige Leitlinien des ERC zur kardiopulmonalen Reanimation Basismaßnahmen, erweiterte Maßnahmen, innerklinische Reanimation; LPN1 Kap. 2.6; LPN-San Kap. 3.6, 4.3; NfTB Kap. III, VII; Upg Kap. II/3.2.4, II/3.3, II/4; TrB Kap. 12*
- Aktualisierung der Kenntnisse grundlegender Fakten zur Pathologie und Pathophysiologie → *s. LPN A; LPN1 Kap. 6; LPN-San Kap. 7; NfTB Kap. IV; Upg Kap. II/3.3; TrB Kap. 2.2, 4–18*
  - häufiger akuter intensivmedizinischer Erkrankungen (Ateminsuffizienz verschiedener Ursachen, Kreislaufstörungen/Schock durch akute Störungen des Herzens und der Gefäßregulation, Ein- und Mehrorganversagen) → *s. LPN1 Kap. 6.1, 7.2, 7.3.7; LPN-San Kap. 7.1, 7.2, 7.3.7; NfTB Kap. IV/Bewusstsein, IV/Atmung, IV/Herz-Kreislauf; TrB Kap. 4–6*
  - häufiger chirurgischer Erkrankungen der Brust- und Bauchorgane, einschl. typischer Komplikationen → *s. LPN1 Kap. 6.1, 6.4; LPN-San Kap. 7.1, 7.4; TrB Kap. 5, 14*
  - Verletzungen wie Schädel-Hirn-, Thorax-, Abdominal-, Extremitätentrauma, einschl. Mehrfachverletzungen und Polytrauma → *s. LPN1 Kap. 6.6; LPN-San Kap. 7.6; Upg Kap. II/3.3.4, II/3.3.10; TrB Kap. 13–18*
- Arzneimittellehre der in der Intensivmedizin eingesetzten Medikamente → *s. LPN1 Kap. 4; LPN-San Kap. 6; NfTB Kap. V; Upg Kap. II/3.3.12, II/3.3.13; TrB Kap. 11*

- Vorbereitung und Einsatz von Geräten
  - zur Überwachung (Monitoring) von Atmung und Kreislauf → s. Kap. 3; *LPN1 Kap. 2.8.3; LPN-San Kap. 3.8.3; NfTB Kap. II/Erwei-*

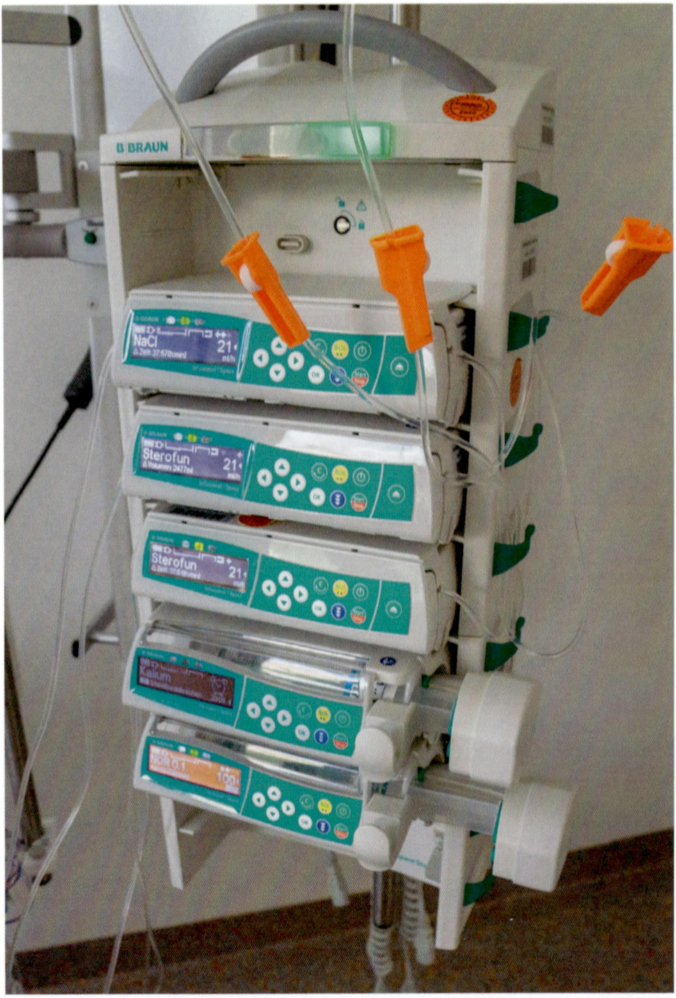

Abb. 4.50 ▶ Gerätekombination aus drei Infusionspumpen (oben) und zwei Spritzenpumpen (unten)

terte Diagnostik: Atmung, II/Erweiterte Diagnostik: Herz-Kreiskauf, II/Monitoring; Upg Kap. II/3.2.6.4, II/3.2.6.5; TrB Kap. 10
  - zur Behandlung von Störungen der Atmung (Beatmungsgeräte, Absauggeräte) wie Beatmungsmodi und Entwöhnung (Weaning), einschl. Inhalation von Bronchodilatatoren mit einfachen Hilfsmitteln und Geräten → s. Kap. 3.4, 3.5 und Online-Portal; *LPN1 Kap. 6.1; LPN-San Kap. 7.1; NfTB Kap. II/A-Problem: Maßnahmen bei Atemwegsstörungen; Upg Kap. II/3.3; TrB Kap. 4, 5*
  - zur Behandlung von Störungen des Kreislaufs (Defibrillator, Herzschrittmacher, mechanische Reanimationsgeräte, Infusions-/Spritzenpumpen) → s. Kap. 3.6; *LPN1 Kap. 2.6; LPN-San Kap. 3.6; NfTB Kap. III/C-Problem: Maßnahmen bei Herz-Kreislauf-Störungen; Upg Kap. II/3.2.4; TrB Kap. 6*
- systematische EKG-Kurven-Beurteilung, einschl. Erkennen häufiger Herzrhythmusstörungen → s. Kap. 3.6.3; *LPN1 Kap. 2.6.6.3, 2.8.3.6, 6.2.7; LPN-San Kap. 3.6.6.3, 4.5.5, 7.2.7; NfTB Kap. II/Das Elektrokardiogramm; Upg Kap. II/3.2.6.4*
- Durchführung Kardioversion → s. Kap. 3.6.22; *LPN1 Kap. 2.6; NfTB Kap. III/C-Problem: Maßnahmen bei Herz-Kreislauf-Störungen, Algorithmus 10*
- Organersatzverfahren, insbesondere Nierenersatzverfahren → *s. LPN1 Kap. 6.5; LPN-San Kap. 7.5*
- peripher- und zentralvenöse Zugänge: Anatomie und Technik → s. Kap. 3; *LPN1 Kap. 2.6.3, 4; LPN-San Kap. 3.6.3, 6; NfTB Kap. III/C-Problem: Maßnahmen bei Herz-Kreislauf-Störungen; Upg Kap. II/3.2.4.3, II/3.3.12*
- Indikation, Vorbereitung, Durchführung und Kurvenbeurteilung der invasiven Blutdruckmessung → s. Kap. 3.6.13; *LPN1 Kap. 2.8.3.1; LPN-San Kap. 4.5.1; Upg Kap. II/3.2.6.4*
- Prinzip Anlage einer Thoraxdrainage, Indikation und Durchführung → s. Kap. 3.5.11; *LPN1 Kap. 6.6.5.5; LPN-San Kap. 7.6.5.5; NfTB Kap. III/B-Problem: Maßnahmen bei Atemstörungen; Upg Kap. II/3.2.3.6; TrB Kap. 5.5*
- Methoden und Techniken der Hirndruckmessung → s. u. und Online-Portal; *intensivmedizinische Literatur; TrB Kap. 13*

- Indikation, Wirkweise, Nebenwirkung, Dosierung und praktische Anwendung typischer intensivmedizinischer Medikamente zur Analgesie, Sedierung, Kreislaufstabilisierung → s. Kap. 6.1; *LPN1 Kap. 4.2; LPN-San Kap. 6.4; NfTB Kap. II/Erfassung des Sedierungsgrades, III/E-Problem: Maßnahmen bei Verletzungen, V; Upg Kap. II/4 Praktische Ausbildung; TrB Kap. 11*
- Grundlagen der klinischen enteralen und parenteralen Ernährungs- und Infusionstherapie → s. u., Kap. 3.6 und 3.10.7; *LPN 1 Kap. 2.6.3, Kap. 4; LPN2 Kap. 6.4; LPN-San Kap. 3.6.3, 6*
- (innerklinischer) Transport von Intensivpatienten → s. Kap. 3.12; *LPN1 Kap. 2.9; LPN-San Kap. 3.9; NfTB Kap. I/Sekundärtransport; TrB Kap. 3*

Spezielle Patientengruppen

- ältere Patienten → *s. LPN1 Kap. 6.8; LPN-San Kap. 7.9; NfTB Kap. II/Der ältere Patient; Upg Kap. II/1.3.2, II/1.3.4*
- Patienten mit schwerwiegenden Vorerkrankungen (Multimorbidität) → *s. LPN1 Kap. 6; LPN-San Kap. 7.9, 8.3.1; NfTB Kap. IV; Upg Kap. II/3.3*
- Infektionspatienten: typische Erreger häufiger Infektionskrankheiten, einschl. Infektionen mit sog. Problemkeimen
- grundlegende Vorgehensweisen bei übertragbaren Erkrankungen, einschl. Isolierungsmaßnahmen → s. Kap. 3.1; *LPN1 Kap. 5; LPN-San Kap. 5; NfTB Kap. I/Meldepflicht übertragbarer Krankheiten*
- Umgang mit Verstorbenen und ihren Angehörigen → *s. LPN2 Kap. 5.4, 5.5.2; LPN-San Kap. 8.4, 8.5.2; Upg Kap. II/1.4, II/1.5.2*

Dokumentation

- Dokumentation von Befunden und Maßnahmen → *s. LPN1 Kap. 2.10; LPN-San Kap. 3.10; Upg Kap. II/2.8*

4.4.5 Was ich hier lernen will

Tab. 4.32: In der intensivmedizinischen Abteilung zu erlernende/übende Maßnahmen

ABCDE	Maßnahme
A	Freimachen/Freihalten der Atemwege
A	Assistenz: Intubation
A	**Endotracheales Absaugen, inkl. Tracheostoma**
A	**Inhalation von Bronchodilatatoren**
B	Prüfung: Atemtätigkeit
B	Sauerstoffgabe
B	Beutel-Masken-Beatmung
B	Nicht-invasive Beatmung (NIV), invasive Beatmung
B	**Thoraxentlastungspunktion**
B	**Assistenz: Thoraxdrainage**
B	Versorgung von Patienten mit Ateminsuffizienz/Atemstillstand
C	Prüfung: Kreislauftätigkeit
C	Monitoring
C	Ableitung 12-Kanal-EKG
C	Assistenz: periphervenöser Zugang/**Durchführung**
C	**Blutentnahme, Injektion**
C	Infusion vorbereiten/**anlegen**
C	Medikamente vorbereiten/**applizieren**
C	**Spritzen-/Infusionspumpen vorbereiten**
C	**Assistenz: Perikardpunktion**
C	**Assistenz: arterielle Kanülierung**
C	**Assistenz: zentralvenöser Katheter**
C	Kardiopulmonale Reanimation
C	Defibrillation/**Kardioversion**
C	**Transthorakaler Schrittmacher**
C	Versorgung von Patienten mit akutem Koronarsyndrom, Kreislaufinsuffizienz/Kreislaufstillstand, akuter Infektion/Sepsis

D	Beurteilung: Bewusstseinslage/Pupillenstatus
D	Blutzucker messen
D	Schmerzmessung
D	Versorgung von Patienten mit akuten neurologischen Störungen
E	Anamneseerhebung
E	Körperliche Untersuchung
E	Temperaturmessung
E	Lagerungsmaßnahmen
E	Verbandtechniken
E	Versorgung von Schwerverletzten/Polytraumapatienten
Weitere Maßnahmen	
Hygienemaßnahmen	
Desinfektionsmaßnahmen	
Umgang mit sterilen Materialien	
Patientenisolierung	
Unterstützung beim Erbrechen	
Unterstützung beim Stuhlgang	
Unterstützung beim Wasserlassen	
Assistenz: Magensonde legen	
Assistenz: Blasenkatheter legen	
Umgang mit unkooperativen Patienten	
Innerklinische Transporte	

normaler Text: RettH/RettSan, **hervorgehobener Text: NotSan** (zusätzlich zu RettSan)

Räume, Personal, Abläufe

- Aufteilung: Patientenbereich, Versorgungsräume, Personalbereich kennenlernen
- Arbeitsablauf: Ansprechpartner, Kleidung/Schuhe, Dienstzeiten, Tagesablauf, Pausen, Übergaben, Visiten
- Aufgabenverteilung, Verantwortungsbereiche und Zuständigkeiten der Mitarbeiter auf einer Intensivstation/von ärztlichem und pflegerischem Personal

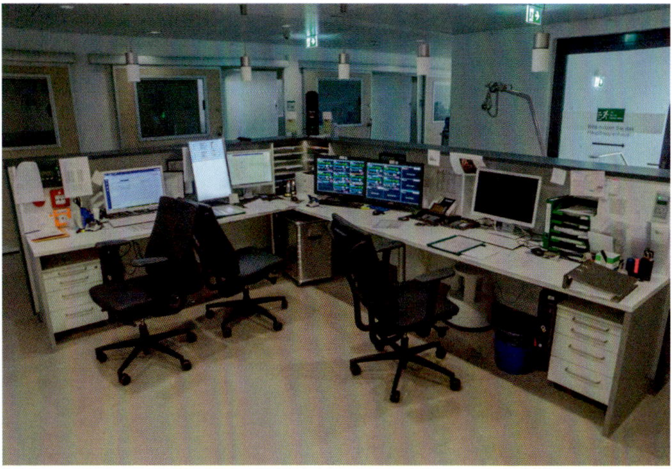

Abb. 4.51 ▶ Überwachungszentrale einer Intensivstation

- Verhaltensregeln für professionelle Zusammenarbeit mit allen Berufsgruppen im intensivmedizinischen Versorgungsbereich
- Zuständigkeiten von Unterstützungsdiensten (Hol- und Bringedienst, Essens- und Materialversorgung, Apotheke usw.)
- Kennenlernen der Einzelprozesse: Patientenaufnahme, Einschleusung in den Stationsablauf, Behandlungsplanung, Wiederaufnahme, z. B. nach einer Operation bzw. innerklinischer Verlegung, und bei Entlassung (Bettplatz richten, administrative Maßnahmen usw.)
- Handhabung und Benutzung von Geräten zur Messung von Vitalwerten, Untersuchung und Behandlung
- Organisation von allgemeinen Notfallsituationen (Alarm- und Evakuierungsmaßnahmen, Einbindung der Security, Fluchtwege, Brandalarm usw.)
- Umgang mit persönlichem Eigentum und Wertgegenständen von Patienten
- Vorgehen bei Notfällen auf der Intensivstation und in anderen Klinikbereichen: Zusammensetzung und Aktivierung des Reanimationsteams, Zusammensetzung der Ausrüstung (z. B. Notfallwagen, Reanimations- bzw. Notfallrucksack)

- Vorbereitung und Begleitung von innerklinischen Transporten zu Untersuchungen und Behandlungen in den Funktionsbereichen der Klinik: Organisation, Ausrüstung, einschl. Transport von Infektionspatienten
- Botengänge zum Kennenlernen des Klinikgebäudes und zur Entlastung des Pflegepersonals

Definitionen:

- **Intensivstation bzw. Wachstation:** Behandlungseinrichtung, in der Patienten mit lebensbedrohlichen Erkrankungen, nach großen Operationen oder Verletzungen und/oder mit Ausfall einer oder mehrerer Organsysteme (Atmung, Kreislauf, Nieren-/Leberfunktion) medizinisch, apparativ-technisch und pflegerisch aufwendig behandelt werden.
- **Intermediate-Care-Einheit:** Behandlungseinrichtung, auf der überwachungs- und pflegebedürftige Patienten versorgt werden, ohne dass Organersatzverfahren wie Beatmung, Dialyse, komplexe Kreislauftherapie erforderlich sind.

Kommunikation

- aufmerksame, lernbereite und angemessene Kommunikation mit Kollegen, Mitarbeitern und Ausbildern
- professionelle, vertrauensbildende, situationsgerechte Kommunikation mit Patienten verschiedener Altersgruppen sowie unterschiedlicher Erkrankungsschwere und deren Angehörigen, einschl. Beachtung der Diskretion (Schweigepflicht)
- patientenzentrierte Kommunikation
- angemessener Umgang mit Patienten und ihren Angehörigen aus fremden Kulturkreisen und deren Wertevorstellungen
- Berücksichtigung von Seh- und Hörbeeinträchtigungen und chronischen (neurologisch bedeutsamen) Erkrankungen, wie Demenz und M. Parkinson
- Kommunikation mit intubierten/tracheotomierten Patienten
- Umgang mit Menschen am Ende des Lebens, Sterbenden und ihren Angehörigen

PlusWissen: Ärztliche Kommunikation mit Angehörigen im weiteren Verlauf des stationären Aufenthaltes auf der Intensivstation

- Teilnehmer: verantwortliche Ärzte/Pflegepersonal und zu beteiligende Familienmitglieder (Bevollmächtigte/Ansprechpartner)
- Information und Entscheidungsfindung im Konsens in „Familienkonferenz"
- aktiv den Betroffenen zuhören
- Klärung von Fragen
- Zulassen von Emotionen der Betroffenen
- Einführung von Begriffen wie „Sterben" und „Tod"

→ Entscheidung, im besten Wissen und Gewissen, entsprechend dem mutmaßlichen Willen des Patienten, der nicht unbedingt dem Überlebenwollen entsprechen muss

→ Beachtung der großen psychischen Belastung der Angehörigen durch die Erkrankung eines Angehörigen und der auf sie zukommenden Herausforderungen und Verantwortlichkeiten

Hygiene

- allgemeine Grundregeln der Hygiene
- Grundregeln der persönlichen Körper- und Patientenhygiene
- Umgang mit sterilen Materialien
- Umgang und Entsorgung von Sekreten, Ausscheidungen usw.
- Entsorgung gebrauchter Einwegartikel
- Grundlagen der Reinigung und Desinfektion
- typische Reinigungs- und Desinfektionsmaßnahmen von Flächen, Geräten und Instrumenten
- Maßnahmen (Organisation, Schutzkleidung, Vorgehen) des Infektionsschutzes und der Isolation von Patienten
- Krankenhausinfektionen, multiresistente Erreger (z. B. MRSA, VRE, Clostridium difficile, 3MRGN, 4MRGN, Noroviren usw.), Verhaltensregeln bei Problemkeimen
- Umgang mit Patienten mit Nachweis von Erregern (Kontamination, Infektion) und daraus folgenden sog. nosokomialen Infektionen

Betreuung, Versorgung

- Prinzipien der Intensivmedizin (z. B. umfangreicher Geräteeinsatz zur Überwachung und Unterstützung der Organfunktionen) und Intensivpflege (z. B. bei beatmeten Patienten) kennenlernen
- Erhebung einer Sozial- und Pflege- bzw. medizinischen Anamnese, z. B. anhand eines Überleitungsbogens aus einem Pflege- oder Altersheim bzw. durch gezielte Befragung des Patienten und/oder der Angehörigen
- Handhabung von Pflegebetten
- Umgang mit Bettwäsche, einschl. Entsorgung gebrauchter Wäschestücke
- Grundlagen des rückengerechten (kinästhetischen) Arbeitens (Bobath-Therapie), z. B. beim Bettenmachen, der Positionierung und Lagerung
- Prinzipien der Patientenpflege
  - Grundpflege (Körperpflege, Ernährung, Mobilität, Prophylaxen, Förderung von Eigenständigkeit und Kommunikation),
  - Behandlungspflege („Medizinische Maßnahmen"),
  - spezielle Patientenpflege („Fachmedizinische Behandlung")
- Übernahme von assistierenden und selbstständigen Aufgaben mit systematischer, zuverlässiger und korrekter Ausführung
- Übernahme von assistierenden und selbstständigen behandlungspflegerischen Aufgaben, wie Ernährungs- und Infusionstherapie, Organersatzverfahren (z. B. Beatmung), im Rahmen der intensivmedizinischen Behandlungspflege bei akut oder chronisch bedingtem Abhängigkeitsgrad und bei verschiedenen Krankheitsbildern

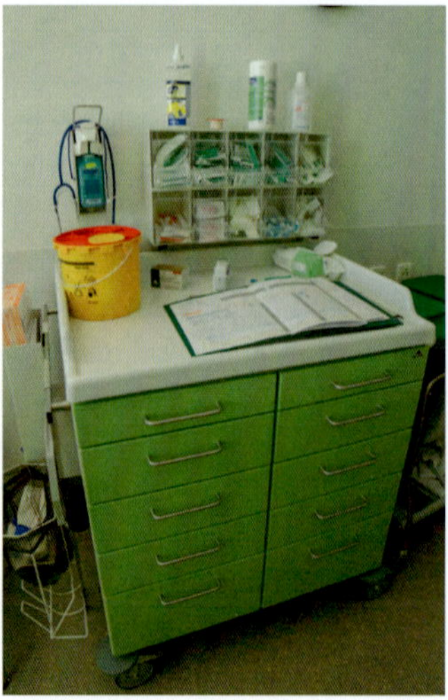

Abb. 4.52 ▶ Pflegewagen Intensivstation

- Aufgaben bei der Grundpflege
  - Wahrnehmung der Bedürfnisse und Wünsche des Patienten bezüglich der Körperpflege (Geschlecht, ethisch-religiöse Vorstellungen, individuelle Erwartungen, einschl. der Wahrung der Intimsphäre), insbesondere bei Durchführung durch Personen jugendlichen Alters und des anderen Geschlechts
  - Körperpflege: Körper waschen, Haare waschen/kämmen, Umgang mit Haarersatz, Zähne putzen, Umgang mit Zahnersatz, Gesicht waschen, Rasur, Haut- und Haarpflege, einschl. Beurteilung des Hautzustandes (trocken, Wunden usw.) mit Auswahl von Körperpflegemitteln
  - Augen-, Nasen- bzw. Tubuspflege
  - Unterstützung bei der Handhabung von Hörgeräten usw.
  - Mahlzeiten bereitstellen, Unterstützung beim Essen und Trinken, einschl. Sondenernährung
  - Unterstützung bei Verschlucken, Übelkeit und Erbrechen
  - Unterstützung bei der Ausscheidung (Miktion, Inkontinenz, Urinableitung, Stuhlgang) mit Einsatz von Steckbecken/ Urinflasche, Toilettenstuhl, Toilettengang (sicheres Hinführen), einschl. Umgang mit Harnableitungssystemen (Blasenkatheter)
  - Beurteilung von Ausscheidungen (Geruch, Menge, Farbe, Konzentration, Blutbeimengung usw.), einschl. deren Entsorgung
  - Unterstützung beim Aufstehen, An- und Ausziehen, Wäschewechsel
  - Positionieren und Lagern von Patienten (druckfrei, schmerzfrei) entsprechend dem aktuellen Zustand, ggf. unter Einsatz von Lagerungsmitteln und -techniken entsprechend den Erfordernissen und Möglichkeiten
  - Maßnahmen zur Prophylaxe und Behandlung von Pneumonie, Thrombose, Dekubitus (z. B. spezielle Verbandmittel) und Kontrakturen (z. B. Mobilisierung), einschl. Einsatz von Gehhilfen, z. B. von Rollator und Rollstuhl
    - Dekubitusprophylaxe: Lagerungsvoraussetzungen, Verwendung geeigneter Wäsche usw.

  - Pneumonieprophylaxe, z.B. Einreibungen, Atemgymnastik, Lagerungsmaßnahmen
  - Thromboseprophylaxe, z.B. Mobilisierung, Lagerung, Kompressionsstrümpfe, Antikoagulation
  - Prinzipien der Physiotherapie unter intensivmedizinischen Bedingungen
- Patientenbeobachtung, insbesondere Beurteilung der Bewusstseinslage (einschl. hinsichtlich Demenz und Delir, Pupillenbeurteilung, Schmerzmessung), der Atemsituation (z.B. Atemfrequenz, -tiefe, Regelmäßigkeit) und der Kreislaufsituation (z.B. Pulsfrequenz, Blutdruck, periphere Durchblutung)
- Methoden der Temperaturmessung (axillär, rektal usw.)
- elementare Verfahren der Lagerung bei unterschiedlichen Konstellationen der Bewusstseinslage, pulmonaler bzw. kardiozirkulatorischer Störungen, Verletzungen
- Versorgen von Kranken und Verletzten hinsichtlich des Wohlbefindens, der akuten Bedürfnisse, Entgleisungen des vegetativen Nervensystems, Schmerzen, psychischer Bedürfnisse, einschl. des Erkennens von (akuten) Veränderungen
- Umgang mit bewusstlosen bzw. sedierten Patienten
- Umgang mit beatmeten Patienten, einschl. Maßnahmen zum Freihalten/Freimachen der Atemwege
- Betreuung von Beatmungspatienten, z.B. Tubuspflege (oral, nasal, Tracheostoma), Tubus-/Kanülenwechsel
- Grundlagen der Flüssigkeitsbilanzierung von Ein- und Ausfuhrmenge, einschl. regelmäßigem Wiegen
- Planung und Durchführung der Infusionstherapie, enterale oder parenterale Ernährung, enterale Sonden
- Anlegen von (kleineren) Verbänden und einfache Verbandwechsel, einschl. kleiner Wundversorgungen
- Vorbereitung von Patienten zu speziellen Untersuchungen (z.B. Röntgen, CT, MRT, Sonografie, EKG, Herzkatheter) und Eingriffen
- Begleitung von Patienten mit unterschiedlichem Pflege- und Behandlungsaufwand zu Spezialuntersuchungen und -behandlungen innerhalb des Krankenhauses

PlusWissen: Klinische Infusionstherapie

Kohlenhydratfreier Flüssigkeitsersatz

Indikation

- Flüssigkeits- und Elektrolytersatz (1–2 Tage), z. B. nach Operationen, akuten Erkrankungen

Durchführung

- Flüssigkeitszufuhr:
  - Vollelektrolytlösungen, Typ Ringer-Laktat bzw. -Azetat, -Malat,
  - adaptierte Lösungen mit modifiziertem Elektrolytgehalt
- Basisinfusionstherapie (1–2 Tage, z. B. nach Operationen):
  - Basisbedarf 40 ml/kgKG/Tag
  - Elektrolytbedarf:
    - Natrium: 1,5 mmol/kgKG/Tag
    - Kalium: 1 mmol/kgKG/Tag
    - Kalzium und Magnesium: 0,1 mmol/kgKG/Tag
- Korrekturbedarf: Flüssigkeit entsprechend dem aktuellen Volumenstatus, z. B. Bolus 10–20 ml/kgKG i. v., ggf. wiederholen
- Elektrolyte entsprechend Laboruntersuchungen

Parenterale Ernährung

(Wasser, Elektrolyte, Kalorien, Kohlenhydrate, Aminosäuren, ggf. Fettemulsionen)

Indikation

- kurzfristige parenterale Ernährung über 3–5 Tage, z. B. nach Operationen, bei akuten Erkrankungen
- längerfristige parenterale Ernährung über > 5 Tage, z. B. nach großen Operationen, chronischen Erkrankungen

Durchführung

- adaptierte Lösungen mit modifiziertem Elektrolytgehalt, Kohlenhydraten, Aminosäuren, Fettemulsionen
  - Vitamine, z. B. Vitamin A, D, E, K
  - Spurenelemente, z. B. Zink, Eisen, Kupfer
- Flüssigkeitszufuhr: Basisbedarf 40 ml/kgKG/Tag
- Volumenbedarf: z. B. Vollelektrolytlösung Bolus 10–20 ml/kgKG i. v., ggf. wiederholen

- Elektrolytbedarf (Basisbedarf):
  - Natrium: 1,5 mmol/kgKG/Tag
  - Kalium 1 mmol/kgKG/Tag
  - Kalzium und Magnesium je 0,1 mmol/kgKG/Tag
- Korrekturbedarf entsprechend den aktuellen Laborwerten, ggf. Korrektur eines Elektrolytbedarfs, z. B. Kaliumdefizit
- Energiezufuhr: ca. 30 kcal/kgKG/Tag
  - Kohlenhydrate (4 kcal/g): ca. 4 g/kgKG/Tag, z. B. Glukose
  - Aminosäuren (4 kcal/g): ca. 1 g/kgKG/Tag
  - Fettemulsion (9 kcal/g): ca. 1 g/kgKG/Tag

Parenterale Ernährungskonzepte

Ziel ist die baldige Wiederaufnahme einer oralen Flüssigkeitszufuhr und Ernährung, ggf. über Sonden.

- 1.000 kcal/Tag: 1.000 ml Aminosäuren-Kohlenhydrat-Mischung + 2.000 ml Elektrolytlösung
- 1.500 kcal/Tag: 1.500 ml Aminosäuren-Kohlenhydrat-Mischung + 1.500 ml Elektrolytlösung
- 2.000 kcal/Tag: 1.500 ml Aminosäuren-Kohlenhydrat-Mischung + 1.500 ml Elektrolytlösung + 250 ml Fettemulsion + Vitamine + Spurenelemente

Überwachung, Behandlung

- Anamnese der aktuellen Beschwerden und ggf. chronischer Erkrankungen und Beeinträchtigungen sowie insbesondere gezielte Medikamentenanamnese (Substanz-/Handelsnamen)
- Kenntnisse über typische intensivmedizinische Krankheitsbilder aus verschiedenen Fachgebieten wie Innere Medizin, Neurologie, Allgemeinchirurgie, Unfallchirurgie
- Überwachung der Vitalfunktionen (mit und ohne Geräte), insbesondere Feststellung und Bewertung der klinischen Zeichen zur Einschätzung:
  - Bewusstsein (s. u.), z. B. Verhalten, Sprache, Motorik, Sensibilität, Pupillenweite, Lichtreaktion, GCS, Krämpfe, Lähmungen, einschl. Schmerzmessung (z. B. VAS)
  - Atmung, z. B. Atemrhythmus, -tiefe, -frequenz, -geräusche

  - Kreislauf, z. B. Pulsfrequenz, -qualität, Regelmäßigkeit, Zentralisation/Zyanose, Blutdruck
- Einordnung der mit Geräten erfassten Messwerte bezüglich „Normalwerten" und Erkennen und Bewerten von (akuten) Störungen der Vitalwerte
- Überblick zum Gesamtzustand des Patienten und Bewertung hinsichtlich einer akuten Lebensbedrohung (kritisch/nicht kritisch)
- Erkennen und Beseitigen typischer Störungen der Luftpassage im Bereich der oberen und unteren Atemwege bei spontan atmenden und bei beatmeten Patienten, einschl. der hierzu geeigneten Verfahren (Inspektion, Auskultation, Perkussion usw.)
- Atemwegsmanagement (supraglottische Atemwegshilfen, endotracheale Intubation, Laryngoskopie, Einsatz der Magill-Zange, endotracheales Absaugen, Bronchialtoilette)
- Umgang mit Tracheostoma
- Entfernung von Fremdkörpern und Sekret aus den Atemwegen bei spontan atmenden und beatmeten Patienten
- Vorgehen bei Atemwegsspastik, einschl. Indikation für Medikamente, z. B. Bronchodilatatoren, Kortikosteroiden, und Durchführung der Inhalationsbehandlung mit einfachen Hilfsmitteln und Geräten
- Störungen der Oxygenierung feststellen und beheben
- Erkennen und Beseitigen typischer Störungen der Belüftung bei spontan atmenden und bei Patienten mit verschiedenen supra- und infraglottischen Atemweghilfen, einschl. der hierzu geeigneten Verfahren (Inspektion, Auskultation, Perkussion usw.)
- Sauerstoffapplikation mit unterschiedlichen Verfahren und bei Patienten mit unterschiedlichen Anforderungen, Gabe z. B. mittels ein- und doppelläufigen Nasensonden und verschiedenen Maskensystemen und in unterschiedlichen Dosierungen
- Grundlagen der Beatmung:
  - Indikation, Vorgehen
  - Monitoring der Beatmungsparameter
  - Umgang mit einfachen und komplexen Beatmungsgeräten

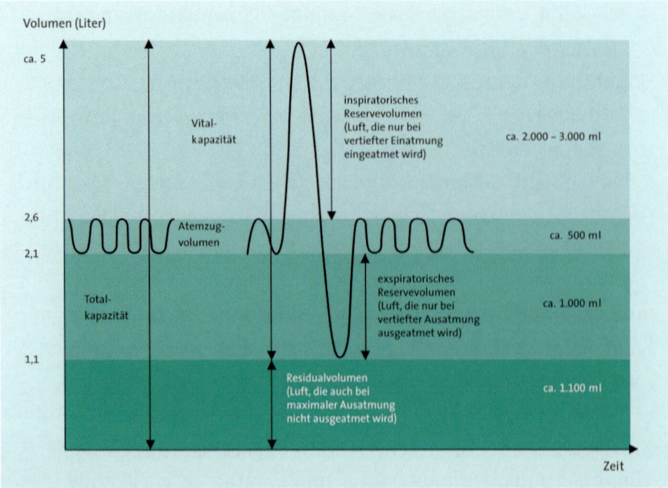

Abb. 4.53 ▶ Lungenfunktionsparameter

  - Kennenlernen und einordnen unterschiedlicher Beatmungsmodi (kontrolliert/assistiert, druck-/volumengesteuert, druckunterstützt)
- Kapnometrie, Kapnografie (Verfahren, Beurteilung der $etCO_2$-Kurve)
- Indikation, Durchführung und Interpretation einer Blutgasanalyse, einschl. typischer Probleme und Interpretation der Messwerte sowie therapeutischer Maßnahmen
- Anlage, Kontrolle, Pflege einer Thoraxdrainage
- Erkennen und Beseitigen typischer Störungen des Kreislaufs
- Methoden der Blutdruckmessung (palpatorisch, auskultatorisch, oszillatorisch)
- Pulsoxymetrie (Verfahren, Sensoren, Beurteilung der SpO_2-Kurve)
- invasives Monitoring: arterieller Blutdruck (BP, Blood Pressure), zentralvenöser Druck (ZVD), Hirndruck (ICP)
- venöser Zugang (peripher, zentral): Indikation, Durchführung, Komplikationen, Pflege

- Indikation und Durchführung arterieller und venöser Blutentnahmen
- korrekte Einordnung verschiedener Katheter: A.-pulmonalis-Katheter, PiCCO-Katheter (s.u.), Ein- und Mehr-Lumen-, zentralvenöse Katheter, Shaldon-/Dialysekatheter, Portkatheter, arterielle Kanülen/Katheter
- Vorbereitung und Assistenz bei der Punktion zentraler Venen, dem Einführen von arteriellen Kathetern, Einrichtung von Druckmessungen sowie Eichung und Beurteilung der Druckkurve
- Pflege und Betreuung arterieller und zentralvenöser Zugänge, einschl. typischer Komplikationen und deren Bewältigung, inkl. Maßnahmen bei der Entfernung
- Einsatz von medizintechnischen Geräten wie Defibrillator, Absaugpumpen, Monitoren, Beatmungsgeräten
- Vorbereitung, Assistenz bzw. Durchführung der Medikamentengabe auf verschiedenen Zugangswegen
- Vorbereitung, Durchführung und Überwachung von Infusionen, einschl. Bilanzierung
- Vorbereiten und Durchführen von Infusionen als Schwerkraftinfusion und mit Infusionspumpen
- Handhabung von Spritzenpumpen
- Umgang mit Dreiwegehähnen und Hahnenbanken
- Vorbereitung von Transfusionen
- Umgang mit typischen Medikamenten in der Intensivmedizin:
  - Zubereitungsformen
  - Aufbewahrung
  - Sicherheitsregeln
  - Vorbereitung
  - Verabreichungswege
- Pharmakologie typischer, für den Rettungsdienst relevanter Medikamente in der Intensivmedizin:
  - Indikation
  - Wirkung
  - Dosierung
  - Konzentration

  - Applikation
  - Nebenwirkungen
  - Besonderheiten
- klinischer Einsatz von Medikamenten mit Wirkung auf
  - die Atmung
  - das Herz-Kreislauf-System
  - das zentrale Nervensystem
- Umgang mit Betäubungsmitteln
- 12-Kanal-EKG: Ableitung, Auswertung
- Wiederbelebungsmaßnahmen (Basis- und erweiterte Maßnahmen): Assistenz und Übernahme von Aufgaben bei der Reanimation von Patienten mit Atem- und/oder Kreislaufstillstand, einschl. Einsatz von Reanimationsmedikamenten (inkl. Wirkung/Nebenwirkung/Dosierung) und Maßnahmen wie:
  - Defibrillation
  - Kardioversion
  - Stimulation (Pacing) mit Vorbereitung des Patienten, Indikation, Durchführung, typische Fehler, Grenzen des Verfahrens

PlusWissen: Zielwerte Kreislauf

- mittlerer arterieller Blutdruck > 65 mmHg
- SpO_2 > 90 %, paO_2 > 60 mmHg
- zentralvenöse O_2-Sättigung > 65 %
- ZVD 8–12 mmHg
- Herzindex > 2,0 l/min x Körperoberfläche (m^2)
- Diurese > 0,5 ml/kgKG/h
- Laktat < 3 mmol/l

- Grundelemente der neurologischen Untersuchung des zentralen und peripheren Nervensystems
  - periphere Nervenfunktion, z.B. Zuordnung der Dermatome, Kennmuskeln, Motorik, Sensibilität, Muskeleigenreflexe
  - Verfahren zur Messung des intrakraniellen Drucks (ICP, s.u.)

  - Umgang mit Hirndrucksonden: Einordnung, Handhabung, Pflege
- Vorbereitung und Durchführung der Blutzuckermessung mit einfachen Geräten am Patienten
- Indikation und z. T. Durchführung spezieller Untersuchungsmethoden:
  - Röntgen
  - CT, MRT usw.
  - Sonografie
  - Blut-, Urin-, Stuhllabor, Liquor, Blutgasanalyse

PlusWissen: Liquorpunktion

Punktion des Spinalraumes zur Entnahme von Rückenmarksflüssigkeit (Liquor cerebrospinalis)

Indikation

- Gewinnung von Material für Laboruntersuchungen (Infektion, Blutung, Tumorerkrankung)

Durchführung

- hygienische Händedesinfektion,
- Schutzkittel, sterile Einweghandschuhe anziehen
- Hautdesinfektion der Punktionsstelle (ggf. nach vorheriger Enthaarung)
- Lokalanästhesie
- Punktion mit mittlerer Spinalkanüle (22–25 G) in Höhe L2/L3 bzw. L3/L4 in der Mittellinie, zwischen den Dornfortsätzen der Wirbelsäule
- Aspiration → Entnahme einiger ml Liquor (Trübung?)
- Liquor ggf. auf mehrere sterile Untersuchungsröhrchen verteilen
- Kanüle entfernen, Verband anlegen
- Untersuchung des Liquors auf Eiweiß, Leukozytenzahl, Zuckergehalt, Bakterien (Kultur, Erreger, Resistenz)

PlusWissen: PiCCO (Pulse Contour Cardiac Output)

Begriffe

- **PCCI**: Pulse Contour Cardiac Index → Aussage über Herzkraft
- **GEDI**: Global Enddiastolic Volume Index → Vorlast des Herzens
- **ELWI**: Extravascular Lung Water Index → Lungenödem
- $\mathbf{S_{cv}O_2}$: Saturation Central Venous O_2 → zentralvenöse Sauerstoffsättigung

Indikation

- Messung und Überwachung der Volumensituation des Kreislaufs und der Pumpfunktion des Herzens
- Unterscheidung verschiedener Schockzustände (absoluter bzw. relativer Volumenmangel)
- Messung der zentralvenösen Sauerstoffsättigung

Vorgehen

- Platzierung eines zentralvenösen Katheters (z. B. V. jugularis interna) und eines arteriellen Katheters (z. B. in der A. femoralis) (s. Kap. 3.6.12) mit einer Temperaturmessung (Thermistor)
- Injektion einer definierten Menge (z. B. NaCl 0,9 %, 10 ml) mit bekannter Temperatur (z. B. 10 °C) in den zentralvenösen Katheter
- Registrierung des Temperaturverlaufs in der A. femoralis, welcher durch Abkühlung des Blutstroms nach Durchfließen von rechtem Herzen, Lunge, linkem Herzen und Aorta am Katheter messbar wird (Thermodilutionsverfahren) mit Berechnung von Schlagvolumen, Vorlast usw.
- Registrierung der Pulskurve und Ableitung der Leistungswerte des Herzens (Pulskonturanalyse)

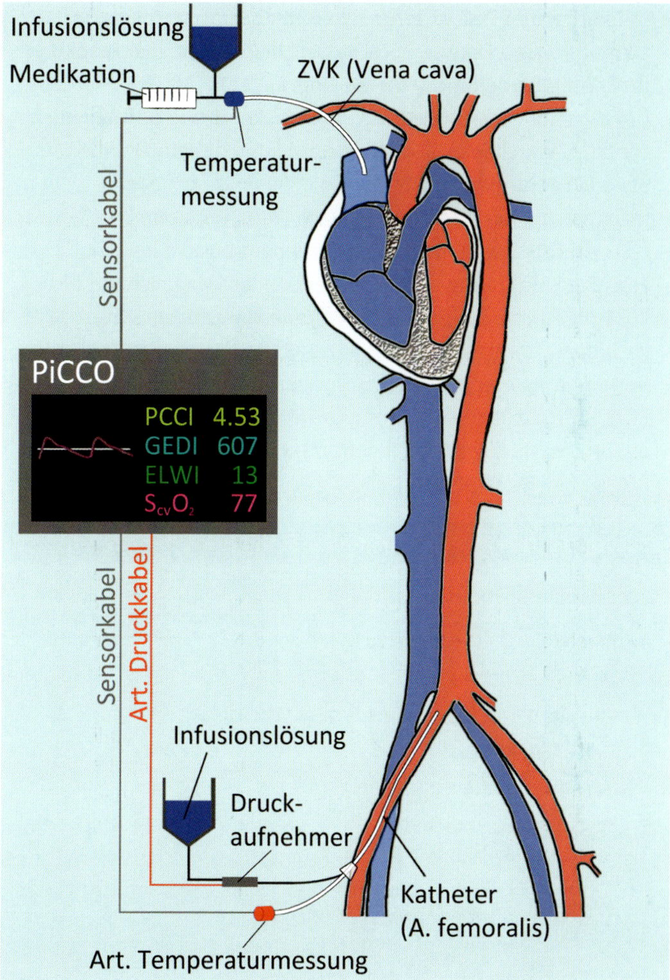

Abb. 4.54 ▶ Schema zur Kreislaufüberwachung mit PiCCO

- Indikation und Durchführung von Organersatzverfahren wie Hämofiltration, Dialyse, ECMO usw., einschl. typischer Probleme und Komplikationen (s. ONLINE-PORTAL)
- Überwachung, Kontrolle, Pflege, ggf. Wechsel, von Drainagen, Sonden, Extensionen, Fixateur externe und ihre unterschiedlichen Fixierungen und Verbände
- fachgerechte Assistenz bei der Blasenkatheterisierung
- fachgerechte Assistenz beim Legen einer Magensonde
- korrekte Einordnung verschiedener Sonden: Magensonde, perkutane Gastroenterostomie, perkutane Blasenfistel, Blasenkatheter
- Vorbereitung von Patienten zu speziellen Untersuchungen und Eingriffen, einschl. Aufklärungsgespräch, Einhaltung der präoperativen Nüchternheit, Bereithaltung der Patientenunterlagen und Anlegen der OP-Checkliste

PlusWissen: Therapie des erhöhten Hirndrucks

Ziel ist ein intrakranieller Druck (ICP) < 10 mmHg.

Vorgehen (S. A. ONLINE-PORTAL)

- Oberkörperhochlage 30°
- Analgesie und Sedierung: Fentanyl/Midazolam

→ Ziel: RASS: –4 bis –5

- Normoventilation, ggf. Relaxation
- Beatmung einstellen:
  - Atemzugvolumen: 6 ml/kgKG
  - Atemfrequenz: 12–15/min
  - normales $petCO_2$: 35–40 mmHg
  - normales paO_2 > 60 mmHg
  - bzw. SpO_2 > 92–95 %
  - normaler Blutzuckerspiegel 80–130 mg/dl
  - normale Körpertemperatur 35,5–36,5 °C

Erweiterte Maßnahmen

- Liquordrainage: Ablassen mehrerer Milliliter Liquor
- Hyperventilation: $petCO_2$: 33–35 mmHg

- Volumenentzug: Mannit 20 %, bis 2,5 ml/kgKG
- Ödemverkleinerung: NaCl 10 %, bis 3 ml/kgKG
- milde Hypothermie: 33 °C
- ggf. Hemikraniektomie: vorübergehende Entfernung eines Teils der Schädeldecke

Spezielle Patientengruppen

- Patienten mit Verbrennungen, einschl. Abschätzung der betroffenen Oberfläche und des Schweregrades und ggf. eines Inhalationsschadens, hygienisches Vorgehen, Verbände, Isolierung, Infusionstherapie, Schmerzbehandlung
- ältere, demente, geistig und/oder körperlich behinderte Patienten
- Patienten anderer Religionen und Kulturen bzw. verschiedener sozialer Gruppen
- Patienten und Angehörige in persönlichen Krisensituationen → Möglichkeiten der Krisenintervention durch Seelsorger, Psychologen, Betroffenengruppen
- Patienten mit verschiedenen, sich überlagernden, chronischen und akuten Erkrankungen/Verletzungen
- schwer kranke und sterbende Patienten, einschl. Betreuung ihrer Angehörigen
- Umgang mit Palliativsituationen

Dokumentation

- Kennenlernen der klinischen Dokumentation in Papierform und EDV-gestützt (Patientenunterlagen, Patientenkurve, Patientenakte, Befunde, KIS)
- administrative Daten, medizinische und pflegerische Befunde und Maßnahmen
- Beachtung und Wahrung des Datenschutzes
- Dokumentation in der Intensivmedizin: Protokollführung, Erfassung von Vitalparametern, Maßnahmen, Medikamentengaben

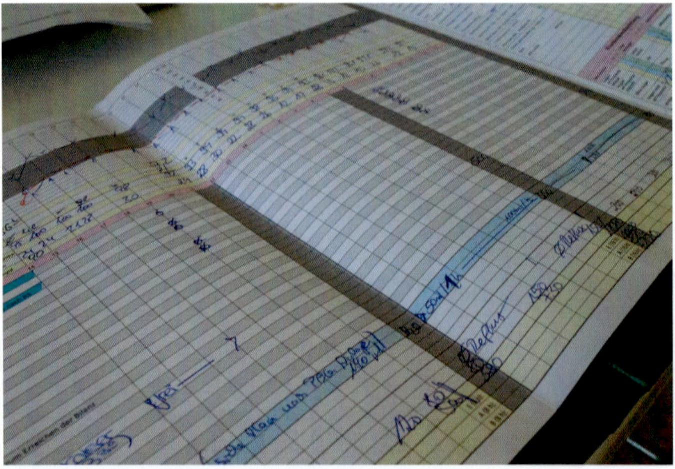

Abb. 4.55 ▶ Intensivdokumentation („Kurve“)

4.5 Geburtshilfliche, pädiatrische oder kinderchirurgische Fachabteilung / Intensivstation oder Station mit entsprechenden Patientinnen und Patienten

4.5.1 RettH / RettSan

Teilnahme an ≥ 2 Geburten im Kreißsaal

Typische Ausbildungsinhalte sind z.B.:
- Grundlagen der Hygiene
- Kennenlernen der klinischen Abläufe
- Kommunikation und Betreuung
- Patientenbeobachtung
- Kontrolle der Vitalparameter
- Statusbeurteilung des Patienten: klinisch und apparativ mit Ableitung/Durchführung erforderlicher Maßnahmen in eigener Kompetenz bzw. ggf. Hinzuziehung höherqualifizierter Kompetenz
- Mitwirkung bei der Herz-Lungen-Wiederbelebung
- Vorbereiten von Medikamenten und Infusionen
- Assistenz bei der Venenpunktion
- Wundversorgung und Verbände
- Grundlagen der Dokumentation

Nach Möglichkeit sollen eine Abteilung für Gynäkologie und Geburtshilfe sowie eine Kinderabteilung – gegebenenfalls in Zusammenarbeit mit einem anderen Krankenhaus – in das Klinikpraktikum einbezogen werden.

Lernziele:
- Grundlagen des hygienischen Arbeitens **(sicher/korrekt)**
- Grundlagen der professionellen und situationsgerechten Kommunikation mit der Entbindenden und den Angehörigen bzw. den kindlichen Patienten und ihren Eltern **(sicher/korrekt)**

- Erlernen der situationsgerechten Betreuung und Unterstützung von Gebärenden unmittelbar vor, während und nach der Geburt, z. B. Lagerungsbesonderheiten, Unterstützung beim Pressen **(gezeigt/erklärt)**
- Kennenlernen der elementaren Maßnahmen der geburtshilflichen Untersuchung, einschl. Bewertung der Angaben im Mutterpass **(gezeigt/erklärt)**
- Einblick in den Ablauf einer Spontangeburt und die Gegebenheiten eines Kreißsaals bzw. der stationären Krankenversorgung von Neugeborenen und Kindern **(verstanden/durchgeführt)**
- Phasen der Schwangerschaft **(gezeigt/erklärt)**
- Phasen der Geburt, inkl. Einschätzung zu möglichem RTW-Transport **(gezeigt/erklärt)**
- Einblick in die Zeichen eines pathologischen Geburtsverlaufs und Bewertung der klinischen Zeichen **(gezeigt/erklärt)**
- Besonderheiten der Geburtshilfe (z. B. Nabelschnurvorfall, anormale Lage des Kindes) **(gezeigt/erklärt)**
- Teilnahme an der Untersuchung, Beurteilung und Versorgung eines Neugeborenen, insbesondere hinsichtlich der Vitalfunktionen **(gezeigt/erklärt)**
- ggf. Teilnahme an Maßnahmen der kardiopulmonalen Reanimation eines Neugeborenen **(gezeigt/erklärt)**
- Grundlagen der Dokumentation im Kreißsaal und auf der Station, z. B. Vorsorgeuntersuchungsheft **(gezeigt/erklärt)**

4.5.2 NotSan

Ausbildungsdauer:

- 40 Stunden, z. B. im 2. Ausbildungsjahr

Ausbildungsziele:

Die Schülerinnen und Schüler sind zu befähigen,

a) bei der Versorgung bei fachspezifischen Krankheitsbildern mitzuwirken,

b) unter Anleitung die Pflege von Neugeborenen, Säuglingen und Kindern durchzuführen,

c) bei der Kontrolle und dem Wechsel von Drainagen, Sonden und Verbänden mitzuwirken.

Kann der Einsatz in einer entsprechenden klinischen Einrichtung nicht sichergestellt werden, hat die Schule ein Simulator-gestütztes Training anzubieten, das den genannten Anforderungen genügt. (NotSan-APrV, Anlage 3 zu § 1 Absatz 1 Nummer 3)

Lernziele:

- Grundlagen des hygienischen Arbeitens **(sicher/korrekt)**
- Erlernen der professionellen und situationsgerechten Kommunikation mit der Entbindenden und den Angehörigen bzw. den kindlichen Patienten und ihren Eltern **(sicher/korrekt)**
- Erlernen der situationsgerechten Betreuung und Unterstützung von Gebärenden unmittelbar vor, während und nach der Geburt, z. B. Lagerungsbesonderheiten, Unterstützung beim Pressen, Dammschutz, Wärmeerhaltung, Abnabelung **(verstanden/durchgeführt)**
- Kennenlernen der elementaren Maßnahmen der geburtshilflichen Untersuchung, einschl. Bewertung der Angaben im Mutterpass **(gezeigt/erklärt)**
- Einblick in den Ablauf einer Spontangeburt und die Gegebenheiten eines Kreißsaals bzw. der stationären Krankenversorgung von Neugeborenen und Kindern **(gezeigt/erklärt)**
- Erleben der professionellen Zusammenarbeit von Hebammen, Gynäkologen/Geburtshelfern und ggf. Anästhesisten im Kreißsaal **(gezeigt/erklärt)**
- Vertiefung der Kenntnisse der Physiologie und Pathophysiologie der Schwangerschaft und Geburt, einschl. des typischen Ablaufs einer regelrechten Spontangeburt **(gezeigt/erklärt)**
- Phasen der Schwangerschaft **(gezeigt/erklärt)**
- Phasen der Geburt, inkl. Einschätzung zu möglichem RTW-Transport **(gezeigt/erklärt)**
- Erkennen von Zeichen eines pathologischen Geburtsverlaufs und Bewertung der klinischen Zeichen **(gezeigt/erklärt)**
- Untersuchung, Beurteilung und Versorgung eines Neugeborenen, insbesondere hinsichtlich der Vitalfunktionen unmittelbar nach

der Entbindung und in der Zeit danach, einschl. typischer Komplikationen und ihrer Behandlung **(verstanden/durchgeführt)**
- Pflege von Neugeborenen, Säuglingen, Kindern **(sicher/korrekt)**
- Beurteilung der Vitalfunktionen von Kindern verschiedener Altersgruppen **(sicher/korrekt)**
- Erwerb von Kenntnissen und Erfahrungen hinsichtlich altersgemäßer Entwicklung (z. B. Größe, Gewicht), Fähigkeiten und Verhalten (z. B. Sitzen, Stehen, Laufen, Sprechen) durch Umgang mit Kindern verschiedener Altersgruppen **(gezeigt/erklärt)**
- Erwerb grundlegender Kenntnisse und Fertigkeiten in rettungsdienstlich relevanten Untersuchungs- und Behandlungsverfahren bei typischen Erkrankungen/Verletzungen von Kindern in verschiedenen Altersgruppen **(verstanden/durchgeführt)**
- Kontrolle und Wechsel von Drainagen, Sonden und Verbänden **(verstanden/durchgeführt)**
- grundlegende Kenntnisse der Indikation und der Dosierung von notfalltypischen Medikamenten bei Kindern verschiedener Altersstufen, einschl. der Nebenwirkungen **(gezeigt/erklärt)**
- ggf. Betreuung von Kindern vor und nach invasiven Untersuchungen und/oder operativen Eingriffen **(verstanden/durchgeführt)**
- Grundlagen der Dokumentation im Kreißsaal und auf der Station, z. B. Vorsorgeuntersuchungsheft **(verstanden/durchgeführt)**

4.5.3 Was mich erwartet – Gynäkologie / Geburtshilfe

Räume, Personal, Abläufe

- zergliederter räumlicher Aufbau eines Kreißsaalbereiches
- komplexe Versorgungsabläufe durch eine Vielzahl von Berufsgruppen
- Arbeitsteilung und Zusammenarbeit zwischen Gynäkologen/Geburtshelfern, Hebammen und ggf. Anästhesieabteilung
- Eingliederung in das Pflegeteam des Kreißsaals mit Einordnung in deren Dienstplan, Arbeits- und Verantwortungsbereich
- passive und aktive Teilnahme an Pflegeaufgaben bei Patientinnen und Neugeborenen

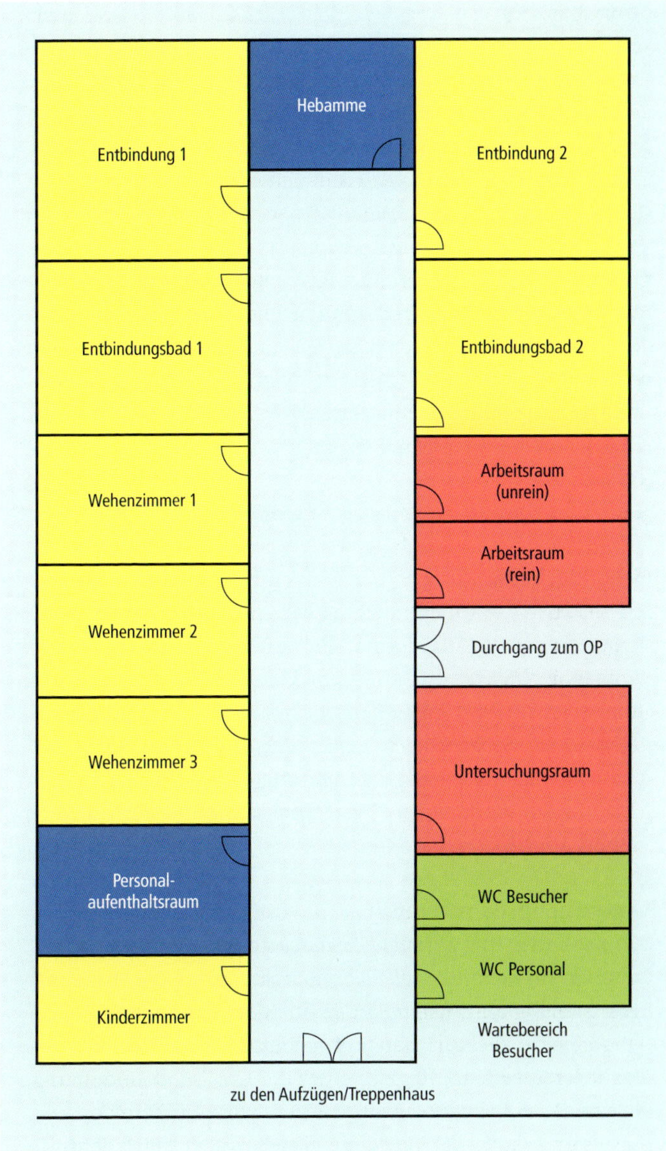

Abb. 4.56 ▶ Grundriss einer geburtshilflichen Abteilung

Kommunikation

- Tätigkeit in einem emotional besetzten Bereich in einer für die betroffenen Frauen und für ihre Angehörigen außergewöhnlichen Situation durch Schwangerschaft, Geburt, Neugeborenes, ggf. Fruchttod (Abort) oder Totgeburt (Unterschiede s. TAB. 4.33)
- eine Vielzahl von Fachausdrücken und Abkürzungen
- Einbeziehung des Kindsvaters/Partners und ggf. weiterer Angehöriger
- Verständigungsprobleme beim Umgang mit Gebärenden und Angehörigen mit Migrationshintergrund
- individuelle, kulturelle und religiöse Vorstellungen im Krankheitsverständnis und daraus folgenden Erwartungen an die Behandlung bei Schwangeren, den Angehörigen und Mitarbeitern

Hygiene

- Anforderungen an hygienisches Verhalten und Arbeiten

Betreuung, Versorgung

- Kennenlernen assistierender und selbstständiger Tätigkeiten im Rahmen der Grund- und Behandlungspflege, z. B. Unterstützung beim Erbrechen, bei der Darm- und Blasenentleerung, Hilfe beim Aufstehen, An- und Ausziehen, optimale Lagerung zur Geburt
- Umgang mit Gebärenden mit ggf. unterschiedlichen Einstellungen, Umgangsweisen und Vorerfahrungen bezüglich einer Geburt
- Umgang mit Verfahren zur Minderung der Schmerzen unter der Geburt

Überwachung, Behandlung

- Kennenlernen und Assistenz bei geburtserleichternden Maßnahmen, inkl. der Anlage einer geburtshilflichen Epi-/Periduralanästhesie, einschl. deren Fortführung und Überwachung
- Vorgehen bei Risikoschwangerschaft bzw. verzögertem Reifegrad des Neugeborenen/Frühgeborenen
- Erhebung der Bewusstseinslage, Atmung, Puls, Blutdruck, Körpertemperatur bei Mutter und Kind

- Kennenlernen von Geburtskomplikationen und Indikation zur Schnittentbindung
- Besonderheiten bei der Narkoseführung bei eiligem, dringendem Kaiserschnitt und Not-Sectio (RSI)
- Assistenz bei Erstversorgung von Neugeborenen

Spezielle Patientengruppen

besondere Belastung durch

- Risikoschwangerschaft
- Fehllagen des Kindes
- Kaiserschnitt
- Abort

Dokumentation

- grundlegende Verfahren und Regeln der Dokumentation im Kreißsaal und der Entbindungsstation
- Informationen durch Mutterpass, Vorsorgeuntersuchungsheft

4.5.4 Was mich erwartet – Pädiatrie

Räume, Personal, Abläufe

- zergliederter räumlicher Aufbau einer Pflegestation
- komplexe Versorgungsabläufe durch eine Vielzahl von Berufsgruppen
- Kennenlernen verschiedener Arbeitsorganisationsmodelle und Pflegesysteme wie Funktionspflege, Gruppenpflege, Bereichspflege, Zimmerpflege
- Arbeitsteilung und Zusammenarbeit zwischen ärztlichem und pflegerischem Personal
- Eingliederung in das Pflegeteam der Station mit Einordnung in deren Dienstplan, Arbeits- und Verantwortungsbereich
- passive und aktive Teilnahme an Versorgungsaufgaben bei Kindern unterschiedlicher Altersstufen und verschieden schwerer Erkrankungszustände

Kommunikation

- eine Vielzahl von Fachausdrücken und Abkürzungen
- Verständigungsschwierigkeiten mit Kindern (vor allem nonverbale Kommunikation) und mit Eltern/Angehörigen
- individuelle, kulturelle und religiöse Vorstellungen im Krankheitsverständnis und daraus folgenden Erwartungen an die Behandlung bei Kindern, Angehörigen und Mitarbeitern
- psychisch belastende Erlebnisse, z. B. Schmerzen, Leidenssituationen, Tod

Hygiene

- Anforderungen an hygienisches Verhalten und Arbeiten

Betreuung, Versorgung

- Kennenlernen assistierender und selbstständiger Tätigkeiten im Rahmen der Grundversorgung
- Teilnahme an Pflegeaufgaben bei Kindern unterschiedlicher Altersstufen und verschieden schwerer Erkrankungszustände
- systematische Vorbereitung von Patienten zu speziellen Untersuchungen und Eingriffen und ggf. ihre Begleitung
- Umgang mit chronisch kranken Kindern, die immer wieder stationär aufgenommen werden (müssen)

Überwachung, Behandlung

- Umgang mit Kindern verschiedener Altersgruppen mit akuten Erkrankungen bzw. nach diagnostischen Eingriffen und Operationen mit unterschiedlichem Umfang
- Erhebung der Vitalparameter zur Bewusstseinslage, Atmung, Puls, Blutdruck, Körpertemperatur und ihre Einordnung in verschiedenen Lebensaltern
- Umgang mit Medikamenten in verschiedenen Darreichungsformen

Spezielle Patientengruppen

- geistig und/oder körperlich behinderte Kinder
- Kinder mit Tumorerkrankungen

- Umgang mit unheilbar kranken Kindern am Ende ihres Lebens und Umgang mit ihren Angehörigen

Dokumentation

- grundlegende Verfahren und Regeln der Dokumentation

4.5.5 Wie ich mich vorbereite – Gynäkologie / Geburtshilfe

Räume, Personal, Abläufe

- systematischer und räumlicher Aufbau von geburtshilflichen Abteilungen (s. Abb. 4.56)
- Patientenfluss innerhalb der Abteilung zwischen Kreißsaal und Station und ggf. OP → *s. Abgrenzung der medizinischen Fachgebiete*
- ärztliche und pflegerische Aufgabenteilung bzw. Zusammenarbeit mit den Hebammen → *s. Ausbildungs- und Prüfungsverordnungen der medizinischen Berufe; LPN1 Kap. 6.9.4*
- strukturierte Übergabe von Patienten → *s. LPN1 Kap. 2.9.3; NfTB Kap. I/Schema: Übergabe des Patienten in der Klinik; TrB Kap. 3.4.1*

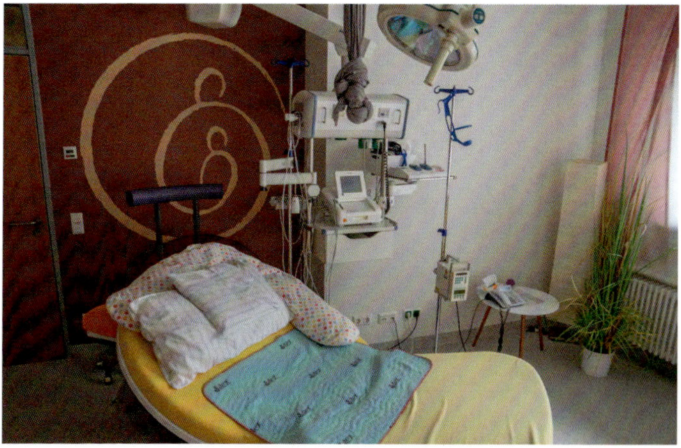

Abb. 4.57 ▶ Geburtshilfliche Einrichtung im Kreißsaal/Gebärzimmer

Kommunikation

- medizinische Fachbegriffe und häufig benutzte Abkürzungen → s. ONLINE-PORTAL
- Grundlagen der professionellen Kommunikation mit Krankenhausmitarbeitern, Patientinnen, ihren Kindern und Angehörigen → s. KAP. 2.5; *LPN1 Kap. 6.7; LPN2 Kap. 5; LPN-San Kap. 7.8, 8; NfTB Kap. I/Anregungen für einen besseren Umgang mit Patienten; Upg Kap. II/1, III/1.1*
- Arbeiten im Team → s. KAP. 2.5; *LPN2 Kap. 4.9; LPN-San Kap. 8.8; NfTB Kap. I/Vermeidung und Bewältigung von kritischen Situationen; Upg Kap. I/1.5; TrB Kap. 19*

Hygiene

- Hygienepläne → *s. LPN1 Kap. 5; LPN-San Kap. 5*
- persönliche Hygiene → s. KAP. 3.1.1
- hygienisches Arbeiten → s. KAP. 3.1
- Maßnahmen der Desinfektion → s. KAP. 3.1

Betreuung, Versorgung

- Maßnahmen der Grundpflege: Körper- und Hautpflege, Ernährung, Mobilität, Förderung der Eigenständigkeit, Einbindung von Angehörigen in die Betreuung → s. KAP. 3.10; *Literatur Krankenpflege*
- Prinzipien der speziellen Pflege und Behandlung von Neugeborenen, Säuglingen und Kleinkindern → *LPN1 Kap. 6.7; LPN-San Kap. 7.8; Upg Kap. II/3.3.9*

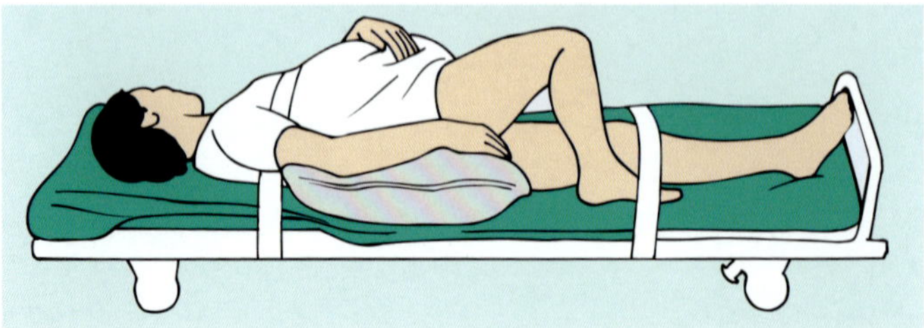

ABB. 4.58 ▶ Lagerung in Linksseitenlage, um Vena-cava-Kompressionssyndrom zu verhindern

- Vorbereitung von Patientinnen zu speziellen Untersuchungen, ggf. für eine Kaiserschnittentbindung → *s. LPN1 Kap. 6.9; LPN-San Kap. 7.7*

PraxisTipp

Vena-cava-Kompressionssyndrom

- Symptome: Schwächegefühl, Schwindel, Übelkeit/Erbrechen, Tachykardie, Blutdruckabfall
- Vorbeugung: Polster unter rechtes Gesäß der Patientin
- Maßnahmen: OP-Tisch ca. 20 – 30° nach links kippen

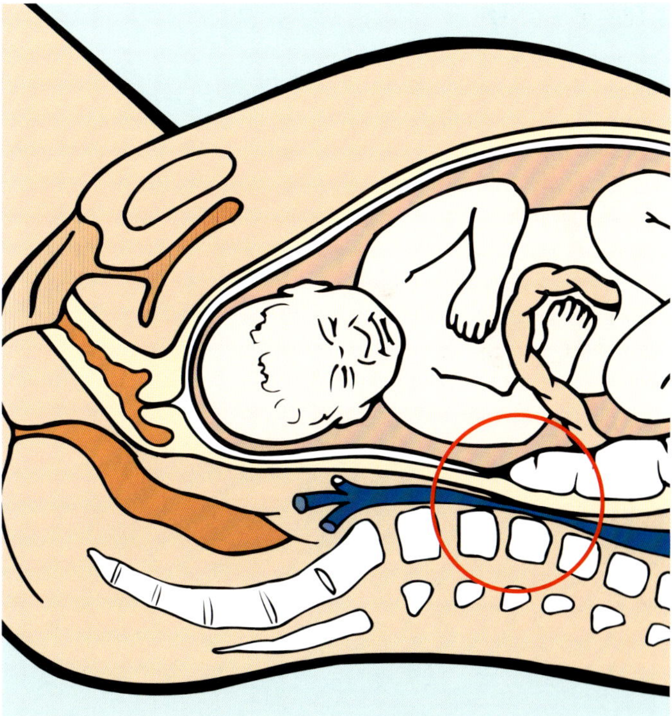

Abb. 4.59 ▶ Vena-cava-Kompressionssyndrom in Rückenlage

Überwachung, Behandlung

- Schwangerschaftsanamnese: Aufbau und Inhalt des Mutterpasses → *s. LPN1 Kap. 6.9; LPN-San Kap. 7.7, 14; LPN A Kap. 15.4, 15.5; NfTB Kap. IV/Gynäkologie – Geburtshilfe*
- allgemeine körperliche Untersuchung von Schwangeren unter besonderer Berücksichtigung der Vitalfunktionen bei Mutter und Kind (Anatomie und [Patho-]Physiologie der weiblichen Geschlechtsorgane, einschl. Veränderungen in der Schwangerschaft und der Vorgänge bei der Geburt) → *s. LPN1 Kap. 6.9; LPN-San Kap. 7.8, 14; LPN A Kap. 15.4–15.6, 16.3*
- Methoden zur Beurteilung und Überwachung während der Schwangerschaft und unter der Geburt, z. B. Kardiotokogramm (Wehenschreiber) → s. Abb. 4.64; *LPN 1 Kap. 6.9.4; LPN-San Kap. 7.7.4*

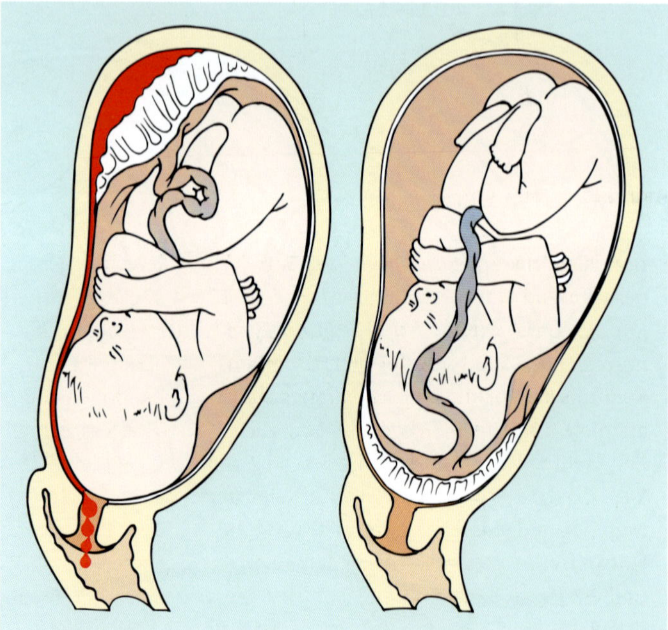

Abb. 4.60 a / b ▶ a) Vorzeitige Plazentalösung, b) Placenta praevia

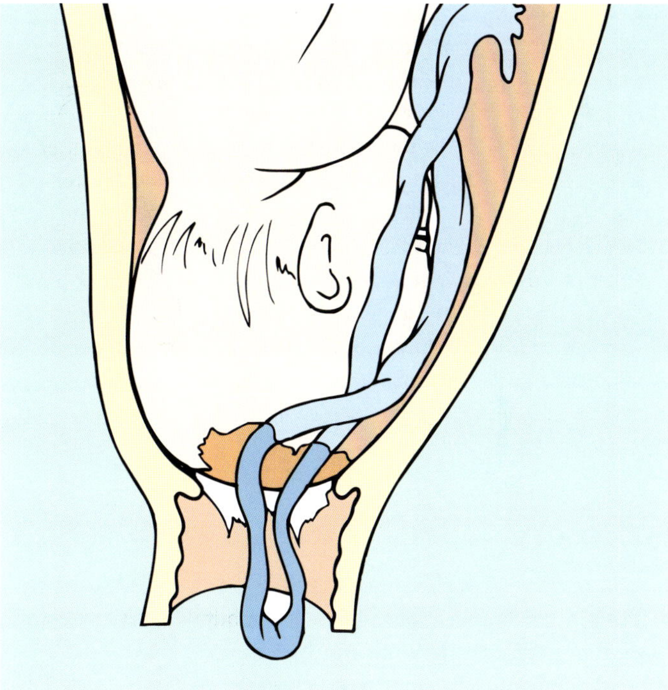

Abb. 4.61 ▶ Nabelschnurvorfall

- normaler Schwangerschaftsverlauf, Entwicklung des Kindes während der Schwangerschaft → *s. LPN1 Kap. 6.9; LPN-San Kap. 7.7; LPN A Kap. 16.3; NfTB Kap. IV/Gynäkologie – Geburtshilfe*
- normaler und komplizierter Geburtsverlauf, insbesondere Kenntnis der wichtigsten Schwangerschaftskomplikationen (z. B. anomale Kindslagen, Eklampsie) bezüglich ihrer Symptome und Behandlungsansätze → s. Abb. 4.60 – 4.62; *LPN1 Kap. 6.9; LPN-San Kap. 7.7; NfTB Kap. IV/Gynäkologie – Geburtshilfe*
- Messung und Beurteilung der Vitalwerte mit und ohne (einfache) Hilfsmittel, insbesondere Normalwerte hinsichtlich Entwicklung und Vitalfunktionen bei Neugeborenen → s. u. und Kap. 3; *LPN1 Kap. 2, 3, 6.7; LPN-San Kap. 3, 4, 6, 7.8.5; NfTB Kap. II/Monitoring, IV/Gynäkologie – Geburtshilfe; Upg Kap. II/3.3; TrB Kap. 10*

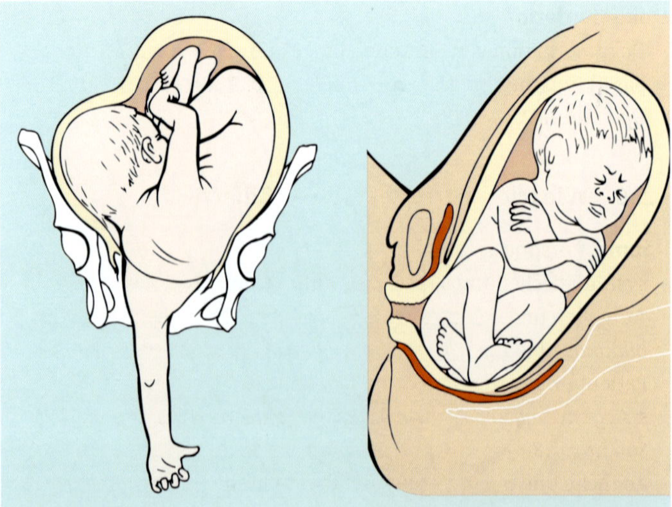

ABB. 4.62 A / B ▶ a) Geburtsunmögliche Querlage (mit Armvorfall), b) Beckenendlage

- mütterliche Komplikationen unter und unmittelbar nach Geburt → *s. LPN1 Kap. 6.9.5; LPN-San Kap. 7.7.5*
- Beurteilung und Betreuung des Neugeborenen → S.U., TAB. 4.33 UND 4.37; *LPN1 Kap. 6.7.4; LPN A Kap. 16.3.6; NfTB Kap. IV/Gynäkologie – Geburtshilfe, IV/Kinder*
- Basismaßnahmen und erweiterte Maßnahmen der kardiopulmonalen Reanimation unter besonderer Berücksichtigung der Abläufe auf einer Krankenstation, insbesondere die Neugeborenenreanimation → S.U.; *einschlägige Leitlinien des ERC zur kardiopulmonalen Reanimation, Basismaßnahmen, erweiterte Maßnahmen im Neugeborenen-, Säuglings- und Kindesalter, innerklinische Reanimation; LPN1 Kap. 2.6, 6.7.4; LPN-San Kap. 3.6, 4.3, 7.8.8.4; NfTB Kap. III, IV/Kinder, VII; Upg Kap. II/3.2.4, II/3.3, II/4*

Spezielle Patientengruppen

- Schwangere und ungeborene Kinder mit Missbildungen und/oder schwerwiegenden Vorerkrankungen → *s. LPN1 Kap. 6.7; LPN-San Kap. 7.8.7; NfTB Kap. IV/Gynäkologie – Geburtshilfe, IV/Kinder*

Dokumentation

- Dokumentation von Befunden und Maßnahmen, z. B. Mutterpass, klinische Unterlagen → *s. LPN1 Kap. 2.10; LPN-San Kap. 3.10; Upg Kap. II/2.8*

4.5.6 Wie ich mich vorbereite – Pädiatrie

Räume, Personal, Abläufe

- systematischer und räumlicher Aufbau von Kinderkliniken
- Aufgaben und Funktionen der klinischen Teilbereiche → *s. Ausbildungs- und Prüfungsverordnungen der medizinischen Berufe*
- Patientenfluss innerhalb und zwischen den Abteilungen → *s. Abgrenzung der medizinischen Fachgebiete; LPN1 Kap. 6.7; LPN-San Kap. 7.8*
- ärztliche und pflegerische Aufgabenteilung → *s. Ausbildungs- und Prüfungsverordnungen der medizinischen Fachberufe*
- Abgrenzung Kinder – Erwachsene → *s. Fachgebietsbeschreibung Kinder- und Jugendmedizin*

Kommunikation

- medizinische Fachbegriffe und häufig benutzte Abkürzungen → s. ONLINE-PORTAL
- Grundlagen der professionellen Kommunikation mit Krankenhausmitarbeitern, Kindern als Patienten und Angehörigen → s. KAP. 2.5; *LPN1 Kap. 6.7; LPN2 Kap. 5; LPN-San Kap. 7.8; NfTB Kap. I/Anregungen für einen besseren Umgang mit Patienten; Upg Kap. II/1, III/1.1*
- Arbeiten im Team → s. KAP. 2.5; *LPN2 Kap. 4.9; LPN-San Kap. 8.8; NfTB Kap. I/Vermeidung und Bewältigung von kritischen Situationen; Upg Kap. I/1.5; TrB Kap. 19*

Hygiene

- Hygienepläne → *s. LPN1 Kap. 5; LPN-San Kap. 5*
- persönliche Hygiene → s. KAP. 3.1.1
- hygienisches Arbeiten → s. KAP. 3.1
- Maßnahmen der Desinfektion → s. KAP. 3.1

Betreuung, Versorgung

- Maßnahmen der Grundpflege: Körper- und Hautpflege, Ernährung, Mobilität, Förderung der Eigenständigkeit, Einbindung von Angehörigen in die Betreuung → s. KAP. 3.10; *Literatur Krankenpflege*
- Aufgaben der Behandlungspflege: medizinische Leistungen, die auf ärztliche Anweisung hin von Pflegekräften ausgeführt werden, wie Puls-, Blutdruck-, Blutzuckermessung, Medikamente (Lagerung, Darreichungsformen, Vorbereitung und Durchführung der Applikation), Umgang mit „Sondermedikament" Sauerstoff, Wundversorgung, Verbandwechsel (steriles Arbeiten) → s. KAP. 3; *Literatur Krankenpflege*
- Umgang mit fachspezifischen Medikamenten und Infusionen → s. KAP. 3; *LPN1 Kap. 4.3; LPN-San Kap. 4.11, 6.1; NfTB Kap. V*
- Methoden der Kontrolle und des Wechsels von Kathetern, Sonden, Drainagen von Verbänden → s. KAP. 3; *LPN1 Kap. 3.2, 6.4.3; LPN2 Kap. 6; LPN-San Kap. 4.14.4*

PlusWissen: Literaturhinweis

Atzbach U, Schaumberg A (2011) Der Kindernotfall. Versorgung nach dem ABCDE-Schema. Stumpf + Kossendey, Edewecht.

Überwachung, Behandlung

- allgemeine körperliche Untersuchung von Kindern verschiedener Altersgruppen mit unterschiedlichen internistischen und chirurgischen Erkrankungen unter besonderer Berücksichtigung der Vitalfunktionen und der anatomischen und physiologischen Entwicklungsphasen des Kindes vom Neugeborenen bis zum Erwachsenenzustand → *s. LPN1 Kap. 2, 6.7.2, 6.7.3; LPN-San Kap. 3, 7.8.5; LPN A Kap. 16; NfTB Kap. II/Erstuntersuchung, II/Anamnese*
- physiologische Kennzahlen für verschiedene Altersgruppen → *s. LPN1 Kap. 6.7.1, 6.7.2; LPN2 Kap. 7.8.5; LPN A Kap. 16.2–16.4; NfTB Kap. II/Physiologische Kennzahlen, IV/Kinder*

- häufige Erkrankungen im Kindesalter unter besonderer Berücksichtigung einer Störung der Vitalfunktionen, deren Messung und Beurteilung mit und ohne (einfache) Hilfsmittel, einschl. typischer Störungen der Atmung, des Herz-Kreislauf-Systems, Krampfanfälle, Infektionen, Vergiftungen, Verletzungen bei Patienten verschiedener Altersgruppen → s. KAP. 3; *LPN1 Kap. 6.7; LPN-San Kap. 7.8.7; NfTB Kap. IV/Kinder*
- einfache Maßnahmen zur Überprüfung und Sicherung der Vitalfunktion Atmung, wie Pseudokrupp/Epiglottitis, Asthma bronchiale, Fremdkörper, Anaphylaxie → *s. LPN1 Kap. 6.7; LPN-San Kap. 7.7.8; NfTB Kap. IV/Kinder*
- Basismaßnahmen und erweiterte Maßnahmen der kardiopulmonalen Reanimation in verschiedenen Altersgruppen und unter besonderer Berücksichtigung der Abläufe auf einer Kinderkrankenstation → s. u.; *einschlägige Leitlinien des ERC zur kardiopulmonalen Reanimation Basismaßnahmen, erweiterte Maßnahmen im Neugeborenen-, Säuglings- und Kindesalter, innerklinische Reanimation; LPN1 Kap. 2.6.6, 6.7.4; LPN-San Kap. 7.8.8.4; NfTB Kap. III/C-Problem, IV/Kinder, VII/Algorithmus 5*
- Glasgow Coma Scale → *s. LPN1 Kap. 2.7.2.3; LPN-San 3.7.3.2; NfTB Kap. IV/Bewusstsein; TrB Kap. 7.2*
- Besonderheiten des venösen Zugangs im Kindesalter → s. KAP. 4.5.8; *LPN1 Kap. 6.7; LPN-San Kap. 7.8.5*
- intraossäre Punktion → s. KAP. 3.6.6; *LPN1 Kap. 2.6.3.2, 4.1.5.2; LPN-San Kap. 4.3.2; NfTB Kap. III/C-Problem: Maßnahmen bei Herz-Kreislauf-Störungen; TrB Kap. 6.4.3*
- präkordiales Stethoskop → *s. TrB Kap. 5.7*
- Arzneimittellehre der in der Geburtshilfe und Kinderheilkunde eingesetzten Medikamente → *s. LPN1 Kap. 4; LPN-San Kap. 4.11, 6; NfTB Kap. V*
- intensivmedizinische Krankheitsbilder in der operativen und konservativen Kinderheilkunde → *s. LPN1 Kap. 6.7; LPN-San Kap. 7.8; NfTB Kap. IV/Kinder; TrB Kap. 5.7*
- Praxis der klinischen Behandlung im Inkubator sowie Indikation und Durchführung von Inkubatortransporten → *s. LPN1 Kap. 6.7.9; LPN-San Kap. 7.8.7.3; NfTB Kap. I/Sekundärtransport*

PlusWissen:
Veränderungen der Blutzirkulation zum Zeitpunkt der Geburt

- Verschluss des Foramen ovale zwischen linkem und rechtem Vorhof und Beendigung des dortigen embryonalen Rechts-Links-Shunts
- Verschluss des Ductus arteriosus Botalli zwischen Lungenarterie und Aorta und Beendigung des dortigen embryonalen Rechts-Links-Shunts
- Verschluss der beiden Nabelarterien und der Nabelvene

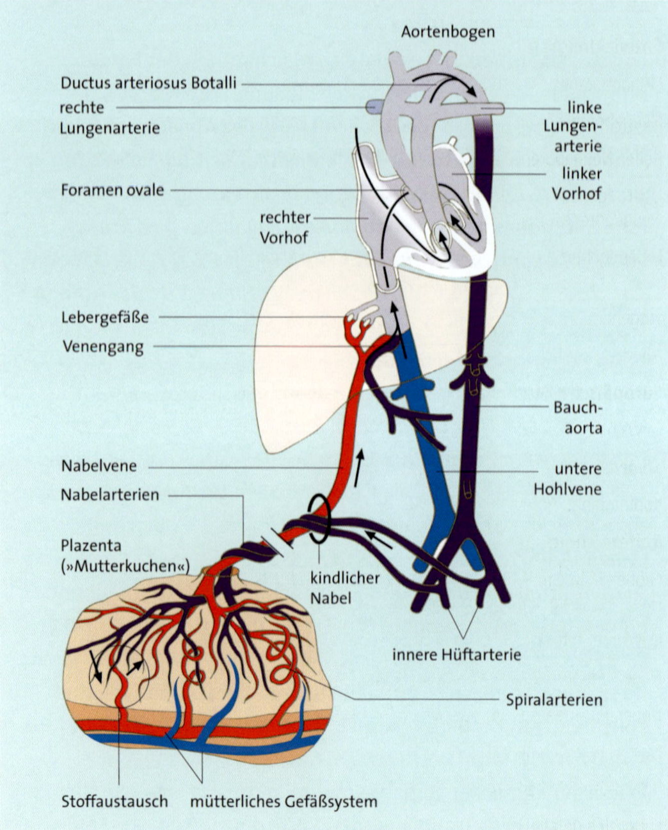

Abb. 4.63 ▶ Anatomie des fetalen Kreislaufs

Spezielle Patientengruppen

- ältere Kinder mit chronischen Erkrankungen, die z. T. seit vielen Jahren immer wieder in stationäre Behandlung aufgenommen werden müssen → *s. LPN-San Kap. 7.8.8; NfTB Kap. IV/Kinder*
- Hospitalismus (körperliche und seelische Veränderungen durch [lange] stationäre Aufenthalte) → *s. pädiatrische Literatur*
- Patienten mit schwerwiegenden Vorerkrankungen → *s. LPN1 Kap. 6.7; LPN-San Kap. 7.8.8*

TAB. 4.33: Einteilung des Entwicklungsstandes bei Neugeborenen

Entwicklungsstand	Kriterien
Frühgeborenes	Geburt vor 37. SSW
Neugeborenes	Geburt bis zum 28. Lebenstag
Reifes Neugeborenes	Geburt nach Beginn der 37. SSW, vor Beginn 42. SSW
Übertragenes Neugeborenes	Geburt nach Beginn der 42. SSW
Lebendgeburt	Nachweis mindestens eines Lebenszeichens (Atmung, Herzschlag, Nabelpulsation)
Totgeburt	Keine Lebenszeichen, Gewicht > 500 g
Abort	Keine Lebenszeichen, Gewicht < 500 g
Europäische Durchschnittswerte für Neugeborene	
Gewicht	3.400 g
Körperlänge	51 cm
Kopfumfang	34 cm
Reifezeichen	
Größe (> 46 cm), Gewicht (> 2.500 g), Kopfumfang (> 32 cm) Haut fest, rosig, undurchsichtig (ohne Venenzeichen)	
Unterhautfettgewebe ausgebildet	
Nägel verhornt, überragen die Fingerkuppen	
Hoden im Hodensack; große Schamlippen überragen die kleinen Schamlippen	
Nasen- und Ohrknorpel fest	
Brustdrüse erhaben tastbar	
Fußsohlen gefaltet	

- Infektionspatienten: typische Erreger häufiger Infektionskrankheiten, einschl. Infektionen mit sog. Problemkeimen
- grundlegende Vorgehensweisen bei übertragbaren Erkrankungen, einschl. Isolierungsmaßnahmen → s. KAP. 3.1; *LPN1 Kap. 5; LPN-San Kap. 5; NfTB Kap. I/Meldepflicht übertragbarer Krankheiten*

Dokumentation

- Dokumentationssysteme und Protokolle kennen und (unter Anleitung) für Befunde und Maßnahmen anwenden → *s. LPN1 Kap. 2.10; LPN-San Kap. 3.10; Upg Kap. II/2.8*

4.5.7 Was ich hier lernen will – Gynäkologie / Geburtshilfe

TAB. 4.34: In der Gynäkologie/Geburtshilfe zu erlernende/übende Maßnahmen

ABCDE	Maßnahme
A	Freimachen/Freihalten der Atemwege
A	Assistenz: Intubation
A	**Endotracheales Absaugen**
B	Prüfung: Atemtätigkeit
B	Sauerstoffgabe
B	Beutel-Masken-Beatmung
B	Invasive Beatmung
B	Versorgung von Neugeborenen mit Ateminsuffizienz/Atemstillstand
C	Prüfung: Kreislauftätigkeit
C	Monitoring
C	Assistenz: periphervenöser Zugang
C	**Blutentnahme, Injektion**
C	Infusion vorbereiten/**anlegen**
C	Medikamente vorbereiten/**applizieren**
C	**Spritzenpumpen vorbereiten**

C	Kardiopulmonale Reanimation
C	Defibrillation
D	Beurteilung: Bewusstseinslage/Pupillenstatus
D	Blutzucker messen
E	Anamneseerhebung
E	Temperaturmessung
E	Lagerungsmaßnahmen
E	Teilnahme an (mehreren) Geburten
E	**Einschätzung des Fortgangs der Geburt**
E	**Betreuung der Gebärenden**
E	**Erstuntersuchung des Neugeborenen**
Weitere Maßnahmen	
Hygienemaßnahmen	
Desinfektionsmaßnahmen	
Umgang mit sterilen Materialien	
Patientenisolierung	
Unterstützung beim Erbrechen	
Unterstützung beim Stuhlgang	
Unterstützung beim Wasserlassen	
Assistenz: Magensonde legen	
Assistenz: Blasenkatheter legen	
Umgang mit unkooperativen Patienten	
Innerklinische Transporte	

normaler Text: RettH/RettSan, **hervorgehobener Text: NotSan** (zusätzlich zu RettSan)

Räume, Personal, Abläufe

- Aufteilung: Patientenbereiche, Versorgungsräume, Personalbereich kennenlernen
- Zusammenarbeit zwischen Ärzten und Pflegedienst
- Arbeitsablauf: Ansprechpartner, Kleidung/Schuhe, Dienstzeiten, Tagesablauf, Pausen, Übergaben, Visiten
- Kennenlernen der Einzelprozesse: Patientenaufnahme, Einschleusung in den Stationsablauf, Behandlungsplanung, Wieder-

aufnahme, z.B. nach einer Operation oder einem Aufenthalt auf der Intensivstation bzw. innerklinischer Verlegung, und Entlassung (Bettplatz richten, administrative Maßnahmen usw.)

- Umgang mit persönlichem Eigentum und Wertgegenständen von Patienten
- Vorgehensweisen bei medizinischen Notfällen kennenlernen, einschl. Aktivierung des Reanimationsteams und Bereitstellung der örtlichen Notfallausrüstung
- Organisation von allgemeinen Notfallsituationen (Alarm- und Evakuierungsmaßnahmen, Einbindung der Security, Fluchtwege, Brandalarm usw.)
- Verantwortlichkeiten und Zuständigkeiten von Ärzten, Pflegepersonal und Hebammen
- strukturierte Übergabe von Schwangeren, Neugeborenen

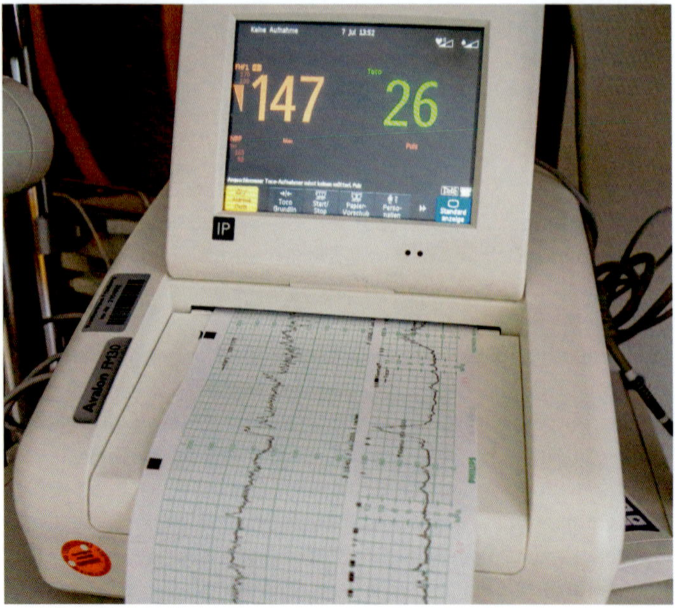

Abb. 4.64 ▶ Wehenschreiber (CTG, zur parallelen Aufzeichnung von Wehentätigkeit und kindlicher Herzfrequenz)

Kommunikation

- professionelle, vertrauendbildende, situationsgerechte Kommunikation mit Gebärenden und deren Angehörigen und Patientinnen verschiedener Altersgruppen, einschl. Beachtung der Diskretion (Schweigepflicht)
- Beachtung der aktuellen Bedürfnisse (balancierte Nähe – Distanz)
- adäquate Einbindung der Angehörigen während der Geburtsphasen
- Umgang mit Gebärenden, ggf. bei Sprachbarrieren und Herkunft aus anderen Kulturkreisen

Hygiene

- allgemeine Hygieneregeln, Hygienepläne
- Grundregeln der persönlichen Hygiene (Hände, Kleidung) und der Erfordernisse für die Patientinnen
- Reinigungs-, Pflege- und Desinfektionsmaßnahmen für Flächen und Patientenzimmer
- Grundlagen des Infektionsschutzes
- Umgang mit Sekreten, Ausscheidungen, infektiösem Material

Betreuung, Versorgung

- Handhabung von Pflegebetten
- Umgang mit Bettwäsche, einschl. Entsorgung gebrauchter Wäschestücke
- Krankenbeobachtung, Patientenüberwachung
- Wahrnehmung der Patientenbedürfnisse
- Einbindung der Angehörigen in die Abläufe
- situationsgemäße Unterstützung der Gebärenden bei der Lagerung
- Hilfe bei Schmerzen
- Unterstützung bei Übelkeit und Erbrechen
- Unterstützung bei der Ausscheidung (Miktion, Stuhlgang)
- Umgang mit Medikamenten in der Schwangerschaft
- Vorbereitung von Patientinnen zum Kaiserschnitt
- Vorbereitung und Begleitung innerklinischer Transporte

Tab. 4.35: Schmerzmittel in der Schwangerschaft (SS) bzw. Stillzeit (StZ)

Medikament/Wirkstoff	Anwendung
Paracetamol	Analgetikum 1. Wahl (SS)
Metamizol	Ab 28. SSW kontraindiziert, StZ 2. Wahl
Opioide	Bei starken Schmerzen (SS, StZ) möglich
Antidepressiva	SS möglich, StZ problematisch
Triptane	Bei Migräne (SS, StZ) möglich
Acetylsalicylsäure	Ab 28. SSW kontraindiziert, StZ 2. Wahl
Ibuprofen	Ab 28. SSW kontraindiziert, StZ 1. Wahl
Granisetron	Bei Übelkeit (SS, StZ) möglich

PraxisTipp

- Grundsätzlich muss zwischen dem Einbringen von Medikamenten bzw. Kathetern streng zwischen „spinal“ (innerhalb des Liquor gefüllten Dura-Sacks, z. B. bei Sectio) und extradural (außerhalb des Dura-Sacks), also peri- bzw. epidural (vorrangig zur geburtshilflichen Schmerzlinderung im Kreißsaal), unterschieden werden.
- Während im deutschsprachigen Raum meist der Begriff „peridural“ für die Platzierung eines Katheters bzw. Injektion eines Medikaments im rückenmarksnahen Raum verwendet wird, ist im englischsprachigen Raum der Begriff „epidural“ üblich.

PlusWissen: Geburtshilfliche Periduralanästhesie

Medikamente

- 5 ml Ampulle Mepivacain 1 % (lokal)
- 20 ml Ampulle Ropivacain 2 mg/ml (peridural)

Material-Set Periduralkatheter

Spritzenpumpe

- Spritzenpumpenspritze mit -leitung
- Sufentanil 5 µg/ml
- Ropivacain 2 mg/ml

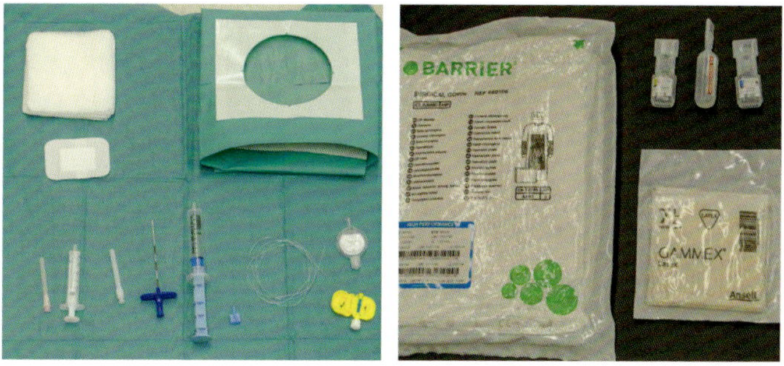

Abb. 4.65 a / b ▶ a) Material für Periduralkatheter, b) Zubehör für die Anlage eines Periduralkatheters

Überwachung, Behandlung

Geburtsvorbereitung

- Erhebung der Schwangerschaftsanamnese, Mutterpass und Angaben über die letzten Stunden

Geburt

- Verfahren und apparative Techniken (z. B. CTG) zur körperlichen Untersuchung einer Frau unter der Geburt
- Berücksichtigung von Fruchtwasserabgang (Menge, Farbe) und vaginaler Blutung
- Einschätzung des Fortgangs einer vaginalen Geburt und der Geburtsphasen, einschl. der Feststellung einer bereits in Gang befindlichen Geburt (Wehentätigkeit)
- Überwachung des ungeborenen Kindes
- Lagerungen der Frau während der Geburt
- Indikation und Durchführung spezieller Untersuchungsmethoden wie Sonografie, Wehenschreibung in der Spätschwangerschaft und zum Geburtstermin
- geburtshilfliche Überwachung von Mutter und Kind
- Ablauf einer normalen Geburt, einschl. Dammschutz (ggf. Dammschnitt), Entwicklung des Körpers, abnabeln, Wärmeerhaltung, Nachgeburt

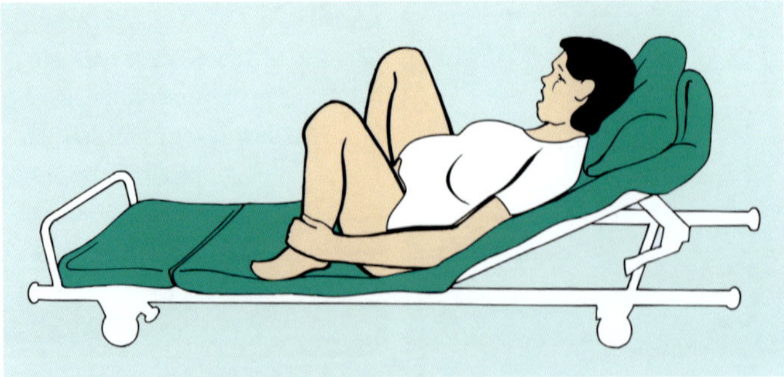

ABB. 4.66 ▶ Lagerung zur Geburt

- typische mütterlich bzw. kindlich bedingte Komplikationen der Geburt, z. B. Frühgeburt, Präeklampsie, Nabelschnurvorfall, Blutung
- Indikation für einen Kaiserschnitt, einschl. Definitionen und Entscheidungskriterien (s. TAB. 4.36) wie pathologisches Kardiotokogramm, „schlechte" Herztöne (Dips), Mikroblutuntersuchung (MBU mit pH-Wert < 7,0, BE < –16 mmol/l)
- Hilfestellung bei der Spontangeburt, ggf. einschl. abnormer Geburtslagen (Beckenendlage, Querlage, Steißlage, Fußlage, Armvorfall, s. ABB. 4.60–4.62)

PlusWissen:
Vorbereitung der Patientin zum Kaiserschnitt (Sectio caesarea)

- Aspirationsprophylaxe: Natriumcitrat 30 ml p.o. (Hebamme)
- Infektionsprophylaxe, z. B. Ampicillin/Sulbactam 1 g/0,5 g bzw. 2 g/1 g i.v.
- nach Abnabelung: Oxytocin 3–6 I.E. langsam i.v., dann 30 I.E. in 500 ml NaCl 0,9 % über 12 h

Anästhesieverfahren

- vorzugsweise Spinalanästhesie: Bupivacain (hyperbar), Sufentanil
- bei liegender Periduralanästhesie: zur Sectio „aufspritzen"
  - Ropivacain 7,5 mg/ml: z. B. 100 mg = ca. 13–14 ml, max. 150 mg

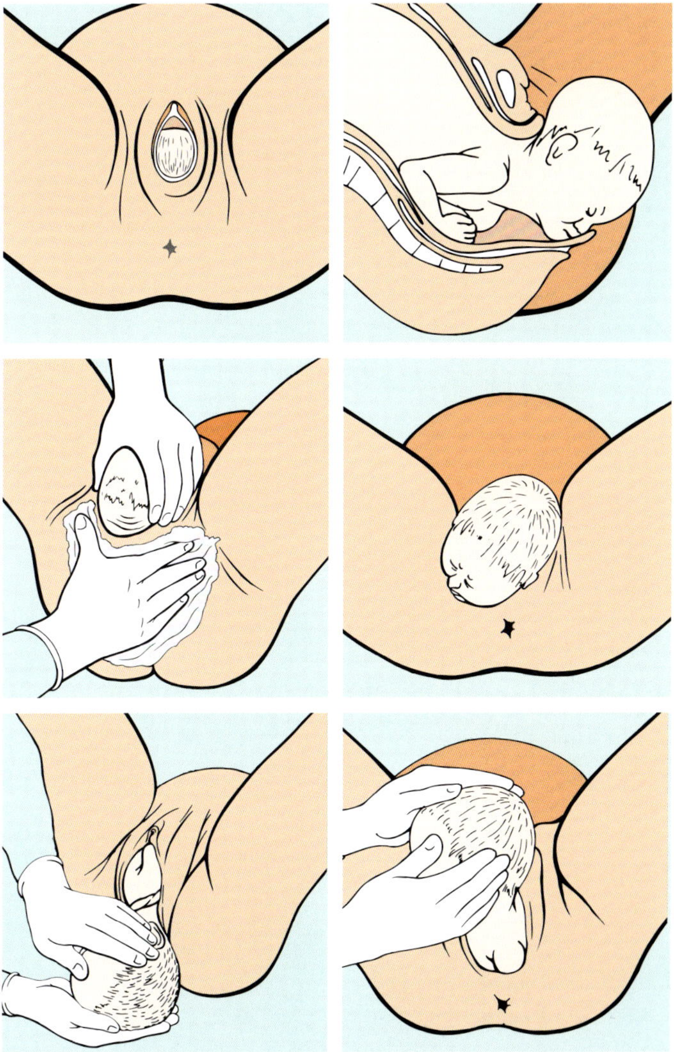

Abb. 4.67 a–f ▶ Geburtsvorgang: a) Kopf wird sichtbar, b) Kopf steigt (Deflexionsbewegung), c) Geburt des Kopfes und Dammschutz unter Halten des Kopfes, d) Seitendrehung des Kopfes, e) Kopf senken zur Entwicklung der vorderen Schulter, f) Kopf anheben zur Entwicklung der hinteren Schulter

Durchführung Not-Sectio

- Intubationsnarkose (Schnelleinleitung, RSI, s. Kap. 4.3.5)
- Tubus: 7,0 mm Innendurchmesser, gleitfähiger Führungsstab, aufgesteckte Blockerspritze
- Medikamente
  - Propofol 2 mg/kgKG i.v.
  - Suxamethonium 1,5 mg/kgKG i.v., zügig nacheinander
- keine Zwischenbeatmung, Intubation
- nach Abnabelung:
  - mittellang wirkende Muskelrelaxanzien, z.B. Rocuronium 0,5 mg/kgKG i.v.
  - Opioid, z.B. Sufentanil 15–25 µg i.v.

Tab. 4.36: Definitionen der Schnittentbindung (Sectio caesarea)

Bezeichnung		Erklärung/Kriterien
Elektive Sectio caesarea		Wunsch der Mutter; keine medizinischen Kriterien
Primäre Sectio caesarea		Vorbestehende medizinische Indikation, z.B. bekannte Beckenendlage
Sekundäre Sectio caesarea, z.B. Geburtsstillstand, kindliche Zustandsverschlechterung, Erschöpfung der Mutter	Dringende/dringliche Sectio	Sectio: relativer Notfall (z.B. schwache Wehen) → Durchführung innerhalb 60 min
	Eilige Sectio	Notfall → Durchführung innerhalb ca. 30 min
	Not-Sectio	Vordringlicher Notfall → Entscheidungs-Entbindungszeit 10–20 min

Mutter und Kind nach der Geburt

- Versorgung der Mutter sofort nach der Geburt (s.u.)
- Grundpflege des Neugeborenen, einschl. Maßnahmen zur Wärmeerhaltung, abtrocknen, Windel anlegen
- Versorgung des Neugeborenen (s.u.)
- frühestmögliche Übergabe des Neugeborenen an die Mutter, wenn Kind stabil („Bonding", Förderung der Mutter-Kind-

Bindung), baldiges Anlegen an die Brust zur Einleitung des Milcheinschusses
- typische Probleme der Atmung und des Kreislaufs in der Anpassungsphase unmittelbar nach der Geburt erkennen und behandeln
- Dokumentation einer Geburt

Weitere Versorgung der Mutter nach der Geburt
- Gabe von Oxytocin zur Förderung der Uteruskontraktion
- Untersuchung der Plazenta auf „Vollständigkeit"
- Plazentareste in der Gebärmutter: Ausschabung (in Narkose)
- Versorgung von Geburtsverletzungen, z. B. Dammriss

Neugeborenenversorgung
- Umgang mit Neugeborenen (Tragen, Stütze des Kopfes usw.)
- Mitwirkung bei der Erstversorgung des Neugeborenen, einschl. der Beurteilung der Vitalfunktionen, der sog. Lebensfrische
  - APGAR-Score: Bestimmungen nach 1 min, 5 min und 10 min durchführen (s. Tab. 4.37)
- Erstuntersuchung des Neugeborenen/Neugeborenenuntersuchung (U1)
  - Kontrolle, dass Kind keine Verletzungen durch Geburt hat
  - Beurteilung des Gesundheitszustandes
    - Auskultation von Lunge und Herz
    - Überprüfung der Durchblutung der Haut
    - Überprüfung der Muskelspannung
    - Überprüfung der angeborenen Reflexe
  - Absaugen des verschluckten Fruchtwassers, inkl. Überprüfung, ob Nase und Speiseröhre frei sind
  - Blutentnahme aus der Nabelarterie zur Untersuchung des Sauerstoffgehalts (s. Tab. 4.38)
- Assistenz bei notwendigen Behandlungsmaßnahmen, inkl. Indikation zum Absaugen, Sauerstoffgabe, Beatmen, CPR
- Erhebung und Bewertung klinischer und apparativer Vitalparameter

- Freimachen/Freihalten der Atemwege, Absaugen von Mund und Nase des Kindes mit „Oro-Sauger“ nur bei Verlegung der Atemwege
- Indikation und Durchführung der Sauerstoffapplikation (Flow-Dosierung) und Durchführung der Beatmung mit unterschiedlichen O_2-Konzentrationen
- Möglichkeiten des Gefäßzugangs beim Neugeborenen (z. B. „Butterfly“-Kanüle 27 G, Abbocath™-T-Venenverweilkanüle 26 G in Skalpvene)
- Hinweis auf Fehlbildungen, z. B. Wirbelsäule, Speiseröhre, Anus
- Versorgung von Geburtsverletzungen, z. B. Kopfhämatome, Klavikula-, Oberarmfraktur, Nervenläsionen
- Antibiotika-Augentropfen
- Komplikationen bei Frühgeborenen, z. B. Atemnotsyndrom durch Surfactantmangel, bronchopulmonale Dysplasie, Hirnblutungen, fehlender Verschluss des Ductus Botalli (s. Abb. 4.63)
- Untersuchung auf Gelbsucht, erkennbar an den Skleren der Augen, Maximum am 3.–4. Lebenstag
- Pulsoxymetrie
- ggf. Hepatitis-B-Impfung innerhalb der ersten drei Lebenstage erforderlich
- Vitamin-K-Gabe (2 mg p. o.) am 1. Lebenstag, zusammen mit U2 und U3
- Vitamin-D-Gabe (500 I. E. p. o. täglich) ab der 2. Lebenswoche, zusammen mit Kariesprophylaxe (0,25 mg p. o.)
- Gehörprüfung (Audiometrie)
- Hüftgelenksonografie
- Stoffwechsel-Screening (3. Lebenstag, Blutprobe, Einwilligung der Eltern erforderlich)
- Prüfung auf Störungen von Hormondrüsen (Schilddrüse, Nebennierenrinde)
- Prüfung auf Stoffwechselstörungen (Galaktose, Biotin, Karnitin, Aminosäuren, Fettsäuren, organische Säuren)

Tab. 4.37: APGAR-Score

APGAR*	Punkte	0	1	2
A	Aussehen oder Hautfarbe	Blau oder blass	Stamm rosig, Extremitäten blau	Ganz rosig
P	Puls oder Herzfrequenz	Keiner	Unter 100/min	Über 100/min
G	Grimassen oder Reflexe beim Absaugen	Keine	Verziehen des Gesichts	Schreien, Husten, Niesen
A	Aktivität oder Muskeltonus	Schlaff	Träge Bewegungen	Lebhafte Bewegungen
R	Respiration oder Atmung	Keine	Unregelmäßig, schwach	Regelmäßig, kräftig

*Alternativ: A = Atmung, P = Puls, G = Grundtonus, A = Aussehen, R = Reflexe

Bewertung: nach 1/5/10 Minuten

10–7 Punkte	= (sehr) gut (lebensfrisch) → Wärmeerhaltung, Überwachung
6–4 Punkte	= (mittel-)schwere Anpassungsstörung → Stimulation, ggf. Beatmung, Sauerstoffgabe, Herzmassage bei Herzfrequenz < 60/min, erneutes Absaugen, Wärmeerhaltung, Überwachung
unter 4 Punkte	= schwerste Störung (Asphyxie) → Neugeborenenreanimation

PraxisTipp

Der Sensor des Pulsoxymeters sollte bei Neugeborenen grundsätzlich aus anatomischen Gründen (s. Abb. 4.63) an der rechten Hand angebracht werden, um die sog. präduktale Sauerstoffsättigung zu messen. Diese ist aus anatomischen Gründen an der rechten Hand anders als am linken Arm und an den Beinen und ist unabhängig von einer unmittelbar nach der Geburt noch bestehenden Kurzschlussverbindung zwischen der A. pulmonalis und der Aorta (Ductus Botalli). Sie entspricht damit (schon kurz nach der Geburt) der Sauerstoffsättigung des aus dem linken Herzen entspringenden arteriellen Blutes, ohne mögliche venöse Beimischung.

PlusWissen: Blutgaswerte

Tab. 4.38: Blutgaswerte bei Neugeborenen

Parameter	Nabelarterie	Nabelvene
pH	7,15 – 7,40	7,20 – 7,45
CO_2	35 – 80 mmHg	30 – 57 mmHg
pO_2	0 – 22 mmHg	16 – 35 mmHg

Vorbereitung der Erstversorgung eines Neugeborenen – Notfallausrüstung

- Wärmestrahler einschalten, warme Tücher bereithalten
- Monitoring: Pulsoxymetrie, EKG, Temperaturmessung
- Stethoskop für Säuglinge
- Magensonden (4, 6, 8 Ch)
- Baby-Beatmungsbeutel, Masken 00, 0 und 1
- O_2-Reservoir*
- PEEP-Ventil, z. B. 5 mbar
- O_2-Mischer
- Laryngoskop mit Spatel (Gr. 0, 1) (Miller, Foregger)
- Endotrachealtuben (Gr. 2,0, 2,5, 3,0, 3,5, 4,0)
- Sekretabsaugung (0,2 mbar)
- Katheter (10 Ch)
- Magill-Zange
- Nabelklemme
- Venenverweilkanülen (24 G, 26 G)
- Nabelvenenkatheter (5 Ch), alternativ VVK G14
- steriler Faden
- Skalpell
- Einwegspritzen (1, 2, 5, 10 ml) und -kanülen
- Beutel für Plazenta
- BGA-Röhrchen
- Notfallmedikamente: Atropin (0,5 mg/1 ml), Akrinor® (2 ml), Adrenalin 1:10.000 (1 ml = 100 µg)

- Vollelektrolytlösung 50 ml über Spritzenpumpe
- Glucose 10 %
- ***alternativ** zum O_2-Mischer kann das Neugeborene mit Beatmungsbeutel ohne Reservoir und mit verschiedenen O_2-Flow beatmet werden:
  - ohne O_2-Zufuhr = Raumluft
  - O_2-Flow 4 l/min = FiO_2 0,4
  - O_2-Flow 7 l/min = FiO_2 0,7
  - O_2-Flow 10 l/min = FiO_2 1,0

PraxisTipp

- ständige Überwachung (Atmung, Herzaktion) durch Stethoskop, das im Bereich der linken Brustwarze des Kindes aufgelegt wird

Beatmung

- Beatmungsbeutel Säuglinge/Kleinkinder nur mit Daumen und Zeigefinger bedienen; Atemzugvolumen ist ausreichend, sobald sich der Thorax hebt
- statt Maskenbeatmung kann ein Trachealtubus (3,0 mm ID) ca. 5 cm in ein Nasenloch eingeführt werden; das andere Nasenloch und den Mund verschließen, Säugling/Kleinkind über Tubus beatmen
- Alternativ kann bei einem Körpergewicht > 2.000 g eine Larynxmaske verwendet werden.

Herzdruckmassage

- Druckpunkt: zwei Daumen nebeneinander auf unterem Brustbeindrittel, unter der Verbindungslinie zwischen den beiden Brustwarzen (Intermamillarlinie)
- Drucktiefe: 1/3 des Thoraxdurchmessers

Absaugen

- Absaugen nur, wenn die Atemwege verlegt sind, zuerst Mund, dann Nase
- durch Absaugen wird Atemreiz ausgelöst; ist der Mund-Rachen-Raum noch nicht abgesaugt, droht Aspiration

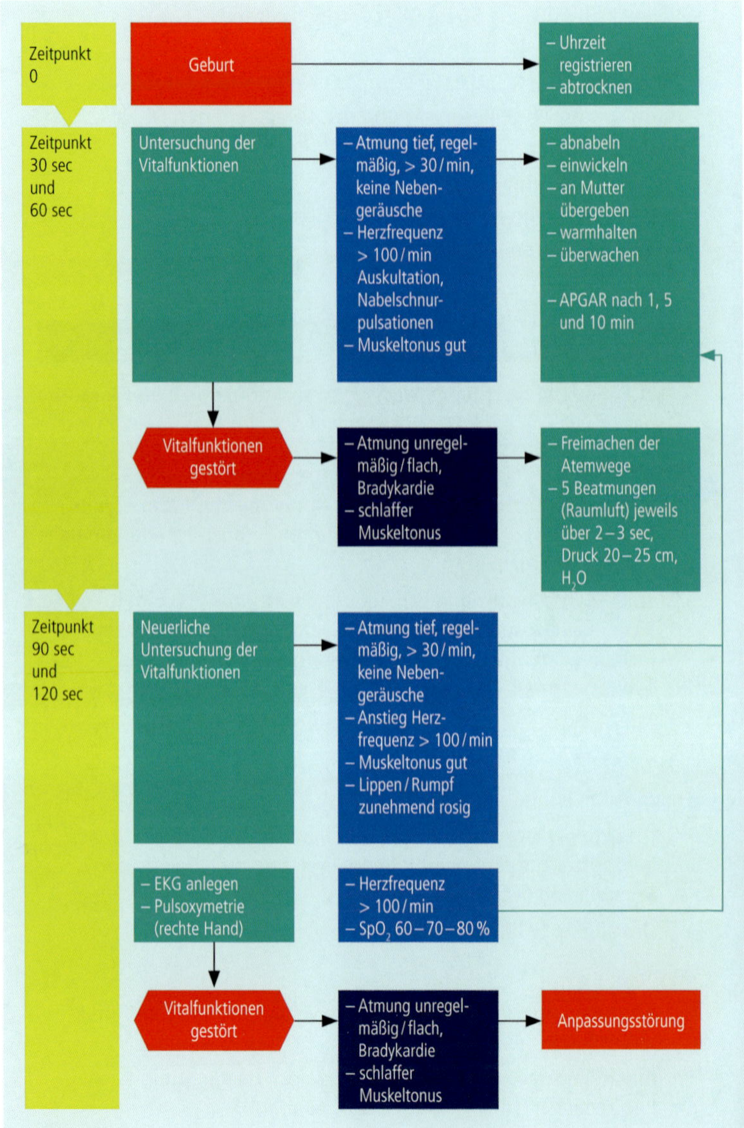

Abb. 4.68 ▶ Erstversorgung von Neugeborenen und Neugeborenenreanimation

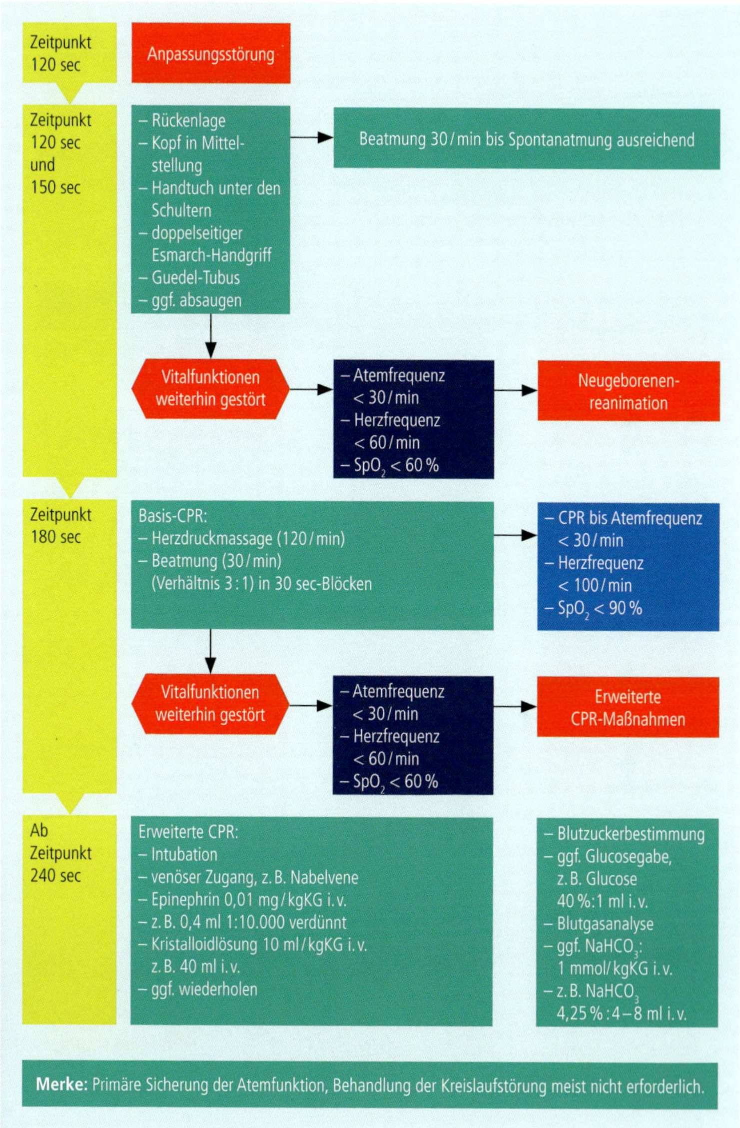

Abb. 4.68 ▶ Erstversorgung von Neugeborenen und Neugeborenen-reanimation (Fortsetzung)

Einstellung von Wiederbelebungsmaßnahmen

- Überprüfung der Indikation von Wiederbelebungsmaßnahmen nach 10 min erfolgloser Reanimationsversuche (keine Herzaktion)
- Berücksichtigung des Reifezustandes (z. B. < 25 Wochen, < 400 g), der Ursache des Kreislaufstillstandes, Trisomien und/oder Fehlbildungen usw.
- Entscheidung durch den Arzt!

PraxisTipp

Vermeidung des plötzlichen Kindstodes:

- Schlafen in Rückenlage
- keine Kissen, Decken, Tücher, Mütze usw. im Kopfbereich während des Schlafens
- Raumtemperatur max. 18 °C, rauchfrei
- eigenes (Gitter-)Bett
- Stillen
- Schnuller (Wirksamkeit umstritten)

Neugeborenentransport

Indikation

- Frühgeborenes bzw. Neugeborenes mit Geburtskomplikationen und/oder mit Anpassungsstörungen und Notwendigkeit der Überwachung/Behandlung in einem Perinatalzentrum

Organisation

Information der Rettungsleitstelle:

- genauer Aufenthaltsort des Neugeborenen
- Transportziel
- Schwangerschaftswoche, -verlauf, Geburtsverlauf
- Patientenzustand (Kind): Vitalfunktionen, kritisch/nicht kritisch
- Dringlichkeit des Transports
- Kontaktmöglichkeiten Gynäkologe/Hebamme/Intensivmediziner
- Mutter verlegungsfähig/-bedürftig?

Vorbereitung

- bestmögliche Stabilisierung vor Transportbeginn
- Nasen-CPAP (nCPAP) bzw. endotracheale Intubation (sichere Fixierung)
- Assistierte/kontrollierte Beatmung notwendig?
- Zweiter sicherer venöser Zugang, z. B. Nabelvene notwendig?
- Volumenbedarf behandlungsbedürftig?
- Magensonde notwendig?
- Blasenkatheter notwendig?
- Sedierung erforderlich?
- Temperaturmessung
- Wärmeerhalt

Ausstattung

- Inkubator mit sicherer Fixierung auf Transporttrage
- Wärmesystem
- Beatmungsbeutel, Maske, Sauerstoffreservoir
- Ausrüstung nCPAP, Intubation
- Sauerstoff- und Druckluftvorrat
- geeignetes mobiles Beatmungsgerät
- Absaugmöglichkeit
- Monitor mit EKG, (nicht-)invasiver Blutdruckmessung, Pulsoxymetrie
- Temperaturmessgerät
- Ausrüstung für periphere/zentrale Venenzugänge
- 3–6 Spritzenpumpen
- Notfallmedikamente, einschl. Infusionslösungen
- Blutgas-, Elektrolyt-, Hb-Messung

Team

- neonatologisch erfahrener Arzt
- Neugeborenen-Intensivpflegepersonal
- RTW-Team

Transportbegleitung

- Fixierung im Inkubator (Gurtsystem)
- STABLE-Merkhilfe zur Überwachung:
  - **S**ugar (Blutzuckerüberwachung)
  - **T**emperature (Wärmeschutz, Erwärmung)
  - **A**irway (freie Atemwege, Atemunterstützung)
  - **B**lood Pressure (Kreislaufstabilisierung, ggf. Volumenzufuhr)
  - **L**ab Work (Blutgasanalyse, Elektrolyte, Hb)
  - **E**motional Support (Zuwendung)

Mitzuführende Unterlagen

- Kopie Mutterpass
- Untersuchungsheft Kind
- Dokumentation zu Vorerkrankungen der Mutter
- Dokumentation des Schwangerschaftsverlaufs
- Dokumentation des Geburtsablaufs
- Laboruntersuchungen, insbesondere Blutgasanalysen
- Name und Telefonnummer beider Elternteile

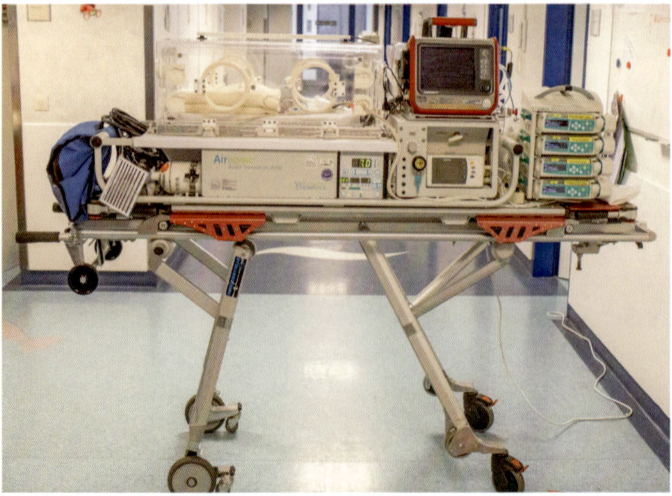

Abb. 4.69 ▶ Transportinkubator

Typische Risiken

- Herausgleiten von Kanülen, Kathetern, Sonden und Drainagen

Spezielle Patientengruppen

- Neugeborene
- extreme Frühgeborene ≤ 24. SSW
- Mutter, Vater/Partner, Angehörige in emotionalen Situationen, z. T. psychisch sehr belastend, z. B. bei Abort

Dokumentation

- Vorsorgeuntersuchungsheft, Impfpass, Mutterpass als Informationsquelle nutzen
- administrative Daten, medizinische und pflegerische Befunde und Maßnahmen zusammenführen
- Beachtung und Wahrung des Datenschutzes

4.5.8 Was ich hier lernen will – Pädiatrie

TAB. 4.39: In der Pädiatrie zu erlernende/übende Maßnahmen

ABCDE	Maßnahme
A	**Endotracheales Absaugen, inkl. Tracheostoma**
A	**Inhalation von Bronchodilatatoren**
B	Prüfung: Atemtätigkeit
B	Sauerstoffgabe
C	Prüfung: Kreislauftätigkeit
C	Assistenz: periphervenöser Zugang/**Durchführung**
C	**Blutentnahme, Injektion**
C	Infusion vorbereiten/**anlegen**
C	Medikamente vorbereiten/**applizieren**
C	**Spritzen-/Infusionspumpen vorbereiten**
C	Kardiopulmonale Reanimation
C	Defibrillation

D	Beurteilung: Bewusstseinslage/Pupillenstatus
D	Blutzucker messen
D	Schmerzmessung
E	Anamneseerhebung
E	Körperliche Untersuchung
E	Temperaturmessung
E	Lagerungsmaßnahmen
E	Verbandtechniken
Weitere Maßnahmen	
Hygienemaßnahmen	
Desinfektionsmaßnahmen	
Umgang mit sterilen Materialien	
Patientenisolierung	
Unterstützung beim Erbrechen	
Unterstützung beim Stuhlgang	
Unterstützung beim Wasserlassen	
Assistenz: Magensonde legen	
Assistenz: Blasenkatheter legen	
Umgang mit unkooperativen Patienten	
Innerklinische Transporte	

normaler Text: RettH/RettSan, **hervorgehobener Text: NotSan** (zusätzlich zu RettSan)

Räume, Personal, Abläufe

- Kennenlernen der räumlichen und organisatorischen Strukturen (Aufteilung der Bereiche, Arbeitszeiten und -abläufe usw.) auf einer Kinderpflegestation bzw. Kinderchirurgie
- Kennenlernen der Verantwortlichkeiten und Zuständigkeiten von ärztlichem Personal (ggf. Haupt- und/oder Belegabteilung mit Chefarzt, Oberarzt und Assistenzärzten bzw. Belegärzten) und pflegerischem Personal (Stations- und Schichtleitung, Fachkräfte, Schüler, Praktikanten usw.)
- Aufgaben der Unterstützungsdienste (Hol- und Bringedienst, Essens- und Materialversorgung, Apotheke usw.)

- Verhaltensregeln für professionellen Umgang mit allen Berufsgruppen im stationären Versorgungsbereich kennen und umsetzen
- Kennenlernen der Einzelprozesse: Patientenaufnahme, Einschleusung in den Stationsablauf, Behandlungsplanung, Wiederaufnahme, z. B. nach einer Operation oder einem Aufenthalt auf der Intensivstation bzw. innerklinischer Verlegung, und Entlassung (Bettplatz richten, administrative Maßnahmen usw.)
- Umgang mit persönlichem Eigentum und Wertgegenständen von Patienten
- Organisation von allgemeinen Notfallsituationen (Alarm- und Evakuierungsmaßnahmen, Einbindung der Security, Fluchtwege, Brandalarm usw.) und medizinischen Notfällen (einschl. Aktivierung des Reanimationsteams und Bereitstellung der örtlichen Notfallausrüstung)
- Übergabe/Übernahme von Kindern

Kommunikation

- Verhaltensregeln für professionellen Umgang mit allen Berufsgruppen und Mitarbeitern im stationären Versorgungsbereich
- aufmerksame, lernbereite und angemessene Kommunikation mit Kollegen, Mitarbeitern und Ausbildern
- professionelle, vertrauensbildende und situationsgerechte Kommunikation mit Patienten und Angehörigen
- altersgemäße Kommunikation mit Kindern verschiedener Altersgruppen und mit den Eltern, auch in komplexen Familienkonstellationen (z. B. Scheidung, Streitigkeiten) und unter Notfallbedingungen
- nonverbale Signale einschätzen

Hygiene

- allgemeine Hygieneregeln, Hygienepläne, einschl. Maßnahmen des Hygieneschutzes, z. B. hygienischer Umgang mit Geräten und Hilfsmitteln, Sekreten, Ausscheidungen, infektiösem Material
- Reinigungs-, Pflege- und Desinfektionsmaßnahmen für Flächen und Patientenzimmer

- Grundregeln der persönlichen Hygiene (Hände, Kleidung) und der Erfordernisse für den Patienten
- Grundlagen des Infektionsschutzes
- Krankenhausinfektionen, multiresistente Erreger (z. B. MRSA, VRE, Clostridium difficile, 3MRGN, 4MRGN, Norovirus usw.), Verhaltensregeln bei Problemkeimen und Isolationsmaßnahmen kennen
- Umgang mit Patienten mit Nachweis von Erregern (Kontamination, Infektion) und daraus folgenden Infektionen, z. B. der Atem- und Harnwege

Betreuung, Versorgung

- Patientenbeobachtung, insbesondere Beurteilung der Bewusstseinslage, der Atemsituation (z. B. Atemfrequenz, -tiefe, Regelmäßigkeit) und der Kreislaufsituation (z. B. Pulsfrequenz, Blutdruck, periphere Durchblutung)
- Untersuchung und Behandlung bei Kindern verschiedener Altersgruppen
- Handhabung und Benutzung von Geräten zur Messung von Vitalwerten bei Kindern
- Übernahme von assistierenden und selbstständigen Aufgaben mit systematischer, zuverlässiger und korrekter Ausführung
- Aufgaben bei der Grundpflege
  - Pflegemaßnahmen bei Säuglingen und Kleinkindern wie Be- und Entkleiden, Baden und Waschen, Windelwechsel
  - Mahlzeiten bereitstellen, Unterstützung beim Essen und Trinken, einschl. Sondenernährung
  - Unterstützung bei Verschlucken, Übelkeit und Erbrechen
  - Unterstützung bei der Ausscheidung, einschl. sicherem Umgang mit hierbei eingesetzten Utensilien
  - Beurteilung von Ausscheidungen (Geruch, Menge, Farbe, Konzentration, Blutbeimengung usw.), einschl. deren Entsorgung
  - Lagern der Kinder (druckfrei, schmerzfrei) entsprechend dem aktuellen Zustand, ggf. unter Einsatz von Lagerungsmitteln und Lagerungstechniken entsprechend den Erfordernissen und Möglichkeiten

  - Maßnahmen zur Dekubitusprophylaxe (z. B. Lagerungsvoraussetzungen, Verwendung geeigneter Wäsche usw.) und -behandlung (z. B. spezielle Verbandmittel)
- Anlegen von (kleineren) Verbänden und einfache Verbandwechsel
- Grund- und Behandlungspflege bei Kindern im Inkubator
- Methoden der Temperaturmessung (axillär, rektal usw.)
- Grundlagen der Flüssigkeitsbilanzierung von Ein- und Ausfuhr, einschl. regelmäßigem Wiegen
- Prinzipien im Umgang mit Medikamenten und Infusionen des Bereiches
- Vorbereiten des Patienten auf spezielle Untersuchungsmaßnahmen und Eingriffe
- Botengänge zum Kennenlernen des Klinikgebäudes und zur Entlastung des Pflegepersonals
- Vorbereitung und Begleitung innerklinischer Transporte, z. B. zu Spezialuntersuchungen oder -behandlungen

Überwachung, Behandlung

- Erhebung einer Anamnese der aktuellen Beschwerden und ggf. chronischer Erkrankungen und Beeinträchtigungen sowie insbesondere eine gezielte Medikamentenanamnese (Substanz- bzw. Handelsnamen) durch altersentsprechende Befragung des Kindes und Fremdanamnese seitens der Eltern oder weiterer betreuender Personen
- Methoden der körperlichen Untersuchung und des situationsgerechten Vorgehens bei der stationären Aufnahme
- häufigste akute Erkrankungen, die zu einer stationären Aufnahme von Kindern führen:
  - Krampfanfall
  - Gehirnerschütterung
  - akute Atemwegsinfektion
  - schwere Infektionskrankheit (Toxikose)
  - akute Magen-Darm-Erkrankungen
  - schwere Verletzung

- Mitwirken bei pädiatrischen Notfällen durch akute Erkrankungen/Verletzungen, einschl. der Umsetzung des ABCDE-Konzepts bei verschiedenen Altersgruppen
- Überwachung der Vitalfunktionen (mit und ohne Geräte), insbesondere Feststellung und Bewertung der klinischen Zeichen zur Einschätzung:
  - Bewusstsein, z.B. Verhalten, Sprache, Motorik, Sensibilität, Pupillenweite, Lichtreaktion, GCS
  - Atmung, z.B. Atemrhythmus, -tiefe, -frequenz, -geräusche
  - Kreislauf, z.B. Pulsfrequenz, -qualität, Regelmäßigkeit und periphere Zirkulation
- Überwachung insbesondere hinsichtlich Vitalfunktionen sowie des Schmerzmittelbedarfs eines Patienten nach (Rück-)Übernahme, z.B. aus dem Aufwachraum oder von der Intensivstation
- Methoden der Blutdruckmessung (palpatorisch, auskultatorisch, oszillatorisch)
- Einschätzung von Schmerzen bei Kindern mittels altersadaptierten Analogskalen
- Vorbereitung und Durchführung der Blutzuckermessung mit einfachen Geräten am Patienten
- Zusammenführung von Messwerten und klinischem Bild
- Überblick über den Zustand des Patienten und Bewertung hinsichtlich einer akuten Lebensbedrohung (kritisch/nicht kritisch)
- Einordnung der Messwerte bezüglich „Normalwerte“ und Erkennen und Bewerten von (akuten) Veränderungen der Vitalwerte
- Indikation und z.T. Durchführung spezieller Untersuchungsmethoden:
  - Röntgen
  - CT, MRT usw.
  - endoskopische Untersuchungen
  - Sonografie
  - Blut-, Urin-, Stuhllabor, Blutgasanalyse
- Überwachung, Kontrolle, Pflege, ggf. Wechsel, von Drainagen, Sonden, Extensionen, Fixateur externe
- selbstständige Vorbereitung und Durchführung periphervenöser Injektionen und/oder Blutentnahmen

- Anlegen einer Infusion (altersgemäße Vorbereitung des Patienten, Auswahl des Punktionsortes und des geeigneten Materials, Hautdesinfektion, Punktionstechnik, Fixierung der Venenverweilkanüle, Verband, Versorgung erfolgloser Punktionsstellen, Katheterpflege, Entfernen eines venösen Zugangs)
- fachgerechte Assistenz bei der Blasenkatheterisierung
- fachgerechte Assistenz beim Legen einer Magensonde
- Einsatz von Beatmungsgeräten in der pädiatrischen Intensivmedizin (Beatmungsmodi, Parameter, Alarmgrenzen)

Spezielle Patientengruppen

- Pflege und Betreuung von
  - (ehemaligen) Frühgeborenen
  - Neugeborenen, Säuglingen und Kindern
  - geistig und/oder körperlich behinderten Kindern
- Umgang mit Kindern mit (häufig sich überlagernden) Vorerkrankungen, einschl. deren akuter Zustandsverschlechterung und ggf. zusätzlichen akuten Erkrankungen bzw. Verletzungen und Operationen
- Umgang mit Kindern und Angehörigen in persönlichen Krisensituationen

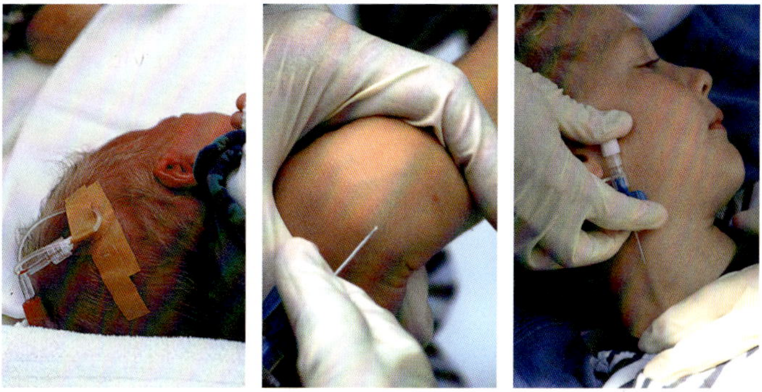

Abb. 4.70 a–c ▶ Venöser Zugang bei Kindern: a) Punktion einer Kopfhautvene, b) Punktion am Handrücken, c) Punktion V. jugularis externa rechts

- Erkennen von Hinweisen auf Misshandlung:
  - auffälliges Verhalten, z. B. Verängstigung, Passivität, Stimmungsschwankungen
  - Hinweise auf körperliche Vernachlässigung, z. B. Wundliegen, mangelnde Genital- und/oder Analhygiene
  - fehlende ärztliche und/oder zahnärztliche Behandlung
  - kein Blickkontakt zwischen Eltern und Kind
  - inadäquates elterliches Verhalten, z. B. strenges, überforderndes und aggressives Verhalten gegenüber dem Kind
  - Klagen der Eltern über kindliches Verhalten
  - Streit zwischen Angehörigen über mangelnde Zuwendung gegenüber dem Kind
  - forderndes Auftreten gegenüber Klinikpersonal
- Betreuung/Versorgung schwer kranker und sterbender Kinder und ihrer Angehörigen

Dokumentation

- systematische und vollständige Dokumentation von Befunden und Maßnahmen
- Kennenlernen der klinischen Dokumentation in verschiedenen Medien (Patientenkurve, Patientenakte, Befunde, KIS)
- Beachtung und Wahrung des Datenschutzes, Umgang mit patientenbezogenen Daten
- Mutterpass, Vorsorgeuntersuchungsheft/Impfpass als Informationsquelle nutzen

4.6 Psychiatrische, gerontopsychiatrische oder gerontologische Fachabteilung

4.6.1 RettH / RettSan

Ausbildungsdauer:
- ggf. 40 Stunden

Typische Ausbildungsinhalte sind z. B.:
- Grundlagen der Hygiene
- Kennenlernen der klinischen Abläufe
- Kommunikation und Betreuung
- Patientenbeobachtung
- Kontrolle der Vitalparameter
- Statusbeurteilung des Patienten: klinisch und apparativ mit Ableitung/Durchführung erforderlicher Maßnahmen in eigener Kompetenz bzw. ggf. Hinzuziehung höherqualifizierter Kompetenz
- Mitwirkung bei der Herz-Lungen-Wiederbelebung
- Vorbereiten von Medikamenten und Infusionen
- Assistenz bei der Venenpunktion
- Wundversorgung und Verbände
- Grundlagen der Dokumentation

Der für eine geriatrische Abteilung vorgesehene Ausbildungsabschnitt kann auch in einem mit der Ausbildungseinrichtung kooperierenden Seniorenpflegeheim absolviert werden.

Lernziele:
- hygienisches Verhalten und Arbeiten **(sicher/korrekt)**
- grundsätzlicher Einblick in die Gegebenheiten und Abläufe der stationären Krankenversorgung **(gezeigt/erklärt)**
- Grundlagen der professionellen, vertrauensbildenden und situationsgerechten Kommunikation mit psychotischen, suchtkranken, depressiven, dementen und senilen Patienten und ihren Angehörigen **(sicher/korrekt)**
- elementare Maßnahmen der Patientenuntersuchung und klinischen Versorgung **(verstanden/durchgeführt)**

- Erleben von speziellen Situationen, die durch akute psychiatrische bzw. geriatrische Erkrankungen bedingt oder wesentlich beeinflusst sind **(verstanden/durchgeführt)**
- Grundlagen der Symptomatiken von Psychosen, Schizophrenie, Borderline-Störungen, Depression, Suchterkrankungen, Demenz **(gezeigt/erklärt)**
- Patientenbeobachtung, Umgang und Betreuung psychotischer, suchtkranker, depressiver, dementer und seniler Patienten **(verstanden/durchgeführt)**
- Umgang mit aggressivem Verhalten, Deeskalationstechniken **(gezeigt/erklärt)**
- Kontrolle der Vitalparameter und Beurteilung des Patientenstatus mit und ohne Hilfsmittel **(sicher/korrekt)**
- Vertiefung und Anwendung elementarer, rettungsdienstlich relevanter Überwachungs- und Behandlungsverfahren (körperliche und psychiatrische) **(verstanden/durchgeführt)**
- Vorbereitung von Medikamenten/Infusionen **(sicher/korrekt)**
- Wundversorgung, Anlage und Wechsel von Verbänden **(gezeigt/erklärt)**
- rechtlich korrektes, praktisches Vorgehen bei freiheitsentziehenden Maßnahmen **(gezeigt/erklärt)**
- Verständnis für psychisch kranke und geriatrische Patienten entwickeln **(gezeigt/erklärt)**
- Grundlagen der klinischen Dokumentation **(sicher/korrekt)**

4.6.2 NotSan

Ausbildungsdauer:

- 80 Stunden, z. B. im 1. Ausbildungsjahr

Ausbildungsziele:

Die Schülerinnen und Schüler sind zu befähigen,
a) bei der Versorgung bei fachspezifischen Krankheitsbildern mitzuwirken,
b) unter Anleitung die Pflege von Patientinnen und Patienten der Fachabteilung durchzuführen,

c) bei der Kontrolle und dem Wechsel von Drainagen, Sonden und Verbänden mitzuwirken.
(NotSan-APrV, Anlage 3 zu § 1 Absatz 1 Nummer 3)

Lernziele:

- hygienisches Verhalten und Arbeiten **(sicher/korrekt)**
- Einblick in die Gegebenheiten und Abläufe der stationären Krankenversorgung psychiatrischer bzw. geriatrischer Patienten **(gezeigt/erklärt)**
- Verständnis für die interprofessionelle Zusammenarbeit der verschiedenen an der komplexen Behandlung beteiligten Berufsgruppen **(gezeigt/erklärt)**
- Erlernen der professionellen, vertrauensbildenden und situationsgerechten Kommunikation mit psychotischen, suchtkranken, depressiven, dementen und senilen Patienten und ihren Angehörigen **(sicher/korrekt)**
- Erleben von speziellen Situationen, die durch akute psychiatrische bzw. geriatrische Erkrankungen bedingt oder wesentlich beeinflusst sind **(verstanden/durchgeführt)**
- Grundlagen der Symptomatiken von Psychosen, Schizophrenie, Borderline-Störungen, Depression, Suchterkrankungen, Demenz **(gezeigt/erklärt)**
- Maßnahmen der Grundpflege und der Behandlungspflege bei Patienten mit unterschiedlichen akuten und/oder chronisch fortschreitenden Erkrankungen **(verstanden/durchgeführt)**
- Patientenbeobachtung, Umgang und Betreuung psychotischer, suchtkranker, depressiver, dementer und seniler Patienten, einschl. Umgang mit aggressivem Verhalten **(sicher/korrekt)**
- Kontrolle der Vitalparameter und Beurteilung des Patientenstatus mit und ohne Hilfsmittel **(sicher/korrekt)**
- Vertiefung und Anwendung elementarer, rettungsdienstlich relevanter Überwachungs- und Behandlungsverfahren (körperliche und psychiatrische) **(verstanden/durchgeführt)**
- Vorbereitung von Medikamenten und Infusionen, insbesondere psychiatrischer Medikation/Psychopharmaka **(sicher/korrekt)**

- Wundversorgung, Anlage und Wechsel von Verbänden **(verstanden/durchgeführt)**
- Erlernen von Besonderheiten bei der Behandlung psychiatrischer bzw. geriatrischer/seniler Patienten, einschl. der medikamentösen Therapieansätze **(gezeigt/erklärt)**
- Erleben von therapeutischen Gesprächen und Interventionen in Ausnahmesituationen bei schizophrenen bzw. depressiven Patienten **(verstanden/durchgeführt)**
- Einblick in juristisch erhebliche Konstellationen, insbesondere zur rechtlichen Situation bei freiheitsentziehenden Maßnahmen, z. B. Selbst-/Fremdgefährdung, Unterbringung, Geschäftsfähigkeit bzw. Patientenverfügung, Vorsorgevollmacht **(gezeigt/erklärt)**
- Verständnis für psychisch kranke und geriatrische Patienten entwickeln **(verstanden/durchgeführt)**
- Grundlagen der klinischen Dokumentation **(verstanden/durchgeführt)**

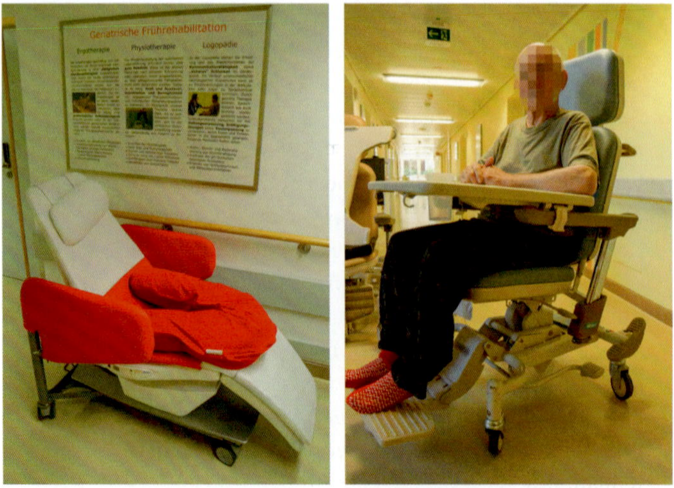

Abb. 4.71 a / b ▶ a) Lagerungsstuhl, b) Mobilisierungsstuhl

4.6.3 Was mich erwartet

Räume, Personal, Abläufe

- zergliederter räumlicher Aufbau einer Pflegestation für spezielle Patientengruppen
- Arbeitsteilung und Zusammenarbeit zwischen ärztlichem und pflegerischem Personal
- Eingliederung in das Pflegeteam der Station mit Einordnung in deren Dienstplan, Arbeits- und Verantwortungsbereich
- aktive Teilnahme an Versorgungsaufgaben bei Patienten unterschiedlicher Altersstufen, anderen Geschlechts und verschieden schwerer Erkrankungszustände in der Psychiatrie bzw. bei der stationären Behandlung psychiatrischer/geriatrischer Patienten mit der Überlagerung akuter und chronischer Erkrankungen und Leistungseinschränkungen
- rechtliche Aspekte der Unterbringung von Patienten in geschlossenen und offenen psychiatrischen Einrichtungen

Kommunikation

- eine Vielzahl von Fachausdrücken und Abkürzungen
- individuelle, kulturelle und religiöse Vorstellungen im Krankheitsverständnis und daraus folgenden Erwartungen an die Behandlung bei psychiatrischen bzw. geriatrischen Patienten, Angehörigen und Mitarbeitern
- Verhaltensregeln für professionellen Umgang mit allen Berufsgruppen und Mitarbeitern im stationären Versorgungsbereich
- Notwendigkeit einer professionellen, vertrauensbildenden und situationsgerechten Kommunikation mit Patienten und ihren Angehörigen
- aufmerksame, lernbereite und angemessene Kommunikation mit Kollegen, Mitarbeitern und Ausbildern
- psychisch belastende Erlebnisse, z. B. Schmerzen, Leidenssituationen, Tod, Aggression, Gewalt
- Teilnahme an Therapiegesprächen

Hygiene

- Anforderungen an hygienisches Verhalten und Arbeiten
- Grundregeln der persönlichen Hygiene (Hände, Kleidung) und der Erfordernisse für den Patienten
- Grundlagen des Infektionsschutzes
- Krankenhausinfektionen, multiresistente Erreger
- Umgang mit (möglicherweise) infektiösen Patienten → Isolierungsmaßnahmen

Betreuung, Versorgung

- Kennenlernen assistierender und selbstständiger Tätigkeiten im Rahmen der Grundversorgung und Pflege bei verschiedenen psychiatrischen bzw. geriatrischen Krankheitsbildern
- Umgang mit älteren Patienten mit eingeschränkten intellektuellen Kapazitäten (z. B. Senilität), hohem Bedarf an begleitender sozialer Unterstützung, unterschiedlich ausgeprägten psychiatrischen (Delir, Demenz) und körperlichen Beeinträchtigungen (z. B. Seh-, Hörstörungen, eingeschränkte Mobilität usw.)
- Versorgung von Patienten mit verschiedenen fachspezifischen (z. B. internistischen, neurologischen) Vorerkrankungen und entsprechendem Versorgungsbedarf
- Pflege und Versorgung von chronisch Kranken, die immer wieder stationär aufgenommen werden (müssen)
- Vorbereitung von Patienten zu speziellen Untersuchungen und Eingriffen

Überwachung, Behandlung

- akute und chronische fachspezifische Krankheitsbilder in der Psychiatrie bzw. aus der Geriatrie mit jeweils spezifischen (z. B. medikamentösen, physio-, psycho-, ergotherapeutischen) Behandlungsansätzen zur physischen, psychischen und sozialen Stabilisierung
- Erhebung der Vitalparameter zur Bewusstseinslage, Atmung, Puls, Blutdruck, Körpertemperatur

- Umgang mit psychisch kranken Patienten (Neurotiker, Borderline-Persönlichkeit, Schizophrenie, Psychose usw.) und solchen mit Suchterkrankungen, ohne medikamentöse Therapie
- Umgang mit suizidal gefährdeten Patienten
- Umgang mit Patienten unter Therapie mit Psychopharmaka bei häufigen psychiatrischen Erkrankungen
- Umgang mit Patienten mit altersbedingten internistischen Krankheiten und neurologisch-psychiatrischen Veränderungen
- Umgang mit Patienten mit hoher körperlicher Verletzbarkeit (Vulnerabilität) und erhöhtem Verletzungsrisik
- Umgang mit Medikamenten in verschiedenen Darreichungsformen, inkl. spezieller Medikamente (Psychopharmaka)

Spezielle Patientengruppen

- unheilbar Kranke und Menschen am Ende des Lebens
- Patienten mit krimineller Vorgeschichte und/oder Neigung zu aggressivem Handeln gegen ihre Umwelt und sich selbst
- Menschen mit Suchterkrankungen
- Menschen mit alters- und/oder krankheitsbedingten körperlichen und psychischen Veränderungen

Dokumentation

- grundlegende Verfahren und Regeln der Dokumentation in der Klinik
- gerichtstaugliche Dokumentation von juristisch bedeutsamen Befunden

4.6.4 Wie ich mich vorbereite

Räume, Personal, Abläufe

- systematischer und räumlicher Aufbau von Kliniken (s. a. Abb. 4.1)
- Aufgaben und Funktionen der klinischen Fachabteilungen und deren Gliederung in Funktionsbereiche

- Zusammenarbeit der verschiedenen medizinischen Fachabteilungen, einschl. der Überschneidungen bei Patienten mit mehreren Erkrankungen/Verletzungen
- Patientenfluss innerhalb und zwischen den verschiedenen medizinischen Fachabteilungen (jeweilige Zuständigkeit der verschiedenen medizinischen Fachgebiete)
- ärztliche und pflegerische Aufgabenteilung → *s. Ausbildungs- und Prüfungsverordnungen der medizinischen Berufe*
- Zusammenarbeit mit externen Einrichtungen (Altenheime, Reha-Zentren, speziellen Therapeuten)

Kommunikation

- medizinische Fachbegriffe und häufig benutzte Abkürzungen → s. ONLINE-PORTAL
- Grundlagen der professionellen Kommunikation mit Krankenhausmitarbeitern, Patienten und ihren Angehörigen → s. KAP. 2.5; *LPN2 Kap. 5; LPN-San Kap. 8; NfTB Kap. I/Anregungen für einen besseren Umgang mit Patienten; Upg Kap. II/1, III/1.1*
- Arbeiten im Team → s. KAP. 2.5; *LPN2 Kap. 4.9; LPN-San Kap. 8.8; Upg Kap. I/1.5; NfTB Kap. I/Vermeidung und Bewältigung von kritischen Situationen; TrB Kap. 19*

Hygiene

- Hygienepläne → *s. LPN1 Kap. 5; LPN-San Kap. 5*
- persönliche Hygiene → s. KAP. 3.1.1
- hygienisches Arbeiten → s. KAP. 3.1
- Maßnahmen der Desinfektion → s. KAP. 3.1

Betreuung, Versorgung

- Maßnahmen der Grundpflege: Körper- und Hautpflege, Vorbeugung, Ernährung, Mobilität, Kommunikation, Förderung der Eigenständigkeit → s. KAP. 3.10; *Literatur Krankenpflege*
- Aufgaben der Behandlungspflege: medizinische Leistungen, die auf ärztliche Anweisung hin von Pflegekräften ausgeführt werden, wie Puls-, Blutdruck-, Blutzuckermessung, Medikamente (Lagerung, Darreichungsformen, Vorbereitung und Durchfüh-

rung der Applikation), Umgang mit „Sondermedikament" Sauerstoff, Wundversorgung, Verbandwechsel (steriles Arbeiten) → s. Kap. 3; *LPN1 Kap. 2.8, 3, 4, 6; LPN-San Kap. 3.8, 4.5, 6, 7, 14*

Überwachung, Behandlung

- allgemeine körperliche Untersuchung von Patienten mit unterschiedlichen psychiatrischen/geriatrischen Krankheitsbildern unter besonderer Berücksichtigung der Vitalfunktionen → s. Kap. 3; *LPN1 Kap. 2.2.2, 2.8, 6.6.2, 6.8; LPN-San Kap. 3.8, 4.4, 7.6.2, 7.9, 14; NfTB Kap. II/Erstuntersuchung, II/Anamnese; Upg Kap. II/3.2, II/3.3, III/1.3;*
- Messung und Beurteilung der Vitalwerte mit und ohne (einfache) Hilfsmittel → s. Kap. 3; *LPN1 Kap. 2, 3; LPN-San Kap. 3, 4, 6; NfTB Kap. II/Monitoring, III; Upg Kap. II/3.3*
- Basismaßnahmen und erweiterte Maßnahmen der kardiopulmonalen Reanimation unter besonderer Berücksichtigung der Abläufe auf einer Krankenstation → s. Kap. 3.6; *einschlägige Leitlinien des ERC zur kardiopulmonalen Reanimation Basismaßnahmen, erweiterte Maßnahmen, innerklinische Reanimation; LPN1 Kap. 2.6; LPN-San Kap. 3.6, 4.3; NfTB Kap. III, VII; Upg Kap. II/3.2.4, II/3.3, II/4*

Spezielle Patientengruppen

- Patienten mit altersbedingten Einschränkungen → *s. LPN1 Kap. 6.8; LPN2 Kap. 5.3.2; LPN-San Kap. 7.9, 8.3; NfTB Kap. II/Der ältere Patient; Upg Kap. II/1.3.2, 1.3.4*
- Patienten mit schwerwiegenden internistischen, neurologischen Vorerkrankungen → *s. LPN1 Kap. 6; NfTB Kap. IV; LPN-San Kap. 7.9, 8.3.1; Upg Kap. II/3.3*
- Patienten mit ausgeprägten neurotischen Persönlichkeitsstörungen, akuten Psychosen → *s. LPN1 Kap. 6.11; LPN-San Kap. 7.11; NfTB Kap. IV/Bewusstsein: Akuter Erregungszustand*
- Patienten mit Suchtproblemen, akuter Suizidgefahr → *s. LPN1 Kap. 6.11; LPN-San Kap. 7.11*
- Infektionspatienten: typische Erreger häufiger Infektionskrankheiten, einschl. Infektionen mit sog. Problemkeimen

- grundlegende Vorgehensweisen bei übertragbaren Erkrankungen, einschl. Isolierungsmaßnahmen → s. KAP. 3.1; *LPN1 Kap. 5; LPN-San Kap. 5; NfTB Kap. I/Meldepflicht übertragbarer Krankheiten*

Dokumentation

- Dokumentation von Befunden und Maßnahmen → *s. LPN1 Kap. 2.10, 6.8; LPN-San Kap. 3.10, 7.9; Upg Kap. II/2.8*

4.6.5 Was ich hier lernen will

TAB. 4.40: In der Geriatrie zu erlernende/übende Maßnahmen

ABCDE	Maßnahme
A	**Inhalation von Bronchodilatatoren**
A	**Endotracheales Absaugen, Tracheostoma**
B	Prüfung: Atemtätigkeit
B	Sauerstoffgabe
C	Prüfung: Kreislauftätigkeit
C	Assistenz: periphervenöser Zugang/**Durchführung**
C	**Blutentnahme, Injektion**
C	Infusion vorbereiten/**anlegen**
C	Medikamente vorbereiten/**applizieren**
C	Kardiopulmonale Reanimation
D	Beurteilung: Bewusstseinslage/Pupillenstatus
D	Blutzucker messen
D	Schmerzmessung
E	Anamneseerhebung
E	Körperliche Untersuchung
E	Temperaturmessung
E	Lagerungsmaßnahmen
E	Verbandtechniken

Weitere Maßnahmen
Hygienemaßnahmen
Desinfektionsmaßnahmen
Umgang mit sterilen Materialien
Patientenisolierung
Unterstützung beim Erbrechen
Unterstützung beim Stuhlgang
Unterstützung beim Wasserlassen
Assistenz: Magensonde legen
Assistenz: Blasenkatheter legen
Umgang mit unkooperativen Patienten
Rechtliche Aspekte bei Krankenhausunterbringung
Innerklinische Transporte

normaler Text: RettH/RettSan, **hervorgehobener Text: NotSan** (zusätzlich zu RettSan)

Räume, Personal, Abläufe

- Aufteilung: Patientenbereiche, Versorgungsräume und Personalbereich kennenlernen
- Zusammenarbeit zwischen Ärzten, Pflegedienst, Unterstützungsdiensten erleben
- Arbeitsablauf: Ansprechpartner, Kleidung/Schuhe, Dienstzeiten, Tagesablauf, Pausen, Übergaben, Visiten
- Kennenlernen der Einzelprozesse: Patientenaufnahme, Einschleusung in den Stationsablauf, Behandlungsplanung, Wiederaufnahme, z.B. nach einer Operation oder einem Aufenthalt auf der Intensivstation bzw. innerklinischer Verlegung, und Entlassung (Bettplatz richten, administrative Maßnahmen usw.)
- Umgang mit persönlichem Eigentum und Wertgegenständen von Patienten
- Vorgehensweisen bei medizinischen Notfällen kennenlernen, einschl. Aktivierung des Reanimationsteams und Bereitstellung der örtlichen Notfallausrüstung

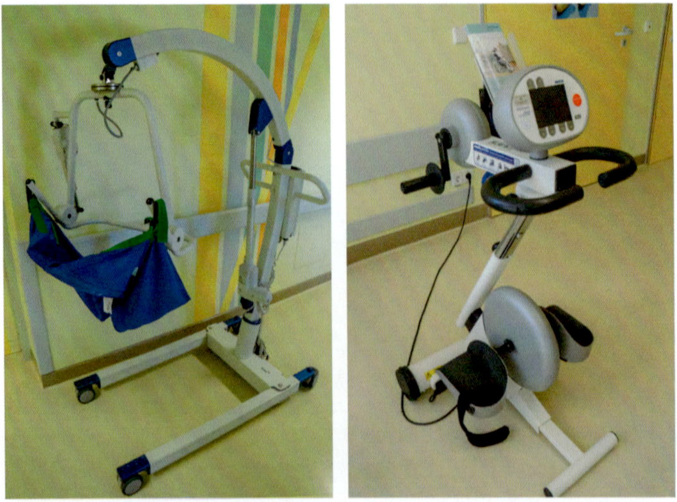

Abb. 4.72 a / b ▶ a) Hebeeinrichtung, b) Trainingsgerät zur Mobilisierung

- Organisation von allgemeinen Notfallsituationen (Alarm- und Evakuierungsmaßnahmen, Einbindung der Security, Fluchtwege, Brandalarm usw.)
- verschiedene Arbeitsorganisationsmodelle und Pflegesysteme wie Funktionspflege, Gruppenpflege, Bereichspflege, Zimmerpflege, ggf. in einer geschlossenen Abteilung
- Verantwortlichkeiten und Zuständigkeiten von Administration, ärztlichem und pflegerischem Dienst
- komplexe Versorgungsabläufe durch eine Vielzahl von Fachdisziplinen (z. B. Psychiatrie, Geriatrie, Innere Medizin, Chirurgie, Urologie usw.) und mehreren Berufsgruppen, wie Ärzte, Krankenpfleger, Physio-/Ergotherapeuten, Logopäden, Psychologen, Sozialarbeitern usw.
- Einblick in den stufenweisen Ablauf der klinischen Versorgung verschiedener Patientengruppen (teil-, vollstationäre Patienten, Langzeit-, Kurzzeitpatienten, Notfallpatienten, eingewiesene Patienten usw.)

- grundlegende Kenntnisse der rechtlichen Rahmenbedingungen bei der Behandlung psychiatrischer und geriatrischer/seniler Patienten, z. B.:
  - Gesetze des jeweiligen Bundeslandes (z. B. in Nordrhein-Westfalen „Gesetz über Hilfen und Schutzmaßnahmen bei psychischen Krankheiten")
  - rechtliche Betreuung §§ 1896 ff. BGB, freiheitsentziehende Maßnahmen § 1906 BGB
  - Eigengefährdung, Fremdgefährdung
  - Freiheitsentzug, Fixierung
  - komplexe organisatorische und rechtlich korrekte Zusammenarbeit mit Angehörigen bzw. Versorgungsbevollmächtigten (bei geriatrischen Patienten) und ggf. der Polizei (bei fürsorglichen Einweisungen)
- Indikationen, Voraussetzungen, Inhalte und Abläufe der geriatrischen Frührehabilitation

Kommunikation

- Verhaltensregeln für professionellen Umgang mit allen Berufsgruppen und Mitarbeitern im stationären Versorgungsbereich, einschl. Beachtung der Diskretion (Schweigepflicht)
- aufmerksame, lernbereite und angemessene Kommunikation mit Kollegen, Mitarbeitern und Ausbildern
- vertrauensbildende, situationsgerechte, krankheits- und zustandsbezogenen Kommunikation mit Patienten und ihren Angehörigen in den Bereichen Psychiatrie bzw. Geriatrie
- balancierte Nähe – Distanz gegenüber Patienten und deren Angehörigen
- Berücksichtigung von alters- und/oder krankheitsbedingten Veränderungen der körperlichen und psychischen Situation
- Umgang mit Patienten
  - Trauer und Depression
  - Suizidalität
  - Wahnzuständen
  - hysterischer Konversion
  - Alkohol- und/oder Drogenproblem

- Gefährdungspotenzial für Mitarbeiter einschätzen, das von Patienten ausgehen kann
- Deeskalations- und Konfliktbewältigungsstrategien und deren Einsatz
- Therapiekonzepte und Gruppentherapien erleben

Hygiene

- allgemeine Hygieneregeln, Hygienepläne, einschl. Maßnahmen des Hygieneschutzes, z.B. hygienischer Umgang mit Geräten und Hilfsmitteln, Sekreten, Ausscheidungen, infektiösem Material
- Reinigungs-, Pflege- und Desinfektionsmaßnahmen für Flächen und Patientenzimmer
- Grundregeln der persönlichen Hygiene (Hände, Kleidung) und der Erfordernisse für den Patienten
- Grundlagen des Infektionsschutzes
- Krankenhausinfektionen, multiresistente Erreger (z.B. MRSA, VRE, Clostridium difficile, 3MRGN, 4MRGN, Norovirus usw.), Verhaltensregeln bei Problemkeimen und Isolationsmaßnahmen kennen
- Umgang mit Patienten mit Nachweis von Erregern (Kontamination, Infektion) und daraus folgenden Infektionen, z.B. Atem- oder Harnwege

Betreuung, Versorgung

- Erhebung einer Sozial- und Pflege- bzw. medizinischen Anamnese, z.B. anhand eines Überleitungsbogens aus einem Pflege- oder Altersheim bzw. durch gezielte Befragung des Patienten und/oder der Angehörigen und auf der Basis von Vorbefunden (Notarzt/Rettungsdienstprotokoll, Erstbefund aus der Notaufnahme, alte Arztbriefe usw.)
- Betreuung von Patienten mit akut und chronisch altersbedingt veränderter („untypischer“) Symptomatik und verzögertem Ansprechen auf die Behandlung
- Betreuung von Patienten mit Demenzerkrankung (M. Alzheimer, vaskuläre Demenz, Wernicke-Korsakow-Syndrom usw.), einschl. der Angehörigen mit dem Ziel der Optimierung des funktionel-

len Status, der Verbesserung der Lebensqualität und der bestmöglichen Autonomie
- Betreuung von fixierten Patienten
- Umgang mit Patienten mit chronischen Leiden und Einschränkungen, ggf. sich überlagernden Defektzuständen, z. B. durch wiederkehrende Schlaganfälle bzw. Krampfanfälle, fortschreitende Demenz und akuten Erkrankungen bzw. Verschlechterungen internistischer Leiden
- Beobachten von Kranken und Verletzten hinsichtlich des Wohlbefindens, Erfassung von Bedürfnissen, Gesundheitszustand (Verhalten, Äußerungen, Mimik, Gestik, Hautfarbe, Vitalfunktionen, Körpertemperatur), insbesondere Gefährdungspotenzial (Eigen-/Fremdgefährdung) wahrnehmen und kommunizieren
- Handhabung von Pflegebetten
- Umgang mit Bettwäsche, einschl. Entsorgung gebrauchter Wäschestücke
- Grundlagen des rückengerechten (kinästhetischen) Arbeitens (Bobath-Therapie), z. B. beim Bettenmachen, der Positionierung und Lagerung
- Prinzipien der Patientenpflege
  - Grundpflege (Körperpflege, Ernährung, Mobilität, Prophylaxen, Förderung von Eigenständigkeit und Kommunikation),
  - Behandlungspflege („Medizinische Maßnahmen"),
  - spezielle Patientenpflege („Fachmedizinische Behandlung")
- Übernahme von assistierenden und selbstständigen Aufgaben mit systematischer, zuverlässiger und korrekter Ausführung
- Aufgaben bei der Grundpflege
  - Wahrnehmung der Bedürfnisse und Wünsche des Patienten bezüglich der Körperpflege (Geschlecht, ethisch-religiöse Vorstellungen, individuelle Erwartungen, einschl. der Wahrung der Intimsphäre), insbesondere bei Durchführung durch Personen jugendlichen Alters und des anderen Geschlechts
  - Körperpflege: Körper waschen, Haare waschen/kämmen, Umgang mit Haarersatz, Zähne putzen, Umgang mit Zahnersatz, Gesicht waschen, Rasur, Haut- und Haarpflege, einschl.

Beurteilung des Hautzustandes (trocken, Wunden usw.) mit Auswahl von Körperpflegemitteln
- Augen-, Nasen- bzw. Tubuspflege
- Unterstützung bei der Handhabung von Hörgeräten usw.
- Mahlzeiten bereitstellen, Unterstützung beim Essen und Trinken, einschl. Sondenernährung
- Unterstützung bei Verschlucken, Übelkeit und Erbrechen
- Unterstützung bei der Ausscheidung (Miktion, Inkontinenz, Urinableitung, Stuhlgang) mit Einsatz von Steckbecken/Urinflasche, Toilettenstuhl, Toilettengang (sicheres Hinführen), einschl. Umgang mit Harnableitungssystemen (Blasenkatheter)
- Beurteilung von Ausscheidungen (Geruch, Menge, Farbe, Konzentration, Blutbeimengung usw.), einschl. deren Entsorgung
- Unterstützung beim Aufstehen, An- und Ausziehen, Wäschewechsel
- Positionieren und Lagern von Patienten (druckfrei, schmerzfrei) entsprechend dem aktuellen Zustand, ggf. unter Einsatz von Lagerungsmitteln und -techniken entsprechend den Erfordernissen und Möglichkeiten
- Maßnahmen zur Prophylaxe und Behandlung von Pneumonie, Thrombose, Dekubitus (z. B. spezielle Verbandmittel) und Kontrakturen (z. B. Mobilisierung), einschl. Einsatz von Gehhilfen, z. B. von Rollator und Rollstuhl
  - Dekubitusprophylaxe: Lagerungsvoraussetzungen, Verwendung geeigneter Wäsche usw.
  - Pneumonieprophylaxe, z. B. Einreibungen, Atemgymnastik, Lagerungsmaßnahmen
  - Thromboseprophylaxe, z. B. Mobilisierung, Lagerung, Kompressionsstrümpfe, Antikoagulation

- Methoden der Temperaturmessung (axillär, rektal usw.)
- Anlegen von (kleineren) Verbänden und einfache Verbandwechsel, einschl. kleiner Wundversorgungen (Material/Vorgehen)
- Grundlagen der Flüssigkeitsbilanzierung von Ein- und Ausfuhrmenge, einschl. regelmäßigem Wiegen
- Vorbereiten des Patienten auf spezielle Untersuchungsverfahren, Eingriffe und Operationen

  - Ablegen von Brillen, Hörgeräten, Zahnprothesen
  - Bereithaltung der Unterlagen, z. B. für Röntgen, CT, MRT, Sonografie, EKG, Herzkatheter
- Vorbereitung und Begleitung innerklinischer Transporte
- Vorbereitung und Mithilfe bei Punktionen, Blutentnahmen, Injektionen und Infusionen
- Vorbereitung der Medikation zur Sedierung

PlusWissen: Geriatrisches Assessment

Indikation

- Feststellung von Defiziten und Verbesserungsmöglichkeiten der geistigen und körperlichen Funktionen, insbesondere
  - körperlicher Status
  - intellektuelle Leistungsfähigkeit
  - Selbstständigkeit im Alltagsleben
  - seelisch-psychische Situation

Durchführung

- geriatrisches Screening modifiziert nach Lachs (körperlicher Status):
  - Ernährungsstatus
  - Sehen, Hören, Arm-, Beinfunktion, Aktivität, Stürze
  - Harn-, Stuhlinkontinenz
  - (Kurzzeit-)Gedächtnis, Depression
  - Medikamenteneinnahme, Schmerzen
  - kürzlich zurückliegende Krankenhausaufenthalte
  - soziale Situation
- Barthel-Index (Erfassung der Selbstständigkeit bzw. Pflegebedürftigkeit, Alltagsaktivitäten):
  - Essen/Trinken
  - Baden/Duschen
  - Körperpflege
  - An-/Ausziehen
  - Harnkontrolle
  - Stuhlkontrolle
  - Toilettenbenutzung
  - Bett-/Stuhltransfer
  - Mobilität
  - Treppensteigen

- Geldzähltest nach Nikolaus (Selbsthilfefähigkeit):
  - Kleingeld (z. B. 7,60 Euro) aus Portemonnaie suchen lassen
- Mini-Mental-Status-Test (geistige Leitungsfähigkeit), überprüft werden:
  - zeitliche Orientierung: Datum, Wochentag, Monat usw.
  - örtliche Orientierung: Stadt, Landkreis, Klinik o. Ä.
  - Begriffe, z. B. Apfel, Münze, Tisch nachsprechen und später daran erinnern können
  - Rechnen, z. B. 100 minus 7= (93), minus 7= (86), minus 7= (79), ...
  - Gegenstände benennen, z. B. Armbanduhr, Stift
  - Floskeln nachsprechen: z. B. „Ohne Wenn und Aber“
  - Anweisungen befolgen, z. B.
    - Papier ergreifen, falten, ablegen
    - aufgeschriebene Anweisung, z. B.: „Augen schließen“, lesen und befolgen
    - selbstständig spontan vollständigen Satz (mit Subjekt, Prädikat usw.) formulieren und aufschreiben
    - (Ab-)Zeichnen, z. B. zwei überlappende Fünfecke
- Uhren-Zeichen-Test (geistige Leistungsfähigkeit):
  - korrektes Beschriften eines Ziffernblatts
- Handkraftmessung (körperliche Fitness):
  - Gummiball drücken
- Timed-Up-and-Go-Test (Mobilität):
  - Zeitmessung des Vorgangs: Aufstehen – Gehen – Hinsetzen
- Tinetti-Test (Mobilität, Sturzgefahr):
  - Balance-Test, Gehprobe
- geriatrische Depressionsskala nach Yesavage (Emotion, Altersdepression):
  - Zufriedenheit
  - Tätigkeiten/Interessen
  - Stimmung
  - Langeweile
  - Ängste
  - Energie
  - Selbstwertgefühl usw.
- Sozialstatus (Armut, Isolation, Verlust von Angehörigen)

Überwachung, Behandlung

- typische geriatrische Krankheitsbilder unter stationären Bedingungen kennenlernen
- Untersuchung und Behandlung von Patienten mit jeweils typischen psychiatrischen oder altersassoziierten Krankheitsbildern mit den Aspekten Vermeidung von Komplikationen, Wiederherstellung entsprechend den Möglichkeiten und Hospizpflege bis hin zur Sterbebegleitung
- einfache klinische Untersuchungs- und Messverfahren zur Beurteilung der Vitalfunktionen
- Überwachung der Vitalfunktionen (mit und ohne Geräte), insbesondere Feststellung und Bewertung der klinischen Zeichen zur Einschätzung:
  - Bewusstsein, z. B. Verhalten, Sprache, Motorik, Sensibilität, Pupillenweite, Lichtreaktion, GCS, einschl. Schmerzmessung (z. B. VAS)
  - Atmung, z. B. Atemrhythmus, -tiefe, -frequenz, -geräusche
  - Kreislauf, z. B. Pulsfrequenz, -qualität, Regelmäßigkeit und periphere Zirkulation
- Methoden der Blutdruckmessung (palpatorisch, auskultatorisch, oszillatorisch)
- Vorbereitung und Durchführung der Blutzuckermessung mit einfachen Geräten am Patienten
- Zusammenführung von Messwerten und klinischem Bild
- Überblick über den Zustand des Patienten und Bewertung hinsichtlich einer akuten Lebensbedrohung (kritisch/nicht kritisch)
- Einordnung der Messwerte bezüglich „Normalwerte" und Erkennen und Bewerten von (akuten) Veränderungen der Vitalwerte
- Mitarbeit bei der Ableitung eines 12-Kanal-EKG
- Indikation und z. T. Durchführung spezieller Untersuchungsmethoden:
  - Röntgen
  - CT, MRT usw.
  - endoskopische Untersuchungen
  - Gefäßuntersuchungen

  - Sonografie
  - Blut-, Urin-, Stuhllabor, Blutgasanalyse
- körperliche Untersuchung der Brustorgane (Auskultation)
- Assistenz bei ärztlichen Maßnahmen, Durchführung unter ärztlicher Aufsicht (z. B. Blutentnahme)
- selbstständige Vorbereitung und Anlage periphervenöser Zugänge, einschl. Anlegen einer Infusion, einschl. Aufklärung des Patienten, Auswahl des Punktionsortes, Hautdesinfektion, Punktionstechnik, Fixierung der Venenverweilkanüle, Verband, Versorgung erfolgloser Punktionsstellen, Katheterpflege, Entfernen eines venösen Zugangs
- Indikation und Durchführung der Sauerstoffgabe, z. B. mittels Nasensonde bzw. -brille und verschiedenen Maskensystemen, und in unterschiedlichen Dosierungen
- Vorbereitung und Gabe von typischen in der Psychiatrie und/oder Geriatrie eingesetzten Notfallmedikamenten und Infusionen auf Anordnung und unter ärztlicher Aufsicht
- Überwachung, Kontrolle, Pflege, ggf. Wechsel, von Drainagen, Sonden, Extensionen, Fixateur externe
- fachgerechte Assistenz bei der Blasenkatheterisierung
- fachgerechte Assistenz beim Legen einer Magensonde

PraxisTipp

Hinweise auf Misshandlung:

- verschüchtertes Auftreten, Zurückgezogenheit
- Verletzungen an Kopf und Gesicht
- Abschürfungen an ungewöhnlichen Stellen, z. B. Gelenkinnenseiten
- Blutergüsse in unterschiedlichen Abheilungsstadien
- Verletzungen durch Fixierungen
- Verbrennungen, z. B. durch Zigaretten
- fehlende Zuwendung von Angehörigen, z. B. keine Besuche

Spezielle Patientengruppen

- Schmerzpatienten
- Umgang mit Patienten in persönlichen Krisensituationen
- Betreuung/Versorgung schwer Kranker und Sterbender

PraxisTipp

Hinweise auf (starke) Schmerzen bei älteren/dementen Patienten:

- Atemfrequenz > 24/min
- verkrampfte Körperhaltung
- auffällige Mimik
- stöhnende Laute
- positive Reaktion auf Tröstungsversuche

Umgang mit Patienten mit

- schweren Vor- und Begleiterkrankungen
- geistigen Behinderungen
- Seh- und/oder Hörstörungen
- Adipositas, Kachexie
- (insulinpflichtigem) Diabetes mellitus
- Niereninsuffizienz (Dialysepatienten)
- komplexer Medikamenteneinnahme
- chronischem Medikamentenmissbrauch
- Depression, Psychosen, Schizophrenie, Borderline-Störungen, Suchterkrankungen, Suizidalität
- Demenz, Senilität

Besonderheiten bei der stationären Behandlung psychiatrischer Patienten

- grundlegende Kenntnisse häufiger psychiatrischer Krankheitsbilder und deren Bewertung bezüglich der Notwendigkeit einer stationären klinischen Einweisung
- akut psychotischer Zustand, z. B. bei Neurosen, Borderline-Persönlichkeiten, akuten Psychosen (Depression, Schizophrenie,

Manie) mit der Notwendigkeit der Einschätzung der Suizidalität und der Wahrscheinlichkeit von gewalttätigen Handlungen
- patienten- und situationsgerechte Kommunikation bei speziellen Erkrankungen des Fachgebietes
- körperliche und psychiatrische Untersuchung dieser Patienten
- Einstufung des Zustandes, insbesondere hinsichtlich Fremdgefährdung
- Vorbereitung und Applikation von fachspezifischen Medikamenten
- Assistenz bei der Bewältigung fachspezifischer Notfallsituationen, wie akuter Erregungszustände, Aggressivität, Eigen- und Fremdgefährdung, einschl. der Beurteilung hinsichtlich Wirkung und Nebenwirkung der Psychopharmakatherapie
- akute Intoxikationen und Entzugsproblematiken bei Suchterkrankungen
- akute Erregungszustände:
  - Kontrolle der Vitalfunktionen bei Patienten vor und nach psychiatrischer Medikation
  - situationsgerechte Erhebung einer Anamnese und Beurteilung neurologisch-psychiatrischer Symptome
  - situationsgerechte und zustandsgerechte Ansprache des Patienten, in sichere Umgebung bringen, Kontakthalten, nicht unbeobachtet lassen, durchsuchen nach Gegenständen mit Eigen-/Fremdverletzungsgefahr, Drogen, Medikamenten
  - Besonderheiten der stationären Behandlung dieser Patienten, einschl. der Unterbringung und Überwachung in geeigneten Räumen
  - Indikation zum Einsatz von Schutzgittern und physikalischen „Fixierungen"
  - juristische Aspekte der Unterbringung und ihre praktische Umsetzung
  - Einschätzung der Selbstmordgefährdung durch Wahrnehmen von Warnzeichen wie Angst, Isolierung, Absichtserklärungen, Selbstmordgedanken

Dokumentation

- systematische und vollständige Dokumentation von Befunden und Maßnahmen entsprechend dem eingeführten Informationssystem
- Kennenlernen der klinischen Dokumentation in verschiedenen Medien (Patientenkurve, Patientenakte, Befunde, KIS)
- Beachtung und Wahrung des Datenschutzes

5

Hinweise zur Praxisanleitung

Inhalt

Erkläre es mir und ich werde es vergessen.
Zeige es mir und ich werde mich erinnern.
Lass es mich selber tun und ich werde es verstehen.

(Konfuzius)

Die klinische Ausbildung ist ein wesentlicher Teil der Ausbildung des Rettungsdienstpersonals jeder Qualifikationsstufe zur Erlangung und Vertiefung von theoretischen Kenntnissen und praktischen Fähigkeiten zur Ausübung der Tätigkeit im Rettungsdienst.

Rettungshelfer, Rettungssanitäter, Rettungsassistenten in Ergänzungsausbildung zum Notfallsanitäter und Notfallsanitäter haben wegen der differierenden Tätigkeiten und Verantwortungsbereiche unterschiedliche Voraussetzungen und Anforderungen, vor allem aber

- unterschiedliche Ziele in ihrer Qualifikation (s. Kap. 1.2 bis 1.4)
- unterschiedliche Inhalte der klinischen Ausbildung (s. Kap. 1 und 2)
- einen unterschiedlichen Umfang der Ausbildung in der Klinik (s. Tab. 1.4 und 1.5).

Die folgenden Informationen sollen Praxisanleitern helfen, die Auszubildenden in ihrem unterschiedlichen Ausbildungsumfang und den differierenden Ausbildungsinhalten einzuordnen, um ihre klinische Ausbildung bestmöglich durchzuführen.

5.1 Situation des Praktikanten / Schülers zu Beginn der klinischen Ausbildung

- Tätigkeit in ungewohnter Umgebung
- meist „nebulöse" Vorstellungen über Anforderungen, Erwartungen und Ausbildungsinhalte
- keine Vorgaben über korrektes Verhalten im Alltag auf der Station oder im Funktionsbereich
- nur ansatzweise hilfreiche und ggf. widersprüchliche Hinweise von Kollegen zum Vorgehen und Eingliedern
- nur ungenaue Vorgaben über konkrete Ausbildungsinhalte
- Ablauf der klinischen Ausbildung oft von Zufällen abhängig
- „Gefühlschaos" zwischen Hoffnungen und Ängsten, Vorurteilen und Erwartungen an den Arbeitsablauf
- Erreichen der Grenzen des Wissens und der persönlichen und fachlichen Kompetenz im Klinikbetrieb
- Arbeiten unter Stress und unter anhaltender Belastung
- Umgang mit (passageren) Überforderungssituationen
- eventuell Schwierigkeiten, effektiv Informationen einzuholen
- kontinuierlich anhaltende Notwendigkeit, Wissenslücken und Handlungsdefizite aufzuarbeiten

5.2 Praxisanleitung in der Klinik

Praxisbegleitung:

- Aufgabe der Lehrkräfte an den Rettungsdienstschulen (Gesamtverantwortung für die Ausbildung)
- Aufgaben:
  - organisatorische Absprachen
  - inhaltliche Absprachen
  - Angebot einer jederzeitigen Kontaktaufnahme
  - pädagogische Beratung
  - regelmäßige Anwesenheit (Verzahnung von theoretischer und praktischer Ausbildung)

Praxisanleitung:

- individuelle Einweisung in den Klinikbereichen
- theoretische und praktische Unterweisung und Anleitung
- persönliche Überwachung der Tätigkeit der Auszubildenden
- jederzeitiges korrigierendes Eingreifen
- Kontrolle, dass Praktikanten/Schüler erst eigenständig handeln, wenn sie die Maßnahme nachweislich beherrschen
- konkurrierender Ausbildungsanspruch anderer Berufsgruppen, z. B. Gesundheits- und Krankenpflege, weitere medizinische Assistenzberufe

Einen Anspruch auf Praxisanleitung hätten Schüler, analog zum Pflegeberufegesetz (PflBG), auf mindestens 10 % ihrer wöchentlichen Arbeitszeit. Bei einer 40-Stunden-Woche entspräche dies vier Stunden pro Woche. Daneben werden sie von pflegerischen und ärztlichen Mitarbeitern, entsprechend den aktuellen Möglichkeiten im Tagesablauf betreut (Mitarbeit im Klinikbetrieb).

Praxisanleiter und Mitarbeiter haben häufig mehrere Auszubildende parallel anzuleiten (ggf. in verschiedenen Berufen). Diese haben jeweils unterschiedliche Ausbildungsziele und -inhalte. Allein im Bereich des Rettungsdienstes sind dies RettH, RettSan, RettAss in der Ergänzungsausbildung und NotSan-Auszubildende. Daneben gibt es die Auszubildenden der diversen medizinischen Assistenzberufe (z. B. Gesundheits- und Krankenpfleger, Pflegefachfrau/-mann, anästhesietechnische Assistenten [ATA], operationstechnische Assistenten [OTA]).

Gegebenenfalls ist in haftungsrechtlicher Hinsicht zwischen den Schülern bzw. Praktikanten zu unterscheiden, da durch unterschiedliche Anstellungsverhältnisse auch Unterschiede in der Verantwortung und im Überwachungsbedarf gegeben sein können.

Feedback sollte als Zwischengespräche am Ende jedes Ausbildungsabschnitts gegeben werden. Ein Abschlussgespräch findet am Ende der klinischen Ausbildung statt. In Formularen des Ausbildungsnachweises („Testatheft") erfolgt die jeweilige Dokumentation für die Schule, idealerweise zusammen mit der Praxisbegleitung.

5.2.1 Allgemeine Grundlagen der Praxisanleitung

- Die Rettungsdienstschulen sind gesamtverantwortlich für die Ausbildung der NotSan.
- Die Krankenhäuser stellen, auf der Basis des Kooperationsvertrages mit den Rettungsdienstschulen, ihre Ausbildungskapazitäten zur Verfügung.
- erforderliche Infrastruktur der Kliniken:
  - entsprechende medizinische Abteilungen
  - qualifizierte praxisanleitende Personen – Praxisanleiter
  - geeignetes Krankenpflegepersonal
  - qualifizierte Ärzte
  - geeignete klinische Abläufe
- Das Klinikpraktikum wird grundsätzlich durch bilaterale Verträge zwischen den privaten oder den von Feuerwehr/Hilfsorganisationen betriebenen Rettungsdienstschulen einerseits und den Kliniken andererseits geregelt.
- Basis der Vereinbarungen ist das Notfallsanitätergesetz (NotSanG) und die zugehörige Ausbildungs- und Prüfungsverordnung (NotSan-APrV).
- In drei Ausbildungsjahren zum NotSan finden gestaffelt Phasen klinischer Ausbildung statt, die entsprechend dem zunehmenden Ausbildungs- und Kenntnisstand erfolgen. Dabei wird

der zukünftige NotSan in verschiedenen Klinikbereichen zum Teil mehrfach tätig. Dabei soll er schrittweise immer komplexere Aufgaben kennenlernen und ausführen lernen.
- Es ist ein „angemessenes Verhältnis zwischen der Zahl der Schülerinnen und Schüler und der Zahl der praxisanleitenden Personen [...] sicherzustellen“ (NotSan-APrV § 3 Absatz 3). Dies ist länderspezifisch zu regeln.

5.2.2 Praxisanleitung des RettH / RettSan

Für RettH und RettSan wurden keine bundeseinheitlichen oder länderspezifischen Anforderungen für die praxisanleitenden Personen (Krankenpflegepersonal, Ärzte) formuliert. Meist folgt man den über die Jahre gewachsenen Absprachen und Gewohnheiten, ohne dass diese bindend formuliert sind. Es kann davon ausgegangen werden, dass zukünftig die für die klinische Ausbildung der NotSan benannten Praxisanleiter auch die RettH- bzw. RettSan-Praktikanten in dem jeweils zeitlich und fachlich angepassten Rahmen betreuen werden.

Im Rahmen des Unterrichts an der Rettungsdienstschule wird (teilweise) eine Einführung in das Krankenhauspraktikum gegeben.

5.2.3 Gesetzliche Grundlagen der Praxisanleitung des NotSan

§ 3 Praxisanleitung; Praxisbegleitung NotSan-APrV

(1) Die Einrichtungen der praktischen Ausbildung stellen die Praxisanleitung der Schülerinnen und Schüler nach § 5 Absatz 3 Satz 3 des Notfallsanitätergesetzes durch geeignete Fachkräfte gemäß Satz 2 sicher. Zur Praxisanleitung geeignet sind Personen, die [...]
2. im Falle der praktischen Ausbildung nach Anlage 3 gemäß § 2 Absatz 2 Satz 4 oder 6 der Ausbildungs- und Prüfungsverordnung für die Berufe in der Krankenpflege als zur Praxisanleitung geeignet anerkannt sind, soweit die Inhalte der praktischen Ausbildung nicht eine ärztliche Anleitung erfordern; in diesen Fällen erfolgt die Praxisanleitung durch qualifizierte Ärztinnen und Ärzte.

5.2.4 Qualifikationen

- Pflegerische Praxisanleiter für NotSan in der Klinik benötigen die Zusatzqualifikation zur Praxisanleitung für Krankenpflege.
- Grundsätzlich können insbesondere Krankenschwestern/-pfleger, Gesundheits- und Krankenpflegerinnen/-pfleger, Kinderkrankenschwestern/-pfleger, OTA, ATA, Hebammen und Entbindungspfleger mit mindestens zweijähriger Berufstätigkeit die Zusatzqualifikation zum Praxisanleiter erwerben.
- Die Befähigung zur Praxisanleitung erfordert eine berufspädagogische Zusatzausbildung von mindestens 300 Stunden mit jährlicher Fortbildung von mindestens 24 Stunden (PflAPrV § 4 Absatz 3).
- Die Details der Qualifikation der anleitenden Ärzte (Facharzt bzw. Facharztstandard, Zusatzbezeichnung Notfallmedizin bzw. Intensivmedizin) sind länderspezifisch zu regeln (was aber bisher kaum erfolgt ist). Eine Zusatzausbildung „Praxisanleitung" ist nicht gefordert.

5.2.5 Planung der Praxisanleitung

In kleineren Kliniken werden ggf. nur jeweils eine ärztliche und eine pflegerische Person für die Praxisanleitung der Rettungsdienstmitarbeiter zuständig sein. In komplex strukturierten Großkliniken werden in den verschiedenen Abteilungen und selbst dort ggf. mehrere Personen als Praxisanleiter bzw. pflegerische Mitarbeiter zum Einsatz kommen. Hier muss ein Gesamtverantwortlicher „Oberpraxisanleiter" benannt und mit den entsprechenden Kompetenzen und Befugnissen ausgestattet sein. Gleiches gilt für die ärztliche Anleitung in den verschiedenen Klinikbereichen.

Entscheidend wird sein, dass die Ausbildung mit der Rettungsdienstschule abgestimmt und in den verschiedenen Klinikbereichen eng miteinander verzahnt ist. Die Abschnitte müssen sich gegenseitig ergänzen, damit einerseits inhaltliche Lücken, andererseits Leerläufe im Ablauf vermieden werden, ohne eine erforderliche Redundanz zu verhindern, wenn bestimmte Maßnahmen in verschiedenen Bereichen und unter unterschiedlichen Bedingungen erlernt und geübt werden sollen.

Ebenso muss die praktische Ausbildung auf der Lehrrettungswache inhaltlich und zeitlich auf die klinische Ausbildung abgestimmt werden.

Idealerweise werden die Ausbildungsinhalte, wie sie in den Curricula der Rettungsdienstschulen etabliert sind, in den Nachweisheften auf die Einsatzbereiche der Praktikanten und Schüler heruntergebrochen, sodass für jeden Ausbildungsabschnitt konkrete Lehr- und Lerninhalte für Praxisanleiter/Mitarbeiter und Schüler/Praktikanten definiert sind.

5.2.6 Aufgaben der Praxisanleitung

- Schaffung einer Atmosphäre in der die Praktikanten und Schüler lernen können
- Beschreiben, Vorführen und Anleiten praktischer Einzelmaßnahmen, aber auch komplexerer Abläufe im Arbeitsalltag, um diese später selbstständig durchführen zu können; einschließlich auf typische Fehler und Gefahren hinweisen
- Schüler sollen die Möglichkeit bekommen, erworbenes Wissen anzuwenden und Wissenslücken und Handlungsdefizite aufzuarbeiten. Hierzu bedarf es einer klaren Benennung der Ausbildungsinhalte in der Rettungsdienstschule, geordnet nach Ausbildungsjahr, sodass die klinische Ausbildung „jahrgangsspezifisch“ festgelegt werden kann.
- Schulung in den für die präklinische Patientenversorgung notwendigen Maßnahmen durch systematische Ausbildung
- Pflegekräfte/Praxisanleiter sind häufig Kommunikationsprofis: Praktikanten können hier viel über Kommunikation mit Patienten, Stressbewältigung und Ausgeglichenheit lernen – alles elementare Fähigkeiten zur Arbeit in der Präklinik.
- Alle anleitenden/überwachenden Klinikmitarbeiter sichern den Patienten vor Vorgehensfehlern des Auszubildenden ab.

Klinik:		
Ansprechpartner:		Tel.-Nr.
Pflegedirektion:		
Medizinproduktebeauftragte:		

Pflegeabteilung		Tel. Nr.
Stationsleitung		Name
Verantwortliche Ärzte	Chirurgie Innere Medizin	Name Name
Praxisanleitung		Name
Interdisziplinäre Notfallaufnahme		Tel. Nr.
Stationsleitung		Name
Verantwortliche Ärzte	Notaufnahme z.B. Chirurgie/Innere Medizin	Name Name
Praxisanleitung		Name
Anästhesie- und OP-Abteilung		Tel. Nr.
Stationsleitung		Name
Verantwortliche Ärzte Anästhesie		Name
Praxisanleiter		Name
Intensivmedizinische Abteilung		Tel. Nr.
Stationsleitung		Name
Verantwortliche Ärzte	Anästhesie Chirurgie Innere Medizin	Name Name Name
Geburtshilfe / Pädiatrie		Tel. Nr.
Stationsleitung		Name
Verantwortliche Ärzte	Geburtshilfe Pädiatrie Kinderchirurgie	Name Name Name
Praxisanleitung		Name
Psychiatrie / Geriatrie		Tel. Nr.
Stationsleitung		Name
Ärzte	Psychiatrie Geriatrie	Name Name
Praxisanleitung		Name

Abb. 5.1 ▶ Checkliste für Ansprechpartner

Praxisanleiter sind primäre Ansprechpartner

- in der Klinik für die Rettungsdienstschule,
- bei organisatorischen und fachlichen Problemen für die Schüler und
- für die mit der Praxisanleitung befassten ärztlichen und pflegerischen Klinikmitarbeiter.

Praxisanleitung besteht aus:

- Zeit für die gezielte Vorbereitung einer Aufgabe
- Zeit für die unmittelbare Mitarbeit bei der Patientenversorgung
- betreute Lernzeit (Unterweisung in pflegerische und ärztliche Maßnahmen)
- Zeit für Besprechungen über persönliche Lernfortschritte und Verbesserungspotenziale

5.2.7 Ziele der Praxisanleitung

- Das Arbeiten unter Stress und anhaltender Belastung ist für Praktikanten/Schüler neu. Dies ist allerdings eine wichtige Eigenschaft für die spätere Tätigkeit, die erlernt und geübt werden muss.
- Üben von professioneller Arbeit, auch in psychisch und emotional anspruchsvollen Situationen.
- Grundsätze der Vermeidung von Fehlern nach Konzepten wie CRM bzw. TRM: Das Erkennen von Fehlern und das Verstehen ihrer Entstehung sind der erste Schritt, diese zukünftig zu vermeiden. Die klinischen Bedingungen sind optimal zum Erlernen.
- Vertiefung/Aneignung von Wissen und Können beim Auftreten notfallmedizinischer Zustände unter realen Bedingungen bieten wesentliche Vorteile gegenüber Lernen unter Simulationsbedingungen.
- Erlernen der Krankenbeobachtung und Üben der Erhebung der Vitalparameter.
- Üben von Dokumentation (Patientenprotokolle, Medikamentenkontrolle, BtM)

- Kennenlernen der Organisations- und Kommunikationsstrukturen in der Klinik
- Erlernen von Verantwortungsbewusstsein, Umgang mit Respekt und Taktgefühl und Wahrung der Schweigepflicht gegenüber Patienten und Angehörigen
- Erfahrungen bzgl. Einfühlungsvermögen und Respekt für Bedürfnisse in Ausnahmesituationen

Idealerweise existieren für alle Einsatzgebiete im Krankenhaus **Lernzielkataloge**, mit deren Hilfe die praktische Ausbildung konkret ausgestaltet werden kann.

Bei regelmäßigen Treffen der klinischen Praxisanleiter mit den Kursleitern der Rettungsdienstschulen in ihrer Funktion als Praxisbegleiter (und möglichst auch mit den Praxisanleitern in den Rettungswachen) sollen die theoretische und die praktische Ausbildung bestmöglich lückenlos und widerspruchsfrei vernetzt werden.

Merke

Auch der Praxisanleiter kann (viel) von den Praktikanten lernen – organisatorisch, fachlich, pädagogisch.

5.3 Organisatorische Vorbereitung der klinischen Ausbildung

5.3.1 Aufgaben des Praxisanleiters vor Beginn der klinischen Ausbildung

- Initiierung eines „runden Tisches“ mit der Klinikleitung, dem verantwortlichen Chefarzt, der Pflegedienstleitung und ggf. allen beteiligten Praxisanleitern bzw. anleitenden Mitarbeitern zur Gesamtvorbereitung des Krankenhauses auf die Ausbildung von Rettungsdienstpraktikanten/-schülern in Abstimmung mit der Rettungsdienstschule
- Festlegung der Aufgaben und Verantwortlichkeiten zur klinischen Ausbildung von Rettungsdienstpraktikanten/-schülern (insgesamt bzw. in den betreffenden Klinikbereichen)
- Abklärung, in welchen Klinikbereichen eine Rettungsdienstausbildung stattfinden soll
- Sicherstellung (einer ausreichenden Anzahl) von geeigneten Praxisanleitern in allen betreffenden Klinikbereichen
- Festlegung geeigneter Ärzte zur Anweisung und Schulung der Auszubildenden in ärztlichen Maßnahmen
- Abstimmung, wie viele Praktikanten/Schüler gleichzeitig in einer Klinik/in einem Klinikbereich aufgenommen werden sollten (mit Abgleich konkurrierender Ausbildungsaufgaben, ggf. für andere Berufsgruppen)
- Herausarbeitung des zeitlichen Umfangs der Ausbildung als ärztliche und pflegerische Aufgabe für Praxisanleiter und andere pflegerische Mitarbeiter
- Abklärung der versicherungsrechtlichen Bedingungen für ausbildende Ärzte, Praxisanleiter und anleitende Mitarbeiter
- Erstellung einer Anleitung für praxisanleitende Ärzte und Pflegekräfte über die Ziele und Inhalte sowie den praktischen Ablauf der klinischen Ausbildung für RettH/RettSan bzw. NotSan (Einführung in die Abteilung, Vorstellung der Mitarbeiter, Räume und Abläufe im Bereich, Arbeitszeit, Ansprechpartner, Kleidung usw.). Entscheidend für eine reibungslose und eine letztlich erfolgreiche Schulung der Praktikanten/Schüler ist die optimale

Umsetzung des zwischen der Berufsfachschule für den Rettungsdienst und der Klinik vereinbarten Vertrags. Hier muss sich der (verantwortliche) Praxisanleiter unbedingt und im Detail informieren.

5.3.2 Zentrale Inhalte des Kooperationsvertrags Klinik – Berufsfachschule

- Klinik muss für die Ausbildung von Rettungsdienstmitarbeitern von der zuständigen Landesbehörde zugelassen sein, insbesondere über die erforderlichen Klinikbereiche und entsprechendes Personal verfügen
- Abschluss des Vertrags durch Klinikleitung unter Hinzuziehung der Pflegedienstleitung und des Ärztlichen Direktors
- Berufsfachschule muss als Ausbildungsstätte für die Praktikanten/Schüler anerkannt sein
- Abklärung der haftungsrechtlichen Details (Versicherungsschutz usw.)
- Abklärung der Gestellung von Berufs- und Bereichskleidung, Verpflegung, Unterkunft, Parkplatz usw. für die Auszubildenden
- Höhe der Kostenerstattung der Ausbildungstätigkeit, z. B. durch die Berufsfachschule
- detaillierte Definitionen und Regelungen:
  - Ausbildungsziele, z. B. nach NotSanG/NotSan-APrV
  - Ausbildungsumfang, z. B. 720 Stunden klinisch-praktische Schulung
  - Gesamtverantwortlicher für die Ausbildung, z. B. Berufsfachschule
  - verantwortlicher Arzt für die klinische Ausbildung, namentlich z. B. Chefarzt der Anästhesie
  - verantwortlicher Praxisanleiter, namentlich z. B. anerkannter Praxisanleiter für Krankenpflegeberufe
  - Ansprechpartner in der Berufsfachschule, z. B. namentlich Leiter des Unterrichtbereiches (Praxisbegleiter)
- Inhalt und Umfang der Ausbildungsunterstützung durch Praxisbegleiter definieren

- Festlegung der Klinikbereiche, in denen die klinische Ausbildung durchgeführt werden soll
- Anzahl gleichzeitig angebotener Ausbildungsplätze festlegen
- Anzahl und Verteilung der Praxisanleiter in der Klinik festlegen
- Voraussetzungen zum Antritt der klinischen Ausbildung, z. B.
  - Umfang der theoretischen Ausbildung am Beginn einer Phase
  - Einstellungsuntersuchung durch Betriebsarzt des Arbeitgebers
  - erforderlicher Impfschutz
  - erforderliche Belehrungen und Einweisungen, Vorgehen bei Konflikten
  - Inhalt und Umfang der Einführungsveranstaltung in der Berufsfachschule vor Antritt der klinischen Ausbildung
- zusätzliche Absprachen:
  - Dienstzeiten und ihre Dokumentation, z. B. täglich aufschreiben
  - Nachholung versäumter Ausbildungszeiten, z. B. wegen Krankheit

5.3.3 Themenkatalog: Vorbereitungsgespräch mit der Rettungsdienstschule

- Identifizierung der Gesamtverantwortung für die Ausbildung der Rettungsdienstmitarbeiter als Aufgabe der Rettungsdienstschule, einschließlich eventueller Ansprüche von Patienten aus der Tätigkeit der Auszubildenden (Haftpflicht → s. Kap. 1.5.5)
- Sondierung der Erwartungen der Rettungsdienstschule an die klinische Ausbildung, einschließlich deren Einbindung in das Gesamtausbildungskonzept (Ausbildungsinhalte, zeitlicher Umfang der Schulung)
- Vorschriften zur persönlichen Ausstattung: z. B. Dienstkleidung, geeignete Schuhe, Stethoskop, Notizblock, Stift, Umgang mit Wertsachen (z. B. Uhr, Schmuck, Geldbörse)
- Regelung der Benutzung privater Handys während der Dienstzeit
- Abstimmung von „Angeboten" der Klinik: Parken, Umkleidemöglichkeiten, Bereichskleidung, Verpflegung, Unterkunft usw.

- Abstimmung der konkreten praktischen Zusammenarbeit:
  - namentliche Anmeldung der Praktikanten/Schüler
  - Anzahl gleichzeitig entsandter Praktikanten/Schüler
  - Form und Inhalt der Vorbereitung der Auszubildenden in der Schule auf die klinische Ausbildung
  - Zeitpunkt, Inhalt und Umfang der Einführungsveranstaltung (Ort, Durchführender)
  - Regelung von Arbeitszeit pro Tag und insgesamt, Pausen, zeitliche Gestaltung täglich und über die Woche, Dokumentation der Arbeitszeit, Vorgehen bei Abwesenheit/Krankheit, Vorgehen bei Konflikten
  - Form, Inhalt und Umfang von Leistungsnachweisen und Leistungsüberprüfungen (Zahl, Form, Inhalt) und ihre Dokumentation
- Festlegung der Voraussetzungen zum Antritt des Praktikums/der klinischen Ausbildungen
  - in Abstimmung mit Betriebsarzt zum Beispiel:
    - Impfnachweis (Diphtherie, Pertussis, Tetanus, Polio, Masern/Mumps/Röteln, Hepatitis A und B, Varizella-Zoster)
    - serologische Untersuchungen: HIV, Hepatitis A, B und C
    - ärztliches Attest durch Haus- bzw. Betriebsarzt (Ausschluss Infektionserkrankungen der Atemwege, des Verdauungstraktes, der Haut)
  - Aufklärung über hygienisches Verhalten (persönliche Hygiene, Umgang mit Dienst-, Bereichs- und Schutzkleidung, Händehygiene, Reinigungs- und Desinfektionspläne)
  - Verhalten nach Nadelstich-, Schnitt- und anderen Verletzungen
  - Verpflichtung nach Bundesdatenschutzgesetz (§ 53 Datengeheimnis, § 43 Bußgeld- und § 42 Strafvorschriften)
  - Strahlenschutzvorschriften
  - Umgang mit Biostoffen
  - Verhalten bei Schädigung eines Patienten
  - namentliche Festlegung der klinischen Ansprechpartner und ihre Erreichbarkeit

5.3.4 Beginn der klinischen Ausbildung – Was ist zu beachten

- Der Praktikant/Schüler muss eine Vielzahl von Voraussetzungen für die Ableistung der klinischen Ausbildung erfüllen, z. B. Impfungen. Der Nachweis muss zu Beginn der klinischen Ausbildung geprüft werden.
- Der Praktikant/Schüler muss umfassend und konkret in die Gegebenheiten der Klinik und insbesondere seines Arbeitsplatzes eingewiesen werden.
- Daneben ist eine Reihe von Belehrungen, Unterweisungen und rechtlich bedeutsamen Informationen vor Aufnahme seiner klinischen Ausbildung zu geben und zu bestätigen. Dies erfolgt idealerweise einerseits systematisch bereits in der Berufsfachschule und andererseits vor Ort im Rahmen des ersten Arbeits- bzw. Einführungstages. Dabei sind im Wesentlichen die Themen aus Tab. 5.1 systematisch abzuarbeiten.

Tab. 5.1: Übersicht zu Inhalten des Einführungstages

Thema	Maßnahme
Allgemeine Voraussetzungen der klinischen Ausbildung	Persönliche Eingangsvoraussetzungen
Bisherige Ausbildung	Ableistung vorher zu absolvierender Ausbildungsabschnitte
JArbSchG	Ggf. Vorschriften beachten
Arbeitsmedizinische Untersuchung	Ort: Zeitpunkt:
Impfschutz, Ausweis	Mind.: Hepatitis B, Tetanus, Diphtherie, Pertussis, Polio, Masern Empfohlen: Mumps, Röteln, Varizella-Zoster, Grippe
Krankmeldung, Gesundmeldung	Schule, Pflegedienstleitung, Bereich Nachholung versäumter Zeit
Konfliktsituationen	Vorgehen
Anfahrt mit Pkw	Parkmöglichkeiten Parkausweis
Anfahrt mit ÖPNV	Haltestelle Ankunfts- und Abfahrtszeiten

Namensschild	Erstellen/Austeilen
Verpflegung Unterkunft	Speisesaal/Cafeteria, Öffnungszeiten, Kosten Möglichkeiten, Kosten
Kleidung	Berufs-, Bereichskleidung, Schuhe
Ablauf der klinischen Ausbildung	Arbeitszeiten, Ausbildungsinhalte, Einsatzbereiche
Praxisanleitung Verantwortlicher Arzt	Person, Treffpunkt Person, Kontaktmöglichkeit
Klinik/Arbeitsplätze	Rundgang durch die Klinik, Arbeitsbereiche, Umkleiden
Hygiene	Händedesinfektion, Schmuck, Uhren, Fingernägel, Nagellack
Lasten heben	Wirbelsäulenschonendes Heben, Hilfsmittel
Schaden Störmeldung	Alle Schäden/Störungen unverzüglich melden an:
Arbeitsunfall, Verletzungen	Stürze usw. Schnitt-/Stichverletzungen: Vorgehen
Schwangerschaft	Baldmöglichst mitteilen, evtl. Beschäftigungs-verbot
Datenschutz	Belehrung
Schweigepflicht	Belehrung
Strahlenschutz	Belehrung
Jugendschutz	Schüler < 18 Jahre Belehrung
BioStoffV	Biostoffe, Gefahren, Umgang
GefStoffV	Gefahrstoffe, Gefahren, Umgang
Medizinprodukte, Medizingeräte	Einweisungsunterlagen

5.3.5 Einführungsveranstaltung

Aufgaben des verantwortlichen Praxisanleiters sind:

- Empfang der Praktikanten/Schüler
- Information über den Ablauf der Ausbildung
- Einführung in den Klinikbetrieb
- Art der Dokumentation der geleisteten Zeiträume und Maßnahmen, z. B. Formular der Schule im Ausbildungsnachweis

Ziele:

- Initiierung eines effizienten Praktikums
- fruchtbare lernfreudige Mentalität erzeugen
- Vermeidung von Problemen für die Klinik, den Praxisanleiter und den Praktikanten/Schüler
- Gesamtablauf vorstellen, Einrichtung zeigen, räumliche Orientierung in den Klinikbereichen und Mitarbeiter vorstellen
- Erwartungen und No-Gos der Einrichtung darlegen
- Anforderungen der Einrichtung an den Praktikanten/Schüler darstellen, z.B. in Form einer Praktikantenmappe
- Praktikanten auf seine Aufgaben und Verantwortlichkeiten fokussieren
- Belehrungen: Hygiene, Datenschutz, Schweigepflicht, Strahlenschutz usw.
- administrative Aufgaben für den Praktikanten/Schüler, z.B. Erstellung eines Steckbriefes zur persönlichen Vorstellung (s. Abb. 2.5)

Durchführung:

- Zeitaufwand für den Einführungstag: je nach Größe der Klinik zwischen vier und acht Stunden
- findet z.B. an jedem ersten Werktag im Monat statt
- Vorstellung des Praktikanten/Schülers bei den Bereichsleitungen und Mitarbeitern
- Übergabe der Namensschilder und Unterlagen
- Organigramm (s. Abb. 2.4 und 4.1) und Gliederung der Klinik austeilen
- Hinweise zur Arbeit in den einzelnen Bereichen geben
- Dokumentationsheft der abgeleisteten Zeiträume und durchgeführten Maßnahmen überprüfen
- Organisation des Praktikums, Arbeitszeiten usw. klären:
  - örtliche und zeitliche Strukturierung der klinischen Ausbildungen in den Abteilungen und im Wochenverlauf (38,5 bzw. 40 Stunden/Woche an fünf Tagen und im Schichtdienst)
  - Erfassung von Fehlzeiten; Nachholzeiträume für Ausfallzeiten benennen

6 Anhang

Inhalt

6.1 Medikamente

6.1.1 DIVI-Medikamentengruppen

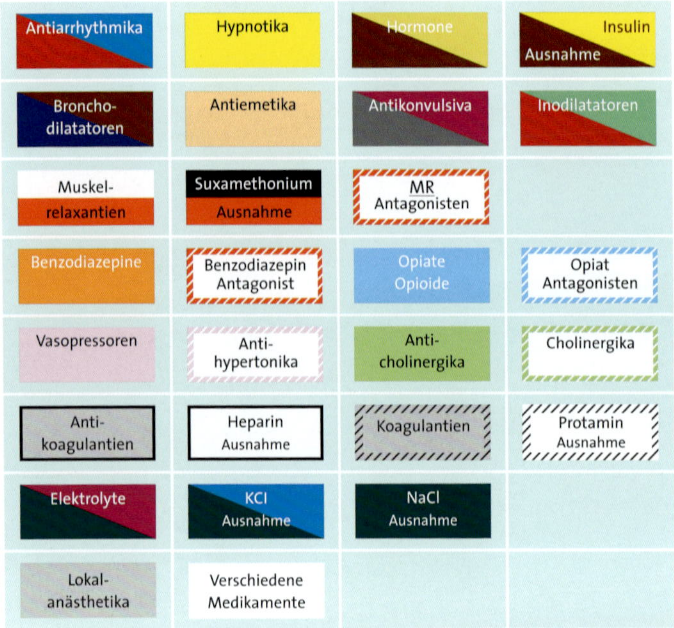

6.1.2 Übersicht zu Medikamenten

TAB. 6.1 A: Medikamente (WE = Wirkeintritt, WD = Wirkdauer)

Generika	Handelsname, Inhalt	Indikation, Wirkung	Wichtige Kontraindikationen **Immer: Unverträglichkeit!**	Dosierung
AcetylSalicylSäure 100 mg/ml	Aspisol® 500 mg Trockensubstanz in 5 ml NaCl 0,9 % auflösen	Akutes Koronarsyndrom, Thrombozytenaggregationshemung WE: 15 min WD: 6 h	Ausgeprägte Blutungsneigung	10 mg/kgKG i. v.
aDENOsin 3 mg/ml	Adrekar® 6 mg / 2 ml	Supraventrikuläre Tachykardie WE: 30 – 60 sec WD: 2 – 3 min	Tachykardie, AV-Block	3 mg Bolus i. v. nach je 2 min 6, 9, 12 mg i. v.
Alfentanil 0,5 mg/ml	Rapifen® 1 mg / 1 ml	1. Analgesie 2. Narkose WE: 30 – 60 sec WD: 12 – 15 min	Fehlende Möglichkeit der Atemwegssicherung und Beatmung	zu 1.: 15 – 20 µg/kgKG i. v. zu 2.: 20 – 40 µg/kgKG i. v.
Alteplase 1 mg/ml	Actilyse® 50 mg Trockensubstanz in 50 ml NaCl 0,9 % auflösen	Akutes Koronarsyndrom, Lungenembolie WE: 30 – 60 sec WD: 3 – 4 h	Schlaganfall < 6 Monate, kürzliche OP	15 mg Bolus i. v. dann 50 mg in 30 min danach 35 mg in 60 min über Spritzenpumpe i. v.
aMIOdaron 50 mg/ml	Cordarex® 150 mg / 3 ml	Ventrikuläre Tachykardie, Kammerflimmern WE: 2 – 3 min WD: 4 – 6 h	AV-Block, Behandlung mit Beta-Blockern	5 mg/kgKG i. v. ca. 300 mg nach 3. erfolglosem Schock
Atracurium 10 mg/ml	Tracrium® 50 mg / 5 ml	Nicht-depolarisierendes Muskelrelaxans WE: 60 – 90 sec WD: 20 – 30 min	Fehlende Möglichkeit der Atemwegssicherung und Beatmung	Intubation 0,5 – 0,6 mg/kgKG i. v. Rep. 0,1 – 0,2 mg/kgKG i. v.
Atropin 0,5 mg/ml	Atropin 0,5 mg / 1 ml	Bradykardie WE: 1 – 2 min WD: 30 – 90 min	Tachykardie, akutes Glaukom	0,5 – 1 mg i. v.
Atropin 10 mg/ml	Atropin 100 mg / 10 ml	Antidot: Vergiftung mit Alkylphosphaten WE: 1 – 2 min WD: 30 – 90 min	Tachykardie, akutes Glaukom	Initial 2 – 5 mg i. v., alle 10 min wiederholen

Wirkstoff	Präparat	Indikation	Kontraindikation	Dosierung
Butylscopolamin 20 mg/ml	Buscopan® 20 mg / 1 ml	Abdominelle Koliken WE: 2 – 3 min WD: 3 – 4 h	Tachykardie, akutes Glaukom	Erwachsene 20 mg i. v. Kinder 5 mg i. v.
Cafedrin/ Theodrenalin	Akrinor® 200 mg / 10 mg / 2 ml	Hypotonie WE: 1 – 2 min WD: 20 – 30 min	Hypertonie, koronare Herzkrankheit	Erwachsene 0,5 – 1 ml i. v. Kinder 0,2 – 0,6 ml i. v.
Calcium 10 % 94 mg/ml	Calcium 10 % 940 mg / 10 ml	Symptomatische Hypokalzämie, Heparinüberdosierung, Massentransfusion WE: 60 – 90 sec WD: 12 – 15 min	Im Notfall keine	5 – 10 ml langsam i. v.
Cisatracurium 2 mg/ml	Nimbex® 10 mg / 5 ml	Nicht-depolarisierendes Muskelrelaxans WE: 60 – 90 sec WD: 10 – 15 min	Fehlende Möglichkeit der Atemwegssicherung und Beatmung	Intubation 0,15 mg/kgKG i. v. Rep. 0,03 mg/kgKG
CLEMAstin 1 mg/ml	Tavegil® 2 mg / 2 ml	Allergische Reaktionen, H_1-Antagonist WE: 20 – 30 min WD: 3 – 4 h	Leber-, Niereninsuffizienz	2 mg langsam i. v.
clonaze**PAM** 1 mg/ml	Rivotril® 1 mg Trockensubstanz in 1 ml Lösungsmittel auflösen	Status epilepticus Mittel der 2. Wahl	Atem-, Leberinsuffizienz	1 – 2 mg i. v. max. 6 mg initial
Desfluran	Suprane® 240 ml	Inhalationsanästhesie WE: 30 – 60 sec WD: 3 – 5 min	Bekannte maligne Hyperthermie	MAC 5,2 – 9,1 p. inh. über Narkosegerät
Diazepam 5 mg/ml	Valium® 10 mg / 2 ml	Sedierung, Krampfdurchbrechung WE: 2 – 3 min WD: < 24 h	Obstruktive Atemwegserkrankungen	0,15 – 0,3 mg/kgKG i. v.
dimenhy**DRINAT** 6,2 mg/ml	Vomex A® 62 mg / 10 ml	Übelkeit, Erbrechen WE: 5 – 10 min WD: 3 – 6 h	Asthmaanfall, Krampfleiden	62 mg i. v.
4-DMAP 50 mg/ml	4-DMAP 250 mg / 5 ml	Antidot: Vergiftung mit Blausäure, Cyaniden WE: 3 – 5 min WD: 8 – 12 h	Rauchgasintoxikation	3 – 4 mg/kgKG i.v

Dimetinden 1 mg/ml	Fenistil® 4 mg / 4 ml	Allergische Reaktionen, H_1-Antagonist WE: 20 – 30 min WD: 3 – 4 h	Glaukom	0,1 mg/kgKG i. v.
Dobutamin 5 mg/ml	Dobutrex® 250 mg / 50 ml	Herzinsuffizienz WE: 45 – 60 sec WD: 3 – 5 min	Volumenmangelschock	Nur mit Spritzenpumpe i. v.
EPINEPHrin 1 mg/ml	Adrenalin, Suprarenin® 1 mg / 1 ml	1. Bronchodilatation p. inh. 2. Anaphylaxie i. m. 3. Bradykardie i. v. 4. Reanimation i. v. WE: 30 – 60 sec WD: 3 – 5 min	Hypertonie, Volumenmangel	zu 1.: 4,0 mg zu 2.: 0,5 mg i. m. zu 3.: 0,1 mg-weise i. v. verdünnt zu 4.: 1,0 mg i. v.
esKETAmin 25 mg/ml	Ketanest® S 50 mg / 2 ml	1. Analgesie 2. Narkose WE: 30 – 45 sec WD: 5 – 15 min	Akutes Koronarsyndrom, Hypertonie, erhöhter Hirndruck	zu 1.: 0,125 – 0,25 mg/kgKG i. v. bzw. 0,5 mg/kgKG nasal zu 2.: 0,5 – 1 mg/kgKG i. v.
Etomidat 2 mg/ml	Etomidat® Lipuro 20 mg / 10 ml	Narkoseeinleitung WE: 60 – 90 sec WD: 8 – 10 min	Sojaallergie Säuglinge < 6 Monate	0,15 – 0,2 – 0,3 mg/kgKG i. v. keine Nachinjektion
Fenoterol 5 µg/ml	Partusisten® intrapartal 0,025 mg / 1 ml, 1 auf 5 mit NaCl 0,9 % verdünnen	Wehenhemmung WE: 5 – 10 min WD: 4 – 6 h	Tachykardie	10 µg nach Wirkung i. v.
fentaNYL 5 µg/ml	Fentanyl® 0,5 mg / 10 ml	1. Analgesie 2. Narkose WE: 30 – 45 sec WD: 20 – 45 min	Fehlende Möglichkeit der Atemwegssicherung und Beatmung	zu 1.: 1 – 2 µg/kgKG i. v. zu 2.: 5 – 10 µg/kgKG i. v.
Flumazenil 0,1 mg/ml	Anexate® 0,5 mg / 5 ml	Antidot: Vergiftung mit Benzodiazepinen WE: 3 – 5 min WD: 4 – 6 h	Krampfanfall	0,2 mg initial i. v. danach 0,1 mg alle 60 sec
fUROsemid 10 mg/ml	Lasix® 20 mg / 2 ml	Lungenödem, Diuresesteigerung WE: 5 – 10 min WD: 4 – 6 h	Kaliummangel, Nierenversagen	20 – 40 mg i. v.
Glucose 40 % 0,4 g/ml	Glucose 4 g / 10 ml	Hypoglykämie WE: 2 – 3 min WD: 15 – 20 min	Hyperglykämie	4 – 16 g i. v.
Glyceroltrinitrat Spray	Nitrolingual® 0,4 mg/Hub	Angina pectoris, Linksherzentlastung WE: 1 – 3 min WD: 3 – 5 min	Hypotonie, Rechtsherzinfarkt, Volumenmangel	2 – 4 Hübe sublingual

GlycerolTriNitrat 1 mg/ml	Perlinganit® 50 mg / 50 ml	Angina pectoris, Linksherzentlastung WE: 1 – 3 min WD: 3 – 5 min	Hypotonie, Rechtsherzinfarkt, Volumenmangel	Nur mit Spritzenpumpe i. v.
GRANIsetron 1 mg/ml	Ribosetron® 1 mg / 1 ml	Übelkeit, Erbrechen WE: 10 – 15 min WD: 4 – 6 h	Kinder < 10 Jahre	1 mg i. v.
Haloperidol 5 mg/ml	Haldol® 5 mg / 1 ml	Erregungszustände WE: 8 – 10 min WD: 5 – 8 h	Epilepsie, Morbus Parkinson	0,1 mg/kgKG i. m.
Heparin 5.000 I.E./ml	Liquemin® 25.000 I. E. / 5 ml	Akutes Koronarsyndrom, Lungenembolie WE: 2 – 3 min WD: 4 – 6 h	Ausgeprägte Blutungsneigung, z. B. Behandlung mit Marcumar®	50 I. E./kgKG i. v.
HES 6 %	Hydroxyethylstärke 500 ml	Volumenmangel WE: 10 – 15 min WD: 4 – 6 h	Blutgerinnungsstörungen, Herz-, Nieren-, Leberinsuffizienz	20 ml/kgKG/h bis 50 ml/kgKG/Tag
Hydroxocobalamin 25 mg/ml	Cyanokit® 2,5 g Pulver in 100 ml Verdünnungsmittel auflösen	Antidot: Vergiftung mit Zyaniden	Im Notfall keine	5 g = 2 × 100 ml über 15 min i. v. ggf. zweite Dosierung
Hydrocortison 100 mg	Hydrocortison 100 mg Trockensubstanz in 1 ml NaCl 0,9 % auflösen	Anaphylaktische Reaktionen WE: ca. 1 h WD: 8 – 12 h	Im Notfall keine	200 mg langsam i. v.
Ibuprofen	Nurofen®-Saft 20 bzw. 40 mg/ml	Leichte bis mäßig starke Schmerzen, Fieber	Säuglinge < 3 Monate/ < 5 kgKG	7 – 10 mg/kgKG p. o. max. 30 mg/kgKG/Tag
Ipratropium	Atrovent® 250 µg / 2 ml	Chronisch obstruktive Atemwegserkrankungen WE: 3 – 5 min WD: 3 – 4 h	Engwinkelglaukom	250 µg / 2 ml unverdünnt vernebeln (Kombination mit Salbutamol)
Isofluran	Forene® 250 ml	Inhalationsanästhesie WE: 90 – 150 sec WD: 5 – 8 min	Bekannte maligne Hyperthermie	MAC 1,05 – 1,6 p. inh. über Narkosegerät
Lidocain 2 % 20 mg/ml	Xylocain® 2 % 100 mg / 5 ml	1. Lokalanästhesie 2. Antiarrhythmikum WE: 2 – 3 min WD: 30 – 90 min	1. Im Notfall keine 2. AV-Block 2° und 3°	zu 1.: 1 – 5 ml Infiltration s. c. zu 2.: 1 – 2 mg/kgKG i. v.

LORazepam 2 mg/ml	Tavor® 2 mg / 1 ml	Erregungszustände, Status epilepticus WE: 5 – 10 min WD: 4 – 6 h	Obstruktive Atemwegs-erkrankungen	4 mg i. v.
Magnesium 7,29 mg/ml	Magnesiocard® 72,9 mg / 10 ml	Magnesiummangel, Eklampsie Torsade de points, Digoxinintoxikation WE: 2 – 3 min WD: 8 – 10 min	AV-Überleitungs-störung	10 ml sehr langsam i. v.
Metamizol 500 mg/ml	Novaminsulfon 2,5 g / 5 ml	Analgesie, Fieber WE: 20 – 30 min WD: 4 – 6 h	Hypotonie	1 – 2,5 g i. v.
MetoCloPramid 5 mg/ml	Paspertin® 10 mg / 2 ml	Übelkeit, Erbrechen WE: 5 – 10 min WD: 4 – 6 h	Darmverschluss, Krampfleiden	0,1 – 0,2 mg/kgKG i. v.
Metoprolol 1 mg/ml	Beloc® 5 mg / 5 ml	Supraventrikuläre Tachykardie WE: 2 – 3 min WD: 3 – 5 h	AV-Block, Bradykardie	1 – 5 mg langsam i. v.
Midazolam 1 mg/ml	Dormicum® 5 mg / 5 ml	1. Sedierung 2. Narkoseeinleitung WE: 60 – 90 sec WD: 45 – 60 min	Obstruktive Atemwegs-erkrankungen	zu 1.: 0,025 – 0,5 mg/ kgKG i. v. zu 2.: 0,05 – 0,1 mg/ kgKG i. v.
Midazolam 5 mg/ml	Dormicum® 15 mg / 3 ml	Sedierung WE: 60 – 90 sec WD: 45 – 60 min	Obstruktive Atemwegs-erkrankungen	0,3 mg/kgKG nasal = 0,06 ml/kgKG verteilt auf beide Nasenlöcher
Mivacurium 2 mg/ml	Mivacron® 5 mg / 10 ml	Nicht-depolarisie-rendes Muskel-relaxans WE: 30 – 90 sec WD: 5 – 8 min	Fehlende Mög-lichkeit der Atem-wegssicherung und Beatmung	0,2 mg/kgKG i. v. Rep. 0,1 mg/kgKG i. v.
Morphin 1 mg/ml	Morphin 10 mg / 1 ml, 1 auf 10 mit NaCl 0,9 % verdünnen	Akutes Koronar-syndrom Lungenödem WE: 10 – 15 min WD: 3 – 5 h	Fehlende Mög-lichkeit der Atem-wegssicherung und Beatmung	0,1 mg/kgKG i. v.
Naloxon 0,4 mg/ml	Narcanti® 0,4 mg / 1 ml	1. Antidot: Vergif-tung mit Opioiden 2. Opioid-/Narkose-überhang WE: 2 – 3 min WD: 3 – 4 h	Vorsicht bei chronischem Opioidgebrauch (akute Entzugs-erscheinung)	zu 1.: 0,4 – 1,2 mg i. v. zu 2.: 0,05 – 0,1 mg i. v.
Na-**Hydrogencarbonat** 8,4 %	Natrium-hydrogen carbonat 100 ml	Schwere Azidose, Hyperkalämie WE: 90 – 150 sec WD: 5 – 8 min	Alkalose	nach Blutgasanalyse 1 mval/kgKG i. v.

Neostigmin 0,5 mg/ml	Prostigmin® 0,5 mg / 1 ml	Antagonisierung Nicht-depolarisierende Muskelrelaxanzien WE: 60–90 sec WD: 4–6 h	Nach Suxamethoniumgabe, obstruktive Atemwegserkrankung, Ileus	0,5–2 mg i. v.
Norepinephrin 1 mg/ml	Arterenol® 1 mg / 1 ml	Septischer Schock, schwere Hypotonie WE: 30–60 sec WD: 3–5 min	Hypertonie, Tachykardie, Volumenmangel	Nur mit Spritzenpumpe i. v.
ONDANsetron 2 mg/ml	Zofran® 4 mg / 2 ml	Übelkeit, Erbrechen WE: 8–10 min WD: 4–6 h	Kinder < 10 kg	4 mg i. v.
OXYTOcin 3 I.E./ml	Syntocinon® 3 I. E. / 1 ml	Gebärmutterkontraktion WE: 2–3 min WD: 8–10 min	Präeklampsie	3 I. E. langsam i. v. + evtl. bis 10 I. E. in Infusion mit Durchflussregler
Paracetamol	Acetaminophen ben-u-ron® Supp. 125, 250, 500 mg	Fieber, mäßig starke Schmerzen, auch während Schwangerschaft und Stillzeit WE: 5–10 min WD: 4–6 h	Schwere Leber- und Nierenfunktionsstörung	10–15 mg/kgKG
p**HYS**ostigmin 0,4 mg/ml	Anticholium® 2 mg / 5 ml	Antidot: Vergiftung mit Antihistaminika, Atropin, zentral anticholinerges Syndrom (ZAS) WE: 2–3 min WD: 3–4 h	Obstruktive Atemwegserkrankungen, koronare Herzkrankheit	Initial 2 mg langsam i. v. alle 20 min 1–2 mg
PIRItramid 7,5 mg/ml	Dipidolor® 15 mg / 2 ml	Analgesie WE: 2–3 min WD: 4–6 h	Fehlende Möglichkeit der Atemwegssicherung und Beatmung	0,1–0,2 mg/KG i. v.
prednisoLON 50 mg/ml	Solu Decortin H® 50 mg / 250 mg	Überempfindlichkeitsreaktionen WE: 15–30 min WD: 12–36 h	Im Notfall keine	2–10 mg/kgKG i. v.
Prednison	Rectodelt® 100 mg Supp.	Pseudokrupp, spastische Bronchitis	Im Notfall keine	100 mg Supp. ggf. zweite Dosierung
Promethazin 25 mg/ml	Atosil® 50 mg / 2 ml	Akute Erregungs- und Unruhezustände, psychiatrische Erkrankungen	Kinder < 2 Jahre, Arzneimittel- und Alkoholintoxikation	25 mg sehr langsam i. v.

Propofol 1 % 10 mg/ml	Disoprivan® 200 mg / 20 ml 500 mg / 50 ml	1. Narkoseeinleitung WE: 30 – 45 sec WD: 5 – 10 min 2. Narkoseerhaltung (TIVA)	Sojaallergie	zu 1.: 1,5 – 2,5 mg/kgKG i. v. zu 2.: 2 – 6 mg/kgKG/h i. v. mit Spritzenpumpe
Propofol 2 % 20 mg/ml	Disoprivan® 1.000 mg / 50 ml	Sedierung beatmeter Patienten Intensivstation	Sojaallergie	0,3 – 4,0 mg/kgKG/h i. v. mit Spritzenpumpe
Ranitidin 10 mg/ml	Ranitic®, 50 mg / 5 ml	Allergische Reaktionen, H_2-Antagonist WE: 45 – 60 sec WD: 6 – 8 h	Bradykardie	Erwachsener 50 mg/kgKG i. v.
Remifentanil 40 µg/ml	Ultiva® 1 und 2 mg Trockensubstanz	Total intravenöse Anästhesie (TIVA) WE: 60 – 90 sec WD: 3 – 4 min	Fehlende Möglichkeit der Atemwegssicherung und Beatmung	Nur mit Spritzenpumpe i. v.
Reproterol 0,09 mg/ml	Bronchospasmin® 0,09 mg / 1 ml	Chronisch obstruktive Atemwegserkrankungen WE: 2 – 3 min WD: 3 – 4 h	Tachykardie	Erwachsener eine Ampulle langsam i. v.
ROCuronium 10 mg/ml	Esmeron® 50 mg / 5 ml	Nicht-depolarisierendes Muskelrelaxans WE: 1 – 2 min WD: 20 – 30 min	Fehlende Möglichkeit der Atemwegssicherung und Beatmung	Intubation 0,6 – 1,0 mg/kgKG Rep. 0,075 – 0,15 mg/kgKG
Salbutamol	Sultanol® 1,25 mg / 2,5 ml	Chronisch obstruktive Atemwegserkrankungen WE: 1 – 2 min WD: 20 – 30 min	Vorsicht bei gleichzeitiger Gabe von Beta-Blockern	1,25 – 2,5 mg in 2,5 – 5 ml unverdünnt vernebeln (Kombination mit Ipratropium)
Sevofluran	Sevorane® 250 ml	Inhalationsanästhesie, Maskeneinleitung (Kinder) WE: 90 – 120 sec WD: 3 – 5 min	Bekannte maligne Hyperthermie	MAC 1,4 – 3,3 p. inh. über Narkosegerät
Simeticon	sab simlex®, Espumisan®	Einnahme von Tensiden (Schaumbildner)	Im Notfall keine	5 – 20 ml p. o.
SUFentanil 5 µg/ml	Sufenta® 50 µg / 10 ml	1. Analgesie 2. Narkose WE: 60 – 90 sec WD: 20 – 30 min	Fehlende Möglichkeit der Atemwegssicherung und Beatmung	zu 1.: 0,1 – 0,2 µg/kgKG i. v. zu 2.: 0,5 – 1,0 µg/kgKG i. v.

Suxamethonium 20 mg/ml	Lysthenon®, Pantolax® 100 mg / 5 ml	Depolarisierendes Muskelrelaxans WE: 60–90 sec WD: 3–5 min	Hyperkaliämie, bekannte maligne Hyperthermie, fehlende Möglichkeit der Atemwegssicherung und Beatmung	1–1,5 mg/kgKG
Terbutalin 0,5 mg/ml	Bricanyl® 0,5 mg / 1 ml	Chronisch obstruktive Atemwegserkrankungen WE: 5–8 min WD: 4–6 h	Tachykardie	0,5 ml = 0,25 mg s.c.
Theophyllin 20 mg/ml	Bronchoparat® 200 mg / 10 ml	Chronisch obstruktive Atemwegserkrankungen WE: 3–5 min WD: 3–4 h	Tachykardie	5 mg/kgKG i.v.
Thiopental 25 mg/ml	Trapanal® 500 mg Trockensubstanz mit 20 ml Aqua auflösen	Narkoseeinleitung WE: 30–45 sec WD: 8–15 min	Obstruktive Atemwegserkrankungen	3–5–7 mg/kgKG i.v.
Toluidinblau 30 mg/ml	Toluidinblau 300 mg / 10 ml	Antidot: Vergiftung mit Methämoglobinbildnern WE: 3–5 min WD: 4–6 h	Im Notfall keine	2–4 mg/kgKG i.v.
Tranexamsäure 100 mg/ml	Cyklokapron® 500 mg / 5 ml	Prophylaxe und Behandlung von Blutungen WE: 10–15 min WD: 4–6 h	Thrombosen	10 mg/kgKG i.v.
Urapidil 5 mg/ml	Ebrantil® 25 mg / 5 ml	Hypertensive Krise WE: 1–2 min WD: 2–3 h	Aortenisthmusstenose	5–25 mg frakt. i.v.
VECuronium 1 mg/ml	Norcuron® 10 mg Trockensubstanz in 10 ml NaCl 0,9 % auflösen	Nicht-depolarisierendes Muskelrelaxans WE: 2–3 min WD: 25–40 min	Fehlende Möglichkeit der Atemwegssicherung und Beatmung	Intubation 0,08–0,1 mg/kgKG i.v. Rep. 0,02–0,03 mg/kgKG i.v.
Verapamil 2,5 mg/ml	Isoptin® 5 mg / 2 ml	Supraventrikuläre Tachykardie WE: 1–2 min WD: 15–20 min	Bradykardie, Herzinsuffizienz	5 mg i.v. langsam (2–3 min)
Vollelektrolytlösung	z. B. Sterofundin®, Jonosteril®	Akute Hypovolämie, Trägerlösung zur Medikamentengabe	Hyperhydratation, Hyperkaliämie/-natriämie, Niereninsuffizienz	bis 40 ml/kgKG/Tag i.v.

6.1.3 Analgetika / Opioide

Tab. 6.1 b: Analgetika / Opioide

Generika	Analgesie	70 kgKG [ml]	Narkoseeinleitung	70 kgKG [ml]	Wirkeintritt Wirkdauer	Potenz zu Morphin
Alfentanil ______ mg/ml	15–20 µg/kgKG	2–3	20–40 µg/kgKG	3–6	WE: 30–60 sec WD: 12–15 min	30–40
fenta**NYL** ______ mg/ml	1–2 µg/kgKG	1,5–3	5–10 µg/kgKG	8–16	WE: 30–45 sec WD: 20–45 min	100
PIRItramid ______ mg/ml	0,1–0,2 mg/kgKG	1–2	–	–	WE: 2–3 min WD: 4–6 h	0,7
Remifentanil ______ mg/ml	–	–	Einleitung: 0,5 µg/kgKG/min Erhaltung: 0,1–0,3 µg/kgKG/min	Nur mit Spritzenpumpe	WE: 60–90 sec WD: 3–4 min	125
SUFentanil ______ mg/ml	0,1–0,2 µg/kgKG	1,5–3	0,5–1,0 µg/kgKG	8–16	WE: 60–90 sec WD: 20–30 min	1.000

6.1.4 Hypnotika / Sedativa

Tab. 6.1 c: Hypnotika / Sedativa

Generika	Sedierung [mg/kgKG]	70 kgKG [ml]	Narkoseeinleitung [mg/kgKG]	70 kgKG [ml]	Wirkeintritt [sec] Wirkdauer [min]
es**KETA**min ____ mg/ml	0,125–0,25	0,5–1	0,5–1	1,5–3	WE: 30–45 WD: 5–15
Etomidat ____ mg/ml	–	–	0,15–0,2–0,3	8	WE: 60–90 WD: 8–10
Midazolam ____ mg/ml	0,025–0,05	2–4	0,05–0,1	4–8	WE: 60–90 WD: 45–60
Propofol __% ____ mg/ml	0,5–1	4–8	2–2,5	16–20	WE: 30–45 WD 5 –10
Thiopental ____ mg/ml	–	–	3–5	10–16	WE: 30–45 WD: 8–15

6.1.5 Muskelrelaxanzien

TAB. 6.1 D: Muskelrelaxanzien

Generika	Intubation [mg/kgKG]	70 kgKG [ml]	Repetition [mg/kgKG]	70 kgKG [ml]	Wirkeintritt [sec] Wirkdauer [min]
Atracurium _____ mg/ml	0,5–0,6	4–5	0,1–0,2	ca. 1	WE: 60–90 WD: 20–30
Cisatracurium _____ mg/ml	0,15	6	0,03	ca. 1	WE: 60–90 WD: 10–15
Mivacurium _____ mg/ml	0,2	8	0,1	4	WE: 30–90 WD: 5–8
ROCuronium _____ mg/ml	0,6 RSI 1,0	5 RSI 8	0,075–0,15	0,5–1	WE: 60–120 WD: 20–30
Suxamethonium _____ mg/ml	1–1,5	4–6	–	–	WE: 60–90 WD: 3–5
VECuronium _____ mg/ml	0,08–0,1	7–8	0,02–0,03	1,5–2,5	WE: 120–180 WD: 25–40

6.1.6 Medikamente Atmung und Kreislauf

TAB. 6.1 E: Medikamente mit Wirkung auf Atmung und Kreislauf

		Alter	Gewicht	Defibril-lations-energie	Epinephrin Reanimation
Dosierung (< 14 Jahre)					10 µg/kgKG i. v.
Verdünnung (< 14 Jahre)					1 ml + 9 ml verdünnt → 0,1 mg/ml
		Jahre	**[kg]**	**[J]**	**[ml]**
Kinder (Neugeborene – Jugendliche)		Neugeborenes	4	16	0,4
		1/2	7	28	0,7
		1	10	40	1,0
		2	12	48	1,2
		4	16	64	1,6
		6	20	80	2,0
		9	30	120	3,0
		12	40	150	4,0
		14	50	200	5,0
Erwachsene	Normalgewicht		70	200	10
	Übergewicht		100	200	10

(Beachte die in der Klinik übliche Verdünnung!)				
Amiodaron	**Salbutamol**	**Ipratropium**	**Epinephrin**	**Norepinephrin**
Reanimation	**Inhalation**	**Inhalation**	**Inhalation**	**Infusion**
5 mg/kgKG	2,5–5 mg	250–500 µg	2–8 mg	0,1–1 µg/kgKG/ min
1 ml + 4 ml verdünnt → 10 mg/ml	2,5 mg / 5 ml	250 µg / 2ml	4 mg/ml	a) 1 mg in 50 ml b) 5 mg in 50 ml
[ml]	**[ml]**	**[ml]**	**[ml]**	**[ml]**
2,0	1,25	0,62	0,3	a) 1–10
3,5	1,5	0,75	0,4	a) 2–20
5,0	2,0	1,0	0,5	a) 3–30
6,0	2,5	1,25	0,6	a) 4–40
8,0	3,0	1,5	0,8	a) 5–50
10,0	3,5	1,85	1,0	a) 6–60
15,0	4,0	2,0	1,5	a) 9–90
20,0	5,0	2,5	2,0	a) 12–100
25,0	5,0	3,0	2,5	a) 15–100
6 (unverdünnt)	5	3,5	5	b) 4–24
9 (unverdünnt)	7,5	4,0	7,5	b) 6–30

6.1.7 Infusionslösungen

Tab. 6.1 f: Elektrolytgehalt von Infusionslösungen

	Infusionslösungen			
Elektrolyt	**NaCl 0,9 %**	**Ringer-Azetat**	**Ringer-Laktat**	**Vollelektrolytlösung**
Kationen				
Na^+	154	130	131	145
K^+	–	5,4	3,5	4
Ca^{++}	–	0,9	1,8	2,5
Mg^{++}	–	1	–	1
Anionen				
Cl^-	154	112	112	127
HCO_3^-	–	–	–	–
H_2PO4^-	–	–	–	–
SO_4^-	–	–	–	–
Azetat⁻	–	27	–	24
Laktat⁻	–	–	28	–
Malat⁻	–	–	–	5
pH	4,5–7,0	6,0–8,0	5,0–7,5	5,1–5,9
Osmolarität	308	276	279	309

HES 6 %	Körperflüssigkeiten Plasma	Interstitium	Intrazellulärraum (IZR)	Einheit
154	141	143	10	mmol/l
–	4	4	155	mmol/l
–	2,5	1,3	0	mmol/l
–	1	0,7	15	mmol/l
154	103	115	8	mmol/l
–	25	28	10	mmol/l
–	1	1	65	mmol/l
–	0,5	0,4	10	mmol/l
–			–	mmol/l
–			–	mmol/l
–			–	mmol/l
3,5–6	7,4	7,4	7,2	pH
308	291	–	–	mosmol/l

6.1.8 Wichtige Inkompatibilitäten von Medikamenten

Probleme bei der gleichzeitigen Anwendung von Medikamenten

- **Medikamentenwechselwirkung:** Veränderung der Wirkung einer Substanz im Körper durch das Einwirken einer anderen Substanz, z.B. Epinephringabe bei Vorbehandlung mit Beta-Blockern.
- **Medikamenteninkompatibilität:** unerwünschte physikalisch-chemische Reaktion einer Substanz, z. B. Bildung von Schleiern bei Mischung von Furosemid und Piritramid, Kristallbildung von Esketamin.

Häufig in der Notfallmedizin eingesetzte Substanzen, die zu Inkompatibilitäten führen können, z. B. bei Mischung im Infusionsschlauch:

- **Amiodaron und Clonidin** mit Epinephrin, Norepinephrin, Piritramid, Propofol, Sufentanil, Theophyllin, Urapidil
- **Epinephrin** mit Amiodaron, Clonidin
- **Furosemi**d mit Esketamin, Piritramid, Theophyllin, Urapidil
- **Esketamin** mit Norepinephrin, Piritramid, Theophyllin, Urapidil
- **Midazolam** mit Norepinephrin, Piritramid, Urapidil
- **Norepinephrin** mit Amiodaron, Clonidin, Esketamin, Midazolam, Piritramid, Sufentanil, Theophyllin, Urapidil
- **Piritramid** mit Amiodaron, Clonidin, Furosemid, Esketamin, Midazolam, Norepinephrin
- **Propofol** mit Amiodaron, Clonidin
- **Theophyllin** mit Amiodaron, Clonidin, Furosemid, Esketamin, Norepinephrin
- **Urapidil** mit Amiodaron, Clonidin, Furosemid, Esketamin, Midazolam, Norepinephrin.

Vorbeugung von Inkompatibilitäten

Infusionsschlauch ausreichend durchspülen, z. B. mit 10 ml NaCl 0,9 %, insbesondere vor der Injektion der folgenden Medikamente: Clonidin, Diazepam, Dobutamin, Epinephrin, Natriumbicarbonat, Norepinephrin, Theophyllin.

6.2 Über die Autoren

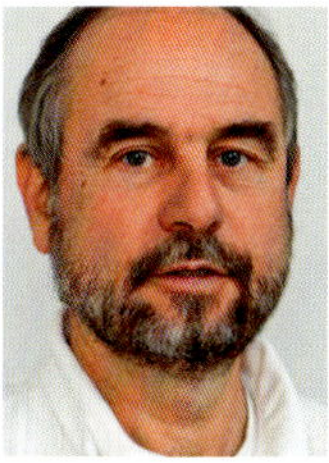

Dr. med. Rolando Rossi ist Facharzt für Anästhesie mit den Zusatzbezeichnungen Intensiv- und Notfallmedizin, Qualitäts- und Risikomanagement. Er war neben seiner verantwortlichen Tätigkeit in der Anästhesie über 40 Jahre im nationalen und internationalen Rahmen in unterschiedlichen Bereichen in der Primär- und Sekundärrettung sowie der klinischen Ausbildung von Ärzten und Mitarbeitern im Rettungsdienst tätig. Er ist vielfacher Zeitschriften- und Buchautor, z. B. „Notfall-Taschenbuch für den Rettungsdienst" und „Das Trauma-Buch". Er arbeitet auch nach seiner Pensionierung weiter als Notarzt im bodengebundenen Rettungsdienst.

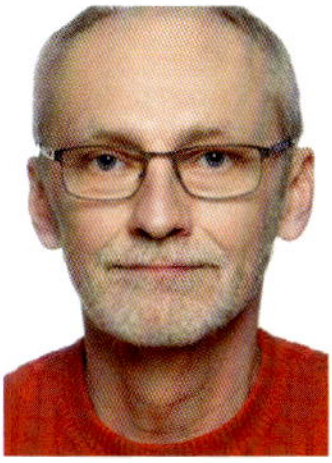

Wolfgang Ziegler ist Fachkrankenpfleger für Anästhesie und operative Intensivmedizin und Rettungsassistent. Er arbeitete Jahrzehnte haupt- und ehrenamtlich im Rettungsdienst und in Anästhesieabteilungen verschiedener Krankenhäuser der Grund- und Maximalversorgung. Dort war er als Praxisanleiter tätig und fungierte als Ansprechpartner aller medizinischen Assistenzberufe. Er war Kooperationspartner der Berufsfachschule für Notfallsanitäter im Bezirksverband Schwaben des Bayerischen Roten Kreuzes. Seit April 2020 ist er in der passiven Phase der Altersteilzeit.

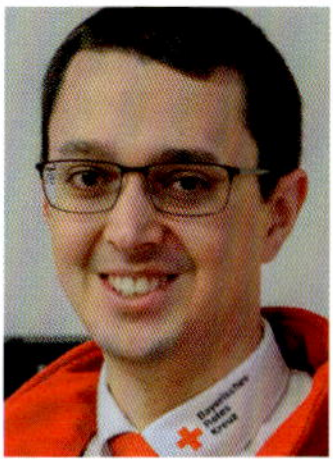

Christian Bernhard ist Notfallsanitäter und arbeitet als stellvertretender Leiter Rettungsdienst beim Bayerischen Roten Kreuz in Ansbach (Mittelfranken). Er fungiert als Einsatzleiter Rettungsdienst und ist Katastrophenschutzbeauftragter seines Kreisverbandes. Er absolviert ein Studium der Betriebswirtschaftslehre und ist Mitverfasser mehrerer Publikationen zum Thema „Strukturierte Patientenübergabe".

6.3 Abbildungsverzeichnis

Alle hier nicht aufgeführten Fotos und Grafiken wurden von den Autoren oder dem Verlag in deren Auftrag erstellt. Weitere Nachweise bei den Abbildungen.

Ulrich Atzbach
D-64720 Michelstadt
Abb. 4.70 B/C

Deutsche Interdisziplinäre Vereinigung für Intensiv- und Notfallmedizin e.V. (DIVI)
Abb. 4.23

Klaus von Frieling
Redaktion RETTUNSGDIENST
Edewecht
Abb. 2.5

Volker Hubrich
Johanniter-Akademie Bildungsinstitut Hannover
Büttnerstraße 9
D-30165 Hannover
Abb. 3.32 B–F

Gerrit Schneider
Pasteurallee 14
D-39655 Hannover
Abb. 4.70 A

Dr. med. Volker Umlauf
Asklepios Klinik Sankt Augustin
Arnold-Janssen-Straße 29
D-53757 Sankt Augustin
Abb. 4.69

Mathias Wosczyna
Grafik-Designer/Illustrator
Siebengebirgsstraße 6
D-53572 Unkel
Abb. 3.12 D, 3.13 B, 3.21, 3.29, 3.32 A, 3.64, 3.66, 4.17, 4.58 – 4.63, 4.66, 4.67

6.4 Stichwortverzeichnis

B

C

D

E

F

G

H

I

K

L

M

N

O

P

Q

R

S

T

U

V

W

Z